前歯部
審美修復

天然歯 編

難易度鑑別診断と
その治療戦略

小濱忠一 著

クインテッセンス出版株式会社 2007

Tokyo, Berlin, Chicago, London, Paris, Barcelona, Istanbul, Milano, São Paulo, Moscow, Prague, Warsaw, New Delhi, Beijing, and Bukarest

序

　筆者が歯学部を卒業した当時、歯科界はまさに「歯周補綴」全盛期であった。そのゴールとは、いうまでもなく全顎的に歯周病が進行し、歯列崩壊が起きた患者の機能回復と維持であった。これはフルマウス・リコンストラクションという包括的治療を意味していただけに、カリエスと歯内治療、歯周病のコントロールはもちろんのこと、歯周外科、保存不可能な歯根の抜歯、支台歯形成、咬合と補綴設計など、ありとあらゆる治療が要求された。思い返せば、筆者の卒後10年間は、歯周補綴をこなせるようになるための勉学と技術の習得に励んだ時期でもあり、それが歯科医療の時代的テーマでもあった。

　筆者と審美修復の出会いは、1998年にロスアンジェルスで開催されたSJCD(Study of Japan Clinical Dentistry)主催によるサマーセミナーであった。演者は、米国で審美歯科のリーダーとして当時から名高かったDr. David Garberである。そこで目にした審美修復は、それまで筆者が取り組んできた臨床とはまったく異なる次元のものであった。この当時の「審美」が、見た目だけを重視したコスメティックだったのに対して、同氏が展開していた治療は、まさに高いQOLを追求するとともに、その背景にエビデンスに基づいた生物学的要件が加味されたより高度で質の高い審美であった。ここでの「オベイト・ポンティックとラミネート・ベニア」との出会いは、審美修復に対する目を大きく開かせてくれた。正直なところ、「自分の臨床はかなり遅れをとっている」とのあせりを感じずにはいられなかった。

　また、その翌年もロスアンジェルスで今ではラミネート・ベニアの第一人者として名高いDr. Pascal Magneの前歯部ブリッジに関するサンドイッチ・テクニックを応用したプロビジョナル・レストレーションと初期のラミネート・ベニアに関する基礎的研究などの講演を聴く機会を得て、そこでも新たな時代の幕開けを感じさせられた。さらに、それを後押ししてくれたのが、「これからの歯科医師に審美は欠かせない」という筆者が所属するSJCDの恩師・故Dr. Raymond Kimの言葉であった。

　以来、現在に至るまでの10年間、筆者なりに新しい審美修復の概念とガイドライン、手法を学び、新しいマテリアルの応用にも挑んできた。本書には、筆者がその過程で学んだできる限りを盛り込んだつもりである。

　よく若い先生方から「審美修復成功のキーは何か」との質問をいただくことがある。それは、以下の3つの事項に集約されるだろう。

①ガイドラインに基づく難易度の鑑別＝日常臨床で遭遇するさまざまな症例を的確に診断する力。
②的確な診断に基づいた治療戦略＝鑑別診断に基づいた適切な治療法の選択と遂行。
③歯科技工士とのコラボレーション＝自分が行った治療の妥当性と責任をもって技工を依頼すること、そして最低限の歯科技工に関する知識を身につけること。

　さらに付け加えるならば、筆者にとって審美修復の成功は、過去に取り組んだ歯周補綴で習得した歯内治療や、コンベンショナルな補綴治療のための知識と手技なくしては語れない。審美修復は、基本的な歯科治療のベーシックに積み重ねてこそ花開くもの。それが原点と思われる。

　また、筆者自身、審美修復に取り組めば取り組むほど、歯科技工士とのコラボレーションの重要性を痛感している。

　審美修復治療に限らず、高い治療結果を出すには、各治療ステップで参照すべきガイドラインを活用し、根拠ある治療戦略(補綴設計、マテリアル・セレクション、手法)を立てていくことが重要である。本書では、あらゆる症例において対応が可能となる鑑別診断のための治療概念、そして治療戦略を詳細に解説した。それが、経験や勘に頼らない理にかなった審美修復＝誰もが学べる審美修復の道標の一助となれば幸いである。

　最後に、歯科治療を成功に導くための原点ともいえる「治療のゴールを想定するための洞察力」を叩き込んでいただき、各時代の分岐点においての方向性に関して最良で最短の道標を描いてくださり、勤務医時代から23年間、暖かい目で筆者の臨床を見守っていただいている原宿デンタルオフィスの山崎長郎先生、歯周治療と補綴治療の基本をご指導いただいた西川義昌先生、茂野啓示先生、9年間筆者のわがままと歯科技工学の先生となってくださっているカラオケ名人でもあるナチュラルセラミックスの上林健先生、限られた時間の中で表紙とイラストの注文に応えてくださったアプローズの佐々木純氏、本著の出版にあたり快くご指導、ご協力いただいたクインテッセンス出版の佐々木一高社長、編集部の田村源太、金華爕、畑めぐみ氏、そしてチームObamaと称して無愛想でぶっきらぼうな私を支えてくださっている諸先生方、ストレス開放のために夜遅くまで付き合ってくれた友人、最後に日頃の仕事はもとより、今回の執筆に没頭させてくれた妻伸枝に感謝の意を表したい。

2007年5月

小濱忠一

CONTENTS

第1章　審美修復治療の新しい治療概念　　1

1. 根管治療歯にメタル・セラミックスを選択する際の臨床基準とその限界　　2
   - 1-1. 口腔内の条件に適したマージン部の設計の必要性 …………………………………… 2
   - 1-2. ディスアピアリング・マージンの適応範囲 …………………………………………… 4
   - 1-3. 従来型ポーセレン・マージンの適応範囲 ……………………………………………… 6
   - 1-4. モディフィケーション・マージンの適応範囲 ………………………………………… 8
   - まとめ ……………………………………………………………………………………………… 11

2. 審美修復の新たな治療概念に基づく根管治療歯における修復物の選択　　12
   - 2-1. 従来型支台築造、およびセメント合着の問題点 ……………………………………… 12
   - 2-2. 現在の支台築造-接着性レジン・ポスト＆コア・システム ………………………… 13
   - 2-3. 合着から象牙質接着システムへ ………………………………………………………… 16
   - 2-4. ポーセレン・ラミネート・ベニア（PLV）適応範囲の拡大 ………………………… 20
   - 2-5. オール・セラミック・クラウン修復の適応範囲 ……………………………………… 23
     - 2-5-1 各種コーピングの特徴 ……………………………………………………………… 25
       - ❶ 材質と製作工程の違いによる構造 ………………………………………………… 25
       - ❷ 各種コーピングの色調 ……………………………………………………………… 25
       - ❸ 強度を考慮したコーピングの部位別選択基準 …………………………………… 26
       - ❹ 蛍光性、光透過性を考慮した色調回復におけるコーピングの選択基準 ……… 27
     - 2-5-2 修復物選択時に考慮すべき事項＝相反する光透過性とマスキング効果を
       どのように判断するか？ …………………………………………………………… 31
       - ❶ 光透過性が最も優れたプレス・タイプ・コーピングの選択基準 ……………… 31
       - ❷ 光透過性とマスキング効果を併せ持つ酸化アルミニウム・コーピングの選択基準 …… 33
       - ❸ メタル・フリー・ブリッジ：酸化ジルコニウム ………………………………… 36
     - 2-5-3 各種マテリアルの装着 ……………………………………………………………… 40
       - ❶ 修復物の前処理 ……………………………………………………………………… 41
       - ❷ 接着性レジン・セメントの使い分けと取り扱い上の注意点 …………………… 43

3. 総括：生活歯・根管治療歯に対する修復物およびマテリアル選択のガイドライン　　46
   - 3-1. 修復物の選択基準とその対応 …………………………………………………………… 46
     - さまざまな症例への対応
       - 症例1　白く透明感のある色調再現のために、変色した生活歯のブリーチング後に
         PLVを選択 ………………………………………………………………………… 48

目次

症例 2	透明感再現のため、変色した根管治療歯のブリーチング後にPLVを応用した症例	50
症例 3	シャドウとブラック・マージンの発見防止のためにオール・セラミック (Procera Aluminia)を応用	52
症例 4	ディスカラレーション歯に対するマスキング効果を有するオール・セラミックス (In-Ceram Alumina)の応用	54
症例 5	光透過性再現とシャドウの発見防止のための、メタル・フリー・ブリッジの応用	56
症例 6	白さと透明感の回復のために上下顎で異なるマテリアルを選択して審美性を回復した症例	58

まとめ ……………………………………………………………………………………………… 60

第2章　治療のゴールを見極めるための鑑別診断と考慮事項　63

1. 顔貌および口唇との調和：その診査と治療計画の実際　68

- 1-1. 審美的要素の診査①：歯列の正中と切縁線決定のための診査の実際 …………… 70
- 1-2. 審美的要素の診査②：口唇-歯-歯肉の関係（スマイル・ライン）の診査の実際 … 72
  - 1-2-1　口唇-歯-歯肉の関係に対する鑑別診断のキーポイント ……………………… 74
- 1-3. 総合診断、治療計画、前処置の実際 ……………………………………………… 76
- 1-4. 最終印象採得後の歯科技工士への情報伝達：修復物の口腔内試適時の評価と対応 … 82

さまざまな症例への対応

症例 1	適切な色調および形態の回復によるスマイル・ラインの回復	86
症例 2	歯肉レベルの改善による審美的スマイル・ラインの獲得	88
症例 3	顎位と咬合高径の改善によって適切なスマイル・ラインを獲得した症例	90

2. 歯科技工士との連携に基づく適切な色調回復　93

- 2-1. 適切な色調回復のために考慮すべき事項 …………………………………………… 94
  - 2-1-1　修復物の選択と設計 ………………………………………………………… 94
- 2-2. 支台歯形成とディスカラレーション状態（削除量、変色状態）…………………… 98
- 2-3. 適切な情報が含まれたシェード・テイキング ……………………………………… 99

さまざまな症例への対応

症例 1	残存歯のブリーチング後、同名歯を同種のメタル・フリー修復物で色調再現	106
症例 2	隣接するブリーチ・シェード歯に対して、明度・彩度・透明感の調和を図った症例	108
症例 3	単独歯であり、特徴的なキャラクターと色調の再現が必要な症例難易度鑑別の問題点を考慮	110

CONTENTS

3. 歯科技工士との連携に基づく適切な歯冠形態の回復　　113

3-1. 審美的歯冠形態回復のための考慮事項 …………………………………………… 113

3-2. 歯冠形態と歯肉レベル評価のためのガイドラインと基本的な活用例 ……… 115

基本症例　比較的難易度の低い症例へのガイドラインの応用例 ………………… 116

3-3. 症例の条件に応じて応用するアレンジメントのいろいろ ………………………… 118

条件に応じたさまざまな歯冠形態例1
30代後半女性、幅径が広い中切歯のスペースに対し、歯冠を近心に捻転させて
幅径を狭くみせた例 …………………………………………………………………… 120

条件に応じたさまざまな歯冠形態例2
30代前半女性、歯周外科後の歯冠長を長くみせない形態付与と
歯肉レベルが異なる同名歯に対する対応 …………………………………………… 122

条件に応じたさまざまな歯冠形態例3
50代女性、幅の広い中切歯ポンティック部に対し歯冠幅径を狭く、
歯冠長を長くみせるための形態付与 ………………………………………………… 124

条件に応じたさまざまな歯冠形態例4
上下顎歯冠幅径のディスクレパンシーとブラック・トライアングルを是正し、
男性的な歯冠形態を付与 ……………………………………………………………… 126

条件に応じたさまざまな歯冠形態例5
60代男性、スクエア顔貌に対する形態付与 ………………………………………… 130

4. 支台歯周囲組織とクラウンとの調和　　133

4-1. 術後症例から学ぶ：生物学的要件に関するガイドラインの活かし方 ……… 133

症例1　術後の歯頸線の非対称、歯肉退縮、ブラック・マージンの原因を考える … 134

症例2　Thin Scallopにおける歯肉退縮の原因を考える ………………………… 136

症例3　歯間乳頭部炎症の原因を考える ………………………………………… 138

Summary-1　支台歯周囲組織と調和を図るためのポイント ……………………… 140

Summary-2　治療難易度の高い条件と生じやすい問題点 ……………………… 141

4-2. 支台歯形成と印象採得の留意事項 …………………………………………… 142

4-2-1　支台歯形成 ………………………………………………………………… 142

1 構造力学的要件 ……………………………………………………………… 144

2 生物学的要件 ………………………………………………………………… 146

3 審美的要件 …………………………………………………………………… 148

4-3. 印象採得 …………………………………………………………………………… 161

1 前処置としての歯周組織のコントロール ………………………………… 162

2 歯肉圧排において考慮すべき事項 ………………………………………… 163

目次

4-4. 条件が異なる臨床例における対応 …… 172
- 4-4-1 支台歯周囲組織の審美性と予知性を高めるためのステップ …… 172
- さまざまな症例への対応
  - 症例1 歯の位置は不正、歯肉は Thin Scallop …… 172
  - 症例2 前処置としての矯正治療によるブラック・トライアングルへの対応 …… 178
  - 症例3 歯周外科処置後の補綴的なブラック・トライアングルへの対応 …… 179
  - 症例4 補綴によるブラック・トライアングルへの対応 …… 180
  - 症例5 歯根近接歯に対する対応 …… 182
- Summary-1 支台歯周囲組織の審美性を左右する因子 …… 185
- Summary-2 支台歯形成 …… 185
- Summary-3 歯肉圧排と歯周縁下カントゥア …… 185
- Summary-4 隣接面歯冠形態の決定要素（DGC、歯肉の Biotype、歯根近接）に基づくコンタクト・ポイントの設定位置 …… 186

Column 1 ハーフ・ポンティック …… 187

5. 支台歯周囲組織とポンティックとの調和 　190

5-1. 生理的・審美的・機能的なポンティック製作において考慮すべき事項 …… 191
- 5-1-1 ポンティック基底面の選択 …… 191
- 5-1-2 ポンティック製作にあたっての治療目標 …… 193
- 5-1-3 欠損部歯槽堤と調和したポンティック形態を得るための対応 …… 195

5-2. 欠損部歯槽堤と調和したポンティック形態を得るための基本症例 - 補綴処置のみで対応可能な場合 …… 203

5-3. さまざまな欠損部歯槽堤への対応 …… 209
- 5-3-1 補綴的処置のみで対応可能な場合 …… 210
- 5-3-2 前処置を必要とする場合 …… 211

Column 2 長期的に安定したポンティック基底面設定のポイント …… 216

5-4. 歯科技工士とのコラボレーションの実際 …… 217

第3章　複雑な症例の治療段階別解説　　227

- 症例1 支台歯周囲組織の審美性を獲得するための基本症例 …… 230
- 症例2 歯周形成外科を応用してスマイル・ラインを改善した症例 …… 242
- 症例3 口唇との調和を図るための歯冠形態の決定 …… 250
- 症例4 咬合再構成後の適切な色調と歯冠形態の回復 …… 260
- 症例5 治療咬合の確立と適切な修復物の選択によりスマイル・ラインを改善した症例 …… 272
- まとめ …… 282

第1章

審美修復治療の新しい治療概念

　従来の根管治療歯の修復プロトコルでは、メタル・ダウエル・コアを装着した後に、メタル・セラミックスが選択されていた。メタル・セラミックスは、ブリッジ・連結冠・舌面のクリアランスが少ない場合などでも審美性・機械的強度に優れ、製作も比較的簡便で、予知性も高く、適応範囲の広い補綴物である。しかし、その構造上、色調や支台歯周囲組織の審美性を回復するという点で、症例によっては、患者の要求を十分に満足させられない場合もある[1-4]。

　一方、メタル・フリー修復物は、光透過性の点で優位性があることは認識されてはいたが、装着後の脱離、強度不足による破折そして支台歯のディスカラレーションをマスキングする能力が不十分であったため、その適応範囲は、主に生活歯に限定されて応用されていた。

　しかし、1990年代後半になると、接着の基礎的研究によってデンティン・ボンディングの有効性が解明され、臨床応用の確実性が実証された。さらに、ポーセレン・ラミネート・ベニアの生体力学的優位性が解明されたこと[5]、そして強度・光透過性・マスキング能力が異なるオール・セラミックスの各種コーピングの開発は、従来の修復物選択プロトコルを大きく変貌させるに至っている[6,7]。

　加えて、メタル・コアに比べて、力学的特性を有する新しいポスト＆コアを併用した修復は、審美的優位性のみならず、修復治療の基本概念ともいえる

①力学的に十分な強度を有すること。
②できる限りの最小限の侵襲（MI=Minimal Intervention）で済むこと。
③より確実に、審美的予知性の高い治療が行えるシステムであること。

という、3つの条件を満たすものと認識されつつある。

　本章では、根管治療歯に対する新しい治療概念およびマテリアル選択とその応用について解説したい。

第1章 審美修復治療の新しい治療概念

1. 根管治療歯にメタル・セラミックスを選択する際の臨床基準とその限界

1-1. 口腔内の条件に適したマージン部の設計の必要性

☞ マージン選択を誤ると審美的治療結果に、好ましくない影響が出てしまう。

　日常臨床において、メタル・セラミック修復はもっとも応用頻度が高く、その予知性も高いことが認識されている。しかし、メタル・コーピングをオペーク材でマスキングするため、入射光が反射・散乱して、セラミックスの特性である光透過性が遮断されることになる。その結果、メタル・コーピングが介在する歯冠中央から歯頚側では、天然歯に比べて明度が高くなりやすいとともに、そのマージン下部約2～3mmには、造影現象が生じてしまう。その影響は、透明感、半透明感が存在する天然歯と比べると自然観に欠けるばかりでなく、支台歯周囲の審美性を著しく損ねる「シャドウ」、「ブラック・マージン」として現れ、患者の審美性への要望が高まった現在では、不満を募らせる大きな問題点になる場合もある。

　そのため、メタル・セラミック修復を成功に導くためには、チェアサイドにおける適切な支台歯形成に加えて、口腔内の諸条件を十分に考慮してマージン部の設計を含めた製作が行われなければならない[8,9]。換言すれば、メタル・セラミック修復は、メタル・フリー修復物以上に術者の診断能力と技量が大きく結果を左右する修復物であるといっても過言ではない。

　以下、現在の審美修復に求められている色調回復と術者の技量で結果が決定されてしまう支台歯周囲の審美性達成のための3種類のマージン部設計(図1-1、2)の臨床基準について、その限界にもふれながら臨床例を分析し解説する。

図1-1　3種類のマージン設計。

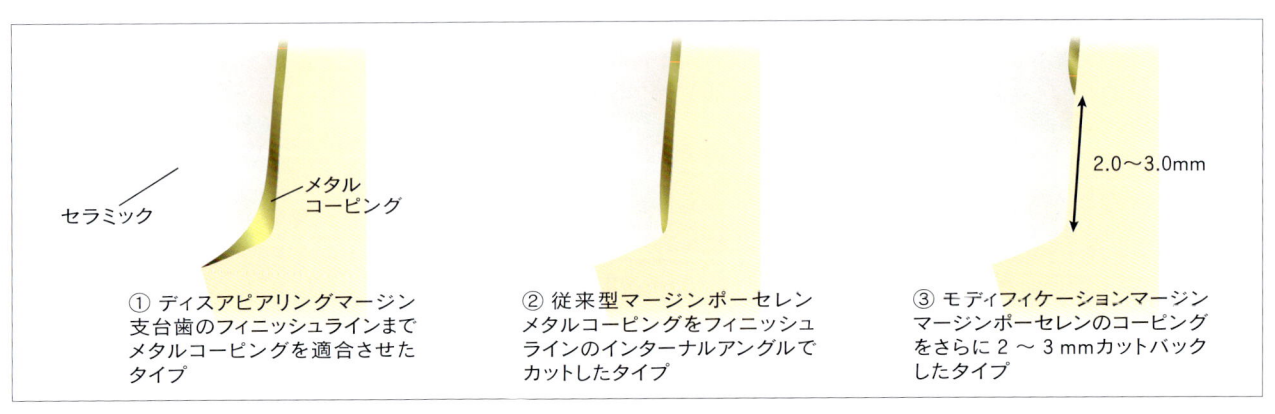

① ディスアピアリングマージン
支台歯のフィニッシュラインまでメタルコーピングを適合させたタイプ

② 従来型マージンポーセレン
メタルコーピングをフィニッシュラインのインターナルアングルでカットしたタイプ

③ モディフィケーションマージン
マージンポーセレンのコーピングをさらに2～3mmカットバックしたタイプ

図1-2 a、b　2つの異なる治療結果にみる口腔内条件に適したマージン選択の重要性。

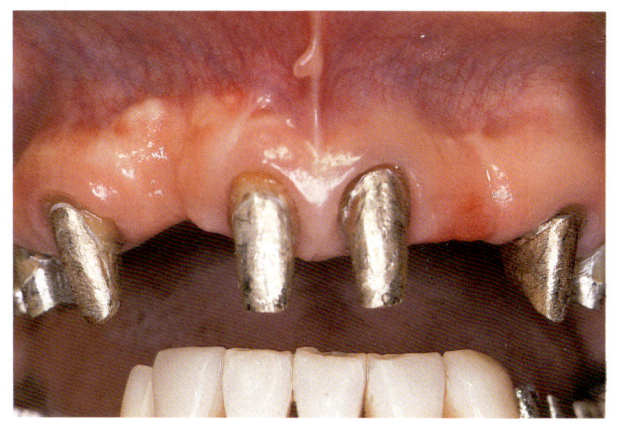

a：
①歯肉のBiotypeは、Thin Typeで明るい。
②フィニッシュ・ライン部のディスカラレーションあり。
③不十分な唇面の削除量。

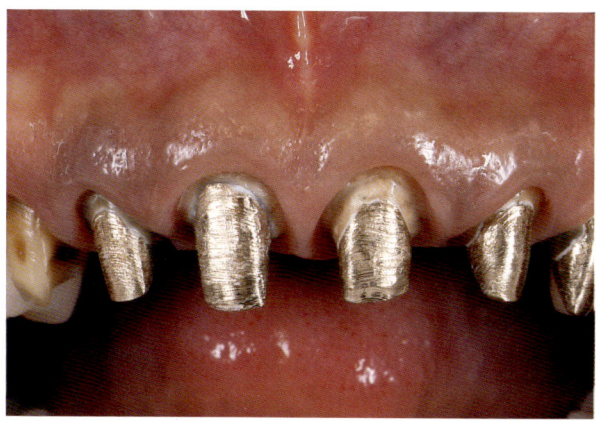

b：
①歯肉のBiotypeは、Thick Typeで暗い。
②フィニッシュ・ライン部のディスカラレーションなし。
③十分量な唇面の削除量。

↓

口腔内条件に適さなかったマージン選択

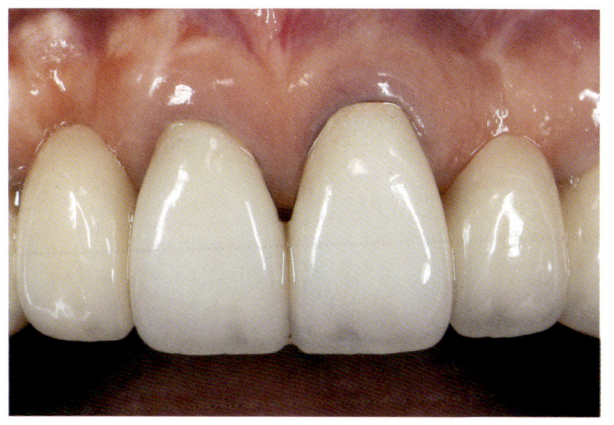

↓

口腔内に適したマージン選択

a'：ディスアピアリング・マージンを応用した結果、術後に問題が認められる。

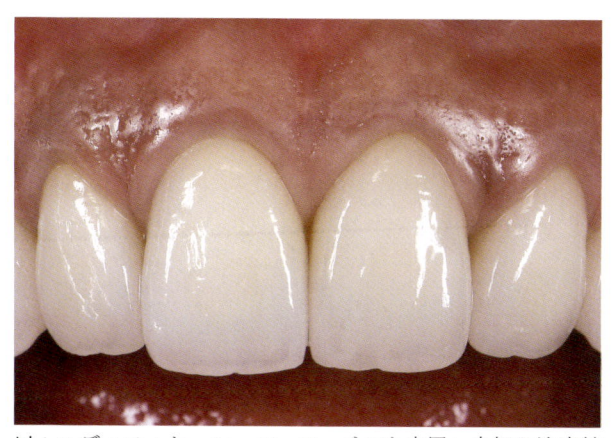

b'：モディフィケーション・マージンを応用し良好な治療結果を得た。

結果としてa'はb'に比べ	治療結果に影響を及ぼす因子
①修復物の明度が高く、天然歯と比し、自然観に欠ける。 ②ブラック・マージンとシャドウを認める。	①歯肉の性状と色調。 ②支台歯形成の削除量。 ③支台歯歯頸部のディスカラレーションの有無。 ④マージン設計。

第1章　審美修復治療の新しい治療概念

1-2．ディスアピアリング・マージンの適応範囲

☞ その応用は、厚く暗めの歯肉に限定される。

　ディスアピアリング・マージンは、製作工程が簡便で適合精度ももっとも優れている。しかし、入射光が修復物側からは歯肉までまったく透過しないために歯冠中央部から歯頸部の明度が低い場合や、シャドウのコントロールという点では、もっとも影響が生じやすい（図1-3）。さらに、経年的に酸化しやすいAgの含有％が多いメタルの使用は、ブラック・マージンとさらなるシャドウの発現を誘発しやすい（図1-4）。そのため、選択症例はその影響を受けにくい、厚く、暗めの歯肉および回復すべき歯頸部シェードがA3以上で明度と彩度が高い場合に限定して応用すべきである[10]（図1-5）。

図1-3a〜d　ディスアピアリング・マージンの場合の造影現象。

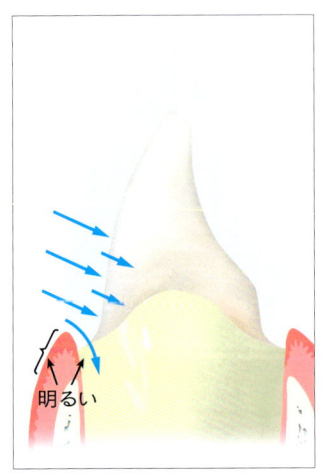

天然歯の支台歯に透過光を入射させた状態。

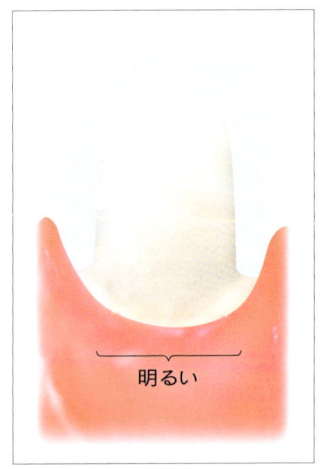

左図唇面観。

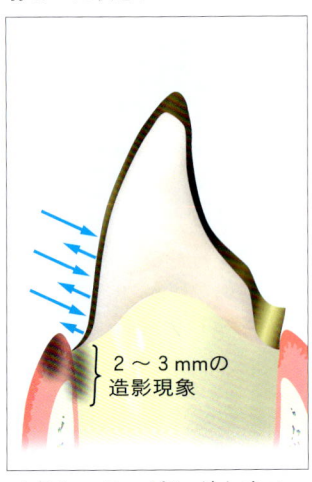

メタル・コーピング＋オペーク材塗布に透過光を入射させた状態。

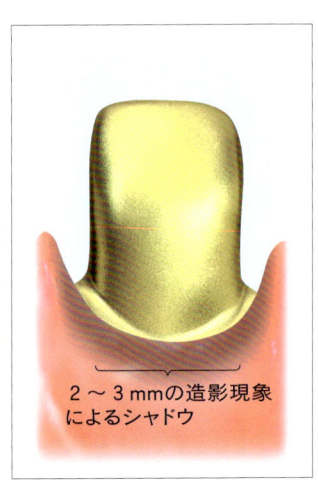

左図唇面観。

a	b
c	d

a、b：支台歯形成時、入射光のほとんどが反射することなく透過するため、フィニッシュ・ライン下部3mmは明るい。
c、d：オペーク材築盛時。メタル・コーピングをマスキングするオペーク材は、光を遮断・反射するために、その最下点から約2〜3mm下方まで造影現象が生じ、シャドウが発現する。その影響は、図1-2aのような薄く・明るい歯肉の場合に顕著に現れる。

図1-4a、b　ディスアピアリング・マージンが適さない症例で生じた術後の問題点。

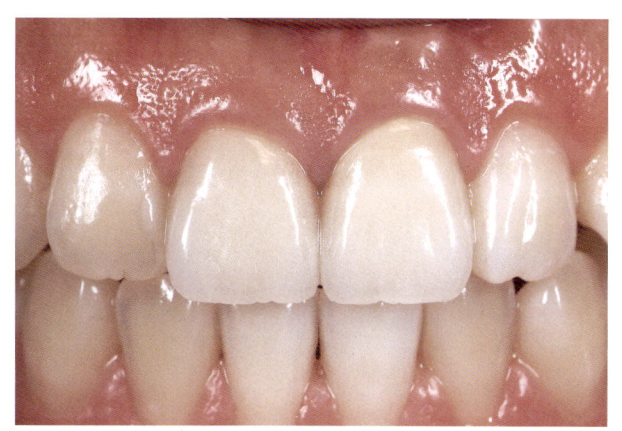

a：装着直後。明るい歯肉ではあるが、シャドウの発現を認めない。

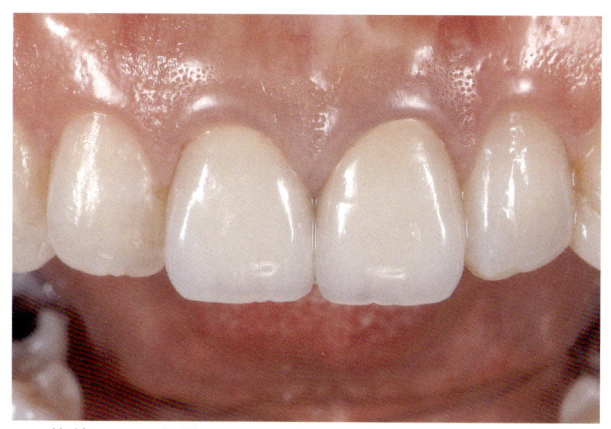

b：装着から7年後。シャドウとブラック・マージンがわずかではあるが認められる。本例では、陶材とのボンディング能力の高い、酸化膜の強いプレシャス・メタルを使用。その影響が考えられる。

図1-5a～d　ディスアピアリング・マージンに適した症例への応用→歯肉が厚く暗い場合。

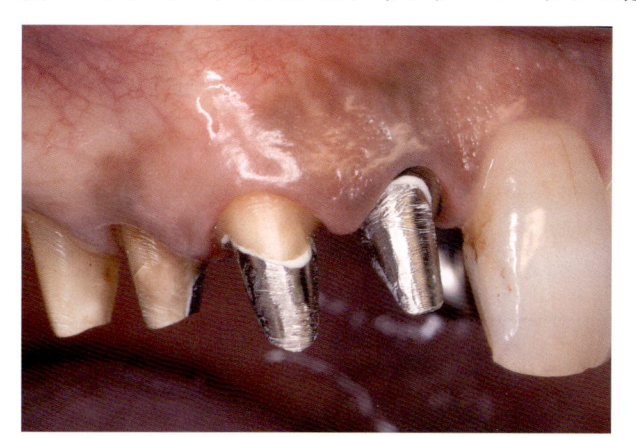

a：歯肉が厚く、暗い（メラニン色素の沈着）場合。

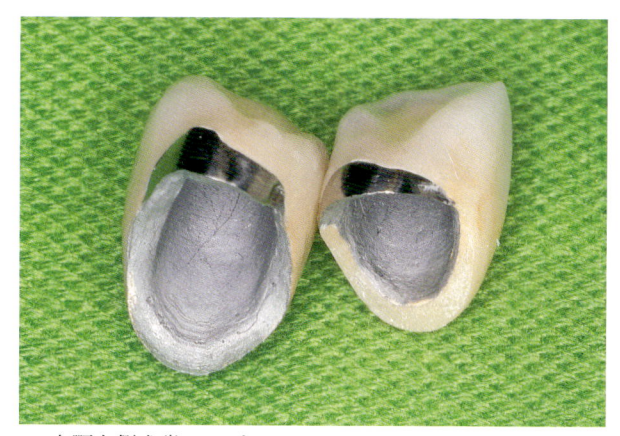

b：上顎右側犬歯にはディスアピアリング・マージンを選択。側切歯はポーセレン・マージン。

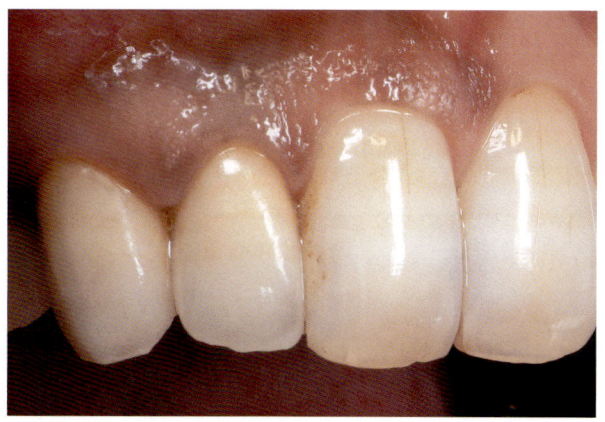

c：装着時。造影現象は生じているはずであるが、歯肉色に吸収されシャドウとして認識しにくい。

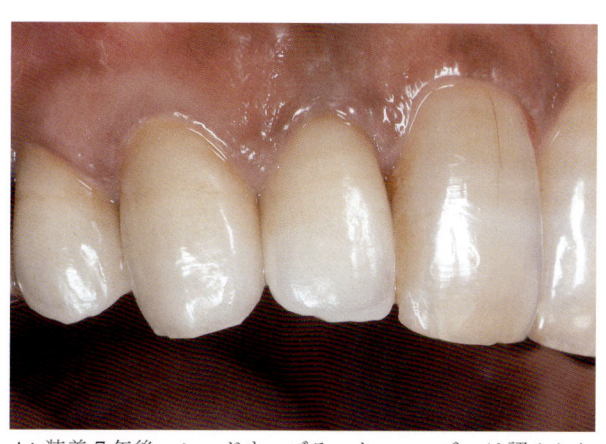

d：装着7年後。シャドウ、ブラック・マージンは認められない。本例では酸化膜の少ないプレシャス・メタルを使用。

第1章　審美修復治療の新しい治療概念

☞ 最適の症例を選びぬく必要あり。

1-3. 従来型ポーセレン・マージンの適応範囲

　ポーセレン・マージンは、今ほどマージン・ポーセレン材の強度と焼成による収縮の問題などが解決されていなかった時期に、ブラック・マージンとシャドウをコントロールする方法として頻用され、その効果もある程度認められていた。しかし、ブラック・マージンがコントロールできたからといって、必ずしもシャドウをもコントロールできるとは限らない。ディスアピアリング・マージンよりも光透過性の点では優れるが、ポーセレンがフィニッシュ・ライン部に限定されているために、薄く・明るい歯肉、ディスカラレーションが存在する場合には、造影現象の影響が生じやすい（図1-6）。そのため、モディフィケーション・マージンやオール・セラミックスと比較すると絶対的な方法とはいいがたい。

　多数歯ブリッジ症例でも比較的簡便に製作可能であるが、以下の条件を満たしている場合にもっとも推奨できる[10]（図1-7、8）。

①歯肉が厚め。
②支台歯フィニッシュ・ライン部のディスカラレーションがない。
③修復物の色調がA3以上をベースにしている。
④歯頸部の明度が高い。
⑤歯根色の再現を必要とする。
⑥フィニッシュ・ラインが歯肉縁下約1mmに設定されている。

図1-6　従来型ポーセレン・マージンの場合の造影現象。

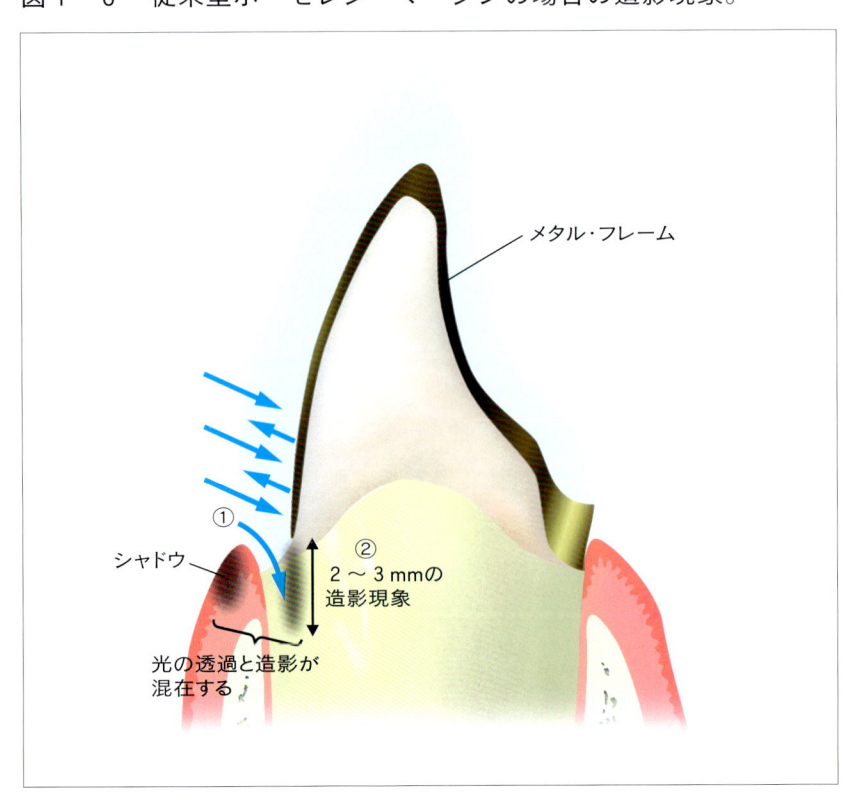

　フィニッシュ・ライン部のポーセレンからの入射光は、歯肉側へ透過するが（①）、その直上まで設定されているメタル・コーピング下部から3mmには造影現象が生じるため（②）、フィニッシュ・ライン下部には光の透過と造影が混在することになる。

図1-7a～c 従来型ポーセレン・マージンに適した症例への応用例。

|a
-|-
b|c

a：歯肉は明るく、支台歯にもディスカラレーションは認められない。
b：従来型ポーセレン・マージンの応用。
c：装着時、支台歯周囲組織との調和も良好で、ブラック・マージンとシャドウは認めない。

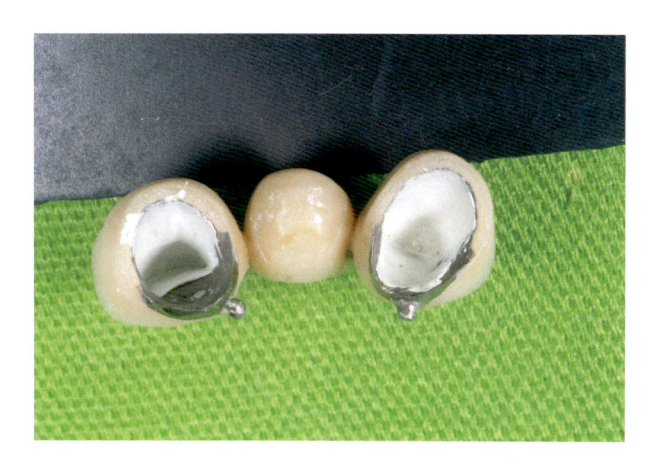

図1-8a～c 従来型ポーセレン・マージンの限界。

|a
-|-
b|c

a：歯肉は厚いが、色は明るい。左側犬歯のフィニッシュ・ライン部には著しいディスカラレーションを認める。
b：右側はディスアピアリング・マージン、左側は従来型ポーセレン・マージンを選択。
c：左側にシャドウを認める。著しいディスカラレーションが存在する場合は、ポーセレン・マージンを応用しても、透過光量の絶対量が少ないため、シャドウのコントロールには限界がある。

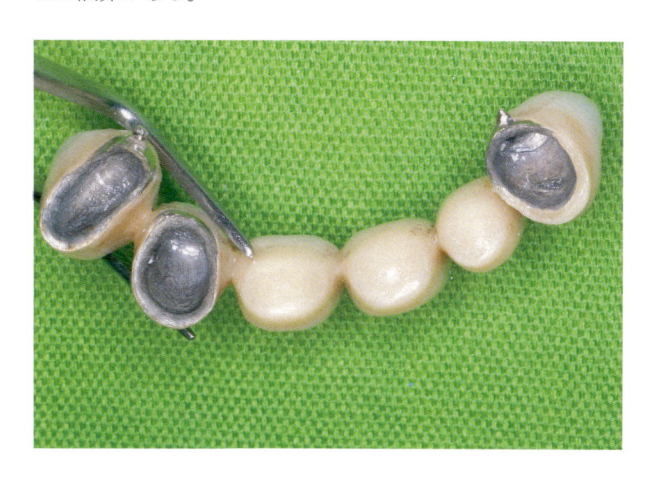

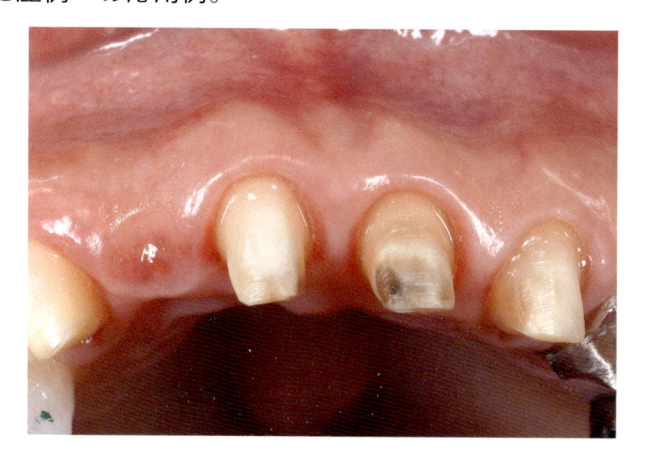

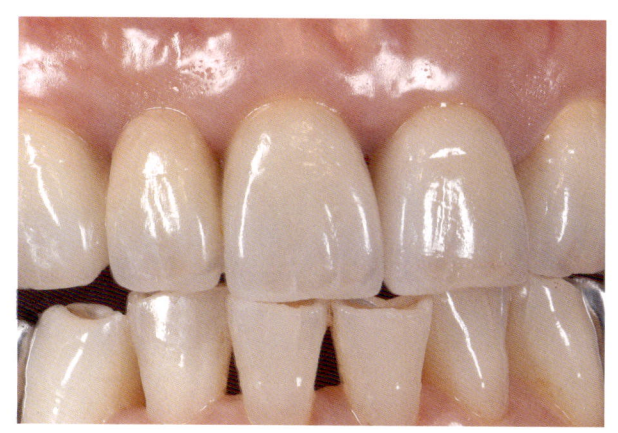

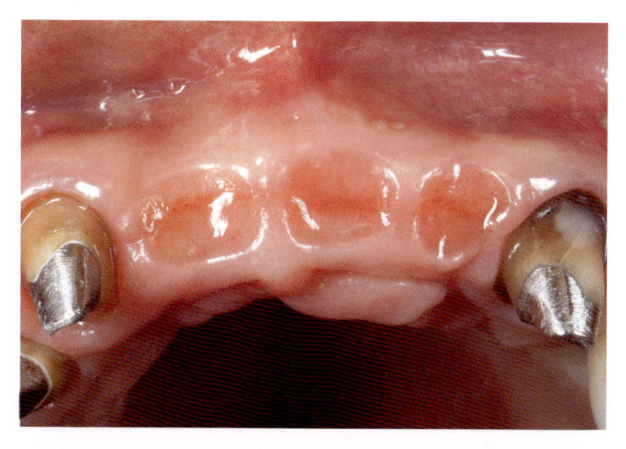

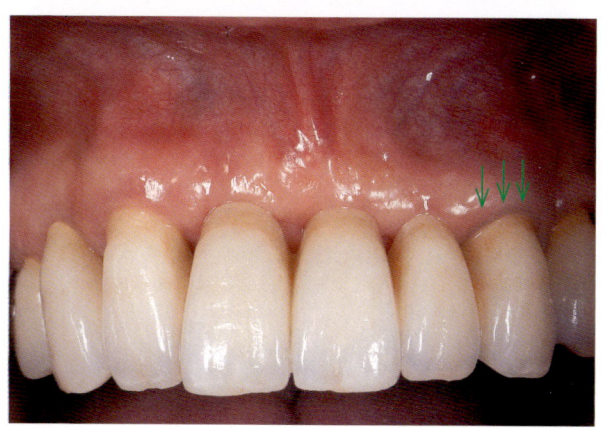

第1章　審美修復治療の新しい治療概念

☞ 薄く明るい歯肉で、歯頚部の透明感が必要な症例に有効。

1-4. モディフィケーション・マージンの適応範囲

　モディフィケーション・マージンとは、造影現象が歯肉まで及ぶことを防止するために、フィニッシュ・ラインのインターナル・ラインアングルの上方約3mmまでメタル・フレームをカットバックしてポーセレン・マージンを築盛する方法である。これは、従来の方法ではシャドウを防止することのできなかった薄く・明るい歯肉、さらに歯頚部の透明感の回復が必要な症例に非常に有効な方法である[8,9]（図1-9、10）。

　しかしながら、本法は技工過程で必ず生じる陶材築盛後の加熱収縮に広範囲で対応しなければならないために、良好な適合を得ることは複雑で難易度が高い。そのため、フィニッシュ・ライン部にはバット・ジョイントと最低1mm以上の十分な削除量が必要不可欠となる。削除量が不十分な場合は、試適時や仮着をはずす際にマージン部ポーセレンの破折を引き起こす可能性が高い。さらにモディフィケーション部は、ディスカラレーションの影響を受けやすいため、その当該部位はコンポジット・レジン充填、もしくはレジン・コアなどでの対応が必須である。

　シャドウをコントロールするうえで、フィニッシュ・ライン部のディスカラレーションはもっとも困難を極める。マージン部設計を決定するうえで重要なことは、プロビジョナル・レストレーション装着時の評価である。この時点でシャドウが発現している場合は、モディフィケーション・マージン（図1-11）か、オール・セラミックスを選択すべきである。さらに、隣接面は光の入射量が少ないため、メタル・フレームのカットバック・デザインは、隣接面の中央部まで最低でも延長すべきである。

　対応方法[8-10]としては、

図1-9　モディフィケーション・マージンの造影現像。

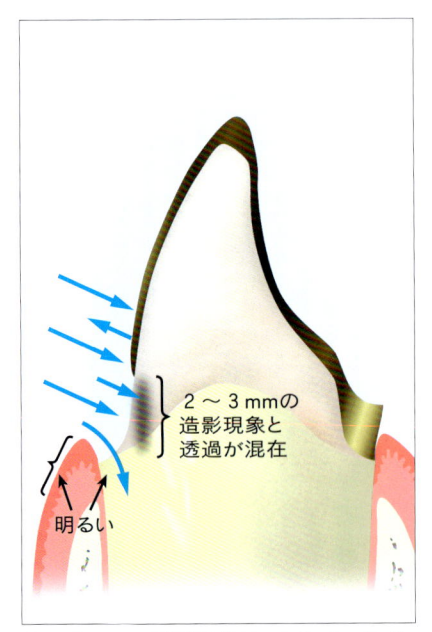

2～3mmの造影現象と透過が混在
明るい

2～3mmの造影現象は、生じているが、その影響が歯肉縁下までは及ばないため歯肉は明るく健康的にみえる。

①メタル・セラミックスを選択する場合。
　a. 変色・ディスカラレーション部分に十分量の光を透過させるために、適切な色調のオペーシャス・デンティンとポーセレン・マージン材を多めに築盛してディスカラレーション部分に十分量の光を透過させ、明度とシャドウをコントロールする。
　b. 変色・ディスカラレーション部分をオペーシャス・デンティンでマスキング後、ポーセレン・マージンで明度をコントロールする。この場合は歯頚部の明度が高くなりやすい。

②オール・セラミックスを選択する場合。
　マスキング効果を有する酸化アルミニウム、または酸化ジルコニウムのコーピングによって変色、ディスカラレーション部分をマスキングをする。

図1-10a〜f　モディフィケーション・マージンに適した症例への応用例→薄く明るい歯肉で歯頸部に透明感が必要な場合。

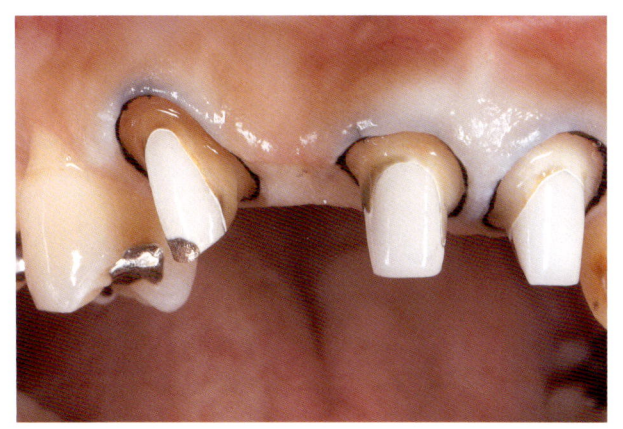

a：支台歯形成時。シャドウが発現しやすい薄く・明るい歯肉。フィニッシュ・ラインは、スロープド・ショルダーに設定。ディスカラレーションがある犬歯では、その削除量を1.5mm以上確保する。

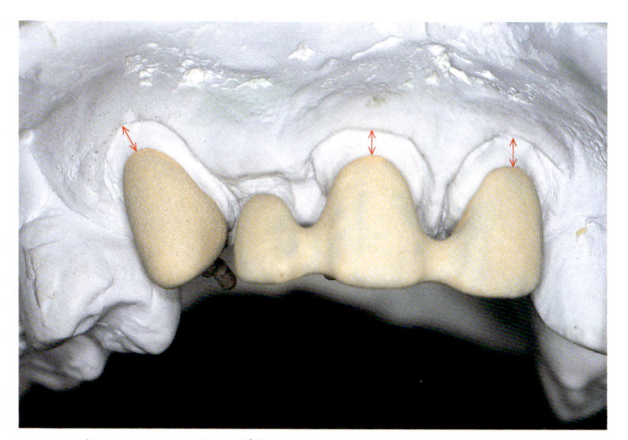

b：メタル・コーピングをフィニッシュ・ラインのインターナル・ラインアングルから3mmカットバック後に、オペーク材の築盛。

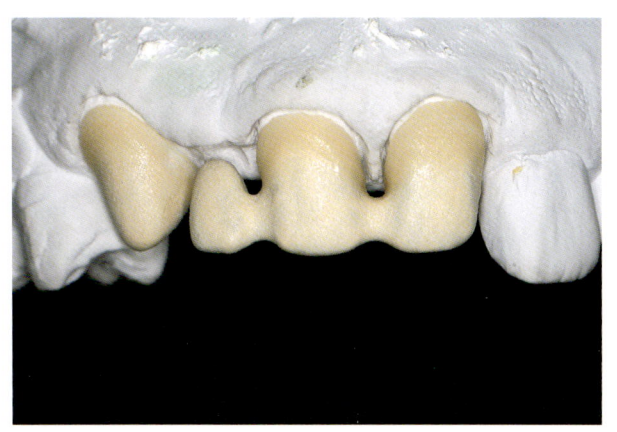

c：蛍光性と透明度の高いポーセレン・マージンの築盛。

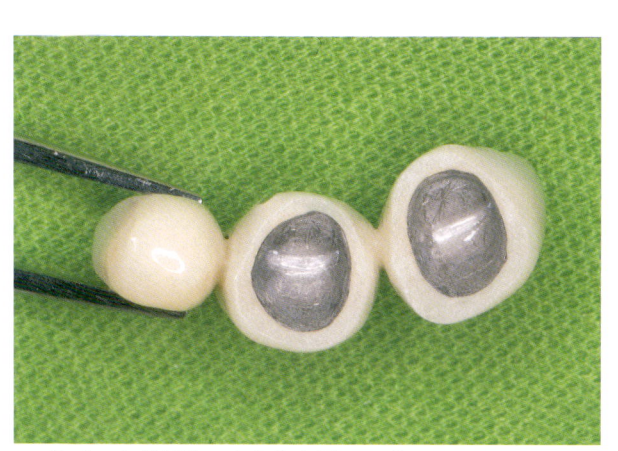

d：完成した補綴物。支台歯全周にモディフィケーション・マージンの応用。

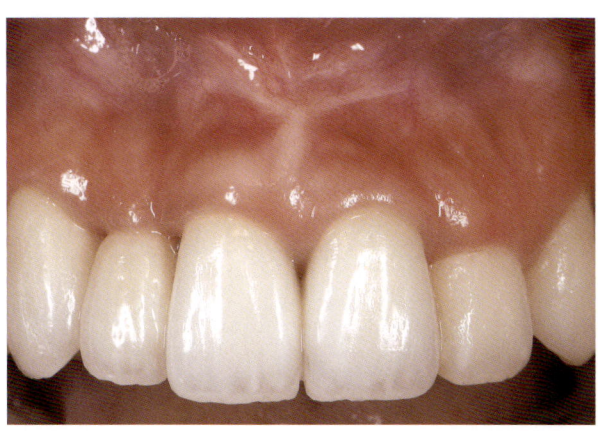

e：術後。ポーセレンの特性である光透過性を最大限に生かすことができ、シャドウの発現もない。

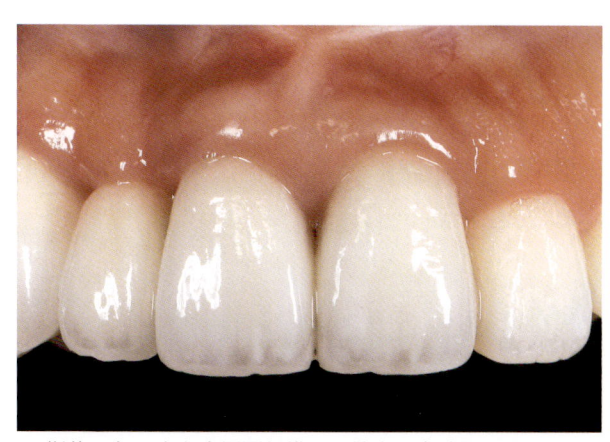

f：術後2年。支台歯周囲組織は、健康で審美的である。

第1章 審美修復治療の新しい治療概念

図1-11a〜e　著しいディスカラレーションに対するモディフィケーション・マージンの優位性を示す例。

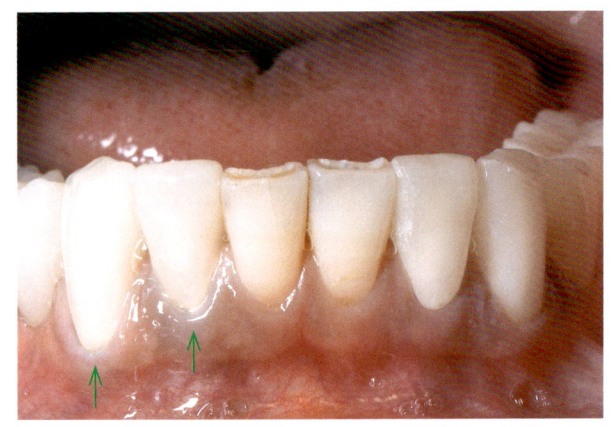

a：プロビジョナル・レストレーション装着時。右側には、ディスカラレーションの影響によるシャドウを認める。

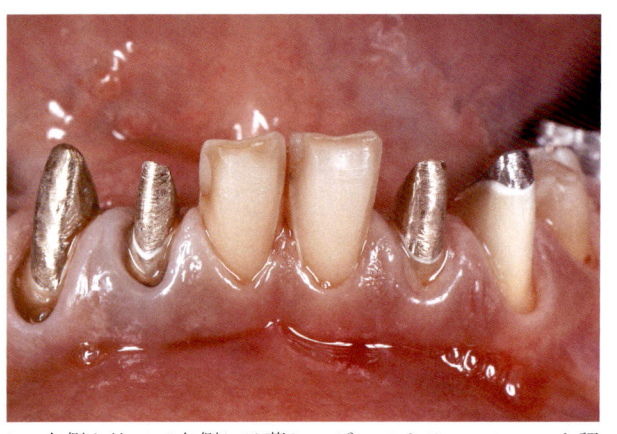

b：左側と比べて右側には著しいディスカラレーションを認める。右側側切歯と犬歯のフィニッシュ・ライン部には、スロープド・ショルダーで削除量を多くする。

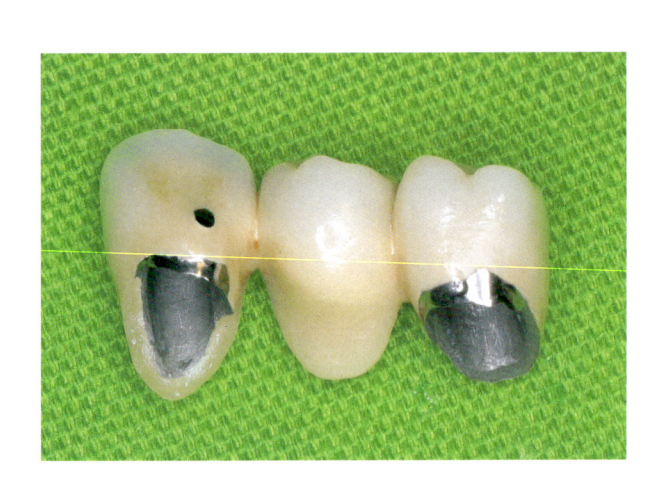

c：完成した補綴物。ディスカラレーションの著しいフィニッシュ・ライン部には、オペーシャス・デンティンとポーセレン・マージンを築盛する。

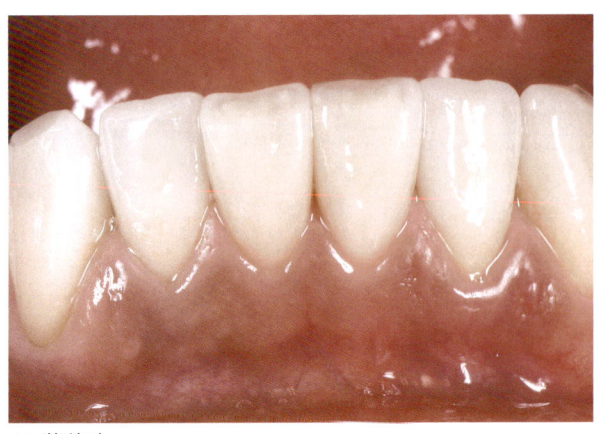

d：装着時。

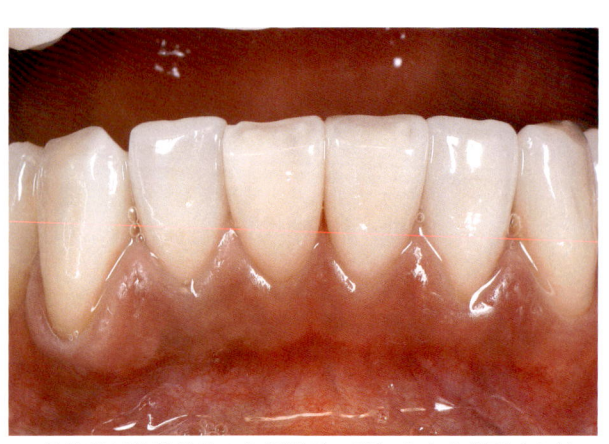

e：最終補綴物装着後3年経過時。適切な支台歯形成と技工操作によってシャドウがコントロールされている。歯肉が比較的厚め、そして暗めであったことも、良好な結果を得られたと考えられる。

まとめ

セラミックスが装着されていれば「よし」とされた時代から、患者の要望も大きく変わってきている。すなわち、歯肉の色調や厚み、残存歯質のディスカラレーションの有無、そして補綴物の色調などを診査・診断し考察するとともに、材料の特性（強度・光透過性・マスキング効果など）と部位特異性を十分考慮したうえで、3種類のマージン部設計を決定することが、非常に重要である（表1-1、2）。

表1-1 シャドウの発現を左右する因子と選択基準。

左右する因子	条件	①	②	③
修復物の色調	A1、2、B1、2	▲	○	★
	A3、4、B3、4	○	★	★
歯肉の性状	Thick Flat	○	★	★
	Scallopped Thin	▲	○	★
歯肉の色調	明るい、ピンク色	▲	○	★
	暗い、メラニン沈着	★	★	★
支台歯の変色 ディスカラー （フィニッシュ・ラインから 3mm以内の着色）	生活歯　ディスカラーなし	○	★	★
	失活歯　ディスカラーなし	○	★	★
	ディスカラーあり	▲	▲	▲
フィニッシュ・ラインの設定位置	歯肉縁	▲	○	★
	歯肉縁〜縁下1mm	▲	○	★
	歯肉縁下1mm	○	★	★

★：発現しにくい、○：発現する場合もある、▲：発現しやすい
①：ディスアピアリング・マージン　②：従来型マージン・ポーセレン
③：モディフィケーション・マージンとオール・セラミックス。

表1-2 シャドウを考慮したメタル・セラミックス・マージン部設計の選択の基準。

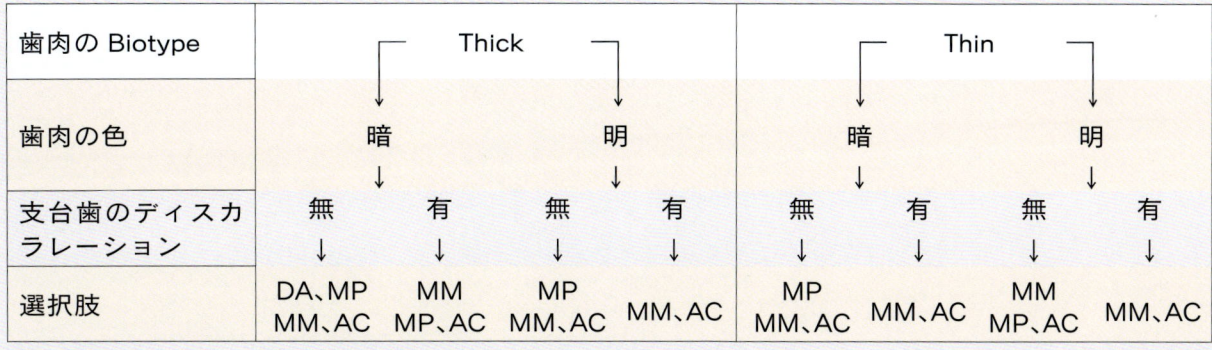

歯肉のBiotype	Thick				Thin			
歯肉の色	暗		明		暗		明	
支台歯のディスカラレーション	無	有	無	有	無	有	無	有
選択肢	DA、MP MM、AC	MM MP、AC	MP MM、AC	MM、AC	MP MM、AC	MM、AC	MM MP、AC	MM、AC

DA：ディスアピアリング・マージン、MP：従来型マージン・ポーセレン、MM：モディフィケーション・マージン、AC：オール・セラミックス（酸化アルミニウムまたは酸化ジルコニウム・コーピング）
注1）フィニッシュ・ラインの位置は歯肉縁下1mm前後の設定。

第1章　審美修復治療の新しい治療概念

2．審美修復の新たな治療概念に基づく根管治療歯における修復物の選択

2-1. 従来型支台築造、およびセメント合着の問題点

　従来根管治療後に歯冠修復治療を必要とする場合には、修復物の保持とダウエル部に加わる応力を分散し、歯根部歯質の破折を防ぐためにまずはメタル・ダウエル・コアをセメント合着し、その後修復物も同じセメントで装着することが一般的だった。しかし、残存歯質が少なくフェルールが確保できていない時、さらに Sorensen JA[11, 12]、Libman WJ[13] らにより提唱された最低1.5mm のフェルールを頬舌的に確保した場合でも、

①歯質よりも破折強度が大きく、弾性率が低いメタル・ダウエル・コアに修復物の維持・保持が委ねられたための歯根破折や亀裂の発生（図1-12a）。
②根管内象牙質との不十分な接着により生じた残存歯質の二次カリエスや、セメントの残留がほとんどないダウエル・コアごとの脱離。
③合着セメントの溶解による二次カリエス、象牙質とセラミックスとの合着強度が低いことによる修復物の破折・脱離。
④支台歯形成時の歯肉への切削片迷入によるメタルタトゥ（図1-12b）。
⑤経年的な金属イオン溶出による歯根変色。

などによって、再治療や抜歯を余儀なくされる症例が多いのは、周知の事実である。つまり、従来、推奨されていたメタル・ダウエル・コアは

☞ 従来のメタル・ダウエル・コアは、生体力学的観点からは残存歯質への問題が、合着用セメントは、象牙質との化学結合、機械的嵌合力の点で問題が指摘されている。

図1-12a、b　メタル・コア装着による偶発症。

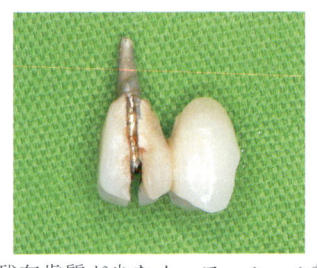

a：残存歯質が少なく、フェルール効果がない場合は、歯質とメタルの弾性率の違いとポスト部への応力集中によってダウエル・コアごとの脱離や歯根破折が生じやすい。

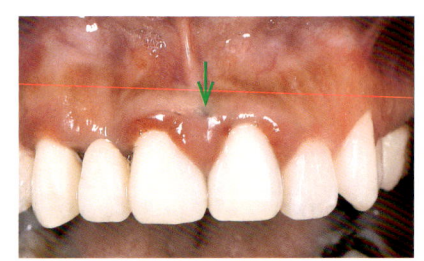

b：支台歯形成時に生じたと考えられる歯肉への金属片の迷入。

補綴物の保持のためには機能するが、必ずしも生体力学的観点からは残存歯質を保護するものではないこと、合着用セメントは象牙質との化学的結合、および機械的嵌合力が非常に弱いと考えられる。

このような観点から、近年では、ポスト＆コア・システムとデンティン・ボンディングを前処置とする接着性レジン・セメントの応用が推奨されている[14-18]。さらに、これらの新しいシステムの応用によって、根管治療歯ではメタル・セラミックスを最優先としていた従来のプロトコルも大きく改変され、審美的に優れたメタル・フリー修復物の選択範囲が生体力学的観点からも可能となっている[19-21]。

本項では、それら新しい治療概念に加えて、臨床応用の実際と注意事項について解説する。

2-2. 現在の支台築造 - 接着性レジン・ポスト＆コア・システム

鋳造支台築造は、修復物装着後のポスト部への応力集中に起因する歯根破折や脱離などの問題を惹起する。さらに、その金属色はオール・セラミックスの選択範囲を限定するとともに、支台歯のフィニッシュ・ライン2〜3mmまで近接した場合にはシャドウを発現する原因ともなり、審美修復治療を行ううえでの問題点となる。

一方、現在推奨されているポスト＆コア・システム（図1-13、14）は、象牙質と弾性率が近似し（表1-3a）、破折強度が従来のポスト＆コア・システムと変わらないために（表1-3b）、接着性レジン・セメントによる残存歯質との一体化を図ることが可能で、歯根破折や脱離の防止に効果がある[22]（図1-15）。さらに、残存歯質に近似した色調をもつとともに、コア材自体がある程度の光透過性を有するために（図1-16）、修復物選択の適応範囲を広げることが可能である。すなわち、

①象牙質と弾性率が近似し、十分な破折強度を有するポスト＆コア・システムの選択。
②ポスト＆コアおよび補綴物の装着には、支台歯および根管内象牙質に対して良好な接着効果を期待できるデンティン・ボンディング・システムと接着性レジン・セメントを応用。

することによって、従来危惧されていた術後のトラブルに対応可能となることが基礎的研究、および臨床応用によっても実証されている。
本章の1の表1-1、2で解説した症例別メタル・セラミックス適応の選択に加えて、新しい治療概念となるこれらの方法を臨床応用することは、支台築造を必要とすることが多い根管治療歯において、術後の予知性のみならず、より自然観のある色調再現、ならびに支台歯周囲の審美性を簡便・確実にコントロールできる方法であるといえる。

☞ 鋳造支台築造は、装着後の歯根破折や脱離などの問題を引き起こす。また、その金属色はケースによっては審美的問題点ともなりうる。

第1章　審美修復治療の新しい治療概念

図1-13a〜c　現在の支台構造。ファイバー・コア・ポスト（ペントロン ジャパン）。

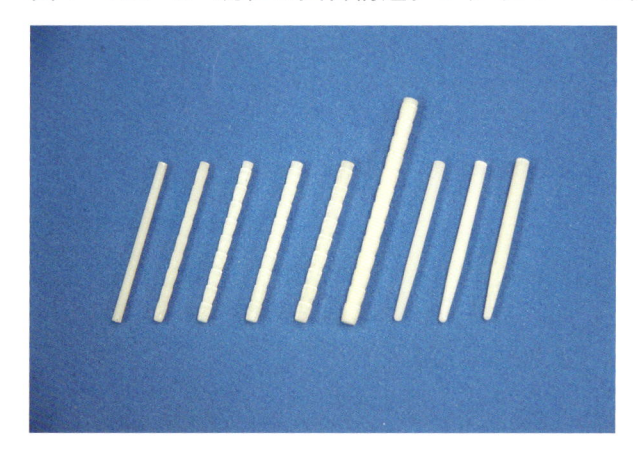

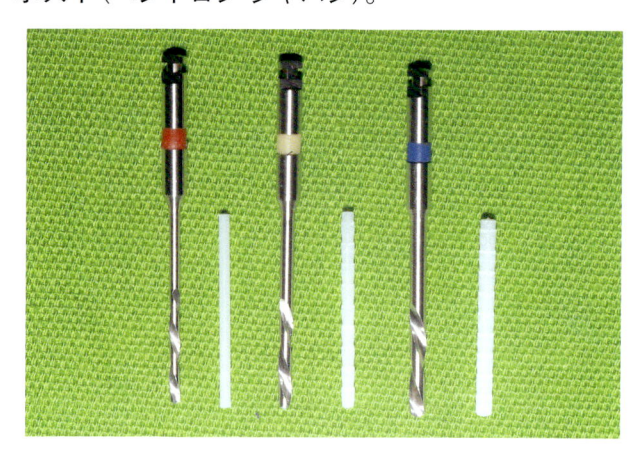

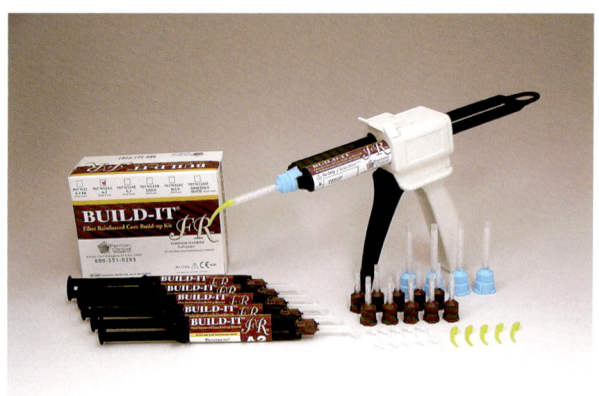

a：太さが異なる6種類のストレート・タイプと3種類のテーパー・タイプ。
b：長さ20mmで、直径が1.0mm（赤）、1.25mm（黄）、1.5mm（青）用の根管形成バーと同径の3種類のストレート・タイプを主に使用する。
c：切削感が象牙質に近似し、ファイバー・コア・ポストとの接着が確実なデュアル・キュア型支台築造用レジン。

図1-14　間接法で製作されたポスト＆コア。

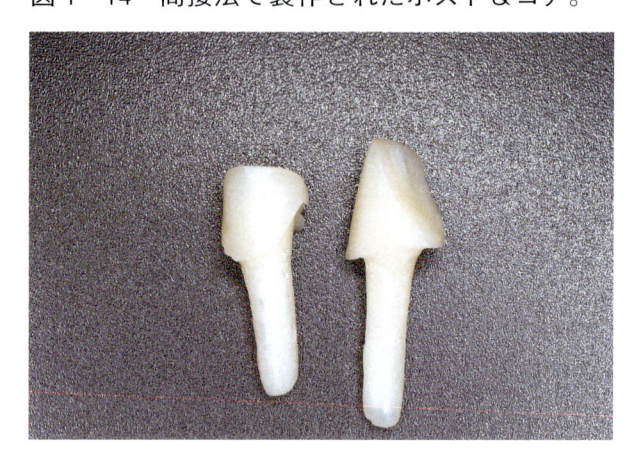

表1-3a、b　象牙質と各種ポストの力学的特性の比較。

a：Powersによる各種ポスト材の弾性係数と屈曲強度。ファイバー・ポスト・コアの弾性係数は、他のポスト材に比べて象牙質に近似しているため、歯根破折が起こる可能性が低いことが想定できる。

	弾性係数	屈曲強度
象牙質	18.6Gpa	—
ファイバー・ポスト・コア	29.2GPa	990MPa
チタン・ポスト	90.3GPa	1,530MPa
ジルコニウム・ポスト	123GPa	900MPa

FibreKor Postsystem：Jeneric Pentron Inc. 2000. より引用

b：Pameijerによる各種ポスト材の破折強度（歯冠修復後に90°の角度で負荷を与えたときの破折強度の平均値）。ファイバー・ポスト・コアは、他のシステムと同様に破折抵抗を有する強度を持つため根管治療後のポスト材として有効であることが示唆される。

	破折強度
ファイバー・ポスト・コア	71.99Kg
チタン・ポスト	71.46Kg
ジルコニウム・ポスト	63.77Kg

Pameijer CH：Fracture Resistance of Fibrekor, Titanium and Zirconium posts to angle loading, 1999. より引用

図1-15a、b　材質が異なるポスト＆コア・システムの疲労荷重の比較。

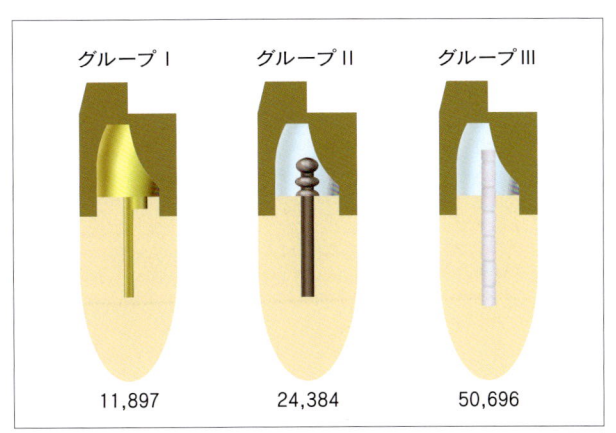

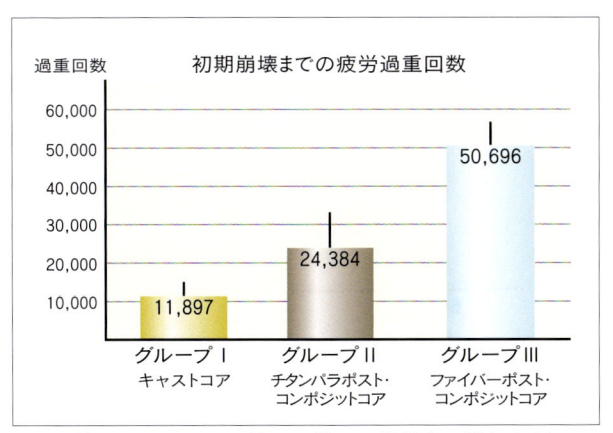

a、b：ファイバー・ポスト・コアをレジン・セメントで接着した場合は、他のシステムに比較して著しい維持力の増加を認めた（参考文献22より引用）。

図1-16　ファイバー・ポスト・コアの審美的有効性。

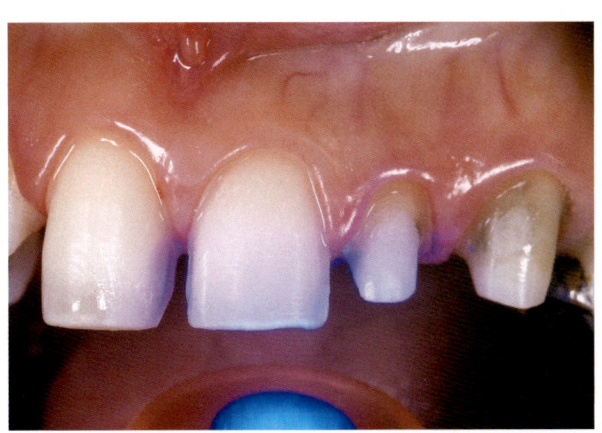

ファイバー・ポスト（左側側切歯）は天然歯に近似する光透過性を有する。

第1章　審美修復治療の新しい治療概念

☞ 今日のメタル・フリー修復物の大きな焦点の1つは、セラミックスと象牙質との良好な接着面の獲得である。

2-3．合着から象牙質接着システムへ

　従来のメタル・セラミックスを主にした歯冠修復治療では、リン酸亜鉛・カルボキシレート・セメントに代表される無機セメントが合着用として使用され、その予知性も高いことが実証されているが、経年的に加水分解が生じ、セメントの溶解が生じることが知られている。一方、現在幅広く応用されているメタル・フリー修復物では、破折・脱離の可能性を軽減し予知性を高めるため、装着時にセラミックスと象牙質との良好な接着面の獲得が1つの重要事項となる。

　エナメル質の95％は無機質であるハイドロキシ・アパタイトであるため、強酸処理による脱灰によって良好な接着面が得られるのに対し（図1-17a）、象牙質は約70％が無機質、20％のコラーゲン線維そして約10％が水分であるため、強酸処理による脱灰後は有機成分と水の影響によってボンディング材の接着力が著しく低下してしまう（図1-17b）。

　すなわち、象牙質接着システムにおいては、支台歯形成面や根管形成面を覆っているスメア層を除去した後に、象牙質面にプライマー処理を行い、ボンディング材が化学的に接着する状態（樹脂含浸層）[23,24]を作り上げなければならない。現在、これらの象牙質接着システムには、

①ウェット・ボンディング法。
②酸性モノマーによるセルフエッチング・プライマーを用いた方法（図1-18）。
③EDTAとGM（グリセルモノ・メタクリエート）を用いた方法（図1-19）

などが象牙質との接着面を強固に獲得する方法として臨床応用されている[25-28]。支台築造を直接、または間接法で装着する場合は、デンティン・ボンディングによる歯面処理は必須となる。さらに装着される支台築造にも前処理が必要で、機械的嵌合力増加のためのアルミナによるサンドブラスト、エッチングによる清掃、接着強度を増加させるためのセラミック・プライマー処理後[18]にボンディング材を塗布・光重合した後にデュアルキュアのレジン・セメントで接着が行われる[29,30]（図1-20、21）。

図1-17a　エナメル質の酸処理。

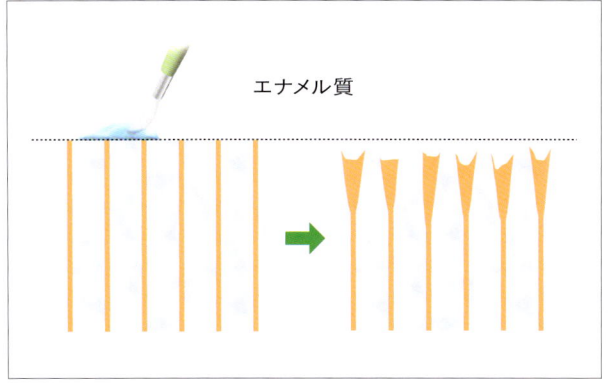

図1-17b　象牙質の酸処理。

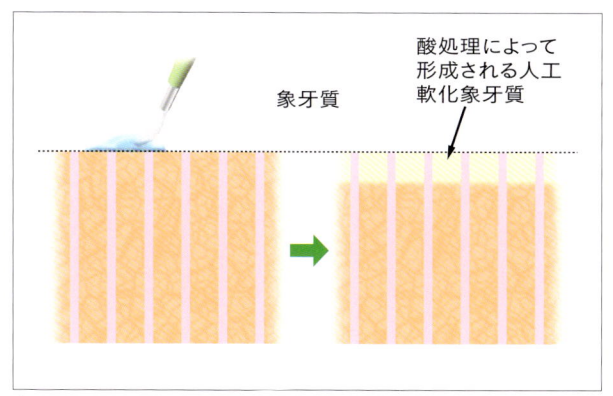

酸処理によってエナメル小柱構造に基づくマイクロアンダーカットが形成され、良好な接着面が得られる。

象牙質に酸処理を行うと水分やコラーゲンに富んだ有機質が露出してしまうため、ボンディング材の接着力は低下してしまう（伊藤和雄：Part1 ボンディングのメカニズム．歯質のボンディングのメカニズム，補綴臨床別冊：ボンディングレストレーション，医歯薬出版，2002，p6-7．より許可を得て引用、作図）

図1-18a、b　セルフエッチング・プライマーを用いた象牙質面の獲得。

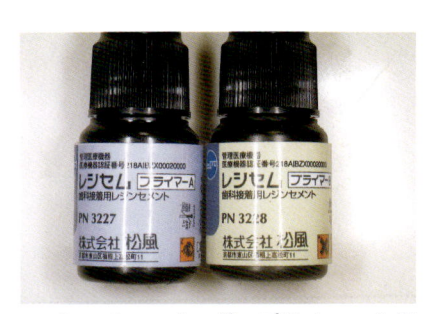

a：セルフエッチング・プライマーを用いたシステム。

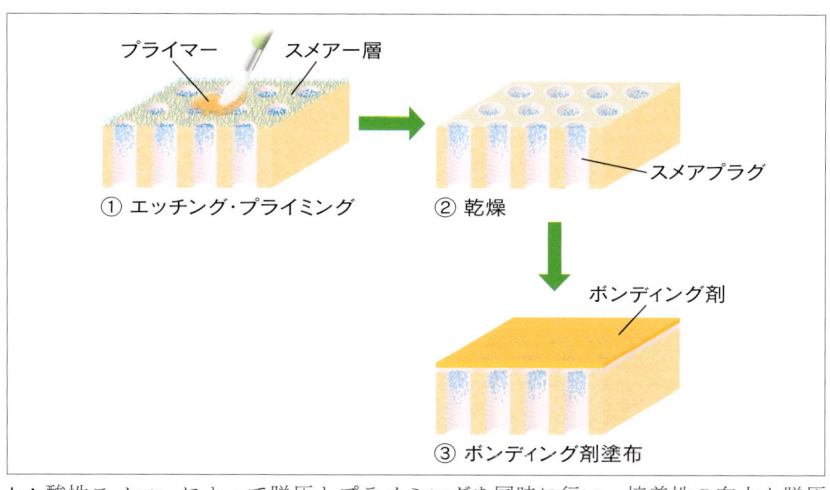

b：酸性モノマーによって脱灰とプライミングを同時に行い、接着性の向上と脱灰象牙質の残留を作らないことを目的とした方法。

図1-19a、b　EDTAとGMを用いた象牙質面の獲得。

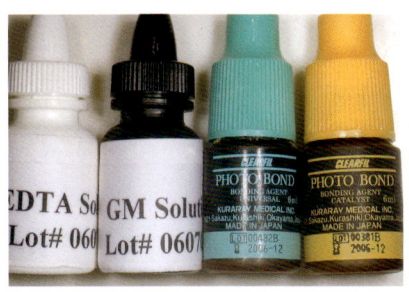

a：EDTAとGMを用いたシステム。

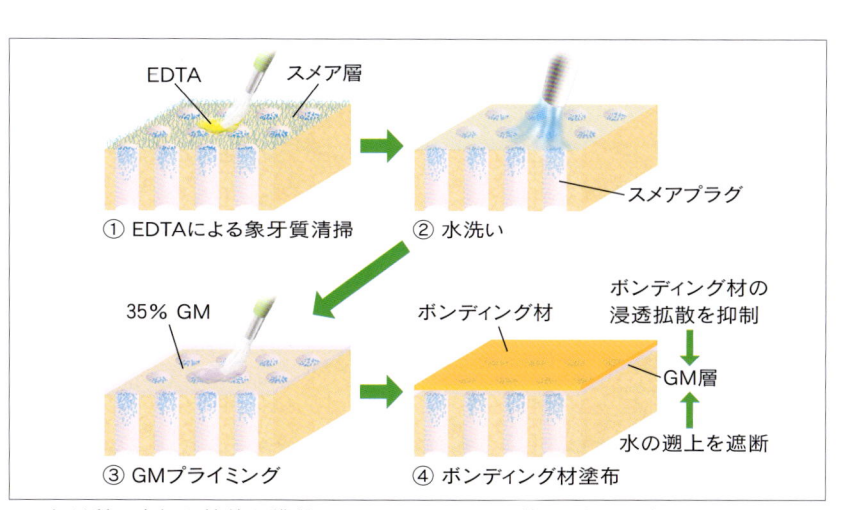

b：象牙質に良好な接着を獲得するには、エナメル質と近似した物理化学的状態を作り出すことである。そのためには、EDTAによりカルシウム量の減少を抑制させた後に、GMのプライミングによって水分の上昇を抑え、ボンディング材の浸透・拡散を抑制させる方法。この前処理によってボンディング材と象牙質との間に強固な接着が成立する。

第1章　審美修復治療の新しい治療概念

> ファイバーポスト＆コア・システムの臨床応用①
> セルフエッチング・プライマーと接着性レジン・セメントを用いた間接法（図1-20a〜g）

ドクターサイド前処理

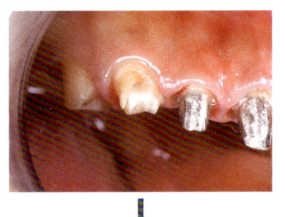

a：エア・スケーラーによる仮着材の除去。

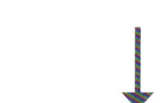

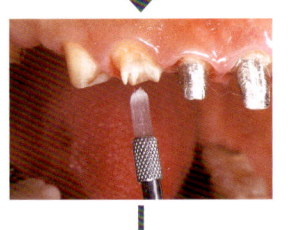

b：エア・ブラシによる根管内の機械的清掃。

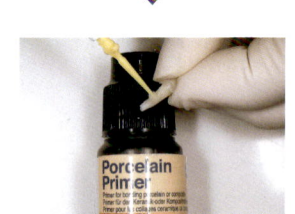

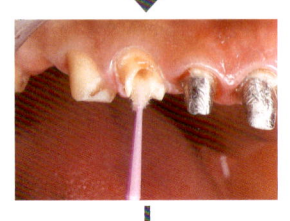

c：セルフエッチング・プライマー塗布。20秒放置後乾燥。

アシスタントサイド前処理

a：清掃のためのエッチング処理

b：アルミナ・サンドブラスト

c：セラミック・プライマー処理（松風）。塗布後乾燥。

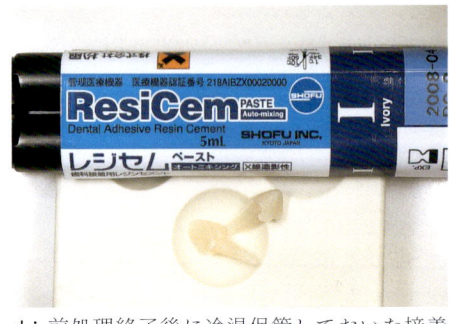

d：前処理終了後に冷温保管しておいた接着性レジン・セメント（松風）の準備。

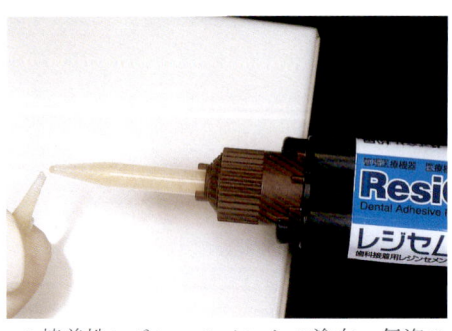

e：接着性レジン・セメントの塗布。気泡の迷入を最小限にできるオートミックス・タイプ・セメントの練和。

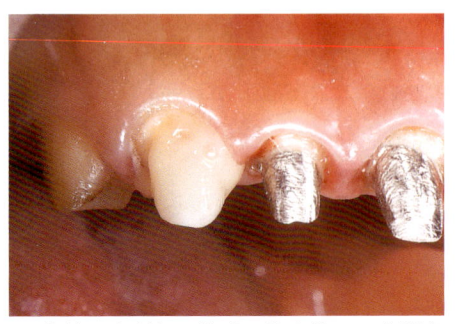

f：装着。余剰部を綿球で除去後、2秒間光照射、再度余剰セメントを探針で除去。

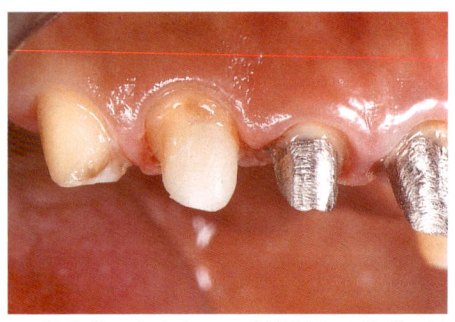

g：装着後。全方向から光照射を10秒ずつ行い、化学重合が終了する、5分間防湿状態で放置。

ファイバーポスト&コア・システムの臨床応用② EDTA と GM を使用した直接法（図1-21a～f）

ドクターサイド前処理

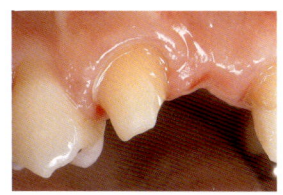

a：支台歯形成終了。アンダーカットがあっても1mm以上の歯質は保存する。

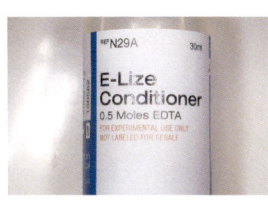

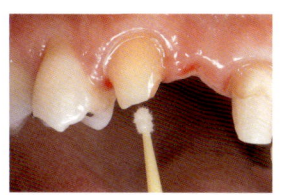

b：1分間の EDTA 処理後、水洗。

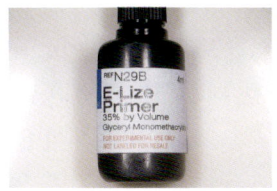

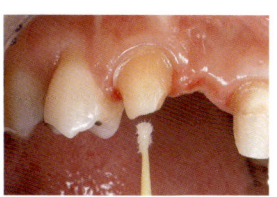

c：GM 塗布後、瞬時乾燥。

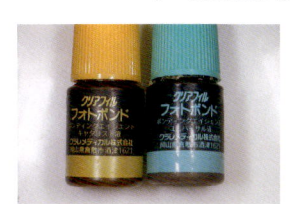

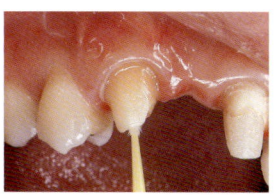

d：ボンディング材クリアフィルボンド（クラレ）を塗布し、乾燥後、再塗布した後、光重合20秒。

アシスタントサイド前処理

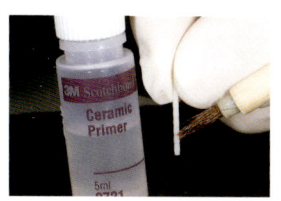

a：セラミック・プライマー処理（3M）。

b：ボンディング材を塗布し、乾燥後、再塗布した後、光重合20秒。

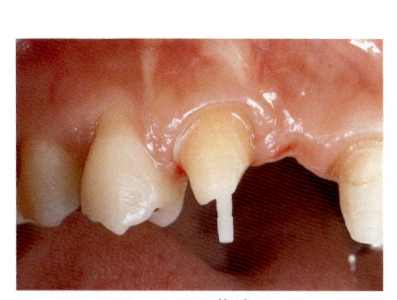

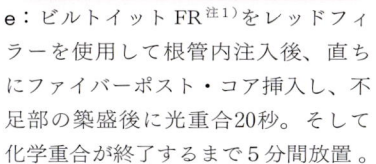

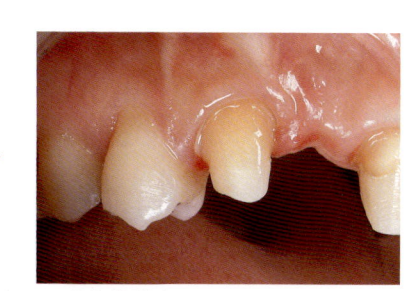

e：ビルトイット FR[注1]をレッドフィラーを使用して根管内注入後、直ちにファイバーポスト・コア挿入し、不足部の築盛後に光重合20秒。そして化学重合が終了するまで5分間放置。

f：支台歯形成。

[注1] ビルトイット FR（ペントロン ジャパン）使用上の注意事項
（特に間接法において）：
①硬化が比較的早いため、使用前には冷蔵庫で冷却する。
②光の影響を受けやすいため、築盛時にはチェアサイドのライトを消して操作する。

第1章　審美修復治療の新しい治療概念

2-4. ポーセレン・ラミネート・ベニア（PLV）適応範囲の拡大

ポーセレン・ラミネート・ベニア修復の適応範囲の拡大は、以下の文献群で報告されている。

☞ ポーセレン・ラミネート・ベニアは、いまや生活歯のみならず失活歯にも適応が広がり、審美修復治療のオプションの１つとしての地位を築くまでになっている。

① Reeh ES ら[31]は、コンポジット・レジンによる修復後は歯冠剛性を76〜88%回復できるとしているのに対し、Magne P ら[32]はエナメル質内に修復された PLV は、セラミックス（弾性率約70Gpa）を使用していれば、歯冠剛性を100%回復できると報告している。

② Magne P ら[34]は、16名の患者に1.5mm〜5.5mm の範囲で切縁を被覆した48個の PLV を装着し、平均4.5年の詳細な術後経過（13項目の臨床診査と４項目の患者診査）を報告した。これによると、10%のポーセレンに微小亀裂、４%のマージン部にわずかな損傷、そして歯内療法後の１歯にのみ変色などが認められたが、全症例において生物学的・力学的・機能的・審美的に良好な経過が示され、患者の満足度を表す自己採点でも100%の支持を得た。

③ Magne P、Douglas WH[33]は、天然歯と象牙質に接着された PLV のひずみを比較検討すると同時に、力学的考察を検討すべき２種類の修復窩洞（Ⅲ級窩洞と髄室開拡）形成時とコンポジット・レジン充填後の PLV 修復時おのおのについて剛性を比較検討した。同時に、すべての接着面を SEM（走査型電子顕微鏡検査）にて観察した（図１-22）。結果は、

    a. 天然歯と PLV 修復後には剛性に有意差が認められなかった。
    b. 天然歯群と PLV 修復歯群の両グループにおいて、修復処置を伴った場合はわずかにひずみが増加した。
    c. Ⅲ級窩洞のコンポジット・レジン修復後の PLV 修復により天然歯の剛性の88%の回復。

図１-22　天然歯群と PLV 群のひずみ計測と剛性の回復。

天然歯の状態と実験段階の状態の相互関係には、有意差は認められなかった（P=0.71）（Magne P, Douglas WH. Cumulative effects of successive restorative procedures on anterior crown flexure：intact versus veneered incisors. Quintessence Int 2000, 31(1), 5-18. より引用）。

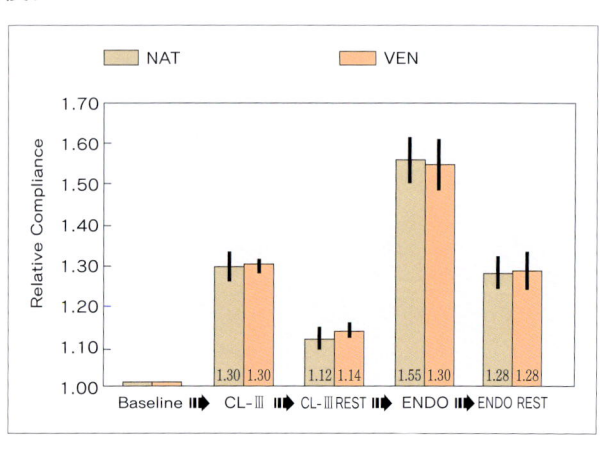

d. Ⅲ級窩洞と髄室開拡に対するレジン充填後のPLV修復で、78％の剛性が回復できたと報告している。

また、すべての接着面における漏洩、劣化および間隙は、問題がなかったと報告している。

　これらの貴重な報告は、従来ポーセレン・ラミネート・ベニアで危惧されていた破折・脱離の問題点に対して、

① 切縁部の支台歯形成でバット・ジョイントを付与すること。
② デンティン・ボンディング・システムを厳守すること。

の生活歯のみならず失活歯に対する臨床的有効性を示唆している。すなわち、支台歯の舌面形態が維持されていなければならないなどの条件はあるが、アンテリア・ガイダンス付与のための形態回復が必要な場合(図1-23)や変色歯(図1-24)の審美修復の治療オプションとして応用すべきである。

図1-23a～d　アンテリア・ガイダンスの回復におけるポーセレン・ラミネート・ベニアの応用。

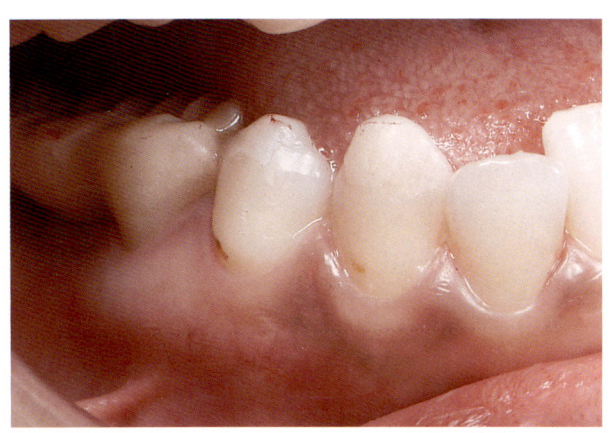

a：右下犬歯のアンテリア・ガイダンス形態を模索するために光重合型コンポジット・レジンを築盛。

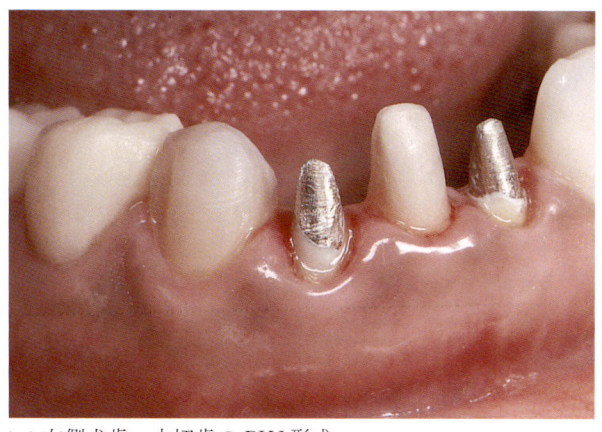

b：右側犬歯、中切歯のPLV形成。

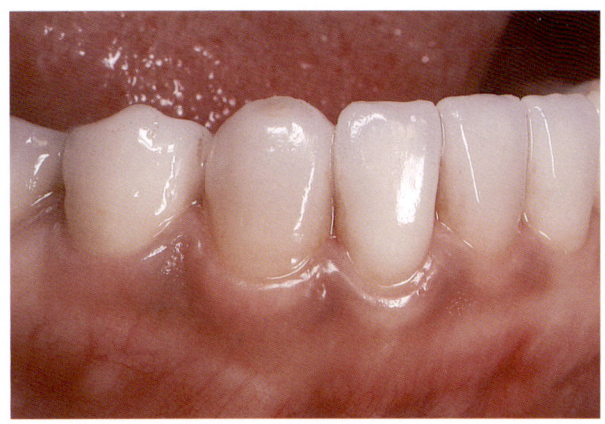

c：犬歯と中切歯はPLV、側切歯と第一小臼歯はメタル・セラミックスにより修復。

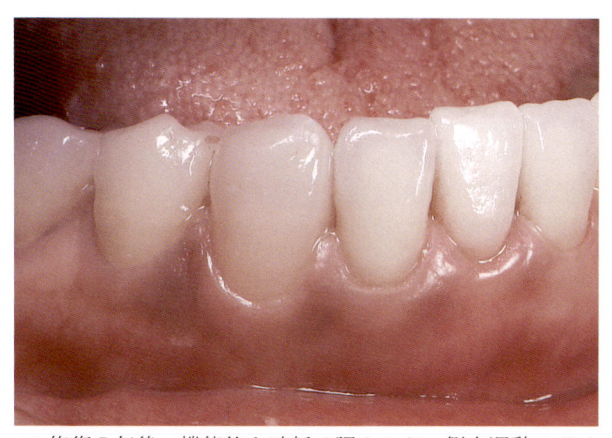

d：修復5年後。機能的な咬耗は認めるが、側方運動のガイドとしての機能は維持され、破折や微小亀裂などの問題もない。

第1章 審美修復治療の新しい治療概念

図1-24a〜f　根管治療歯（変色歯）へのポーセレン・ラミネート・ベニアの応用。

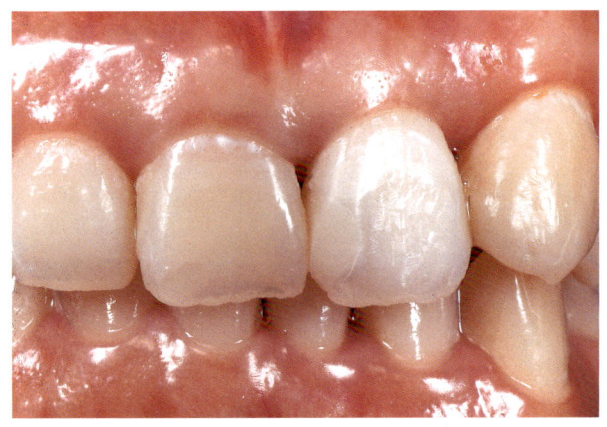

a：初診時。右側中切歯には、失活に伴う変色を認める。

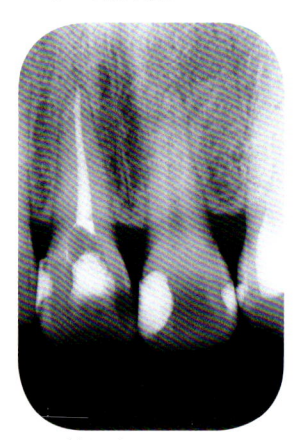

b：デンタルエックス線写真。

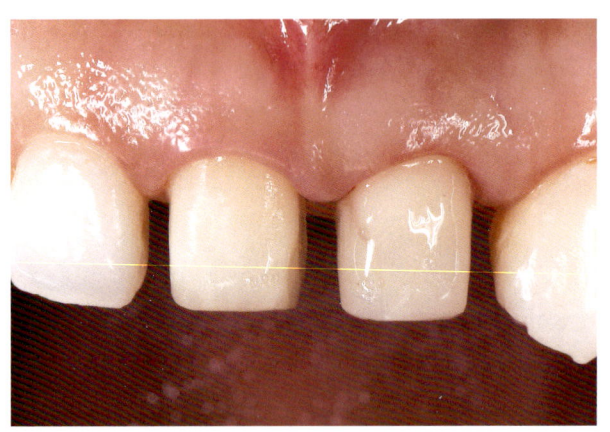

c：右側のインターナル・ブリーチと再コンポジット・レジン充填を行った後の支台歯の状態。

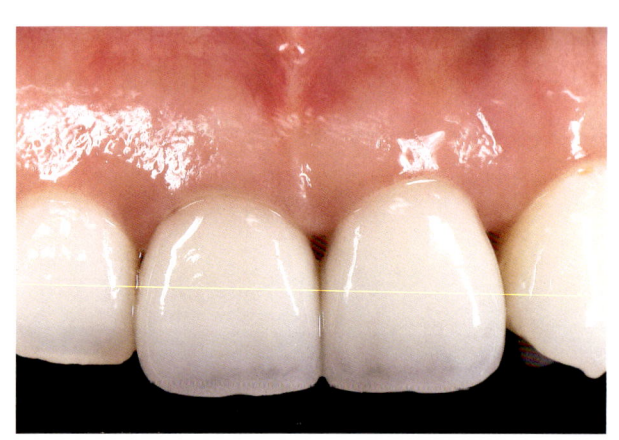

d：両側中切歯の接着性レジン・セメントによるPLV装着時。審美性が大幅に改善された。歯冠剛性は、未修復天然歯の78％まで回復できている。

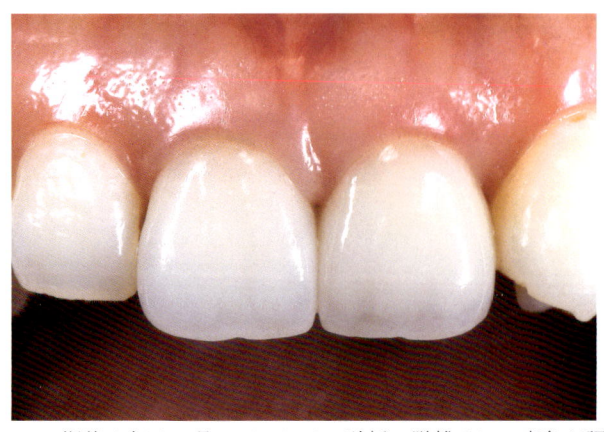

e、f：術後4年4ヵ月。PLVには、破折・脱離そして変色が認められなかった。

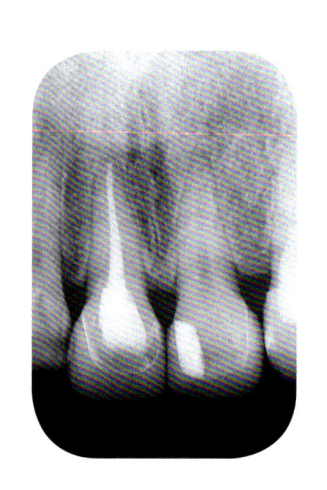

e｜f

2-5. オール・セラミック・クラウン修復の適応範囲

オール・セラミックスは、アルミナス・ポーセレンの時代には、その光透過性を評価されながらも製作の困難性、強度不足による装着後の破折と脱離が危惧され、広く応用されることがなかった[35]。それが近年では、製作の簡便性、高い適合精度、透明感、そしてリューサイトで強化されたIPS Empressに代表されるプレスタイプのコーピングの開発によってその応用範囲が広がった[36]。

またCAD/CAMシステムを利用した各種コーピング材の研究・開発により、さらなる大きな変革を遂げている。これらのコーピング、CAD/CAMのシステムは、従来型の最大特徴である光透過性に加えて、技工工程の省力化を図れるばかりではなく、仮着が可能な強度と支台歯のマスキング効果、そして臨床上問題のない適合精度などが確保され適応範囲も大きく広がっている(図1-25)。さらに、その予知性についてメタル・セラミックスと同様に高いことが実証された[37-42,50,51]。

光透過性の異なる各種オール・セラミックス用コーピングは、メタル・ダウエル・コアや支台歯のディスカラレーションのマスキングをも可能とし、失活歯への応用をも可能にした。加えて、レジン系やセラミックス系のポスト＆コアの使用によって、従来禁忌とされていた光透過性が非常に優れたIPS Empressなどのプレスタイプも応用可能となっている。このような貴重、かつ新しい製品の研究開発と臨床応用によって、従来、前歯部の生活歯に限定されていたオール・セラミック・クラウンの適応症はかつての前歯部限定から、根管治療歯、そして臼歯部へと拡大している。これらの応用にあたっては回復すべき修復物の色調や支台歯の変色、ディスカラレーション度合い、メタル・コアの装着範囲などに関し、条件が異なる支台歯の診査とその診断に基づいたシステムの選択が必要ではあるものの、それにより、より高度でかつ簡便な審美修復治療が達成できるであろう[52](表1-4、5)。

☞ オール・セラミックス修復においては、条件の異なる支台歯の診査とその診断に基づいたシステムの選択が必要。

表1-4　クラウン用オール・セラミックス・コーピングの種類と製作法・材質の違いと特徴

商品名	製作法と材質	特徴	光透過性	マスキング効果	曲げ強度
IPS Empress II	プレスタイプ　Lithiumdisillicate Glass	光透過性が最も優れる	2	5	6
In-Ceram Spinell	CAD/CAM　$MgAl_2O_3$　Spinell	光透過性が最も優れる	1	6	5
Procera Alumina	CAD/CAM　酸化アルミニウム(Al_2O_3)	光透過性とマスキング効果中等度	3	4	3
Lava Frame	CAD/CAM　酸化ジルコニウム(ZrO_2)	光透過性とマスキング効果中等度	4	3	1
In-Ceram Alumina	CAD/CAM　酸化アルミニウム(Al_2O_3)	光透過性少ない、マスキング効果大きい	5	2	4
In-Ceram Zirconia (=ZrO_2)	CAD/CAM　酸化アルミニウム ＋30％シルコニウム	光透過性ほとんどない、マスキング効果大きい	6	1	2

注1) 数字は順位を表す

表1-5　メタル・フリー・ブリッジ用フレーム

製品名	製作法と材質	特徴
Lava Frame	CAD/CAM　酸化ジルコニウム(ZrO_2)	光透過性とマスキング効果中等度

第1章　審美修復治療の新しい治療概念

図1-25a、b　従来型オール・セラミックスの問題点は、コーピング、ポスト＆コア、接着性レジン・セメントの開発により解決された。

新材料によって解決された従来の問題点

①強度不足 → 強化型コーピングの開発。
②マスキング能力 → マスキング能力を有するコーピングの開発またはポスト＆コアの応用。
③脱落 → 接着性レジン・セメントの応用。

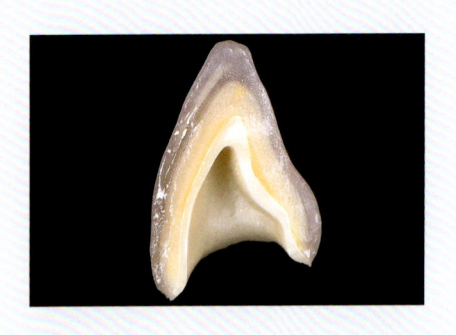

新しいオール・セラミックスが解決したメタル・セラミックスの問題点

①明度のコントロール。　②シャドウ、ブラック・マージンの発現防止を可能とした。

メタル・セラミックス

オール・セラミックス

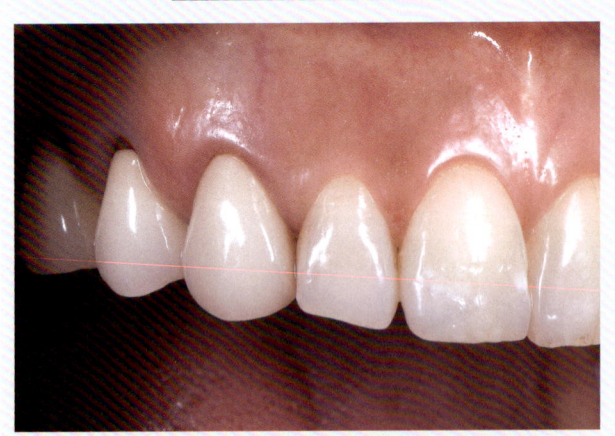

a：メタル・セラミックス4 3｣。天然歯に比べて明度が高く、シャドウの発現も認める。

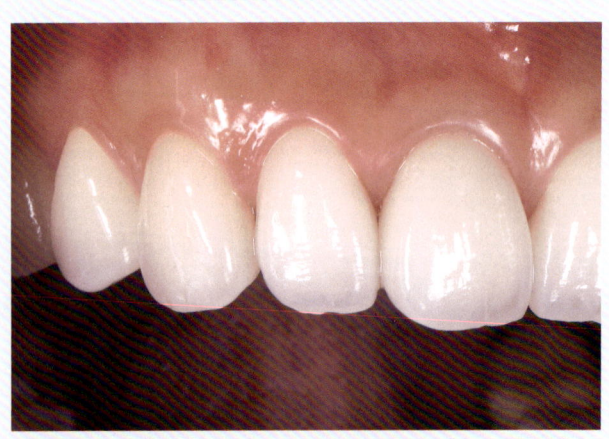

b：Procera Alumina オール・セラミックス・クラウン 4-1｣。天然歯に近似した明度と透明感そして薄く、明るい歯肉に対してもシャドウの発現はない。強度的にも接着可能であり、レジン・セメントによる接着によってその予知性はさらに高くなる。

2-5-1 各種コーピングの特徴

オール・セラミックス・コーピングは、材質および製作工程の違いによって明度・光透過性・マスキング効果・強度・適合精度などが異なる（図1-26、27）。それらの特徴を十分に理解した症例選択が重要となる。

☞ オール・セラミックス用コーピングの特徴をふまえたうえでの選択を！

1 材質と製作工程の違いによる構造（図1-26a〜c：3M ESPE より引用）

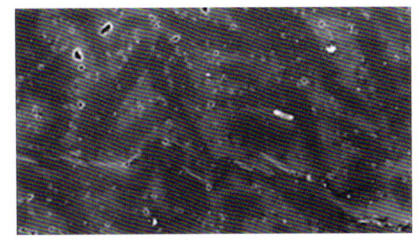

a：分散ガラス・セラミックス：IPS Empress II。溶解したガラスを焼き戻す製品中に結晶粒子（石英、アルミナ、リューサイト、雲母など）を混ぜ込んでガラスの亀裂進展を防ぐ強化型。

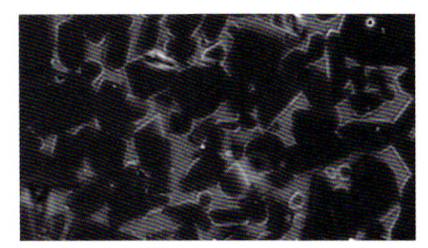

b：ガラス浸潤セラミックス：In-Ceram Zirconia、In-Ceram Alumina。多孔質コアにガラスを浸透させ、強度の向上を図ったタイプ。

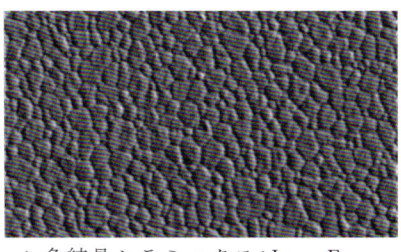

c：多結晶セラミックス：Lava Frame、Procera Alumina。結晶を高温で加圧焼成したタイプ。

2 各種コーピングの色調（図1-27）　➡材質と製作工程の違いによって、各種コーピングの明度、彩度が異なる

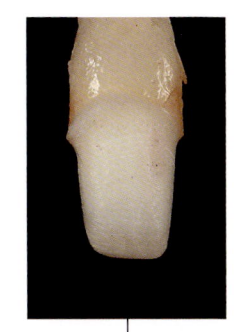

注1）支台歯形成された抜去歯を反射光で撮影。

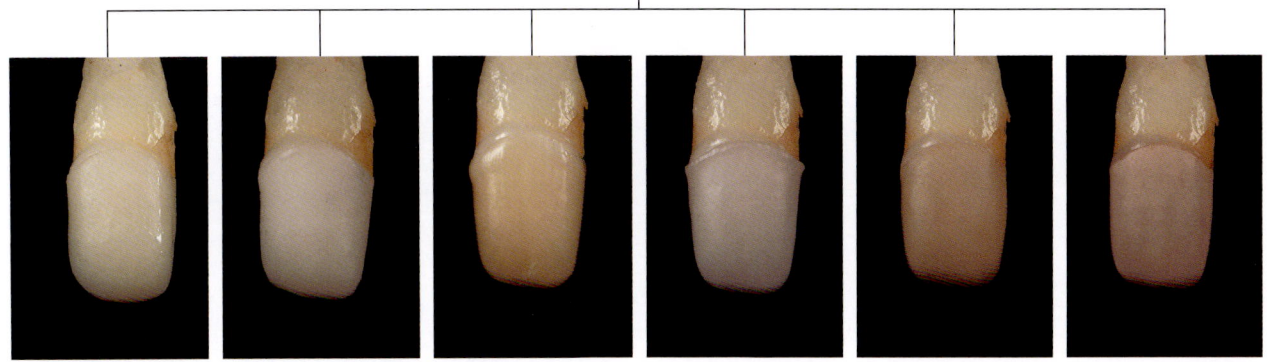

IPS Empress II　In-Ceram Spinell　Procera Alumina　Lava Frame　In-Ceram Alumina　In-Ceram Zirconia

注2）抜去歯に試適された各種コーピングを反射光で撮影。
注3）コーピングの厚み：Empress－0.8mm、Spinell－0.7mm、その他－0.6mm。
注4）カメラはオリンパスE300、絞り－F22、シャッタースピード－1／100秒、オートフォーカス、フラッシュ有りの条件で撮影。

第1章　審美修復治療の新しい治療概念

3　強度を考慮したコーピングの部位別選択基準

☞ コーピングを選択する際には、破折強度を考慮しなくてはならない。

破折強度は、材質と製作工程によって大きく異なる(図1-28)[43]。接着されたポーセレン・ラミネート・ベニアが天然歯以上の破折強度を示すのと同様、各種コーピングも強度は大きく向上するが適応範囲を考える場合は、機能時に各歯が負担する咬合力を基準にすべきである[44](図1-29)。それゆえ機能時の咬合負荷に比べて破折抵抗値が低い IPS Empress Ⅰ、Ⅱ、In-Ceram Spinell は、前歯部においても仮着は推奨されない。

一方、大臼歯が負荷する咬合力よりも破折強度(＞350Mpa)を具備する酸化アルミニウムを母材とした In-Ceram、Procera そして酸化ジルコニウムの Lava、Procera は臼歯部における仮着に耐えうる破折強度を有すると考えられる。また、Abed HM、Razzoog ME[45]らは、Procera はコーピングの厚みを0.5mmと0.7mmにした場合の破折抵抗においても有意差が認められなかったと報告していることから、メタル・セラミックスのメタル・コーピングと同レベルの0.4mmまで厚みをコントロール可能である。さらに、Lavaコーピングでは、0.3mmまでの調整が可能で[46]、下顎前歯部有髄歯など支台歯形成の削除量に制限がある部位への応用、そして光透過性を増加できるという審美的メリットもある。

1）破折強度(図1-28a、b)[注1〜3]。

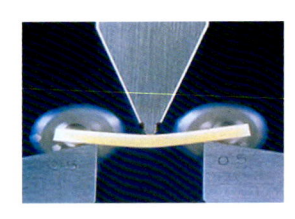

[注1] ISO 6872 -3M ESPE。
[注2] Wagner et. al J. Prost. Dent. 76(2)1996より引用。
[注3] Procera-687Mpa, Inceram Al-352Mpa, Empress-134Mpa。

2）機能時に各歯にかかる咬合力(図1-29)[注1]。

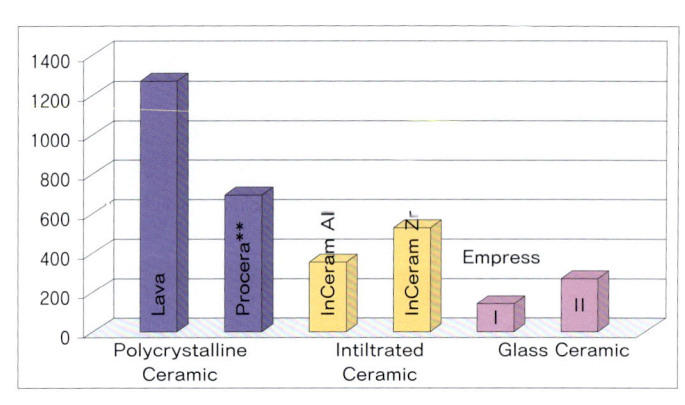

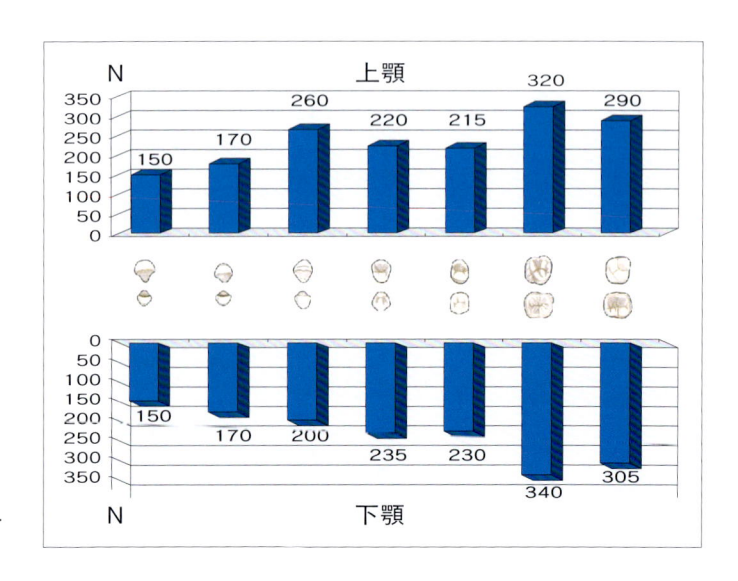

[注1] Hans Schwickerath. オール・セラミック・システムの材料試験. QDT Vol22, 992-1005, 1997 Julyより引用。

4 蛍光性、光透過性を考慮した色調回復におけるコーピングの選択基準

各種コーピングの蛍光性と光透過性も[47,48]、材質と製作工程によって異なる（図1-30、表1-6）。光透過性の違いは、色調回復において隣接する天然歯との調和を図るために最重要ポイントとなる明度のコントロールの難易度に大きく左右する（図1-31～38）。光透過性が高いコーピングは、支台歯のディスカラレーションの影響を受けやすいため明度が低くなりやすいが、その調整は支台歯のブリーチング、ポスト＆コア装着、着色部へのレジン充填、そしてラボサイドにおけるコーピングの厚み、色、築盛などのコントロールによって比較的容易である[49]。逆に、透過性が低いコーピングは反射光の影響で明度が高くなり、それらのコントロールは非常に難しく、症例選択が重要となる。

すなわち、基本的な選択基準としては支台歯に変色がなく、シェードベースがA1、A2で、非常に高い透明感を回復したい場合はIPS EmpressⅡ、In-Ceram Spinell、変色・ディスカラレーションはあるが、同様な高い透明感を回復したい場合はProcera Alumina、Procera ZirconiaもしくはLava Frameを選択すべきである。

一方、シェードベースがA3以上で、透明感よりもマスキングを優先する場合に限り、In-Ceram Alumina、In-Ceram Zirconiaが推奨される。さらに、現在ではブリーチング後に修復を行うことも多いが、A系統で透明感を強調するならばIPS EmpressⅡ、In-Ceram Spinell、Procera Alumina、B系統で白さを強調したい場合にはLava Frame、Procera Zirconiaを選択すべきである。この場合、患者の要望が非常に高いことが多いため、術前に十分なコミュニケーションを図っておく必要がある。

さらに、蛍光性についても検討しなければならない。IPS Empress以外は蛍光性がほとんどないため、歯肉が薄く、歯頚部に透明感を回復しなければならない場合には、マージン・ポーセレンを応用することも考慮すべきである。さらに、各種コーピングは、使用するセメント色の影響を受けるため（表1-7）、特に光透過性の高いIPS EmpressⅡ、In-Ceram Spinellではその選択が重要で、一般的には接着性レジン・セメントのトランスペアレントまたはクリアを選択すべきである。

☞ 光透過性の違いは、色調回復において隣接する天然歯との調和で重要な明度のコントロールと関係する。

☞ 蛍光性についてはIPS Empress以外はほとんどないため、マージン・ポーセレンの応用が必要となる症例もある。

第1章 審美修復治療の新しい治療概念

1) 蛍光性(図1-30a)[注1]。

図1-30a 各種コーピングの蛍光性の比較。

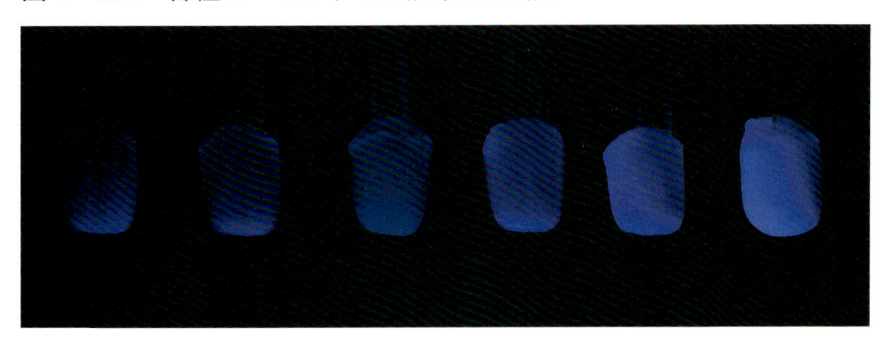

①蛍光性
　IPS Empress は高いが、Lava Frame、Procera Alumina、In-Ceram Spinell はわずかであり、In-Ceram Zirconia、Alumina にはない。

[注1] カメラはオリンパス E300、絞り－F13、シャッタースピード－6秒、マニュアル、ブラックライトの条件で撮影

図1-30b 抜去歯に試適された各種コーピングの蛍光性の比較。
①抜去歯。

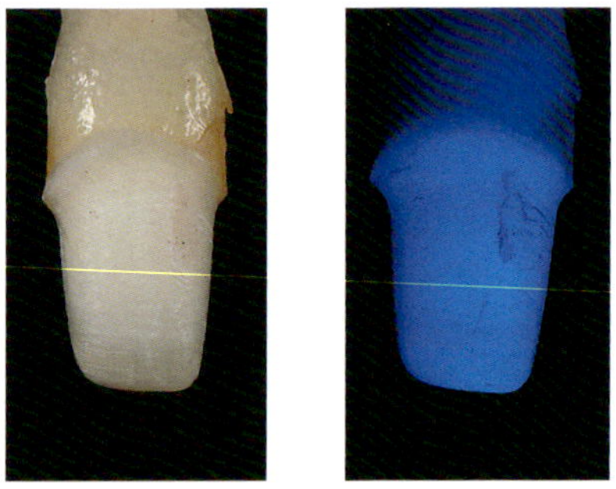

フラッシュ撮影。　ブラックライト撮影。

②コーピング装着後のブラックライト撮影。

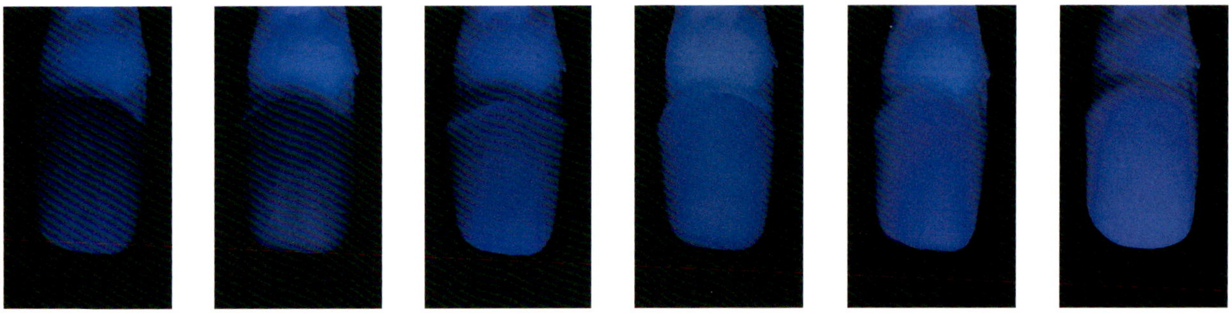

In-Ceram Zirconia　In-Ceram Alumina　Lava Frame　Procera Alumina　In-Ceram Spinell　IPS Empress II

2）光透過性（図1-30c）^{注1、2}。

図1-30c　各種コーピングの光透過性の比較。

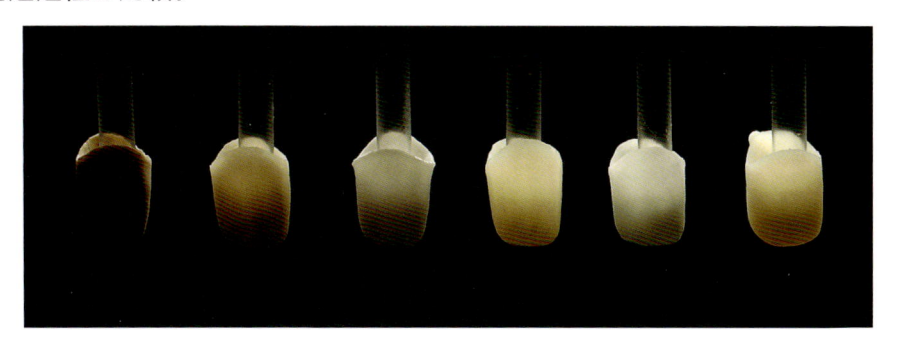

図1-30d　抜去歯に試適された各種コーピングの透過性の比較。
①抜去歯。

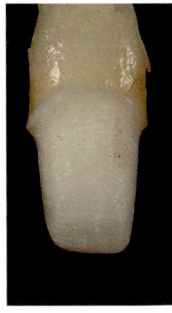

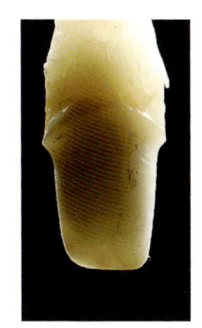

フラッシュ撮影。　　透過光撮影。

②コーピング装着後の透過光撮影。

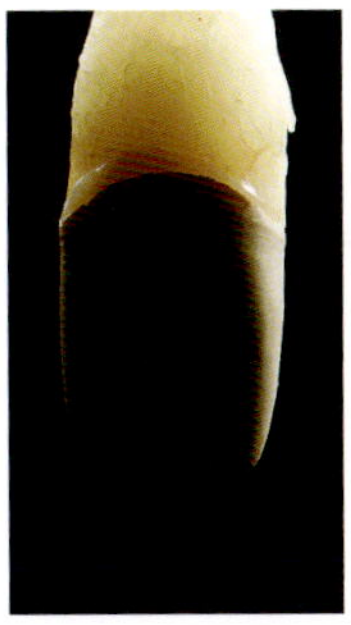

In-Ceram Zirconia	In-Ceram Alumina	Lava Frame	Procera Alumina	In-Ceram Spinell	IPS Empress II
メタルフレームのような像で、光の透過性は全くない。	光の透過性はわずかである。	不透明感は強いが、光透過性はあり、マスキング効果もある。	透過性は高いがマスキング効果は高くない。	透過性が非常に高いが、支台歯の色の影響を受けて明度が下がり、暗い。	透過性は非常に高く、明度も維持されている。

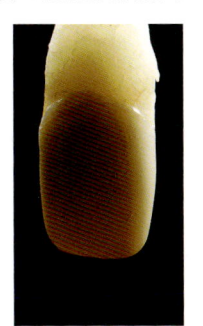

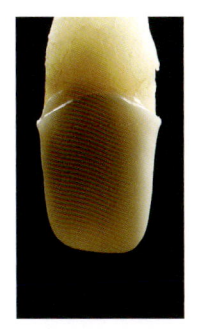

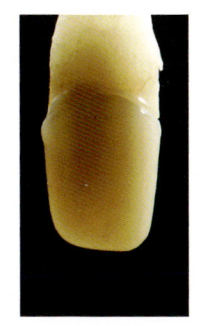

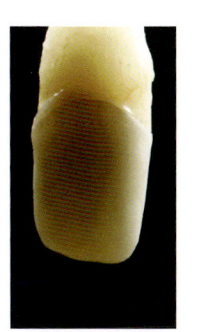

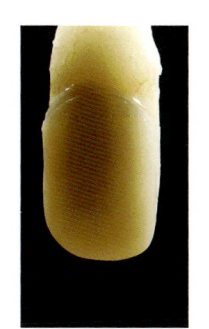

①光透過性
In-Ceram Spinell > IPS Empress II > Procera Alumina > Lava Frame > In-Ceram Alumina > In-Ceram Zirconia

②明度
In-Ceram Zirconia > In-Ceram Alumina > Lava Frame > Procera Alumina > IPS Empress II > In-Ceram Spinell

注1) コーピングの厚み：Empress－0.8mm、Spinell－0.7mm、その他－0.6mm。
注2) カメラはオリンパスE300、絞り－F22、シャッタースピード－1/1、6秒、マニュアル、透過光での条件で撮影。

第1章　審美修復治療の新しい治療概念

3) 各種コーピングの光透過性 (表1-6)[注1]。

> 適切な色調を再現するには、明度のコントロールが重要である。それを左右する各種コーピングの光透過性の違いを知ることは、適応症例を選択するうえでのキーとなる。

Feldspar	In-Ceram Spinell	Procera Alumina	Zirconia	In-Ceram Alumina	Metal
46%	37%	33%	27%	16%	0%

コーピング 0.5mm

[注1] Yoshida A., All Ceramic Restorations より審美的な結果を得るための材料選択と明度のコントロール. QDT vol.31, 1245-1262, 2006. より引用。

4) 各種コーピングの光透過性と使用セメントが与える影響 (表1-7)[注1,2]。

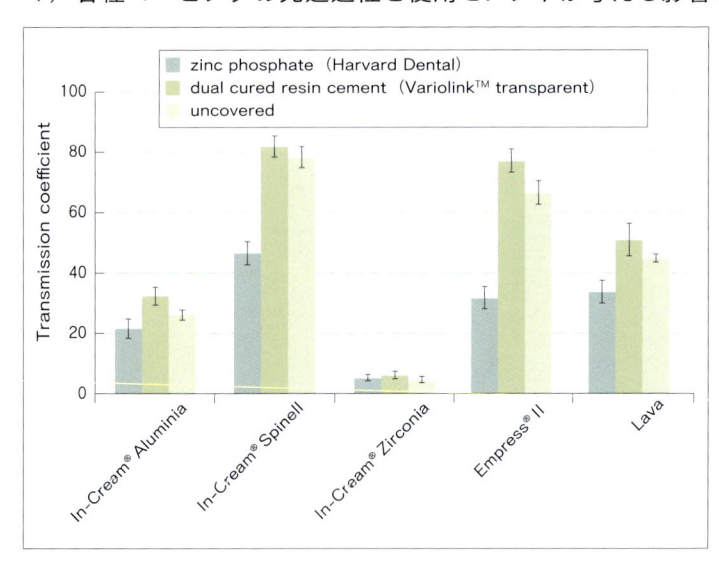

① 各種コーピングの光透過性は異なる。
② 使用セメントは光透過性を変化させる。
③ 透明性のあるセメントは各種コーピングの光透過性を高めた。
④ 不透明色のセメントは、光透過性を低下する。
⑤ 光透過性が優れたコーピングはセメント色の影響を受ける。

[注1] Edelhoff D, Sorensen J., Light transmission through all-ceramic framework and cement combinations. IADR, 2002より引用[41]。
[注2] 16×0.9mm, shadeA3。

☞ KEY POINT　各種オール・セラミックスの選択基準

① 選択されるシェード・ガイド (歯冠中央～歯頸部の透明感、不透明感と明度)。
② 歯肉の厚み、色。
③ 支台歯の着色状態と部位。

⇔

① コーピングの光透過性と明度 (マスキング能力)。
② コーピングの蛍光性。
③ コーピングの強度と部位特異性。

2-5-2 修復物選択時に考慮すべき事項
＝相反する光透過性とマスキング効果をどのように判断するか？

1 光透過性が最も優れたプレス・タイプ・コーピングの選択基準（図1-31a、b）

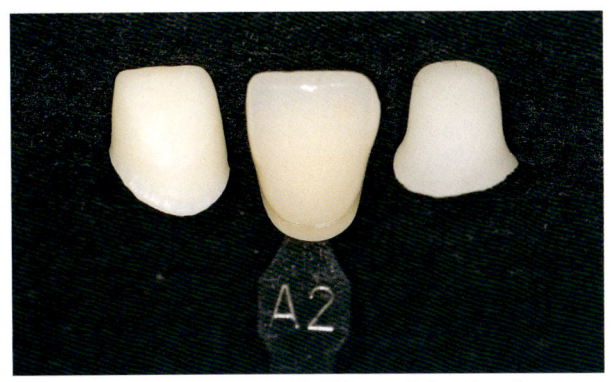

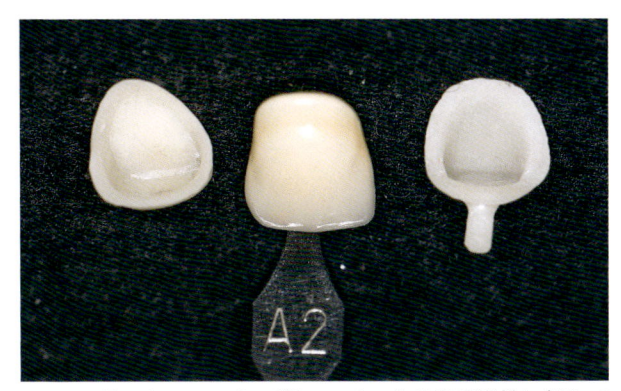

a、b：a、bともに左はやや不透明性で、明度が少し高いCAD/CAM Procera Aluminaコーピング（0.6mm）。右は光透過性に優れているため、透明性が高いが、明度は低いプレス・タイプ・Finesseオール・セラミックコーピング（0.8mm）。

図1-32a〜d 光透過性が優れたオール・セラミックス選択時の注意事項。

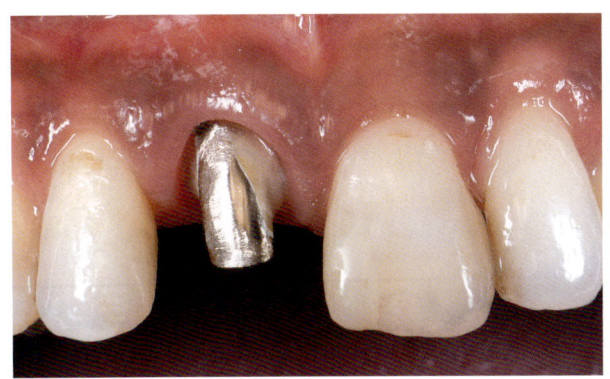

a：メタル・コアが装着された支台歯。

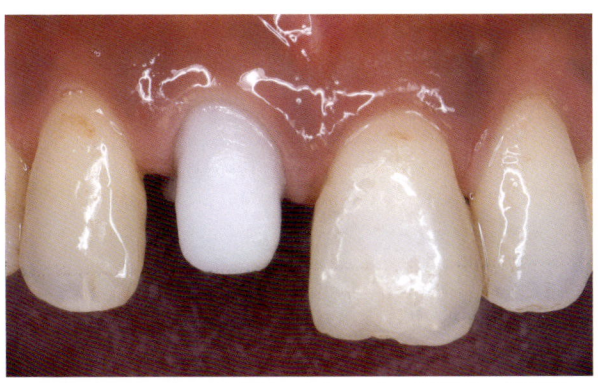

b：Finessコーピングを規定の0.6mmまで調整後の試適時の状態。光が透過して支台歯の色調が反映されてしまっている（グレーがかっている）。

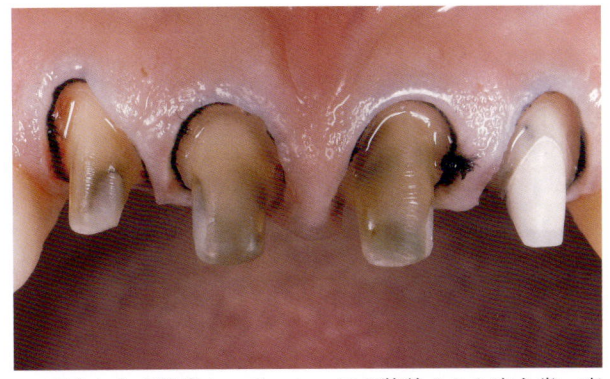

c：変色した有髄歯とレジン・コアが装着された支台歯。変色した支台歯側は、その影響によって明度が低く、暗くなりやすいため、その調和を図るための技工難易度は高い。

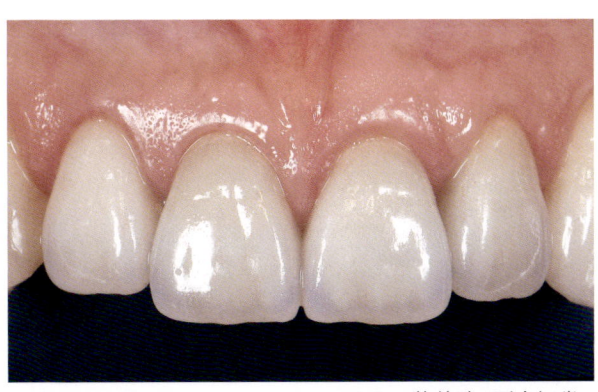

d：Finesseオール・セラミック・クラウン装着時。両中切歯、右側側切歯は、支台歯の変色の影響を受けないようにマスキングを施し、左側同名歯との色調調和を図ったが、明度がやや低い。

第1章　審美修復治療の新しい治療概念

図1-33a〜e　光透過性が非常に優れたプレス・タイプ・コーピング（IPS Empress II）の応用例。

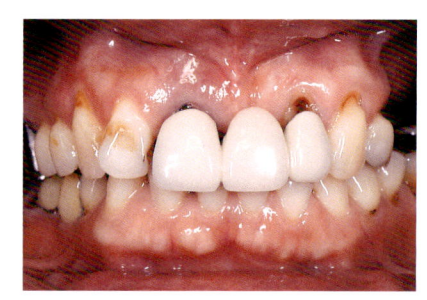

a：初診時。

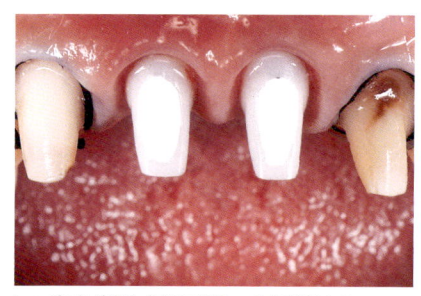

b：支台歯形成終了時。中切歯は Procera Zirconia アバットメント、歯頸部が変色した左側側切歯では、削除量を多めにする。

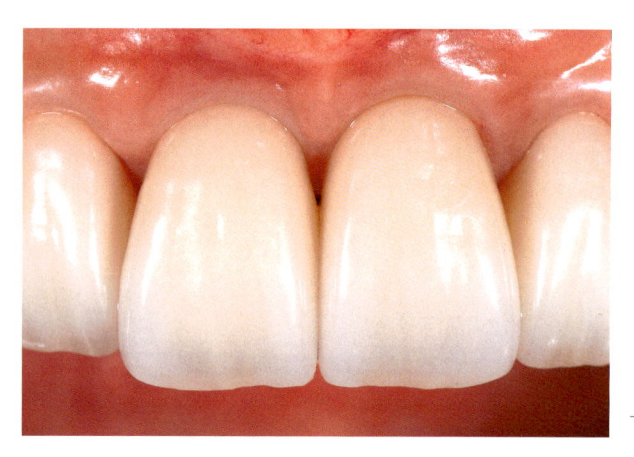

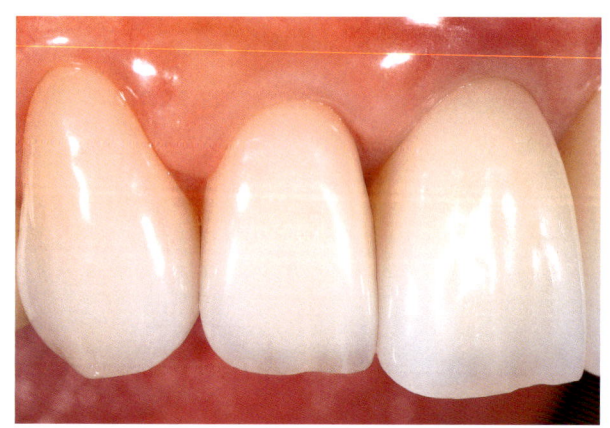

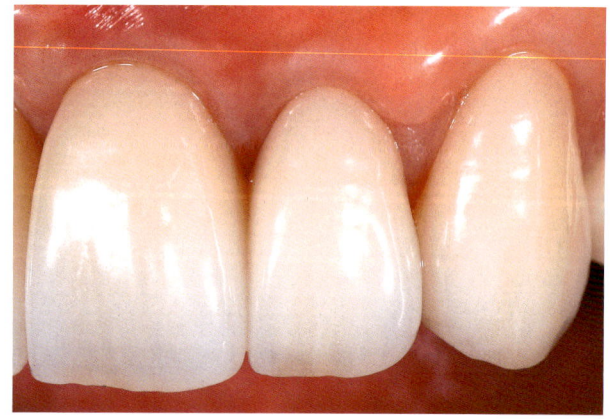

c〜e：装着時。支台歯の色調が異なるが、前歯部への十分量の支台歯形成と適切な色のコーピングの選択によって、明度、彩度ともに適切で、コーピングの優れた光透過性を利用した透明感も回復された。

☞ KEY POINT　プレス・タイプ・コーピング応用時の注意点

　光透過性が優れたプレス・タイプ・コーピングの応用は、色調回復の自由度は高い。しかし、支台歯の色調の影響を強く受けやすく、変色、ディスカラレーション、メタルコアなど着色が存在する場合には、明度が低下しやすい。このような場合、支台歯の色調写真を必ず添付するとともに、ポスト＆コアシステムを選択して支台歯の着色度合いをコントロールするか、補綴物の色調のみならず支台歯のマスキング効果を有するシェードのコーピングを選択しなければならない。例えば図1-32a、bの場合は、光透過性とマスキング効果を併せ持つ Procera Alumina、または Lava Frame、図1-32c、dの場合も Procera Alumina、または Lava Frame の選択が適切であったと考えられる。

2 光透過性とマスキング効果を併せ持つ酸化アルミニウム・コーピングの選択基準

図1-34a、b　同一材質でも製作工程が異なるコーピングの光透過性の比較。

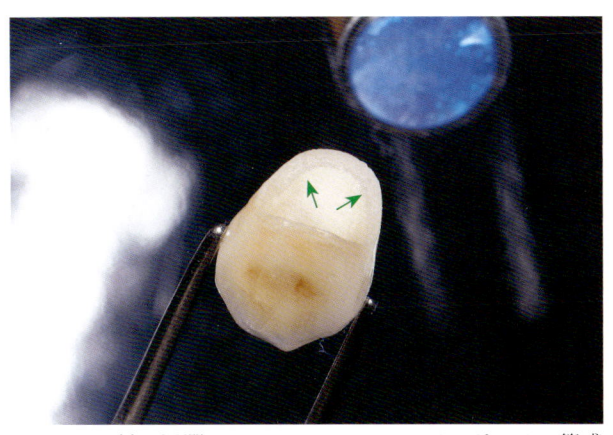

a：ガラス材を浸潤させたIn-Ceramコーピングでは、築盛陶材との光透過性が大きく異なるため、ポーセレン・マージンを付与した部分との境界が明瞭である。

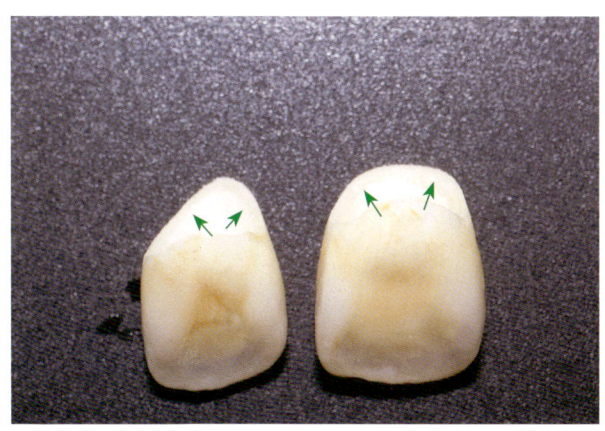

b：高温で加圧焼成されたProceraコーピングは、築盛陶材との光透過性が近似しているため、その境界は不明瞭である。

図1-35a、b　酸化アルミニウム・コーピングの選択基準①。

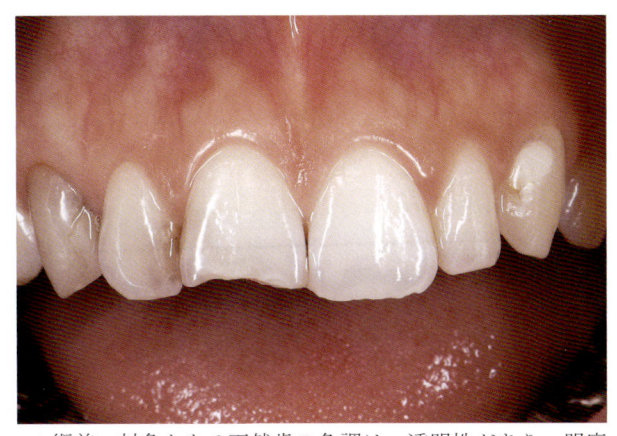

a：術前。対象となる天然歯の色調は、透明性があり、明度はやや低めである。

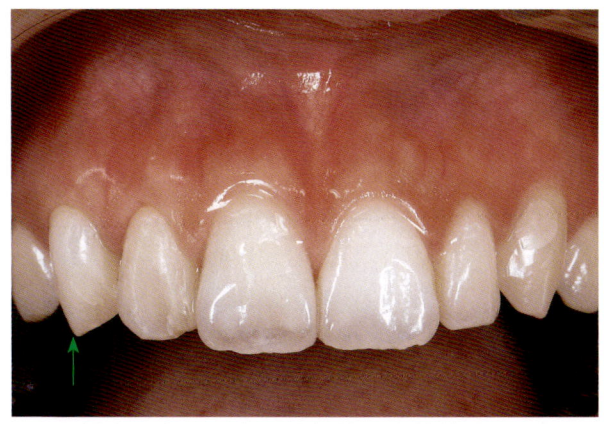

b：右側中切歯と犬歯の最終補綴物装着時。In-Ceram Aluminaが装着された右側犬歯は、右側中切歯に応用したPLVや隣接する天然歯と比較すると明度が高い。

> **KEY POINT**
>
> 補綴物の色調がA1、A2で透明感を必要とする場合に、光透過性が低いコーピングを選択してしまうと、入射光が乱反射する割合が多くなるため、補綴物の明度が高くなってしまい、天然歯と調和させることが難しい。図1-35では、IPS Empress IIまたはProcera Aluminaの選択が適切であると考えられる。

第1章　審美修復治療の新しい治療概念

図1-36a、b　Procera Alumina コーピングのマスキング効果①。

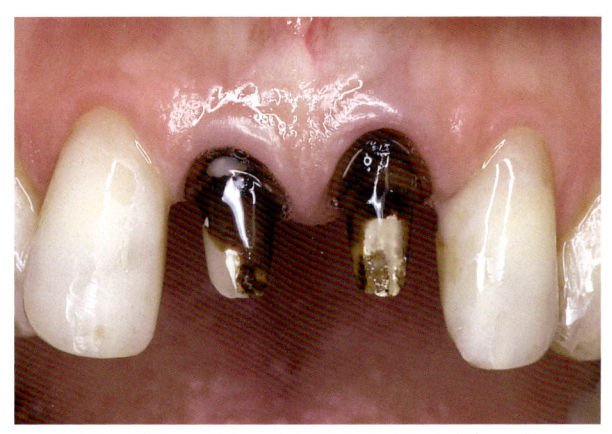

a：支台歯の著しい着色と歯根面にまで及ぶ変色に伴いシャドウを認める。

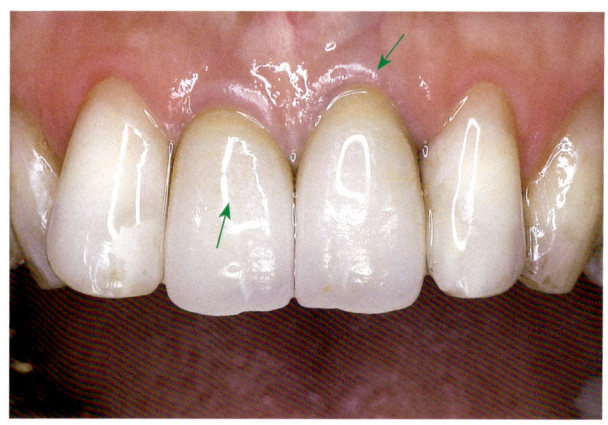

b：装着された歯冠部の色調は、完成した補綴物よりも透過光の影響でグレーがかり明度が低い。またシャドウも存在したままである。

図1-37a、b　Procera Alumina コーピングのマスキング効果②。

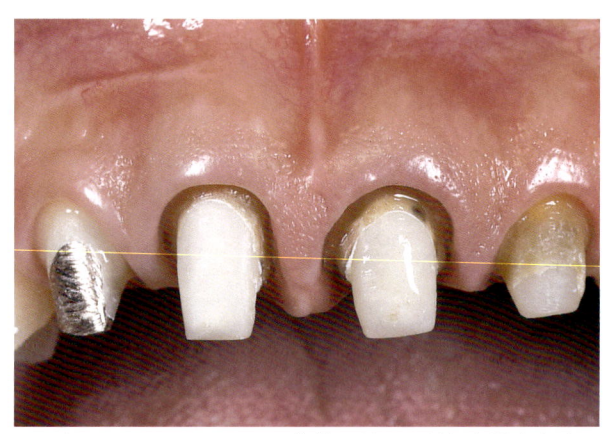

a：ディスカラレーションの状態が異なる側切歯間支台歯。特に左側中切歯は歯根変色に伴うシャドウが発現している。

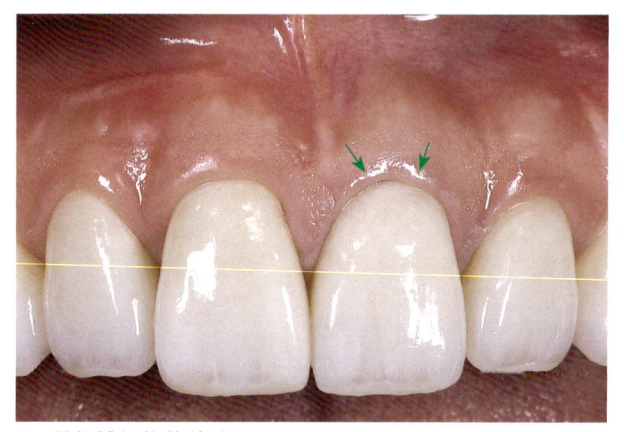

b：最終補綴物装着時。メタル・コアと中等度のディスカラレーション（左側側切歯）に対するマスキングは可能であったが、左側中切歯の深部まで進行した著しいディスカラレーションへのマスキングは不十分で、その結果シャドウを認める。

> ☞ KEY POINT
>
> 　歯根変色を伴い、歯肉色にまで影響を及ぼすディスカラレーションがある場合に、支台歯ごとに反射光をあててもシャドウを認める場合は、まず審美性の回復に限界があることを知るべきである。図1-36、37の症例では、マスキングを行うために Lava Frame を選択すべきであったと考えられる。

図1-38a、b　光透過性が優れた Procera Alumina の応用例。

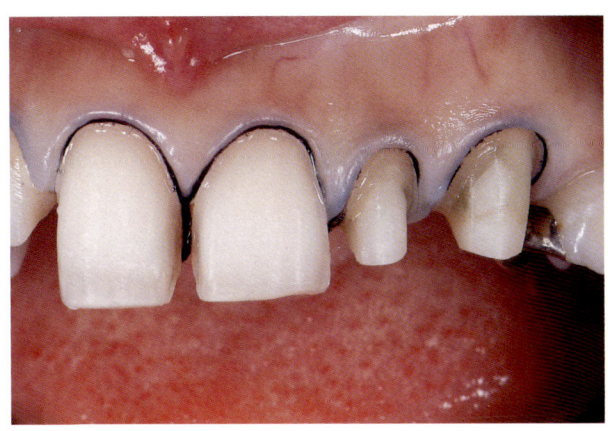

a：支台歯形成時。中切歯は PLV、側切歯および犬歯は Procera Alumina を選択。

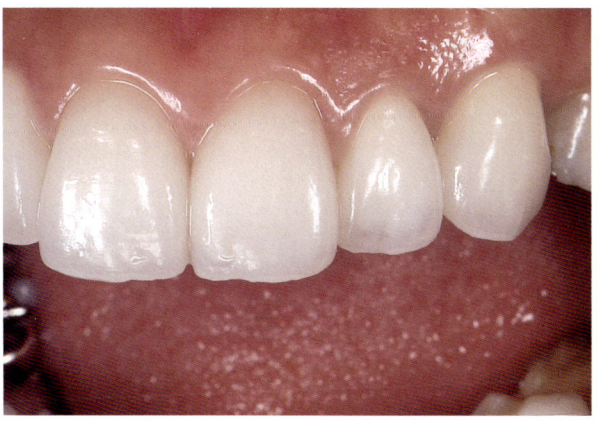

b：A1をベースにした透明感のある補綴物を装着。異なるマテリアルでも光透過性が近似しているものを選択すれば色調調和が可能である。

☞ KEY POINT

　光透過性が優れた Procera Alumina または IPS Empress II の応用は、もっとも透過性に優れた PLV との調和が可能である。ただし、歯肉が薄い図1-38では、蛍光性のない Procera コーピングにマージン・ポーセレンを付与すべきである。

第1章　審美修復治療の新しい治療概念

☞ 酸化ジルコニウム＋CAD/CAM 応用によるフレームは、現時点では6ユニットまでの連結部、ブリッジ、インプラント・アバットメントなどとして応用可能である。

☞ ジルコニアのフレームは、既存のそれに比べて絶対的な強度を持っている。

3　メタル・フリー・ブリッジ：酸化ジルコニウム

　より高い審美性と金属アレルギーなどに対応するためにガラス・セラミックスやガラス浸潤型、高温焼結型の酸化アルミニウムがブリッジにも応用されていた。しかし、その長期安定性は、強度不足によりけっして満足できるものではなかった。酸化ジルコニウム（以下ジルコニア）は、1,200Mpa以上の曲げ強さと10Mpam$^{1/2}$の破壊靱性を有し生体親和性に優れる高密度多結晶体[53]であり、CAD/CAM応用によるフレーム[54]は、現時点では単冠から6ユニットまでの連結冠[55]、ブリッジ（幅42mm、奥行き12mm — Lava Frame）そしてインプラント・アバットメント（Procera Zirconia）などとして応用可能である[56]。そこで、本項ではメタル・フリー・ブリッジ用として現時点で認知されていると考えられるジルコニア・フレームについて、最も基礎的、臨床データを有するLavaフレームを例にとり、その強度と力学的特性、臨床応用時の考慮事項を解説する。

1）ジルコニアの力学的特性

　このマテリアルのもっとも大きな特徴は、既存のフレームワークに比べて連結部が絶対的な強度を有することである[57,58]（図1-39a）。疲労による連結部の強度低下に関する研究でも、5年後に2％の破折が生じる動的荷重は、Lavaフレームの場合615Mpaであり、他のフレームワークと比較しても特別に安定していることが報告されている（図1-39b）。過度の応力が継続的に負荷された場合には、結晶構造を正方晶系から単斜晶形に変化・膨張してクラックの進行を制御するマルテンサイト変態によって補償されている（図1-40）。光透過性がやや低めで明度が高いため色調再現の難易度が高い[59]（図1-41）、予知性を評価する長期経過症例が少ないなど[56,60]臨床応用するにはいくつかの考慮事項もあるが、今後、メタル・セラミックスに変わるマテリアルとして積極的に応用されるであろうと考えられる（図1-42）。

図1-39a　3ユニット・ブリッジの破折抵抗[58]。

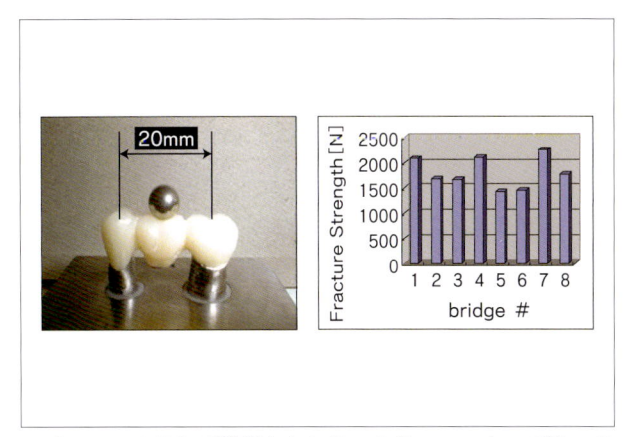

図1-39b　ブリッジ連結部5年後の破折強度。

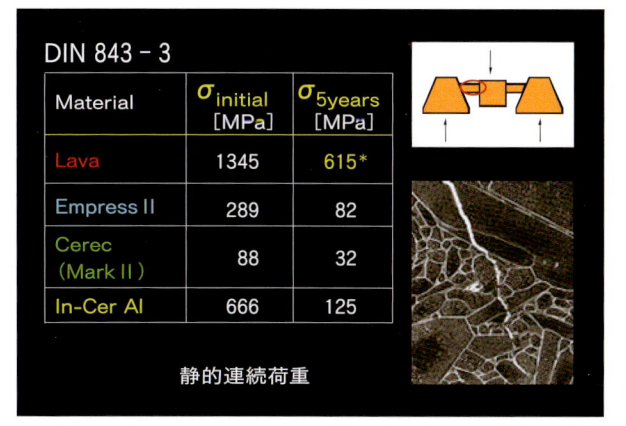

a：Lavaシステムで製作された8つの3ユニット・ブリッジの初期とT/C後の破折抵抗値を比較検討した。コネクター部の表面積は11mm²、フレームの厚み0.8mm、スパンが20mmに対して50Nで1,200,000回の荷重を5°/55°で15,000回毎に行った結果は初期値1816N→サイクル後1457Nで高い破折抵抗値を維持した。

b：表の左がコネクター部の初期の破折強度、右側は連続荷重5年間後に2％の破折が生じる強度を示す(Fischer M., 3M ESPEより引用)。

図1-40a、b　酸化ジルコニウムの力学的特性。

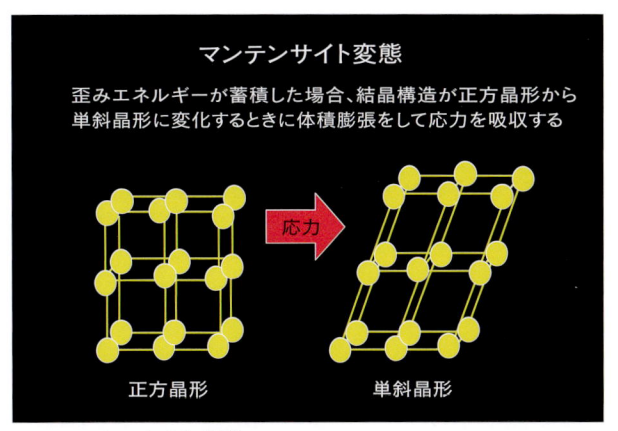

a：マルテンサイト変態。
　歪みエネルギーが蓄積した場合、結晶構造が正方晶系から単斜晶形に変化する体積膨張によって応力を吸収するため破折が生じにくい。

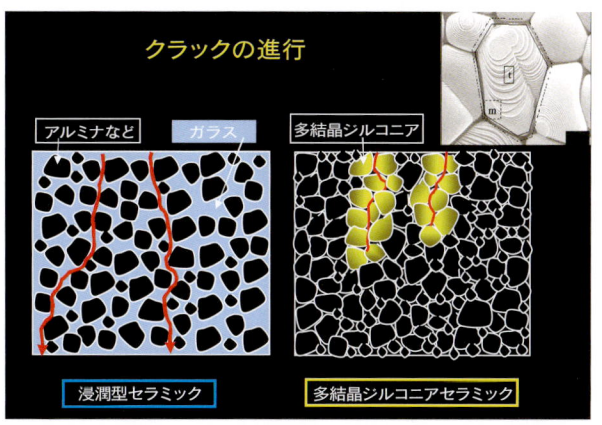

b：左の浸潤型セラミックに過度の応力が加わると強化を目的に浸潤させたガラスに沿って破折線が入る。右の多結晶ジルコニアは、結晶形態の変化によって破折に抵抗するため、破折が起こりにくい。

第1章　審美修復治療の新しい治療概念

図1-41①〜④　ジルコニア・コーピング築盛時の考慮事項[48]。：絶対的な強度を有するが、不透明でやや明度が高いコーピングを利用して色調のコントロールを行うための考慮事項。

①ジルコニア・コーピング特有の色調。

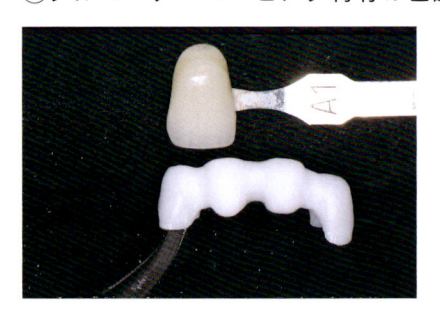

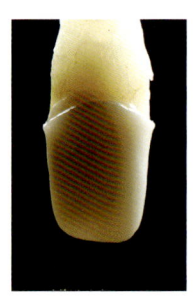

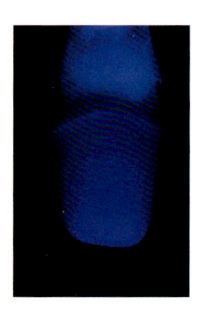

a│b│c

a：A、Bシェードとは異なり、不透明な白色で明度が高い。
b：0.6mmのコーピングの光透過性はけっして高くない。
c：蛍光性はほんのわずかである。

②明度のコントロール。

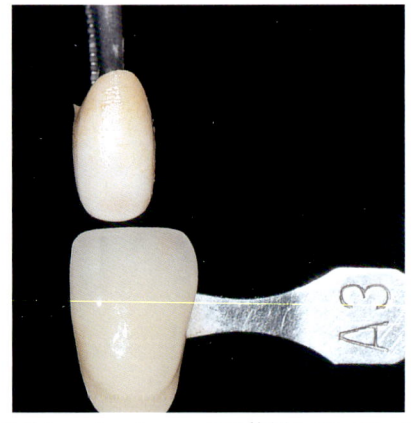

d：指定のフレーム・シェードは使用しないで、InNova(クリエーション)でベース・シェードを合わせる。

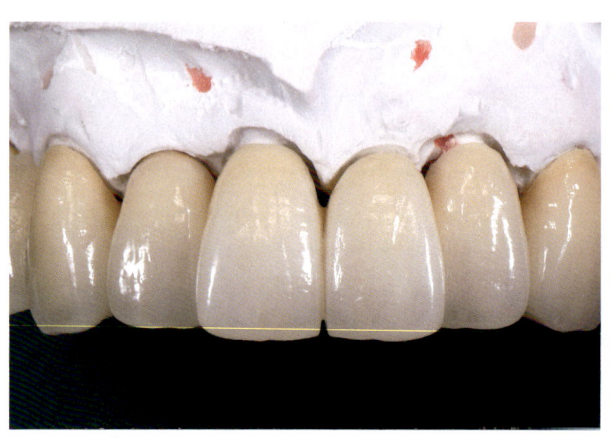

e：dの操作によってジルコニア・フレームの欠点といわれている明度のコントロールが可能となる。

③透明性のコントロール。

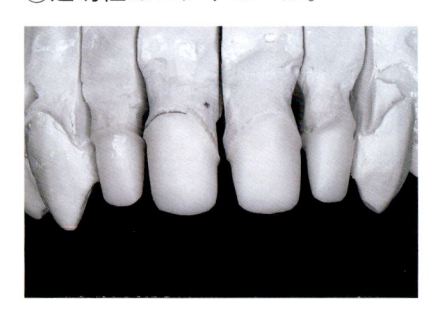

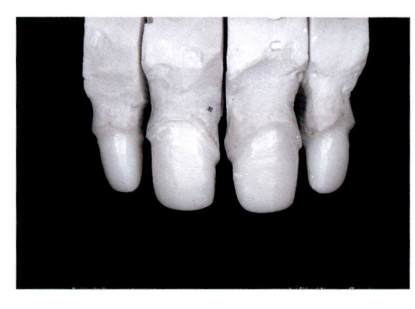

f│g

f：完成した0.5mmのコーピング。
g：光透過性を増加させるために、強度維持の限界である0.3mmまでコーピングを削合する。明度が低下したことがわかる[39]。

h│i

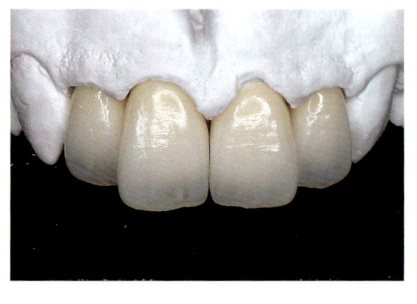

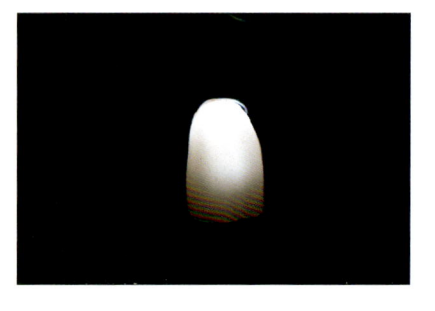

h：A2ベースのシェードに透明感と明度が回復された修復物。
i：透過光撮影。0.3mmのコーピングには十分量の光透過性があることがわかる。

④蛍光性のコントロール。

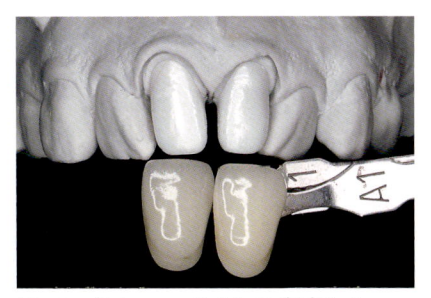

j：ベースシェードＡ１で完成したコーピング。マージンの適合は非常によい。蛍光性を付与するためにマージン部をカットバック。

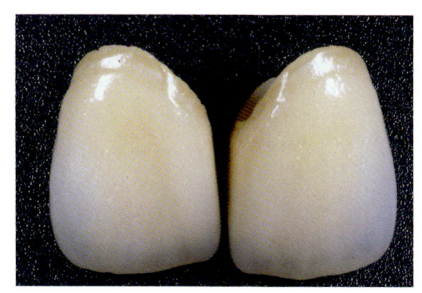

k：完成した修復物。

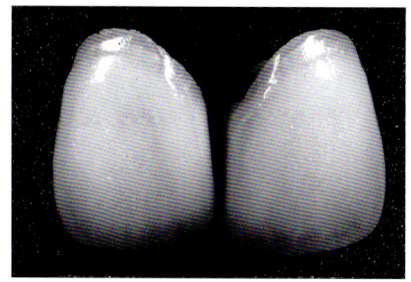

l：グレースケール像。マージン・ポーセレンにした部分は透過性、蛍光性ともに増加していることがわかる。しかし、マージン・ポーセレン部に相当する歯質に着色がある場合は、その部分の明度が低下してしまうことを考慮すべきである。

図１-42a〜d　ベニアリング・ポーセレンの厚みは、3 mm 以内にコントロール。

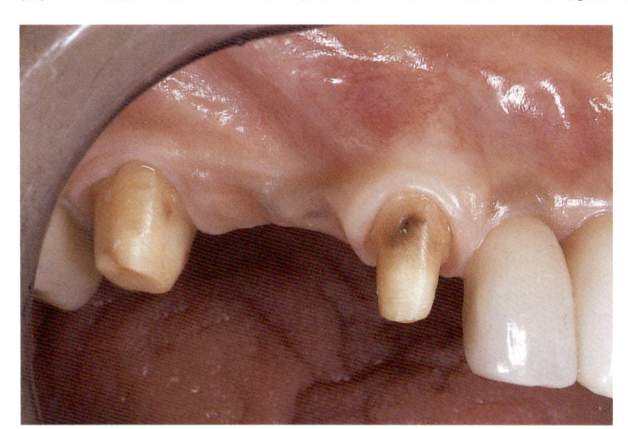

a：支台歯の状態。

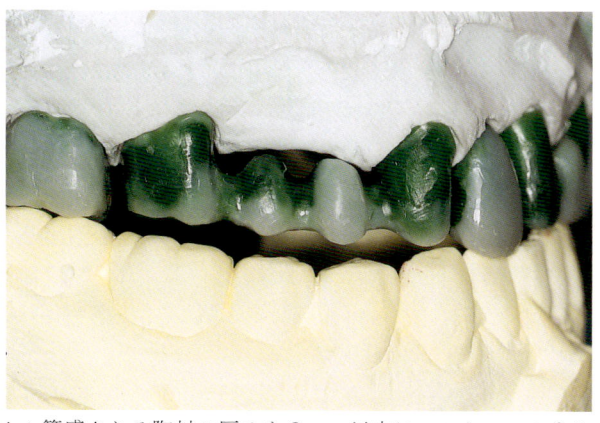

b：築盛される陶材の厚みを 3 mm 以内にコントロールするために行われたダブルス・キャンニングのためのワックス・アップ。ポンティックと臼歯部では注意が必要である。

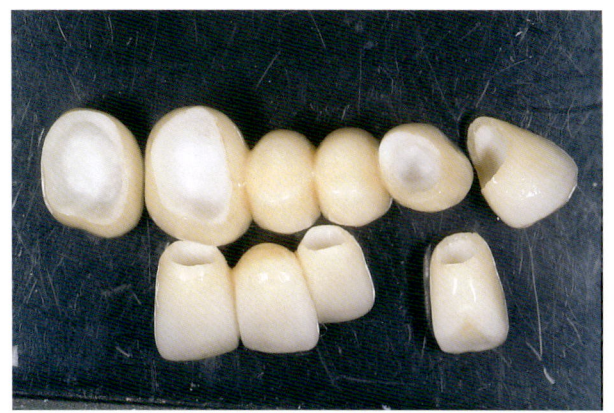

c：完成した補綴物。築盛陶材の厚みは、3 mm 以内である。現在は単冠から 6 ユニットまでの連結まで可能である。

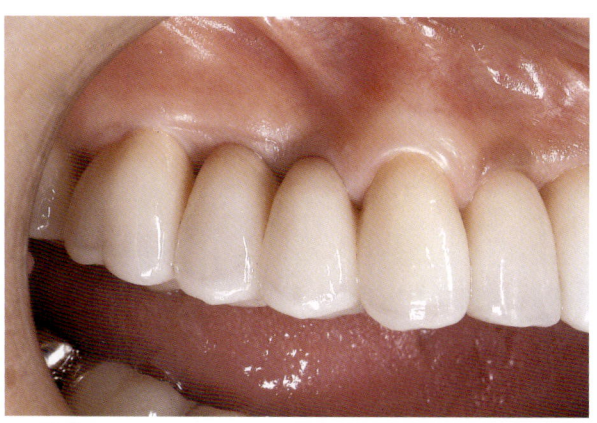

d：装着。

第1章 審美修復治療の新しい治療概念

2-5-3 各種マテリアルの装着

> メタル・フリー修復物は接着することによって、その破折強度の大幅な向上と長期的な安定が実証されている。

ここまでで、各種メタル・フリー修復物をそれぞれの症例の条件に応じて使い分けることが現在の審美修復では非常に重要であることを解説した。ただし、その予知性は、装着技法に大きく左右される。メタル・セラミックス(ディスアピアリング、従来型マージン・ポーセレン)が、超音波による歯面清掃と修復物のアルミナサンド・ブラスティングの前処理後にリン酸亜鉛・グラスアイオノマーなどのセメント合着で良好な術後経過を示す[61]のに対して、引っ張り応力や剪断力が弱いメタル・フリー修復物は破折や脱離の問題を引き起こしやすいが、接着することによって、その破折強度の大幅な向上と長期的な安定が実証されている。すなわち、その予知性は、修復物の前処理と支台歯歯面処理、そしてセメント選択によって決定されるといっても過言ではない。特に重要なことは、それぞれの修復物の材質と構造(表1-8)に適した前処理を行い、最良の化学的・機械的接着面を獲得することである。ここでは、それらの対応と接着術式について解説する。

表1-8 各セラミックスの成分表。Procera、Lava、In-Ceram は SiO_2 の含有量が非常に少ない。

1. 分散強化型

製品名	製造元	材質	SiO_2	Al_2O_3	ZrO_2
IPS Empress	Ivoclar	Leucite-Glassceramic	57.0	22.3	—
IPS Empress2	Ivoclar	Lithiumdisilicate Glassceramic	76.9	1.8	—

2. 高密度焼結型

製品名	製造元	材質	SiO_2	Al_2O_3	ZrO_2
Procera AllCeram	Nobel biocare	Al_2O_3 (99.5%)	—	99.5	—
Procera AllZircon	Nobel biocare	ZrO_2	0.1	0.4	92.0
CERCON	DeguDent	ZrO_2	—	0.3	94.0

3. ガラス浸潤型

製品名	製造元	材質	SiO_2	Al_2O_3	ZrO_2
Vita In-Ceram Alumina	VITA	Al_2O_3	-	99.8	-
		glass powder	12.6	14.0	-
Vita In-Ceram Spinell	VITA	$MgAl_2O_3$ Spinell	0.2	68.6	-
		glass powder	14.5	14.1	-
Vita In-Ceram Zirconia	VITA	Al_2O_3, ZrO_2	0.1	77.3	18.5
		glass powder	13.2	14.6	1.8

4. 金属焼付用陶材

製品名	製造元	材質	SiO_2	Al_2O_3	ZrO_2
Vintage Halo	Shofu	Leucite-Glassceramic	61.7	15.3	-
VITA Ω	VITA	Leucite-Glassceramic	59.7	16.3	0.6

(松風研究所)

1　修復物の前処理

ポーセレン・ラミネート・ベニアとメタル・セラミックスのモディフィケーション・マージン部に使用される長石系陶材は、ガラス状マトリックスとシリカを含有しているため、フッ化水素(HF)の表面清掃による機械的微小嵌合力とシラン処理による化学的結合力の増加が可能である。コーピングのシリカの含有量が長石系陶材と変わらないIPS Empress IIもフッ化水素とシランカップリング処理によって接着強度は大きく増大する(表1-9)。

一方、強度の向上を目的として開発されたガラス浸潤型の各種In-Ceram(Spinell、Alumina、Zirconia)と多結晶型のProcera(Alumina、Zirconia)、Lavaは、シリカの含有量が少ないため、酸処理およびアルミナによるサンドブラストの効果があまり期待できない[62](表1-10)。そのため、シリカコーティングによるサンドブラスティング(Rocatec-Labo Side、Cojet Sand-Chair Side, 3M Espe)(表1-11)後のシランカップリング

☞ ガラス浸潤型と多結晶型のメタル・フリーのコーピングには、サンドブラストの効果があまり期待できないため、前処理を行って良好な機械的・化学的接着面を作り出すことが望まれる。

表1-9　シリカ含有率が多いIPS Empres IIはフッ化水素により接着強度が増加する。

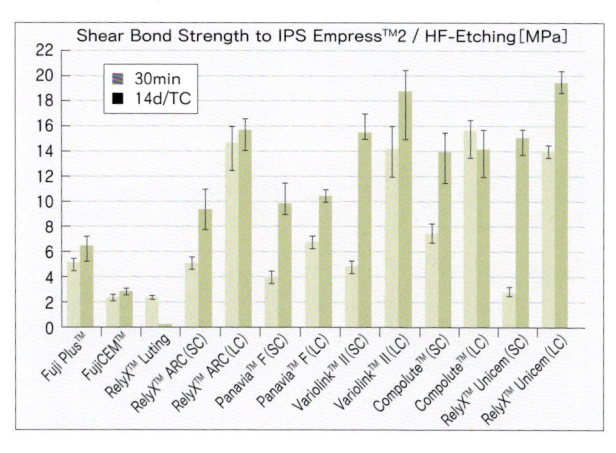

A. Piwowarczyk, H.X. Berge, H.-Ch. Lauer, J.A. Sorensen, Johann Wolfgang. Shear Bond Strength of Cements to Zirconia and Lithium Disilicate Ceramic , IADR 2002, #3241 より引用。

表1-10　Lavaシステムへのアルミナ・サンド・ブラスティングでは、接着強度を増加させることはできない。
表1-10, 11とも)A. Piwowarczyk, K. Lindemann, P. Ottl, and H.-Ch. Lauer. Long-term Shear Bond Strength of Luting Cements to Zirconia Ceramic , IADR, #60, 2003より引用。

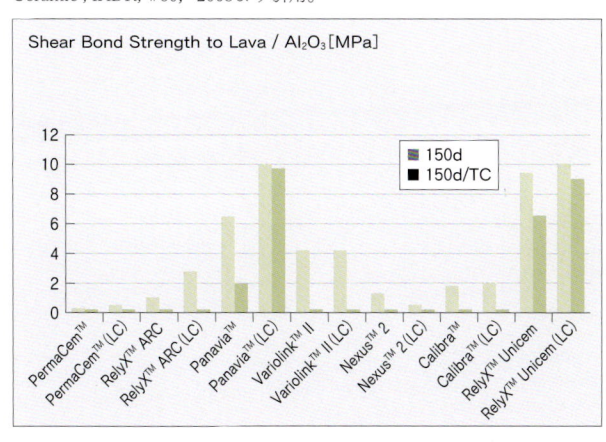

表1-11　シリカコーティングのためのサンドブラスティング＝Rocatecの有効性。LavaシステムにRocatecを使用すると従来のアルミナブラスティング後に比べて接着強度は大きく増加する。

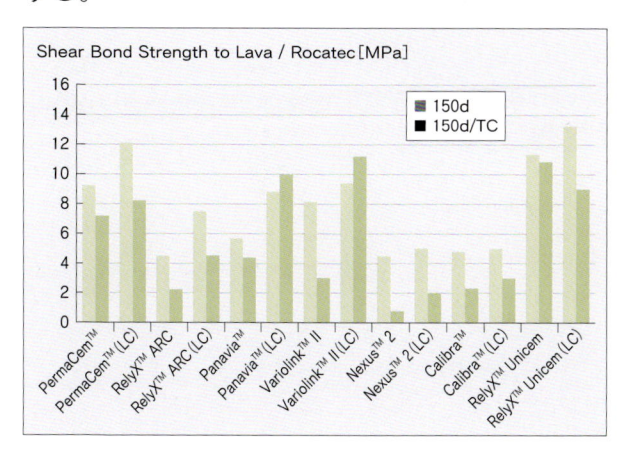

第1章　審美修復治療の新しい治療概念

図1-43a〜d　Alumina、Zirconia コーピングの前処理。

①シリカのブラスティング

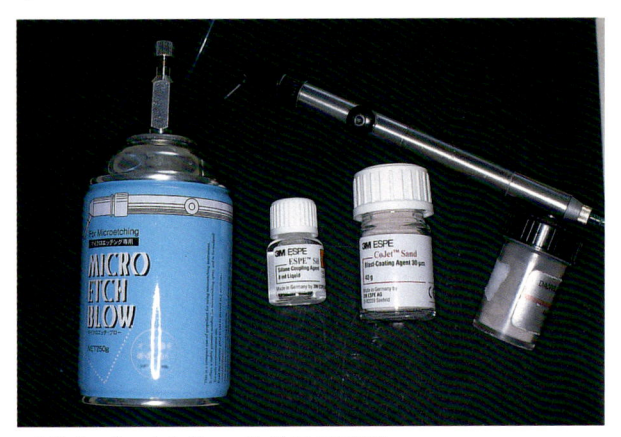

a：Cojet Sand ＋ Espe Gel（3M ESPE）。

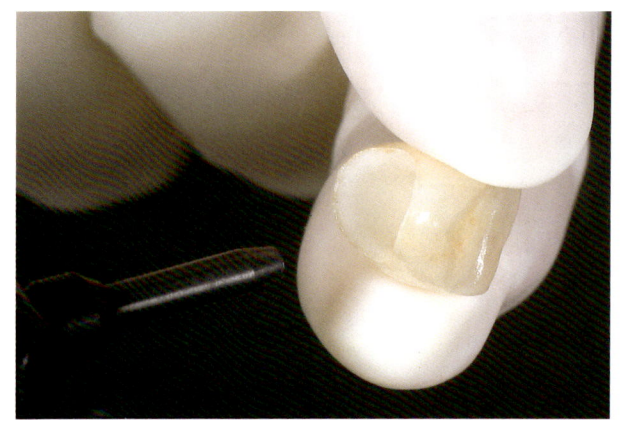

b：2気圧以上のマイクロ・エッチブロー（モリムラ）を使用し、1mm の距離から噴射した後、Espe Gel を塗布し5分間放置。

②プライマーの塗布

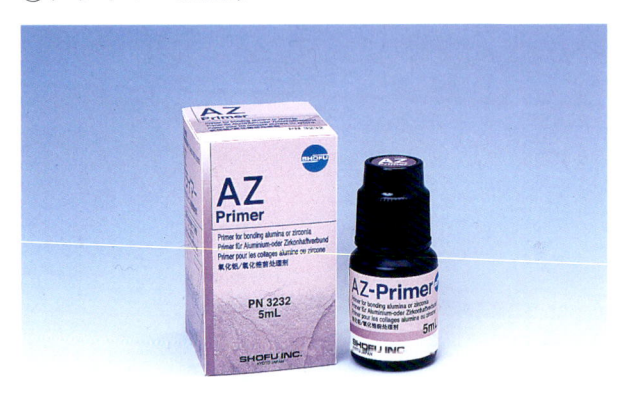

c：Alumina、Zirconia 用の AZ プライマー（松風）。

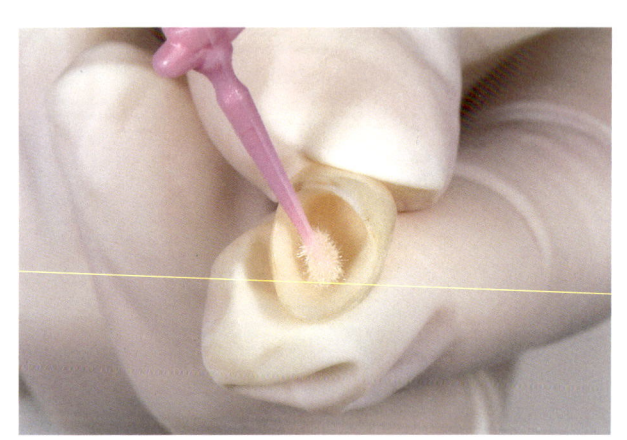

d：プライマー塗布後20秒の自然乾燥で装着が可能。

表1-12　各修復物装着時の前処理。

前処理＼修復物	PFM (DA)	PFM (MP、MM)	PLV	IPS Empress II	Procera、Lava、In-Ceram
歯面処理[注1]	必要なし	DB	EE、DB	DB	DB
修復物処理[注2]	Al	Al＋Si または Co＋Si	HF＋Si	HF＋Si	Co＋Si または AZ

[注1] 歯面処理：EE—エッチング、DB—象牙質接着。
[注2] 修復物処理：HF—フッ化水素、Al—アルミナブラスティング、Si—シランカップリング処理、Co—シリカブラスティング（Cojet Sand, Rocatec—3M ESPE）、AZ—AZ プライマー（松風）。

処理、または最近商品化されたコーピング内面をプライミングするためのプライマー(AZプライマー、松風)の塗布によって良好な機械的・化学的接着面を作り出すことが推奨される(図1‐43)。

2 接着性レジン・セメントの使い分けと取り扱い上の注意点

　各種セメントのエナメル質と象牙質における接着強度は、一般的に象牙質に比べてエナメル質のほうが大きい。しかし、エナメル質の厚みに制限があるモンゴロイド系では、ポーセレン・ラミネート・ベニアの場合でも接着の対象は象牙質になる場合が多く、選択すべきセメントは前述した修復物内面のみならず象牙質と強固な接着が獲得できるものでなければならない[63,64](表1‐13、図1‐44)。さらに、選択するセメント色は、装着後に修復物によっては光透過性に影響を与え、色調変化を招くことも念頭におかなければならない(表1‐7参照)。

　一般的にはトライアルペーストの使用が推奨されているが、その使用・試適による色調変化を瞬時にチェアサイドで判別することは難解である(図1‐45)。また、装着後の光透過性が透明色の使用によって上昇し、不透明色では著しく低下する場合もあるため、ポーセレン・ラミネート・ベニアと、光透過性が優れたコーピングを使用して透明感が高いA1～A2の色調に回復したオール・セラミックではトランスペアレント、またはクリア、シェードベースがA3、B3以上の場合は、それよりは明るいA2またはアイボリーを選択して、装着後の明度が低下しないようにすべきである。

　また、レジン・セメントは、合着用セメントに比べて粘性が高いものが多く、操作性がけして簡便・良好ではない。使用量や操作方法・時間を厳守しないと接着強度の低下を招くとともに修復物の位置ズレ、浮き上がり、さらには硬化後の硬度も高いため、セメントの取り残しなどを引き起こしてしまう。特に、セメントの取り残しは、歯周組織に対して悪影響を及ぼすために、装着当日にデジタルエックス線などを使用して確実に取り除かなければならない(図1‐46)。

　従来、筆者は、すべてのオール・セラミックスの接着セメントとしてVariorink Ⅱ (Ivoclar Vivadent)を使用していたが、現在は接着強度、操作性などの観点から3種類のセメントを使い分けている。ポーセレン・ラミネート・ベニアには、エナメル質との接着強度に優れ、位置決めと固定を考慮してやや粘性が高く、硬化後の硬度も高いVariolink Ⅱ、オール・セラミックスは、その材質によって内面の前処理を変えねばならないが、象牙質との接着強度が10Ncm以上で、他のシステムに比べて修復物と支台歯に対する前処置が簡便で、練和時の気泡の迷入が少ないオートミックス・タイプで流動性と操作性が優れる接着性レジン・セメントのレジセム(松風)または自己接着性レジン・セメントのユニセム(3M ESPE)を使用している(図1‐47)。

☞ 選択すべきセメントは、修復物のみならず、象牙質との強固な接着が必要であるが、接着後の修復物への色調に影響がでることも念頭におかねばならない。

第1章 審美修復治療の新しい治療概念

表1-13 各種セメントの象牙質との接着強度。

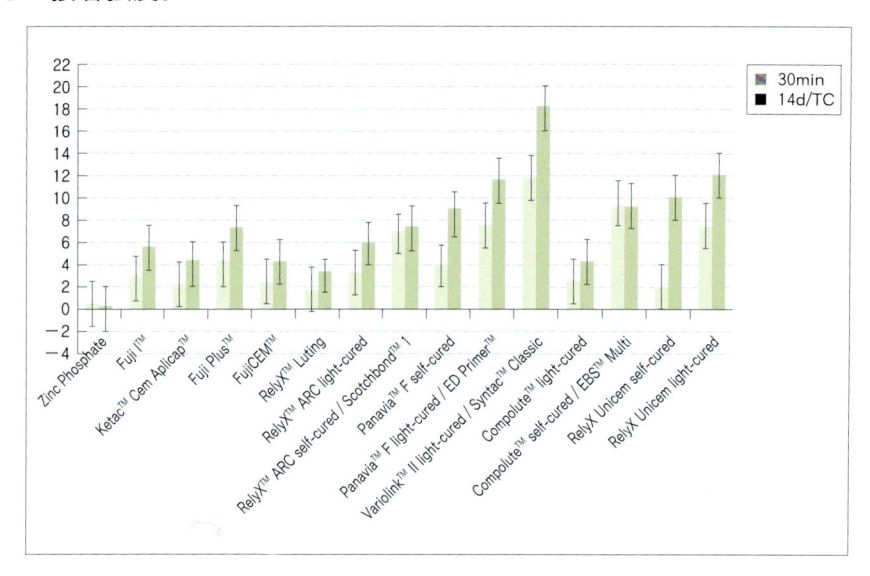

A. Piwowarczyk, H.-Ch. Lauer, J. A. Sorensen. Dentin Shear Bond Strength of Various Luting Cements, CED, Cardiff UK, #215, 2002より引用。

図1-44a、b 接着不十分により破折・脱離したポーセレン・ラミネート・ベニア。

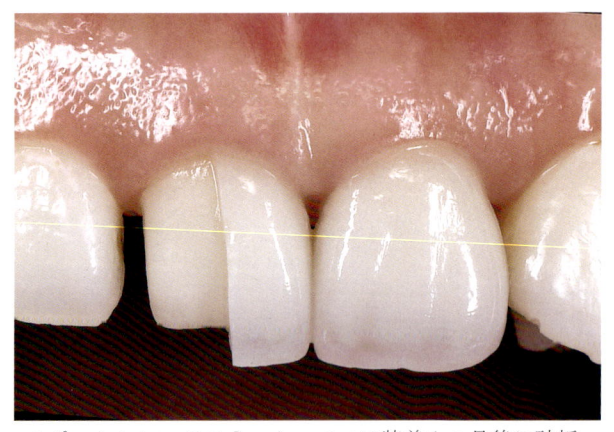

a：ポーセレン・ラミネート・ベニア装着1ヵ月後に破折、脱離。支台歯に残留しているセメントはわずかであり、不十分な象牙質接着であったことがうかがえる。

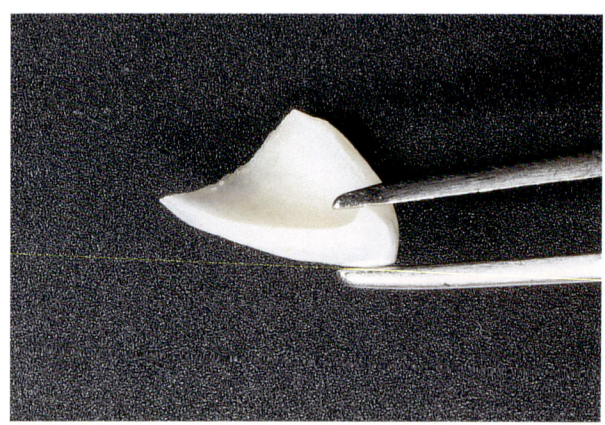

b：修復物内面にも、セメントの残留がほとんどないことから、不十分な前処理であったことがうかがえる。

図1-45a、b セメント・シェードの選択：トライアル・ペーストの使用例。

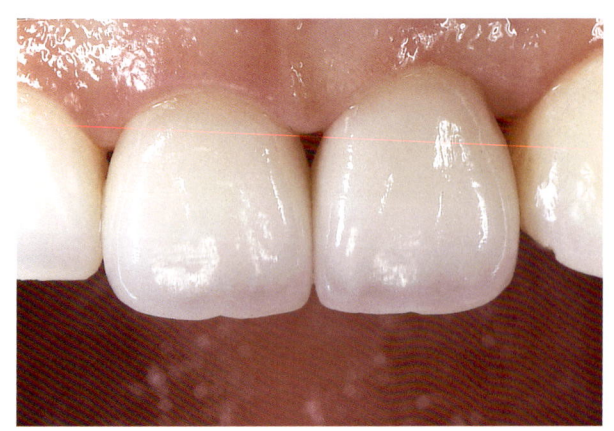

a：トランス・ペアレントの使用。

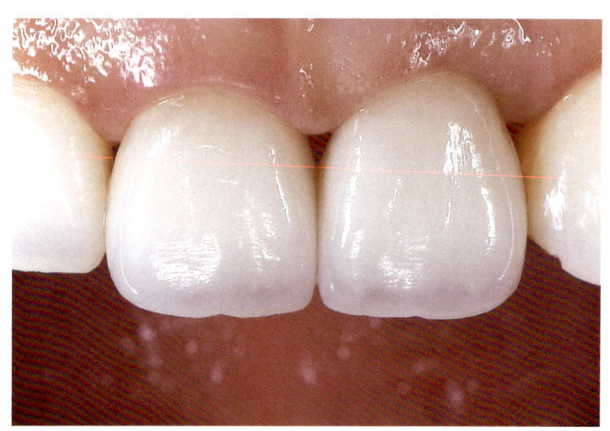

b：クリアの使用。

a、b：a、bを評価しても色調の違いはあまりわからない。基本的にはセメントで色調をコントロールするよりも修復物自体で行うことが推奨される。

図1-46a、b　セメント除去は接着当日に必ず行う。

a：ラミネート・ベニア装着後、レジン・セメントの取り残しを認める。
b：取り残し部分の除去後の状態。取り残しは必ず当日に行われなばならない。

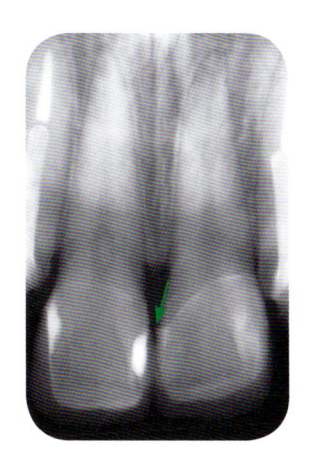

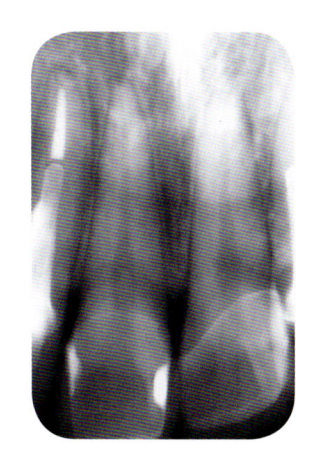

図1-47a〜c　レジン・セメント。

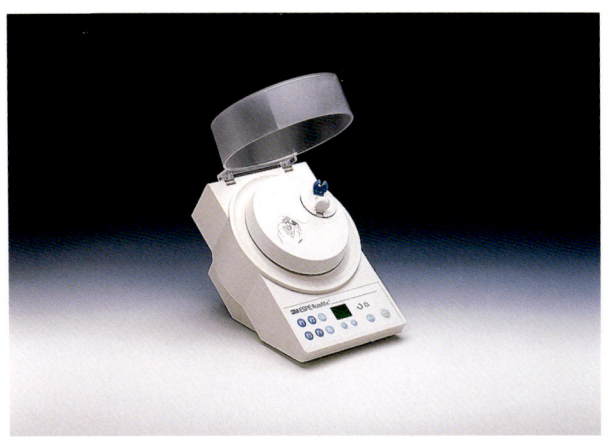

a：ユニセム・セメント用のRotomix Mixer(3M ESPE)。

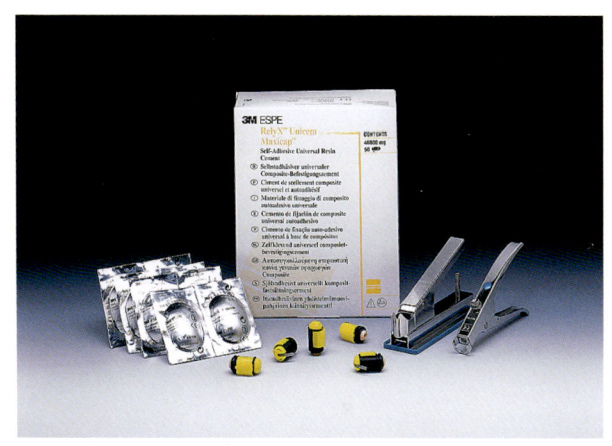

b：カプセル・タイプのユニセム・セメント。シェードにはトランスペアレントA2、A3がある。

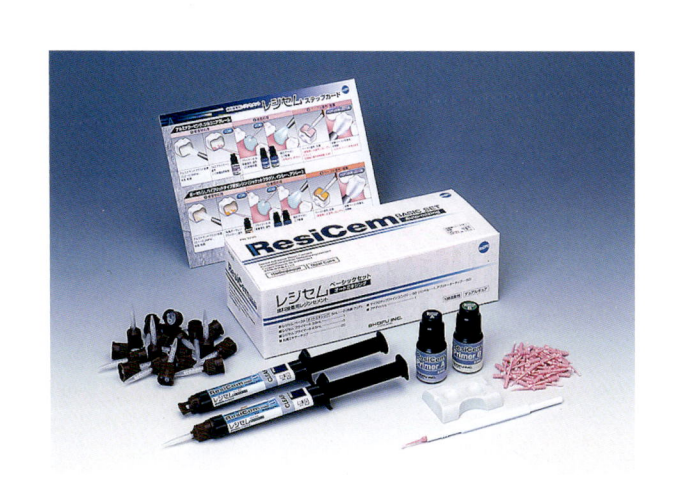

c：オート・ミックスタイプのレジセム(松風)セメント。シェードはクリア、アイボリー、オペークの3種類。

第1章 審美修復治療の新しい治療概念

3．総括：生活歯・根管治療歯に対する修復物およびマテリアル選択のガイドライン

3-1. 修復物の選択基準とその対応

　審美修復における色調や形態の決定は従来、歯科医師・歯科技工士によって少なからず行われていたが、今日では患者の要望を最優先すべきである。また、現時点ではそれらの要求に応えられる治療概念と各種マテリアルの応用も可能となっている。よってその実践にあたっては、修復物およびマテリアルの選択基準(表1-14、15)とここまで本章で詳細に解説してきた生活歯、根管治療歯への対応方法(図1-48)を新しいガイドラインとして活用すべきである。以下に症例を通して新しい治療概念に基づいたマテリアルの選択と治療計画を具体的に示す。

表1-14　各種マテリアルの特徴。

	適応範囲	仮着	支台歯のマスキング能力	明度コントロールの難易度	色調回復の難易度
ポーセレン・ラミネート・ベニア：PLV	前歯	不可	低い	低い	低い
メタル・セラミックス：PFM	前臼歯ブリッジ可	可	高い	高い	高い
オール・セラミックス：IPS Empress II	前臼歯	不可	低い	中	中
オール・セラミックス：Procera Alumina	前臼歯	可	中	中	中
オール・セラミックス：Procera Zirconia	前臼歯ブリッジ可	可	高い	中	中
オール・セラミックス：Lava Frame	前臼歯ブリッジ可	可	高い	中	中
オール・セラミックス：In-Ceram Spinell	前歯	不可	低い	低い	低い
オール・セラミックス：In-Ceram Alumina	前臼歯	可	高い	高い	高い
オール・セラミックス：In-Ceram Ar-Zr	前臼歯ブリッジ可	可	高い	高い	高い

表1-15　各種マテリアルの光透過性とマスキング能力の比較。

A群	非常に光透過性が高いがマスキング能力が低い	PLV、IPS Empress II、In-Ceram Spinell
B群	光透過性が高いがマスキング能力も併せ持つ	Procera Alumina、Procera Zirconia、Lava Frame（多結晶型）
C群	光透過性は低いがマスキング能力は高い	In-Ceram Alumina、In-Ceram Zirconia（ガラス浸潤型）、PFM

図1‐48a、b　新しい治療概念に基づいた生活歯、根管治療歯それぞれへの対応方法。

生活歯

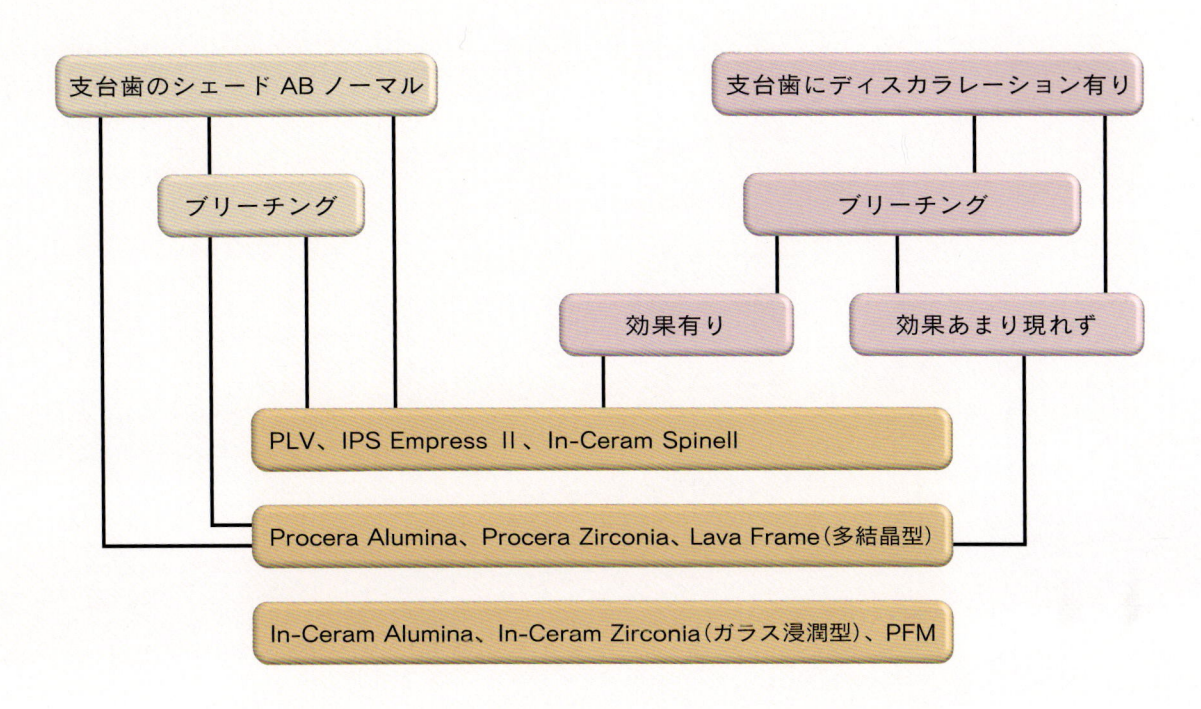

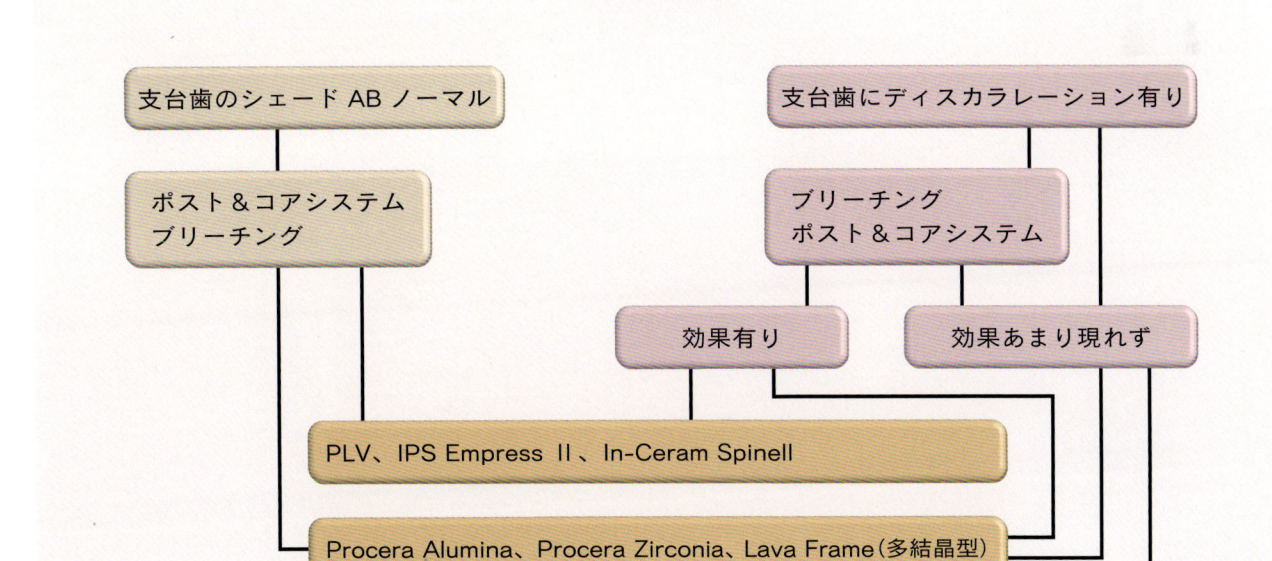

- 支台歯のシェードABノーマル
  - ブリーチング
- 支台歯にディスカラレーション有り
  - ブリーチング
    - 効果有り
    - 効果あまり現れず

- PLV、IPS Empress II、In-Ceram Spinell
- Procera Alumina、Procera Zirconia、Lava Frame（多結晶型）
- In-Ceram Alumina、In-Ceram Zirconia（ガラス浸潤型）、PFM

根管治療歯

- 支台歯のシェードABノーマル
  - ポスト＆コアシステム
  - ブリーチング
- 支台歯にディスカラレーション有り
  - ブリーチング
  - ポスト＆コアシステム
    - 効果有り
    - 効果あまり現れず

- PLV、IPS Empress II、In-Ceram Spinell
- Procera Alumina、Procera Zirconia、Lava Frame（多結晶型）
- In-Ceram Alumina、In-Ceram Zirconia（ガラス浸潤型）、PFM

第1章　審美修復治療の新しい治療概念

> **症例1　白く透明感のある色調再現のために、変色した生活歯のブリーチング後にPLVを選択**（図1-49a〜g）

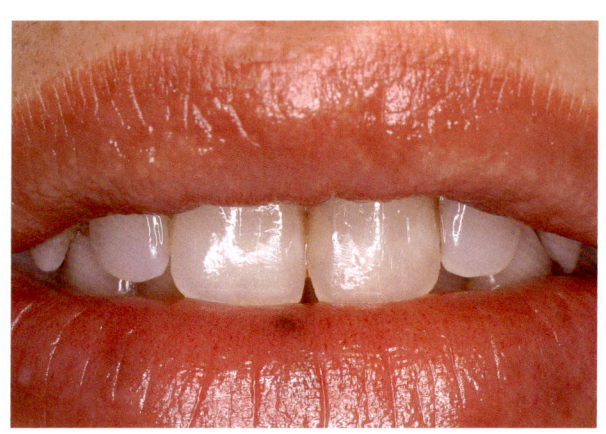

a：上顎中切歯の切縁線が長く、下口唇に触れている状態である。

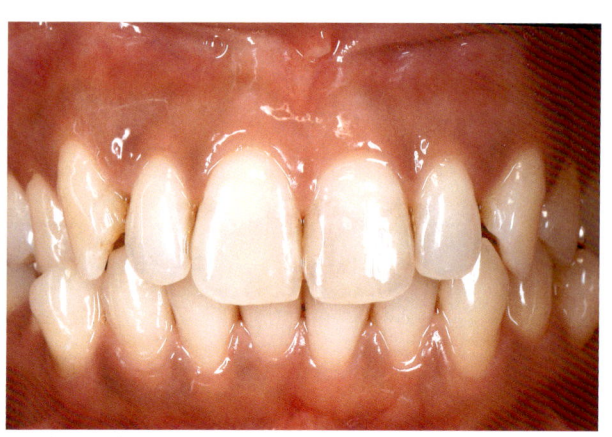

b：上下顎前歯部には変色を認める。

生活歯

```
支台歯のシェードABノーマル        支台歯にディスカラレーション有り
          │                                │
       ブリーチング                      ブリーチング
                              ┌──────────┴──────────┐
                           効果有り              効果あまり現れず
          │                   │                     │
          └───────────────────┴─────────────────────┘
                              │
          PLV、IPS Empress II、In-Ceram Spinell
          │
          Procera Alumina、Procera Zirconia、Lava Frame（多結晶型）
          │
          In-Ceram Alumina、In-Ceram Zirconia（ガラス浸潤型）、PFM
```

c：上下顎小臼歯間の変色歯に対してブリーチング後、上顎両中切歯にはPLVを応用して歯冠形態を改善し、口唇および側切歯間のバランスを改善する計画を立案。

さまざまな症例への対応

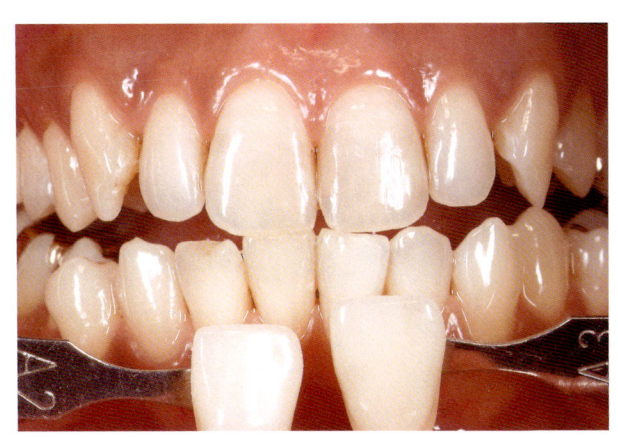

d：ブリーチング前の状態。上下顎ともにA3シェードに近い。

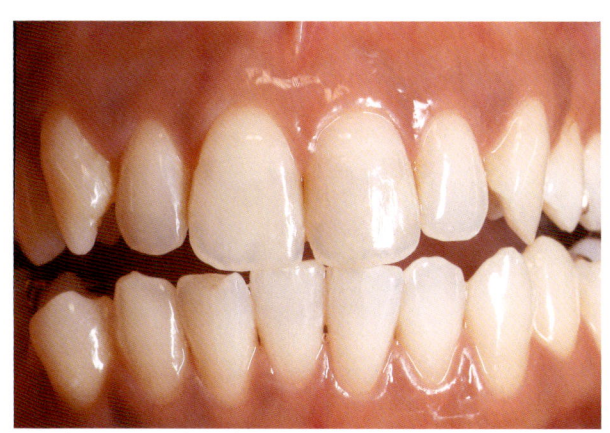

e：ブリーチング終了時。

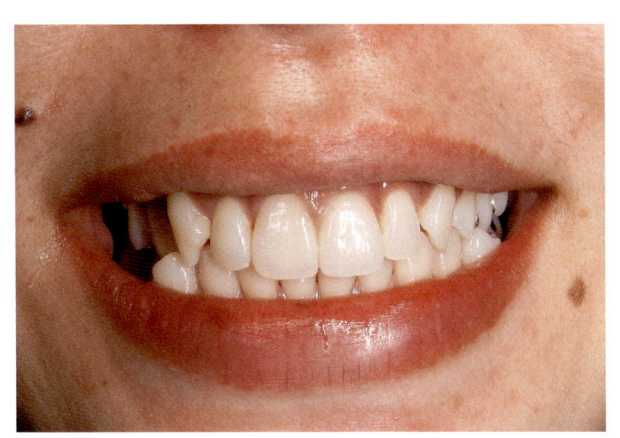

f：両側中切歯のPLV修復によって適切なスマイル・ラインが回復された。

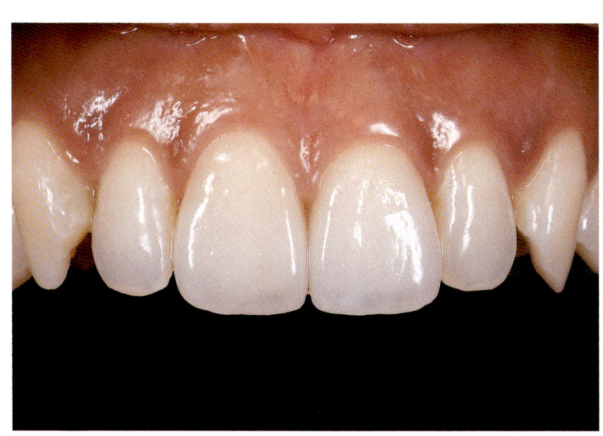

g：患者の要望に沿った白く透明感のある色調と適切な歯冠形態が回復された。

審美性を獲得するためのポイント

①上下顎小臼歯間にブリーチングを行い、患者の要望する色調への回復。
②歯冠形態の回復のために、最小限の侵襲で形態修整を図ることができるPLV修復を選択。

第1章　審美修復治療の新しい治療概念

> **症例2　透明感再現のため、変色した根管治療歯のブリーチング後にPLVを応用した症例**
> （図1-50a〜k）

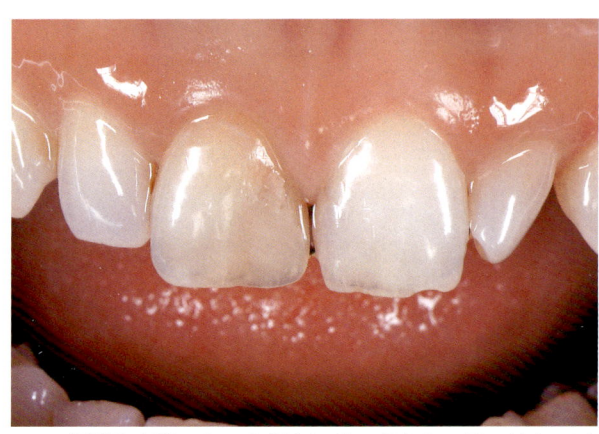

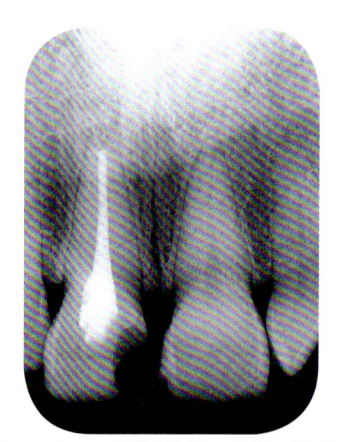

a、b：根管治療歯である右側中切歯の変色と口唇に対する正中のズレ、および側切歯間の形態不調和を訴え来院。

c：左側中切歯、側切歯はホーム・ブリーチング後にPLV修復。

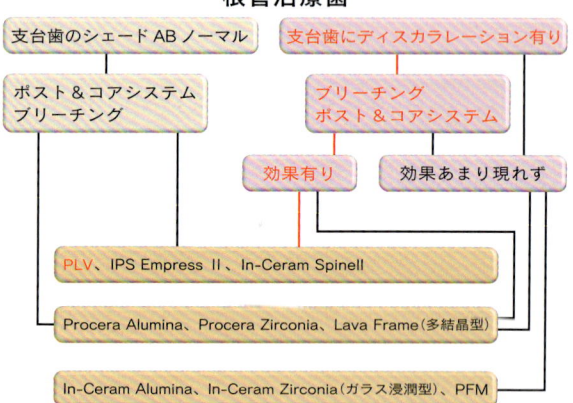

d：右側中切歯はインターナル・ブリーチングとファイバー・ポスト装着後にPLV修復。

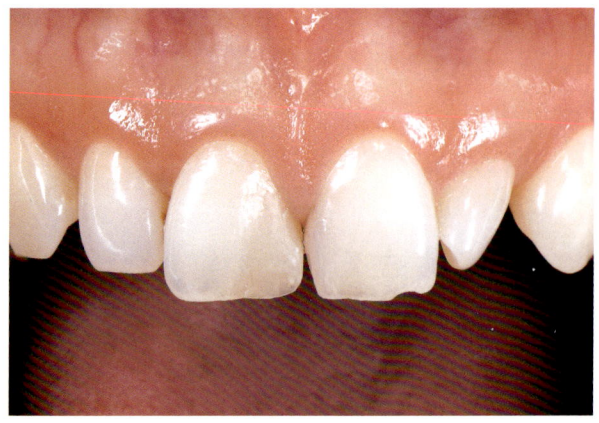

e：ブリーチング終了時。

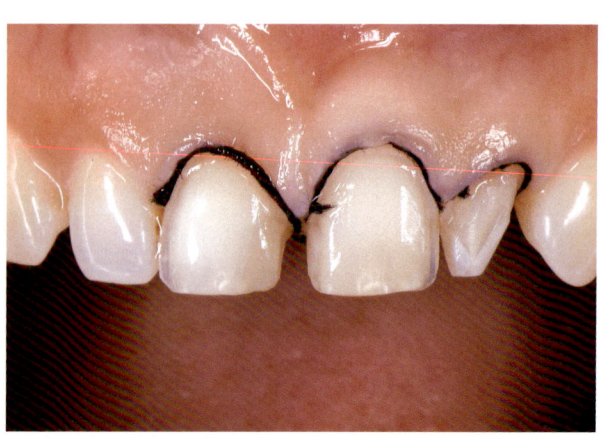

f：支台歯形成終了時。ブリーチングによって支台歯の色調を合わせることで色調回復に対する技工操作が簡便になる。

さまざまな症例への対応

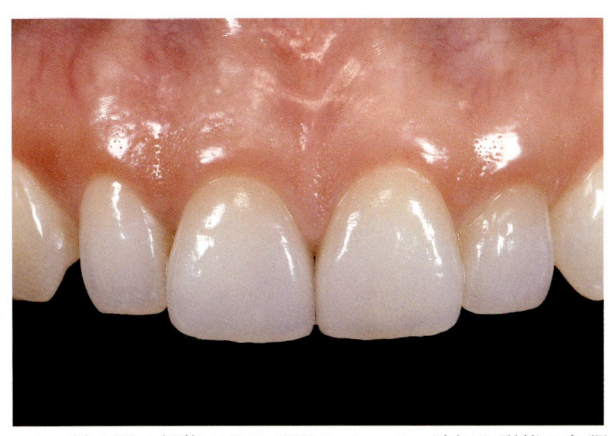

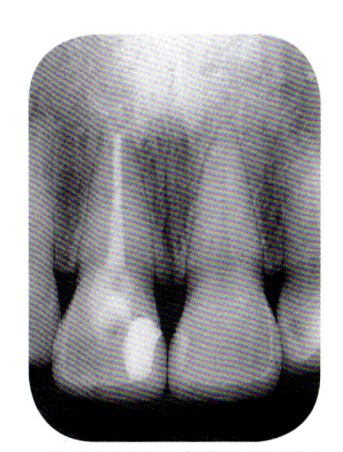

g、h：最小限の侵襲であるPLVによって、適切な形態と色調、そして支台歯周囲の審美性が回復された。また、ポスト＆コアの応用により天然歯の78％以上に歯冠剛性は増している。

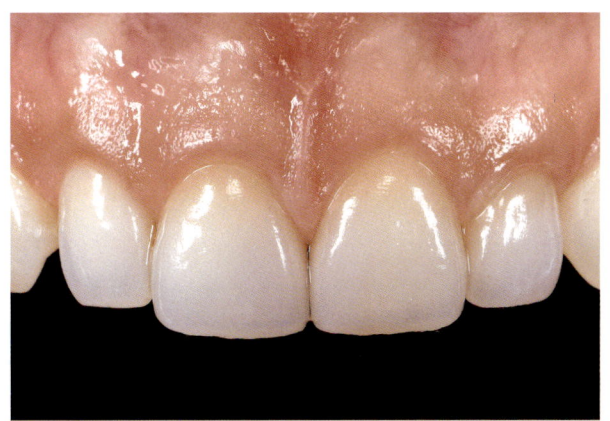

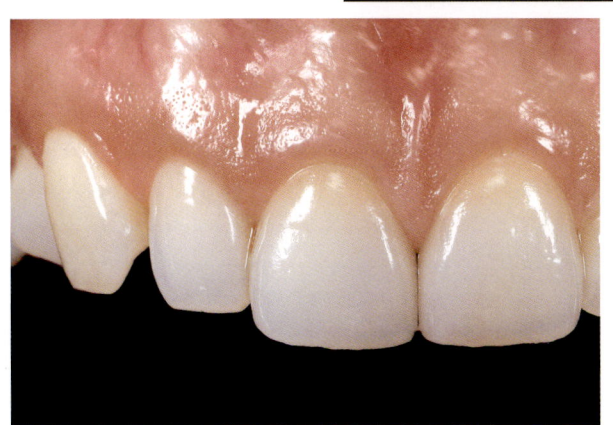

i～k：術後2年。支台歯周囲組織の状態は良好である。

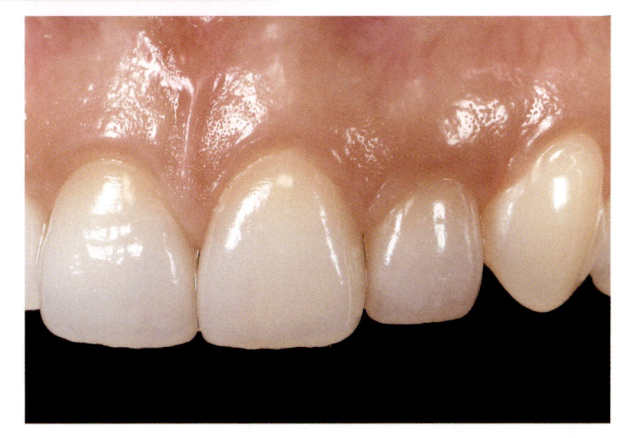

審美性を獲得するためのポイント

①左側中切歯にインターナル・ブリーチングを行い、支台歯の色調を合わせて、異なるマスキングの必要性をなくす。

②Thin Scallopの歯肉に対し、最小限の侵襲で形態修整を図るためにPLV修復を選択。

第1章 審美修復治療の新しい治療概念

> **症例3** シャドウとブラック・マージンの発現防止のためにオール・セラミックス（Procera Alumina）を応用（図1-51a～i）

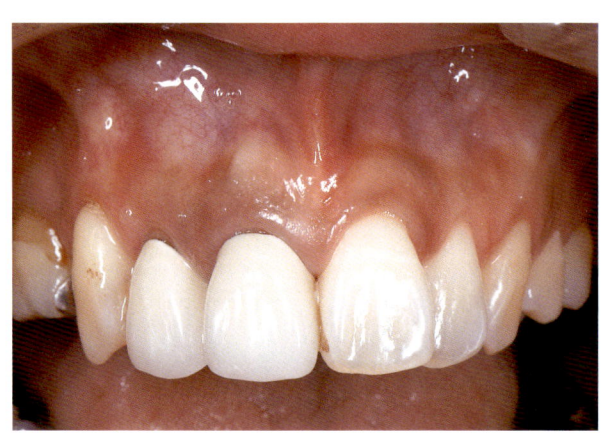

a：メタル・セラミックスが装着されているが、歯肉退縮に伴うマージン部露出と色調の不調和を訴えて来院。歯肉の性状は、比較的厚めである。

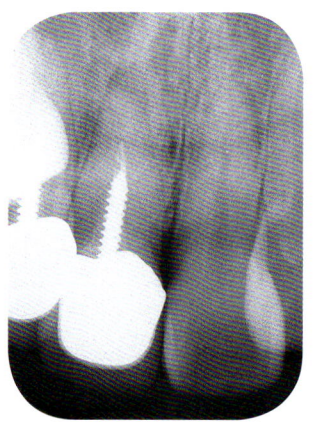

b：根管治療も不十分で、根尖病巣を認める。

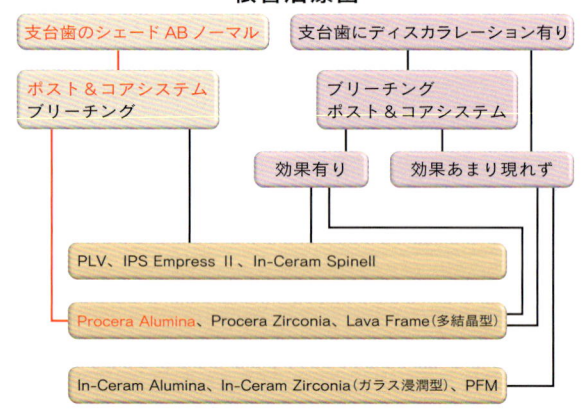

根管治療歯

- 支台歯のシェードABノーマル
  - ポスト＆コアシステム
  - ブリーチング
- 支台歯にディスカラレーション有り
  - ブリーチング
  - ポスト＆コアシステム
    - 効果有り
    - 効果あまり現れず

- PLV、IPS Empress II、In-Ceram Spinell
- Procera Alumina、Procera Zirconia、Lava Frame（多結晶型）
- In-Ceram Alumina、In-Ceram Zirconia（ガラス浸潤型）、PFM

c：ファイバー・ポスト・コア（ペントロン ジャパン）装着後、強度・光透過性に優れたProcera Aluminaを選択。

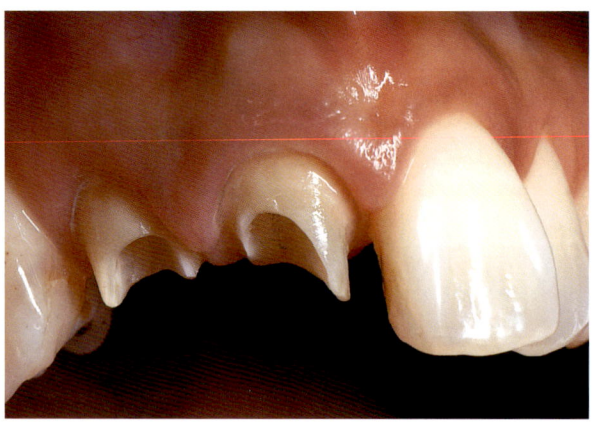

d：根管治療後、フェルール効果（Ferrule Effect）に注意を払いながら、ポスト＆コアの形成を行う。

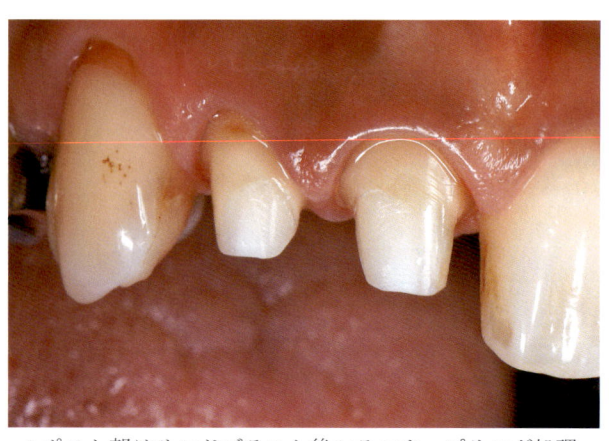

e：ポスト部はサンドブラスト後シランカップリング処理、根管内はデンティン・ボンディング処理を行い、レジン・セメント（Variorink II，イボクラ）で接着する。

さまざまな症例への対応

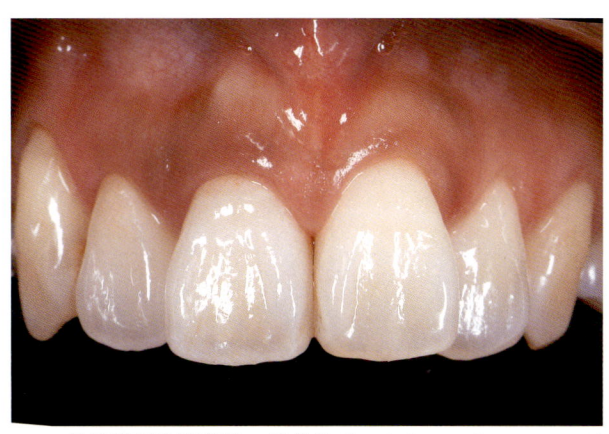

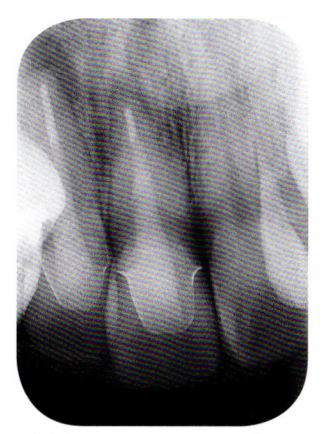

f、g：最終補綴物装着時。接着性ポスト＆コアと Procera Alumina の応用によって、シャドウのコントロールのみならず、歯頸部明度の調整も可能となり、審美的な修復結果が得られた。　　　　　　　　　　　　　　　　　　　　　　　f｜g

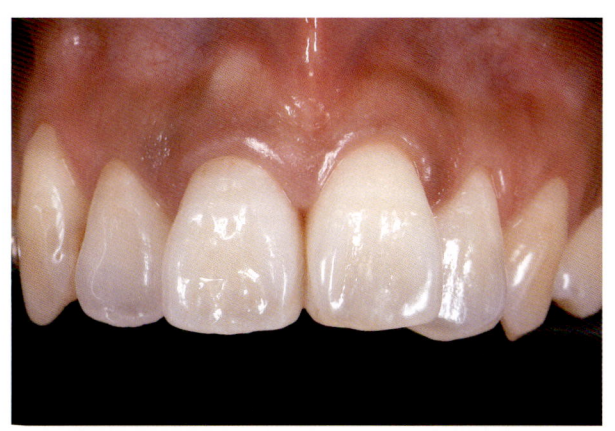

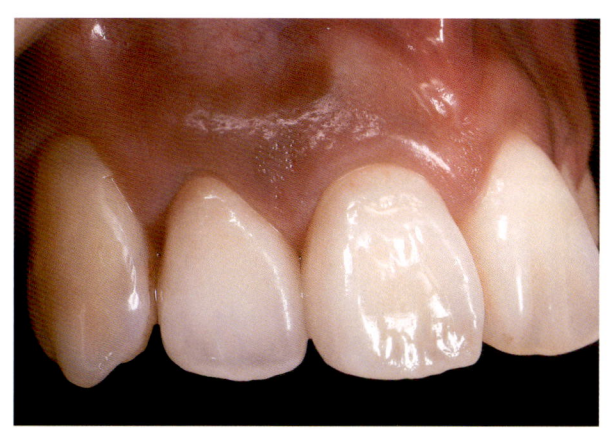

h、i：最終補綴物装着後2年経過時。支台歯周囲組織にブラック・マージン、シャドウのいずれも認められない。　　　h｜i

審美性を獲得するためのポイント

①ファイバー・コア・ポストの応用。

　弾性率が象牙質に近似しているグラスファイバー・ポストとグラス・ファイバー含有コンポジット・レジンを利用してポスト＆コアを製作し、デンティン・ボンディング・システムを応用した接着によって残存歯質との一体化を図る。これによって歯根破折などの力学的要因によるトラブルを防げると同時に、ディスカラレーションの影響がなくなるためオール・セラミックスの製作が可能となる。

② Procera Alumina の応用。

　側切歯がわずかに舌側転位し咬合が緊密であること、A2、A3をベースにして透明感も回復しなければならないため、機械的強度に優れ、光透過性をも具備する Procera Alumina を選択した。

第1章　審美修復治療の新しい治療概念

症例4　ディスカラレーション歯に対するマスキング効果を有するオール・セラミックス（In-Ceram Alumina）の応用（図1-52a〜i）

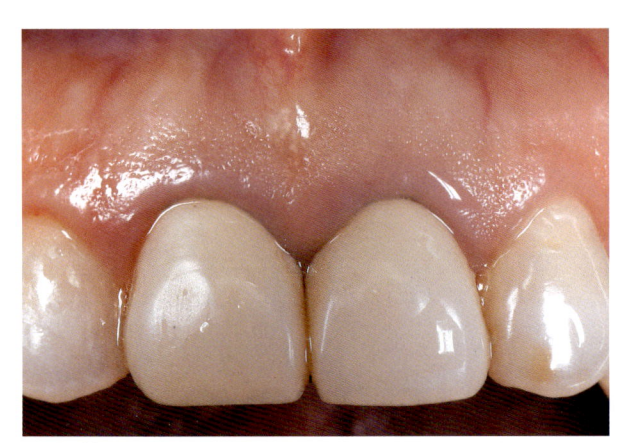

a：術前。シャドウおよびブラック・マージンを認める。

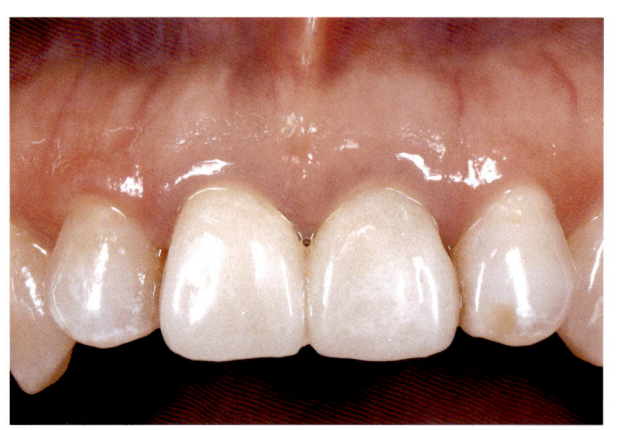

b：歯肉縁下に再形成後のプロビジョナル・レストレーション装着時。プロビジョナル・レストレーションでディスカラレーション部のマスキングが可能である。

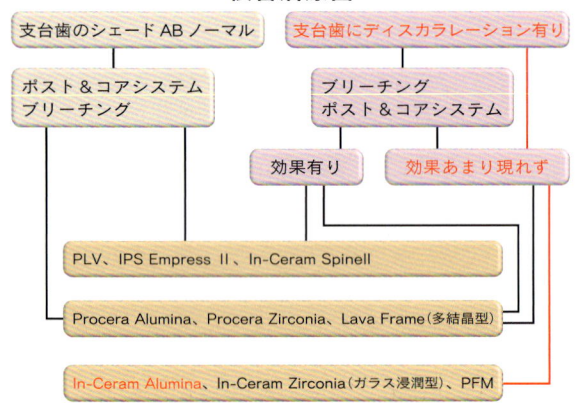

c：支台歯フィニッシュ・ライン部の著しい変色に対してコーピングのマスキング効果を利用するためにIn-Ceram Aluminaを選択。

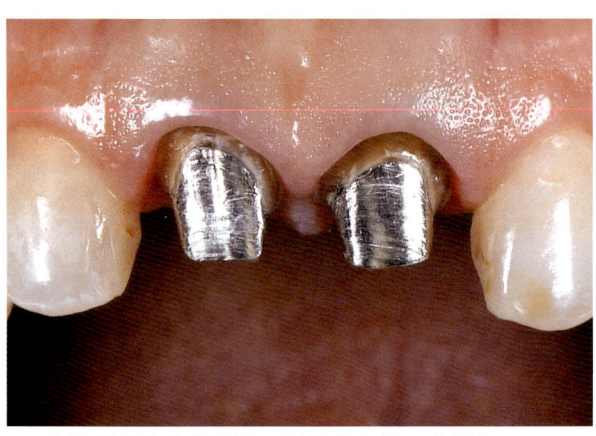

d：生物学的許容範囲内で可及的に深い位置にフィニッシュ・ラインを設定。

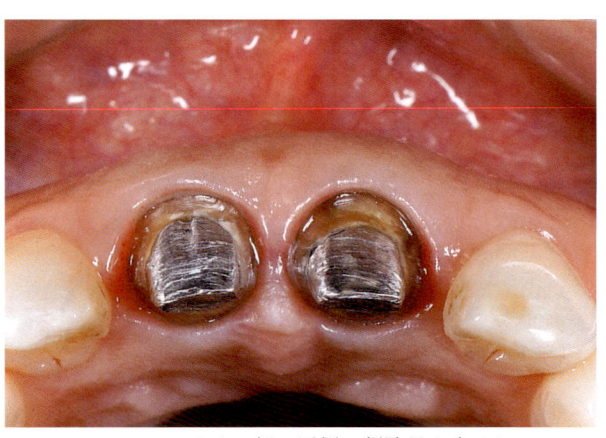

e：フィニッシュ・ライン部の唇側の削除量を多くして、コーピングのマスキング効果を利用する。

さまざまな症例への対応

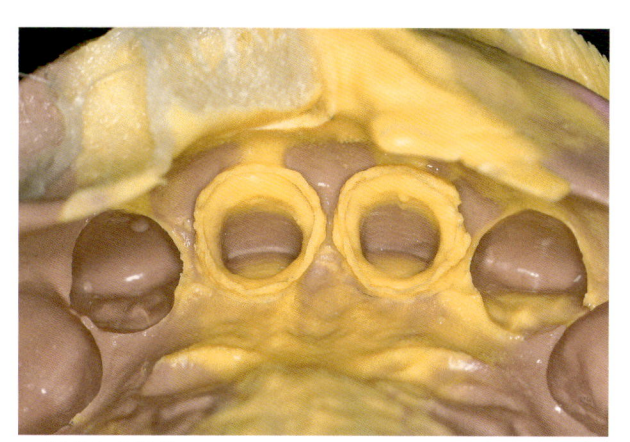

f：最終印象採得。

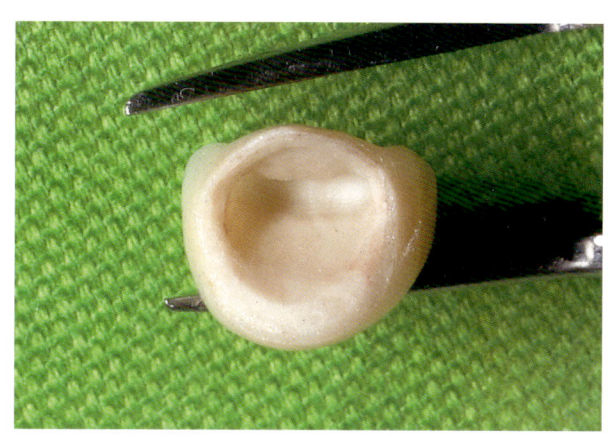

g：ガラス材が浸潤され、マスキング効果を有する In-Ceram Alumina コーピング内面。

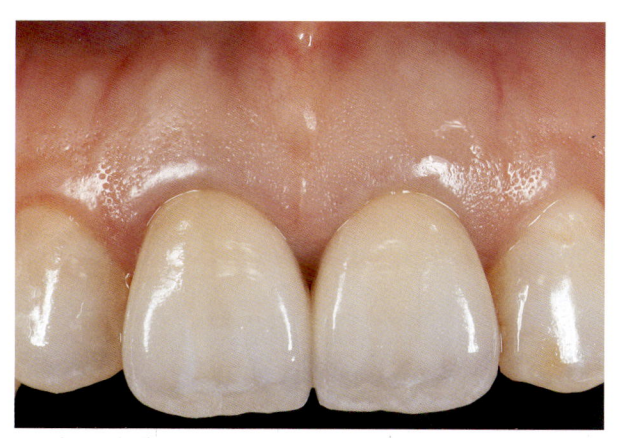

h：適切な修復物の選択によって、支台歯周囲組織の審美性が回復された。

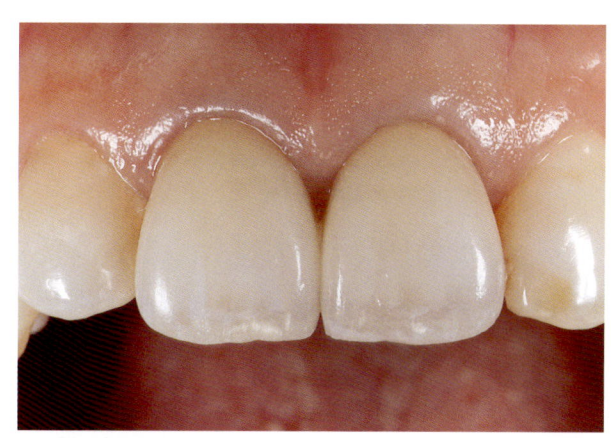

i：最終補綴物装着後4年。コーピングのマスキング効果でシャドウの発現もない。

審美性を獲得するためのポイント

①上皮付着を侵襲しない1～1.5mmの深めのフィニッシュ・ラインの設定。
②メタル・ダウェル・コアとフィニッシュ・ライン部の著しいディスカラレーションに対して、マスキング効果を有する In-Ceram Alumina を応用。

第1章　審美修復治療の新しい治療概念

症例5　光透過性再現とシャドウの発現防止のための、メタル・フリー・ブリッジの応用
（図1-53a〜j）

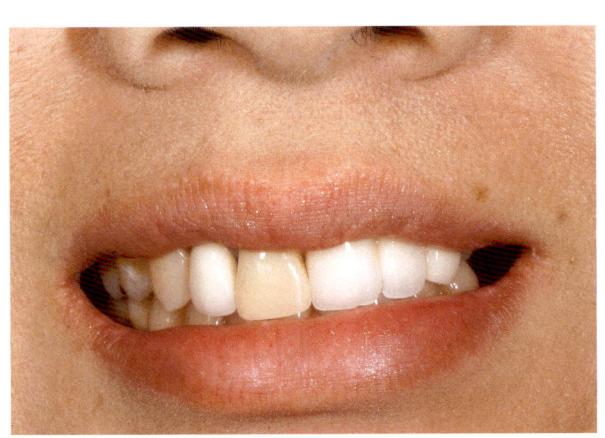

a、b：術前。
a：正中線の左側偏位と切縁線が長く、口唇との不調和を認める。

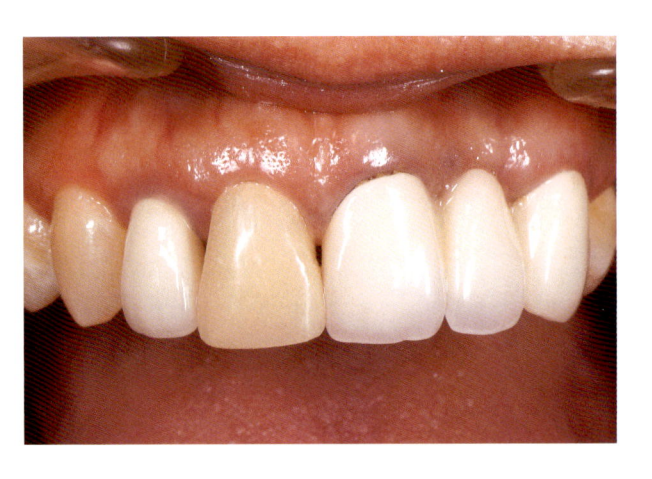

b：明度の高いメタル・セラミックス・クラウンが装着され、歯肉の炎症とシャドウを認める。

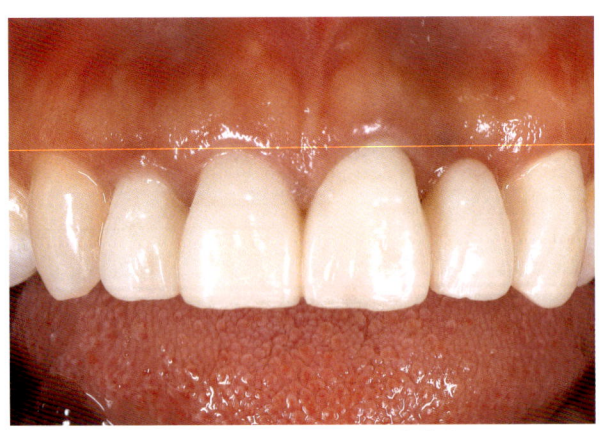

c：プロビジョナル・レストレーション装着時。

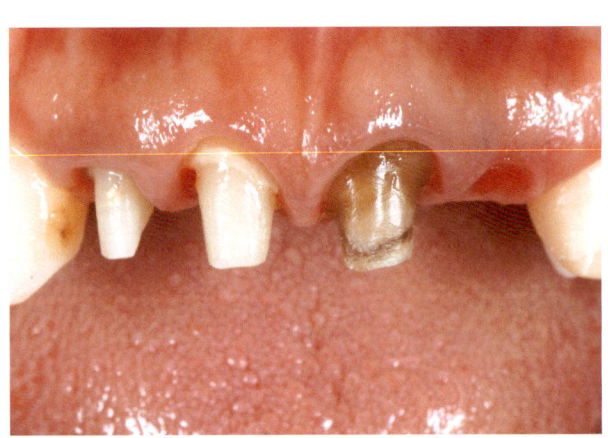

d：支台歯の状態。左側中切歯には著しいディスカラレーションを認める。

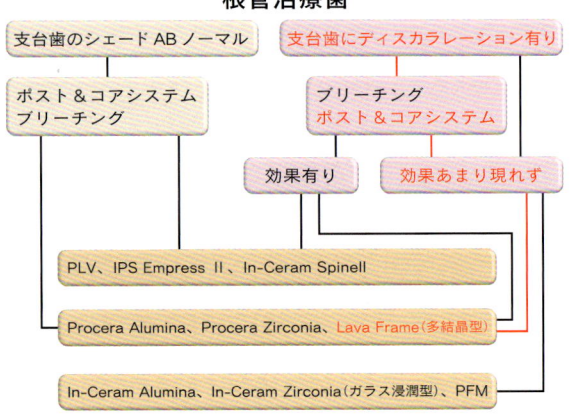

e：患者の要望が透明感のある色調であるため、光透過性を有し、左側中切歯の著しいディスカラレーションに対してマスキングをも可能な Lava Frame を選択。

さまざまな症例への対応

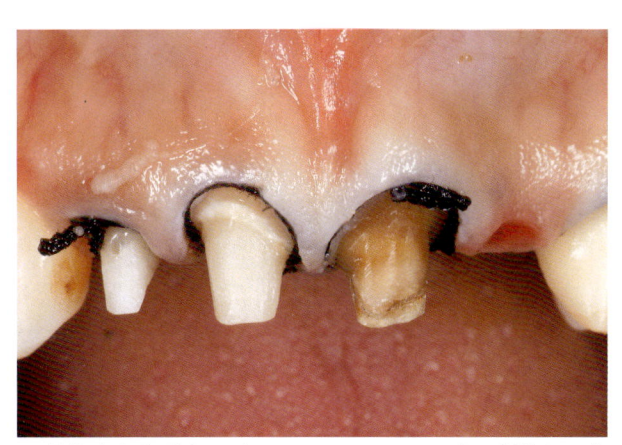

f：最終支台歯形成。ディスカラレーション歯の削除量は多めにする。

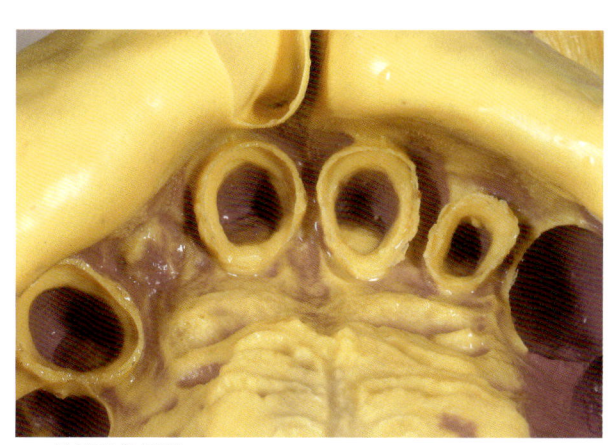

g：最終印象採得。

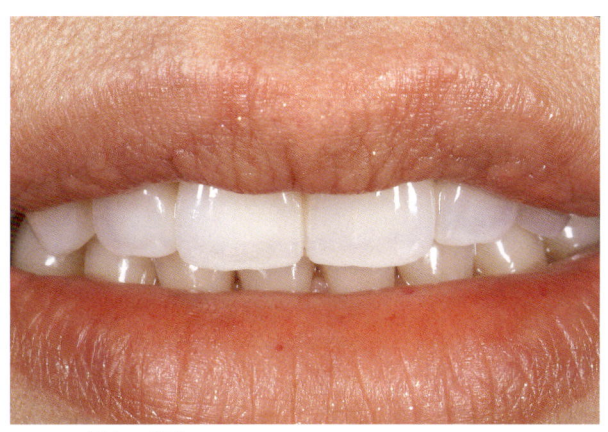

h、i：口唇との調和。

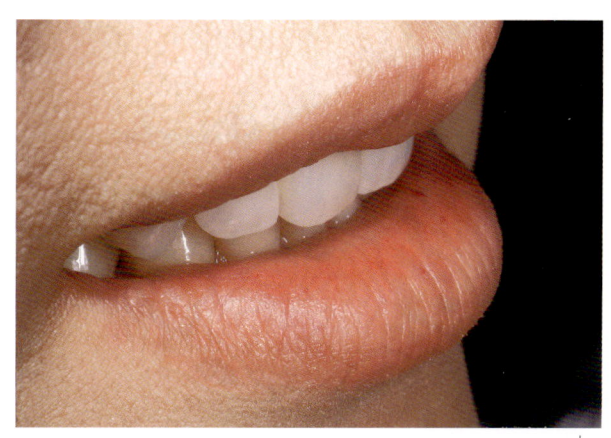

h|i

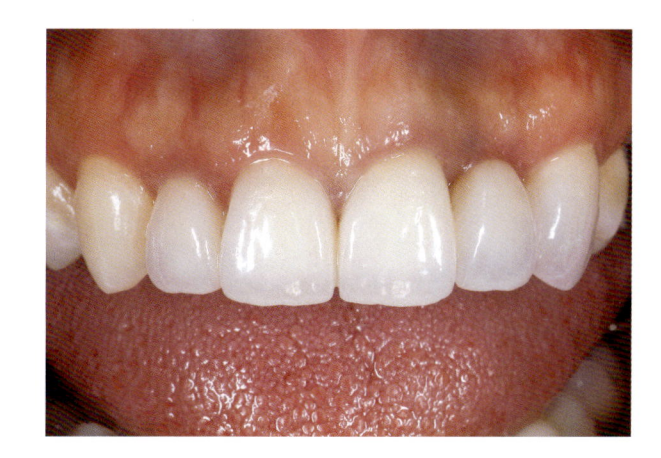

j：装着時。メタル・セラミックスとは異なる白さと透明感の回復。支台歯周囲組織は健康でシャドウの発現もない。

審美性を獲得するためのポイント

①患者の要望が白さと透明感を併せ持つ色調のため、光透過性とマスキング効果を併せ持つZirconiumを選択。

第1章 審美修復治療の新しい治療概念

> **症例6** 白さと透明感の回復のために上下顎で異なるマテリアルを選択して審美性を回復した症例（図1-54a～l）

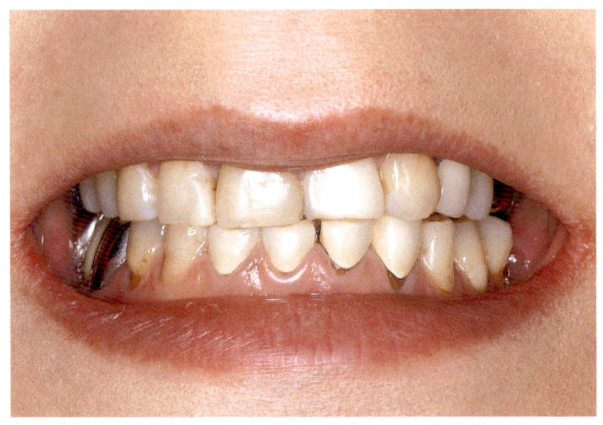

a：口唇との不調和。患者の要望は、透明感のある自然な白い歯。

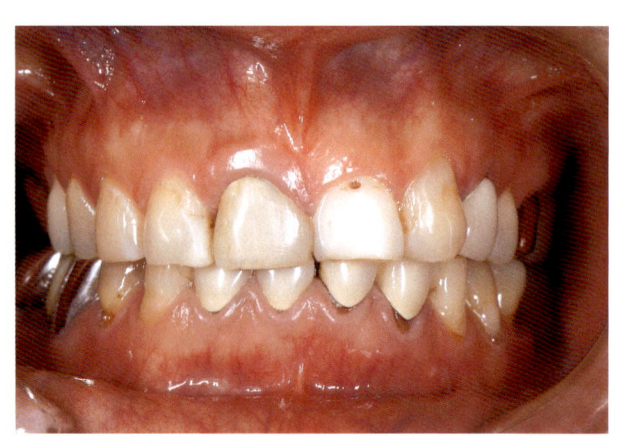

b：歯肉は薄く、色も明るい。

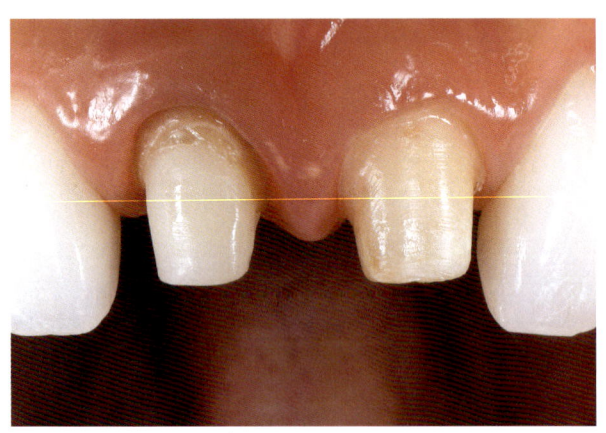

c：右側中切歯にはわずかなディスカラレーションを認める。

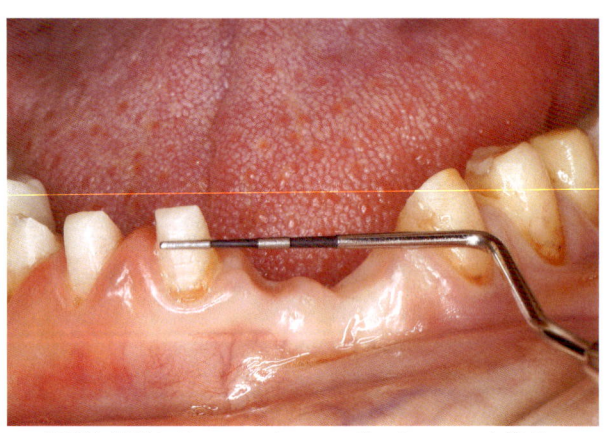

d：根管治療歯には、ファイバー・ポスト・コアを装着。

根管治療歯（上顎）

- 支台歯のシェードABノーマル
- 支台歯にディスカラレーション有り
- ポスト&コアシステム
- ブリーチング
- ブリーチング ポスト&コアシステム
- 効果有り
- 効果あまり現れず
- PLV、IPS Empress Ⅱ、In-Ceram Spinell
- Procera Alumina、Procera Zirconia、Lava Frame（多結晶型）
- In-Ceram Alumina、In-Ceram Zirconia（ガラス浸潤型）、PFM

根管治療歯（下顎）

- 支台歯のシェードABノーマル
- 支台歯にディスカラレーション有り
- ポスト&コアシステム
- ブリーチング
- ブリーチング ポスト&コアシステム
- 効果有り
- 効果あまり現れず
- PLV、IPS Empress Ⅱ、In-Ceram Spinell
- Procera Alumina、Procera Zirconia、Lava Frame（多結晶型）
- In-Ceram Alumina、In-Ceram Zirconia（ガラス浸潤型）、PFM

e：IPS Empressも選択できるが、歯肉の抵抗性が弱いため装着後の経過を観察するためには仮着可能なProcera Aluminaが有効である。

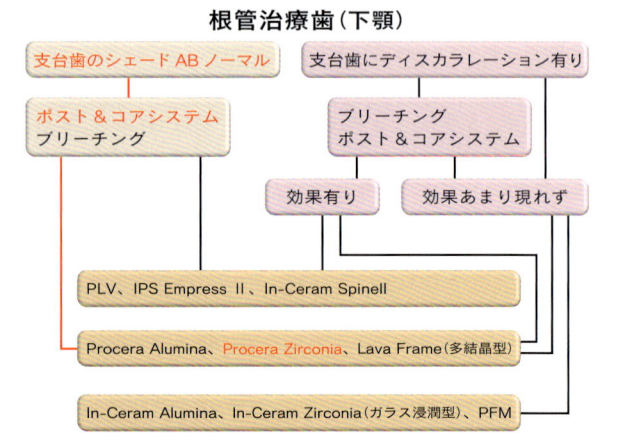

f：光透過性が良好な上顎修復物との色調の調和を図るには、メタル・セラミックスよりZirconiaが有効である。

さまざまな症例への対応

g：歯頸部の透明感と蛍光性を再現するため、マージン部はカットバックしてマージン・ポーセレンにする。
h：完成したメタル・フリー・ブリッジ。

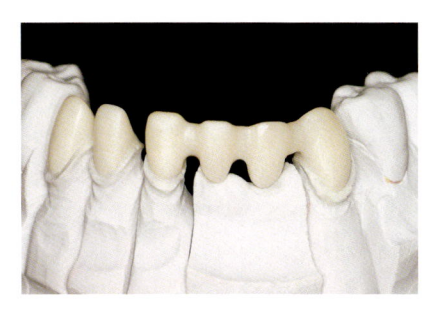

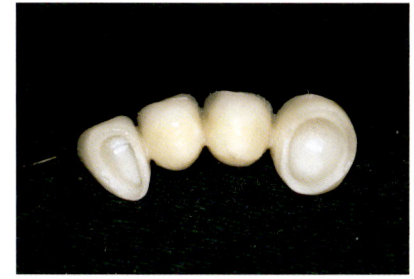

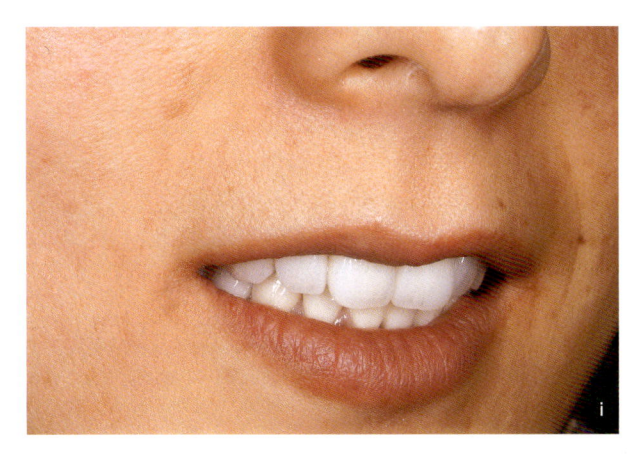

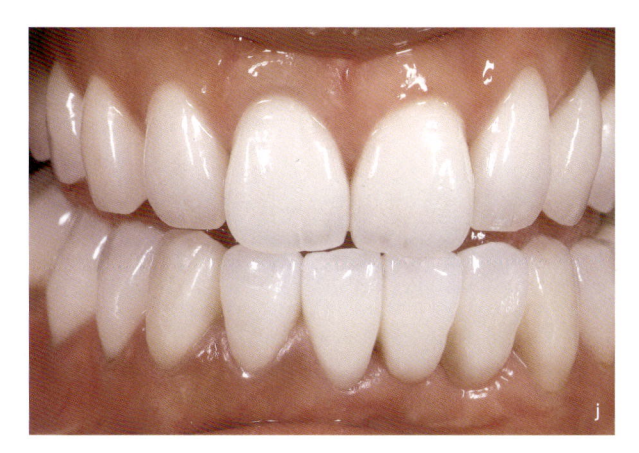

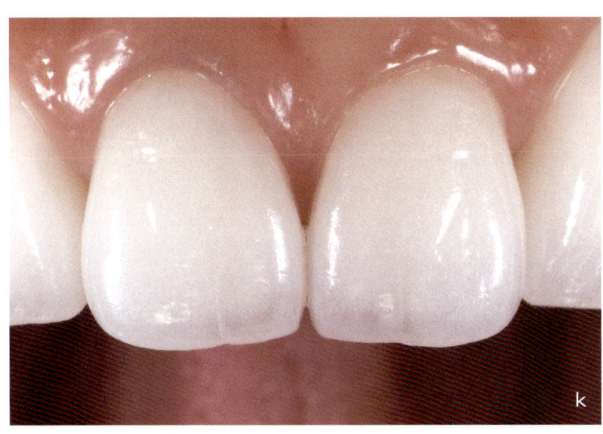

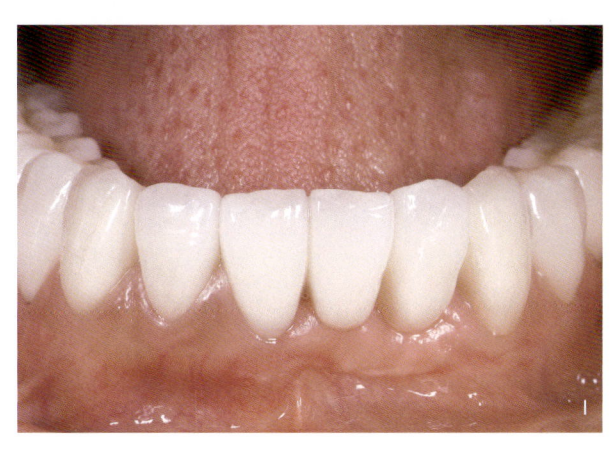

i：口唇-歯の調和。
j〜l：上顎はProcera Alumina、下顎はProcera Zirconiaを利用したオール・セラミックス・クラウン＆ブリッジ。上下顎の明度と透明感がコントロールされている。

審美性を獲得するためのポイント

①上顎：明るく透明感のある修復可能な光透過性と仮着可能な強度を有するProcera Aluminaを選択。
②下顎：メタル・セラミックスも考えられるが、光透過性が全くなくＡ１ベースのシェードで明度をコントロールすることは難しい。一方、Zirconiaフレームは、光透過性を有し、強度的な問題もないことから選択。

第 1 章　審美修復治療の新しい治療概念

まとめ

　日常臨床における口腔内の各種諸条件と治療目標は多様である。そのため、それらの条件を詳細に診査し、最適な補綴物を選択することが治療の予知性を高め、患者の要求を満足させるためにも非常に重要となる。シャドウやブラック・マージンを発現させる因子は多様で複雑であるため、支台歯形成の良否や支台歯の着色などの情報をラボサイドへ必ず伝達し、共通認識をもって治療をすすめるべきである。

　本章で解説した新しい治療概念と対応方法を臨床に取り入れることで、より簡便にそして確実によい結果を獲得できるであろう。

参考文献

1. Rufennacht CR. Fundamentals of Esthetics. Chicago：Quintessence, 1990.
2. Chiche GJ, Pinault A. シーシェの審美補綴. 東京：クインテッセンス出版, 1995.
3. 山崎長郎. 審美修復治療 複雑な補綴のマネージメント. 東京：クインテッセンス出版, 1999.
4. 小濱忠一, 上林健. 歯周組織を考慮した審美修復のための基礎知識. 第1回審美修復治療を成功に導くための治療概念とその対応方法. QDT 2001；26(6)：42-58.
5. Magne P, Belser U. ボンディッドポーセレンレストレイションズ—バイオミメティック・アプローチ—. 東京：クインテッセンス出版, 2002.
6. Fradeani M. Esthetic Rehabilitation in Fixed Prosthodontics, Volume 1 Esthetic Analysis：ASystematic Approach to Prosthetic Treatment. Chicago：Quintessence, 2004.
7. 山崎長郎編. システム別にみる CAD/CAM オールセラミックス修復. 東京：クインテッセンス出版, 2005.
8. Geller W, Herrmann R, Kohler W, Kuhn T, Sieber C ほか. ポーセレンワーク前歯部の機能と審美. 東京：クインテッセンス出版, 1993.
9. Conell D. 軟組織からポーセレンへの移行. QDT 1997；22(6)：20-33.
10. 小濱忠一. 前歯部に対する審美性のマネージメント. 補綴物周囲のシャドウのコントロールについて. the Quintessence 2002；21(12)：107-121.
11. Sorensen JA, Martinoff JT. Clinically significant factors in dowel design. J Prosthet Dent 1984；52(1)：28-35.
12. Sorensen JA, Engelman MJ. Ferrule design and fracture resistance of endodontically treated teeth. J Prosthet Dent 1990；63(5)：529-36.
13. Libman WJ, Nicholls JI. Load fatigue of teeth restored with cast posts and cores and complete crowns. Int J Prosthodont 1995；8(2)：155-61.
14. 坪田有史, 福島俊士. New Current Prosthodontic Terminology. 支台築造—ファイバーポスト. QDT 2005；30(5)：530.
15. Naumann M, Blankenstein F, Dietrich T. Survival of glass fibre reinforced composite post restorations after 2 years-an observational clinical study. J Dent 2005 Apr；33(4)：305-12. Epub 2004 Dec 10.
16. Marco Ferrari, Alessandro Vichi, Simone Grandini, Cecilia Goracci. グラスファイバーポストの合着におけるレジンセメントの有効性. QDT 2002；27(5)：65.
17. Heydecke G, Butz F, Hussein A, Strub JR. Fracture strength after dynamic loading of endodontically treated teeth restored with different post-and-core systems. J Prosthet Dent 2002 Apr；87(4)：438-45.
18. Vano M, Goracci C, Monticelli F, Tognini F, Gabriele M, Tay FR, Ferrari M. The adhesion between fibre posts and composite resin cores：the evaluation of microtensile bond strength following various surface chemical treatments to posts. Int Endod J 2006 Jan；39(1)：31-9.
19. Ahmad I. Zirconium oxide post and core system for the restoration of an endodontically treated incisor. Pract Periodontics Aesthet Dent 1999 Mar；11(2)：197-204；quiz 206.
20. Fradeani M, Aquilano A, Barducci G. Aesthetic restoration of endodontically treated teeth. Pract Periodontics Aesthet Dent 1999 Sep；11(7)：761-8；quiz 770.
21. Quintas AF, Dinato JC, Bottino MA. Aesthetic posts and cores for metal-free restoration of endodontically treated teeth. Pract Periodontics Aesthet Dent 2000 Nov-Dec；12(9)：875-84；quiz 886.
22. Goto Y, Nicholls JI, Phillips KM, Junge T. Fatigue resistance of endodontically treated teeth restored with three dowel-and-core systems. J Prosthet Dent 2005 Jan；93(1)：45-50.

23. Van Meerbeek B, De Munck J, 井上 哲, 吉田靖弘. 樹脂含浸層形成による象牙質接着の最新コンセプ THE JOURNAL OF DENTAL ENGINEERING(DE).2002Summer；142：21.
24. 伊藤和雄, 山崎長郎特集.「信頼できる象牙質接着システムは補綴臨床を変える」信頼できる象牙質接着システムは補綴臨床を変える PART2. 象牙質をエナメル質化すれば安定した接着が得られる. 補綴臨床 2000；33(6)：596.
25. 川村敏之. 光重合型レジンに関する研究—とくにワンステップ接着システム用アドヒーシブの混和後の放置時間が象牙質接着強さにおよぼす影響について—. 日本歯科保存学雑誌(保誌) 2001；44(3)：473.
26. Ahmad I. Evaluating dentin bonding agents：an update. Pract Proced Aesthet Dent 2003 Aug；15(7)：529-36；quiz 537.
27. Terry DA. Improving adhesion：total-etch versus self-etch techniques. Pract Proced Aesthet Dent 2004 Jun；16(5)：373-5.
28. 吉山昌宏. 特集「象牙質接着を考える—そのシステム・メカニズム・耐久性—」レジン接着システムの現状とその展望. THE JOURNAL OF DENTAL ENGINEERING(DE) 2006Winter；156：1.
29. 伊藤和雄, 山崎長郎. 特集「信頼できる象牙質接着システムは補綴臨床を変える」信頼できる象牙質接着システムは補綴臨床を変える PART3. 補綴治療にこそ必要な象牙質接着理論. 補綴臨床 2000；33(6)：600.
30. 伊藤和雄. 確実なデンティンボンディングを適応したコンポジットレジン支台築造. 補綴臨床 2001；34(5)：584-595.
31. Reeh ES, Ross GK. Tooth stiffness with composite veneers：a strain gauge and finite element evaluation. Dent Mater 1994；10(4)：247-52.
32. Magne P, Douglas WH. Design optimization and evolution of bonded ceramics for the anterior dentition：a finite-element analysis. Quintessence Int 1999；30(10)：661-72.
33. Magne P, Douglas WH. Cumulative effects of successive restorative procedures on anterior crown flexure：intact versus veneered incisors. Quintessence Int 2000；31(1)：5-18.
34. Magne P, Perroud R, Hodges JS, Belser UC. Clinical performance of novel-design porcelain veneers for the recovery of coronal volume and length. Int J Periodontics Restorative Dent 2000；20(5)：440-57.
35. Rosenblum MA, Schulman A：A review of all-ceramic restorations. J Am Dent Assoc 1997 Jul；128(7)：818.
36. Fradeani M, Aquilano A. Clinical experience with Empress crowns. Int J Prosthodont 1997 May-Jun；10(3)：241-7.
37. David A. Garber, Pinhas Adar, Ronald E. Goldstein, Henry Salama. QDT Special Article from U. S. A. オールセラミックス修復物を追求し続けて. QDT 2000；25(9)：1185.
38. Marquardt P, Strub JR. Survival rates of IPS empress 2 all-ceramic crowns and fixed partial dentures：results of a 5-year prospective clinical study. Quintessence Int 2006 Apr；37(4)：253-9.
39. Sadan A, Blatz MB, Lang B. Clinical considerations for densely sintered alumina and zirconia restorations：Part 1. Int J Periodontics Restorative Dent 2005 Jun；25(3)：213-9.
40. Sadan A, Blatz MB, Lang B. Clinical considerations for densely sintered alumina and zirconia restorations：part 2. Int J Periodontics Restorative Dent 2005 Aug；25(4)：343-9.
41. Fradeani M, D'Amelio M, Redemagni M, Corrado M. Five-year follow-up with Procera all-ceramic crowns Quintessence Int 2005 Feb；36(2)：105-13.
42. Vult von Steyern P. All-ceramic fixed partial dentures. Studies on aluminum oxide- and zirconium dioxide-based ceramic systems. Swed Dent J Suppl 2005；173：1-69.
43. Wagner WC, Chu TM. Biaxial flexural strength and indentation fracture toughness of three new dental core ceramics. J Prosthet Dent 1996；76(2)：140-4.
44. Hans Schwickerath. オールセラミック・システムの材料試験. QDT 1997 July；22：992-1005.
45. Abed HM, Razzoog ME et al. The effect of alumina core thickness on the fracture resistance of All-Ceramic crowns. J Dent Res 1997；76-63.
46. Behrens A , Berger B, Hauptmann H. Fracture strength of Colored Zirconia Coping with reduced wall thickness. CED, 2004.
47. Antonson SA, Anusavice KJ. Contrast ratio of veneering and core ceramics as a function of thickness. Int J Prosthodont 2001；14(4)：316-320.
48. Aki Yoshida. All ceramic restorations：より審美的な結果を得るための材料選択と明度のコントロール. QDT 2006；l31：1245-62.
49. Rutten L Rutten P. Creating Natural Esthetics with CAD/CAM. Quintessence Dent Technol 2006；24-42.
50. Oden A, Andersson M, Krystek-Ondracek I, Magnusson D. Five-year clinical evaluation of Procera AllCeram crowns. J Prosthet Dent 1998 Oct；80(4)：450-6.
51. Odman P, Andersson B. Procera AllCeram crowns followed for 5 to 10. 5 years：a prospective clinical study. Int J Prosthodont 2001 Nov-Dec；14(6)：504-9.
52. Raigrodski AJ. All-ceramic full-coverage restorations：concepts and guidelines for material selection. Pract Proced Aesthet Dent 2005 May；17(4)：249-56；quiz 258.
53. Hauptmann H, Suttor D et al. Material Properties of All Ceramic Zirconia Prosteses. J. Dent. Res. 79(IADR Abstracts) 2000；#2910.
54. Suttor D, Bunke K, Hoescheler S, Hauptmann H, Hertlein G. LAVA-the system for all-ceramic ZrO_2 crown and bridge frameworks. Int J Comput Dent 2001；4(3)：195-206.
55. Seghi RR, Sorensen JA. Relative Flexual strength of six new ceramic materials. Int J Prosthodont 1995；8(3)：239-246.

第1章　審美修復治療の新しい治療概念

56. Raigrodski AJ, Chiche GJ, Potiket N, Hochstedler JL, Mohamed SE, Billiot S, Mercante DE. The efficacy of posterior three-unit zirconium-oxide-based ceramic fixed partial dental prostheses: a prospective clinical pilot study. J Prosthet Dent 2006 Oct;96(4):237-44.
57. Curtis AR, Wright AJ, Fleming GJ. The influence of simulated masticatory loading regimes on the bi-axial flexure strength and reliability of a Y-TZP dental ceramic. J Dent 2006 May;34(5):317-25. Epub 2005 Sep 19.
58. P. Rountree, F. Nothdurft, P. Pospiech. In-vitro-Investigations on the Fracture Strength of All-Ceramic Posterior Bridges of ZrO_2-Ceramic. J Dent Res 80 Special Issue(AADR Abstract), 2001.
59. Devigus A, Lombardi G. Shading Vita YZ Substructures: Influence on Value and Chroma, Part 1. Int J Comput Dent 2004;7(3):293-301.
60. Sailer I, Feher A, Filser F, et al. Prospective clinical study of zirconia posterior fixed partial dentures. 3-year follow-up. Quintessence Int 2006;37:685-693.
61. Groten M, Probster L. The influence of different cementation modes on the fracture resistance of feldspathic ceramic crowns. Int J Prosthodont 1997;Mar-Apr 10(2):169-77.
62. Piwowarczyk A, Lauer HC, Sorensen JA. The shear bond strength between luting cements and zirconia ceramics after two pre-treatments. Oper Dent 2005 May-Jun;30(3):382-8.
63. Piwowarczyk A, Bender R, Ottl P, Lauer HC. Long-term bond between dual-polymerizing cementing agents and human hard dental tissue. Dent Mater 2007 Feb;23(2):211-7. Epub 2006 Feb 21.
64. Piwowarczyk A, Lauer HC, Sorensen JA. In vitro shear bond strength of cementing agents to fixed prosthodontic restorative materials. J Prosthet Dent 2004 Sep;92(3):265-73.

第2章

治療のゴールを見極めるための鑑別診断と考慮事項

　第1章では、審美修復をより確実に成功に導くためのマテリアル選択のガイドラインとその応用について解説した。本章では、それらを念頭においたうえで行わねばならない治療のための鑑別診断とチェアサイド、ラボサイドにおける治療上の考慮事項について解説する。

　審美修復治療を成功に導くための第一歩は、科学的根拠を基準として治療のゴールを明確化することである。そのためには、適切なガイドラインを参照しながら、診査・診断を行う。これらのガイドラインとは、審美的な補綴物の製作、口腔機能の回復と歯周組織の維持・調和を図るために必須となる原則を指す。

　すなわち、治療を成功に導くには、各症例の問題点をインターディシプリナリーの観点から適確に総合診断し、治療計画を立案すると同時に、治療過程で生じる歯・歯周組織に対する侵襲を最小限に抑え、不可逆性とならない治療術式を選択、そして再評価を行いながら治療を遂行することが必須である。

　症例の問題点を客観的に視覚化するには、診断用ワックス・アップを行い、プロビジョナル・レストレーションを活用して、治療の妥当性を再評価しながらすすめる。当然ながら、これらの概念と臨床対応が不足した場合には、さまざまな問題点が術後に生じることになる。逆にこのような治療概念に基づいた場合には、最終的に治療を成功に導き、予知性を高めることになる。

　本章では、治療の難易度を見極め、ゴールを達成するための臨床対応の実際について解説したい。

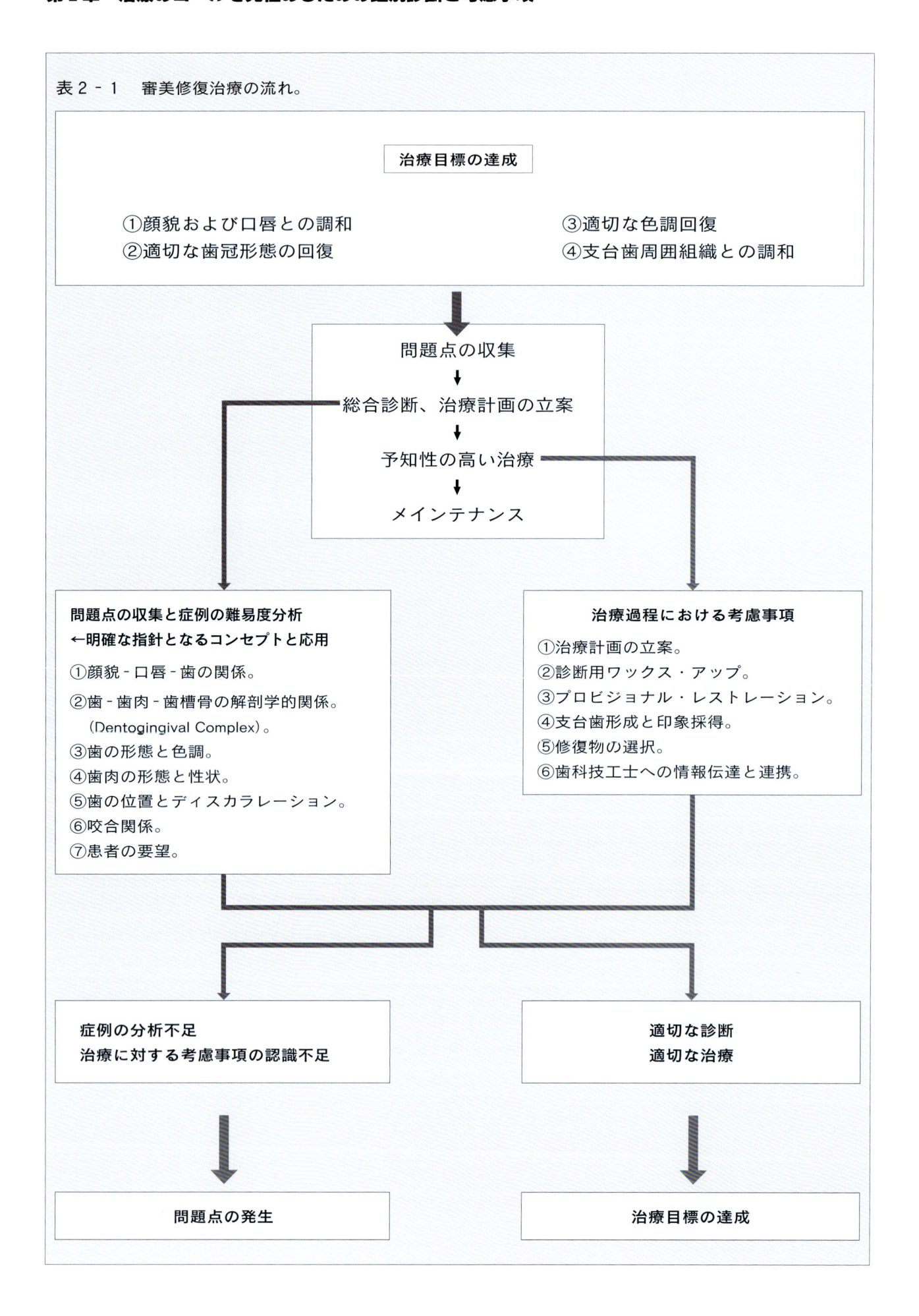

第2章　治療のゴールを見極めるための鑑別診断と考慮事項

表2-1　審美修復治療の流れ。

治療目標の達成

①顔貌および口唇との調和
②適切な歯冠形態の回復
③適切な色調回復
④支台歯周囲組織との調和

↓

問題点の収集
↓
総合診断、治療計画の立案
↓
予知性の高い治療
↓
メインテナンス

問題点の収集と症例の難易度分析
←明確な指針となるコンセプトと応用

①顔貌-口唇-歯の関係。
②歯-歯肉-歯槽骨の解剖学的関係。
　（Dentogingival Complex）。
③歯の形態と色調。
④歯肉の形態と性状。
⑤歯の位置とディスカラレーション。
⑥咬合関係。
⑦患者の要望。

治療過程における考慮事項

①治療計画の立案。
②診断用ワックス・アップ。
③プロビジョナル・レストレーション。
④支台歯形成と印象採得。
⑤修復物の選択。
⑥歯科技工士への情報伝達と連携。

症例の分析不足
治療に対する考慮事項の認識不足

↓

問題点の発生

適切な診断
適切な治療

↓

治療目標の達成

術後に多くの問題が生じている症例（図2-1a〜d）

症例1

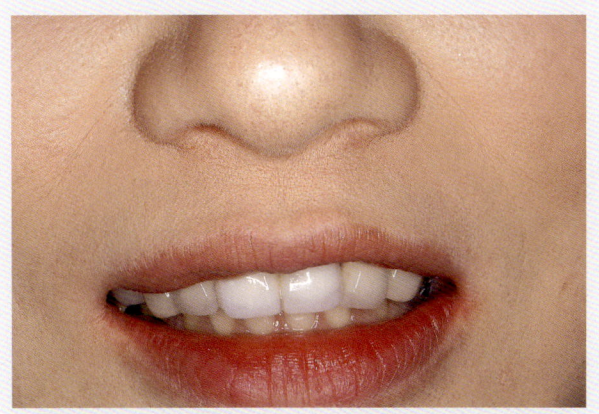

a：顔面に対し正中線が左側にズレており、それに起因して切縁線と咬合平面が左上がりで顔貌、および口唇との不調和を認める。

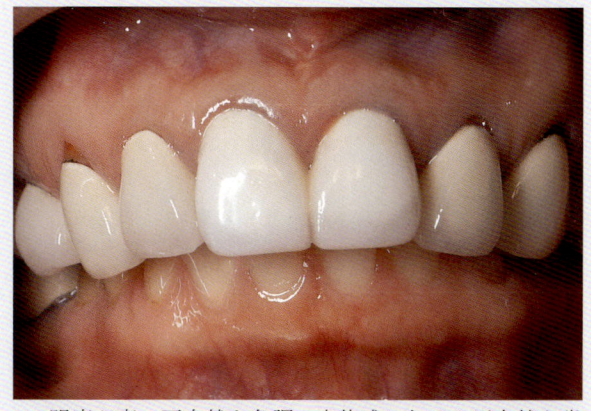

b：明度が高い不自然な色調・立体感に欠けた不自然な歯冠形態がみられ、支台歯周囲には歯肉の発赤・腫脹・退縮およびシャドウを認める。また、機能面からは咬合高径の低下があげられる。

症例2

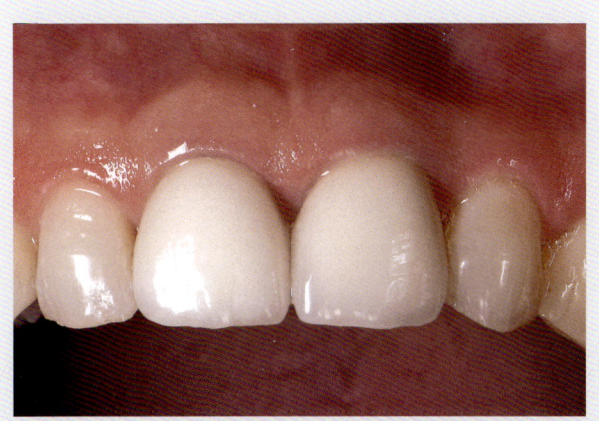

c：修復されている中切歯は、歯冠長と幅径のバランスが悪い。また、隣接する天然歯に比べて明度が高く、色調が不調和である。

症例3

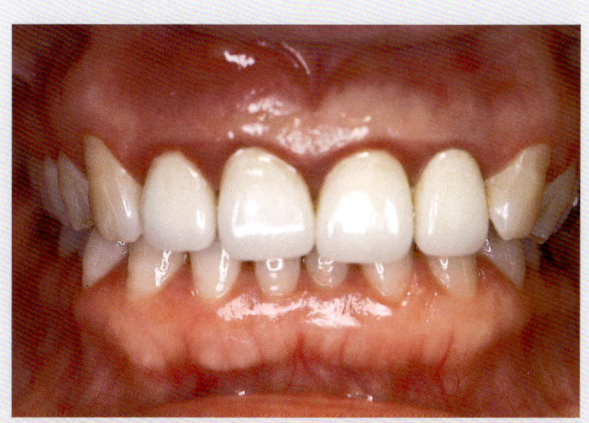

d：修復治療が行われている支台歯周囲の歯肉にのみ、著しい発赤、腫脹を認める。

審美的問題点（図2-1a〜d）

① 顔貌および口唇との不調和。
② 歯肉の炎症（発赤・腫脹）。
③ 歯肉退縮。
④ 色調の不備。
⑤ 歯冠形態の不調和。
⑥ 支台歯周囲組織との不調和。
   a. シャドウ。
   b. ブラック・トライアングル。
   c. ポンティック・デザイン。

第2章　治療のゴールを見極めるための鑑別診断と考慮事項

治療目標が達成された症例（図2‐2a～i）

術　前

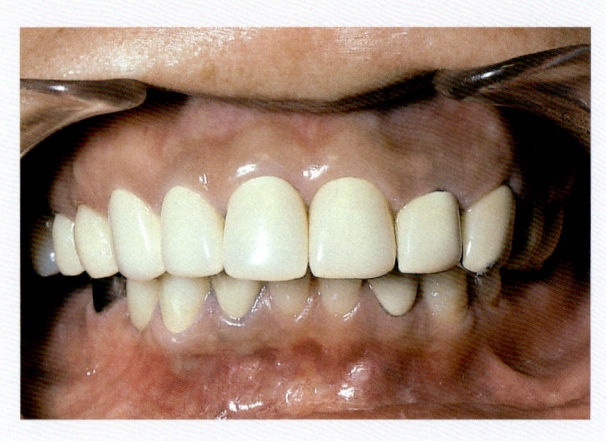

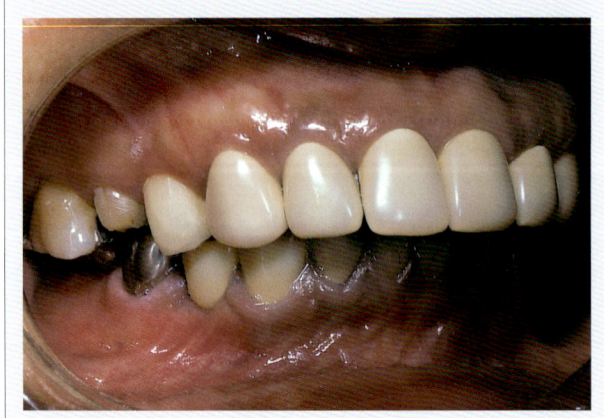

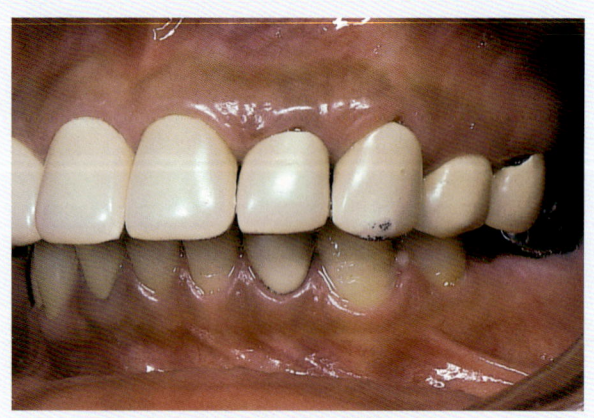

a～c：術前。著しい審美障害が認められる。また、ポステリア・バイト・コラプスに伴う低位咬合と顎位の後退によって、顎関節症状を伴う機能的な問題をも呈している。

術後

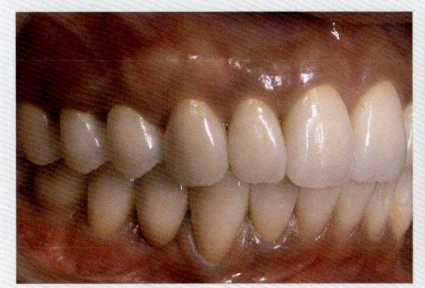

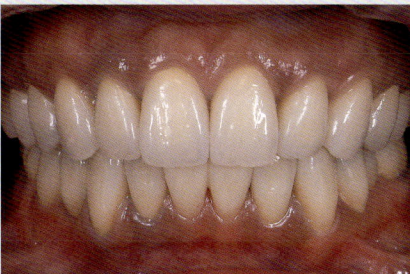

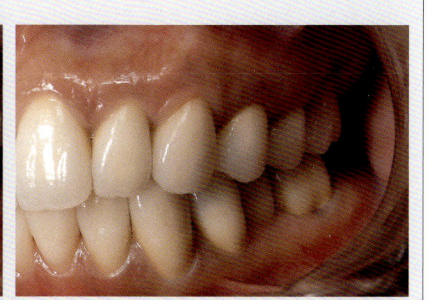

d～f：審美修復治療の治療目標である審美性と機能性の回復。

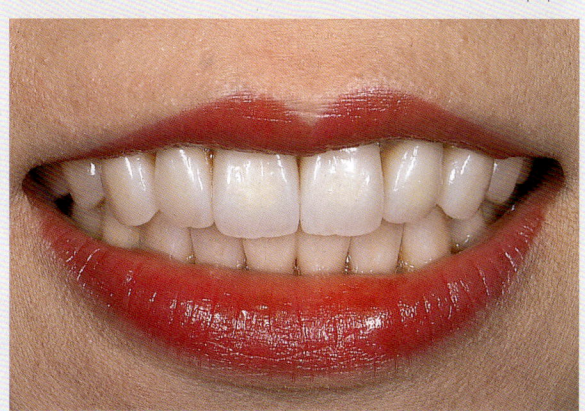

g：審美的スマイル・ラインの回復。

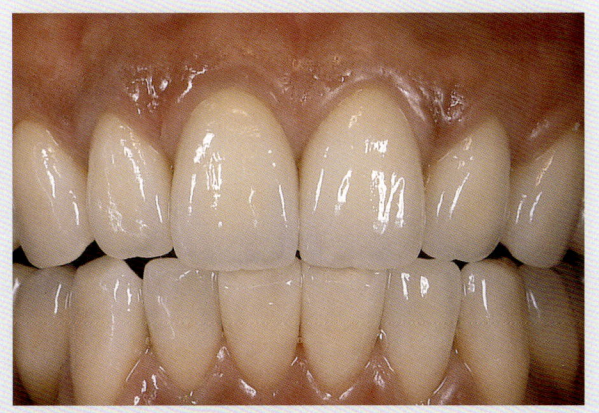

h：適切な形態と色調の回復。

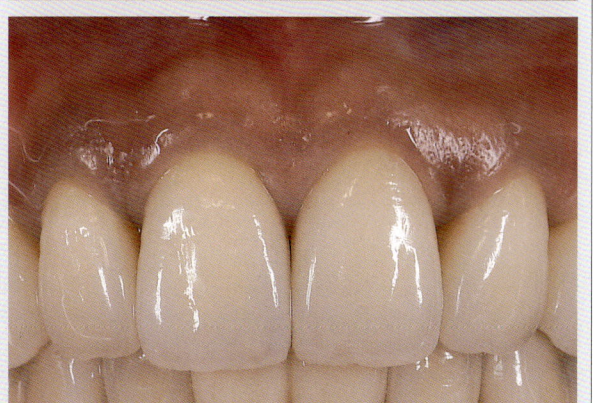

i：支台歯周囲組織の健康と調和が維持されている。

達成された項目（図2-2a～i）

①機能回復。
　a．咬合の安定。
　　アンテリア・ガイダンスの確立。
　　バーティカル・ストップの確立。
　b．顎関節と周囲組織との調和。
　c．歯列弓の保全。

②審美性の回復。
　a．顔貌・口唇との調和。
　b．適切な歯冠形態の回復。
　c．適切な色調回復。
　d．支台歯周囲組織との調和。

第2章 治療のゴールを見極めるための鑑別診断と考慮事項

1．顔貌および口唇との調和：その診査と治療計画の実際

☞審美修復においては、審美的要件だけでなく咬合高径、適切なアンテリア・ガイダンスの確立など、機能的要件が前提となることを忘れてはならない。

　審美修復治療とは、歯の色調・形態のみならず、顔貌‐口唇‐歯列‐歯肉‐歯の関係を審美的、生物学的、そして生体力学的に調和させることである[1,2]。そこには審美的要件だけではなく、顎関節に調和した咬合高径と適切なアンテリア・ガイダンスの確立などの機能的要件に対する診査・診断と治療の確立が前提となることを忘れてはならない。

　顔貌と調和した口唇‐歯‐歯肉の良好な関係を確立することは、審美修復における必須要件である。一般的にスマイル・ライン[3,4]と称されるこれら三者の関係は、患者の年齢、性別、口唇の形態的、静的・動的因子に加えて咬合関係、歯肉レベル、歯の位置そして歯冠形態と色調によっても左右される（図2‐3～5）。すなわち、修復治療の観点のみではなく、矯正、歯周形成外科、咬合再構成などインターディシプリナリーの観点から術前の状態を診査することによって、各症例における前処置の必要性の有無、修復物の選択など、治療方法を決定するための指針、難易度をも把握することが可能である。

　そこで、本章では診断を行うための基本的厳守事項、術前の状態からどのように情報を読み取り、治療ゴールの設定に役立てるか、難易度が異なる症例における各治療過程の留意事項について以下の流れで解説する。

POINT
顔貌および口唇との調和を得るために考慮すべき事項

1．	歯列の正中。
2．	歯の位置と上顎前歯切縁線の位置。
3．	スマイル・ライン。
4．	スマイル時の歯肉レベル。
5．	歯の位置と咬合高径。

図2-3a、b　顔貌および口唇との調和に影響を及ぼす因子① 歯間の離開。

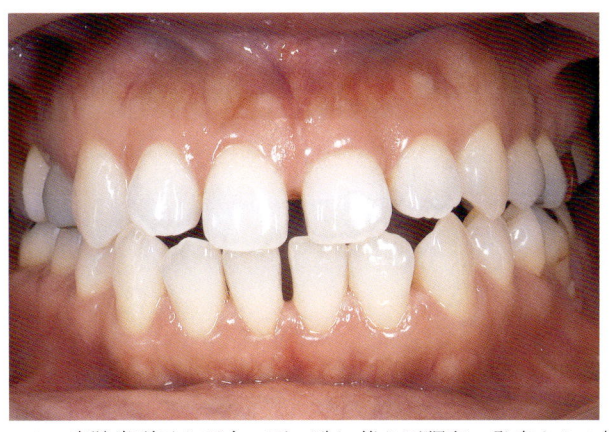

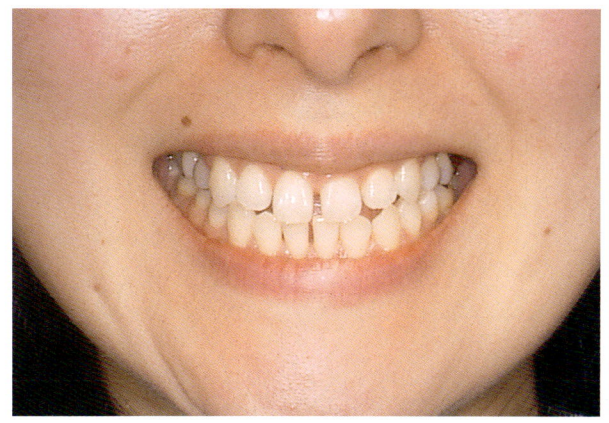

a、b：空隙歯列弓と正中の不一致に伴う不調和。発音などの機能障害に加えて、患者の社交性など心理的要因に及ぼす影響も大きい。
a|b

図2-4a、b　顔貌および口唇との調和に影響を及ぼす因子② 切縁線と口唇との関係。

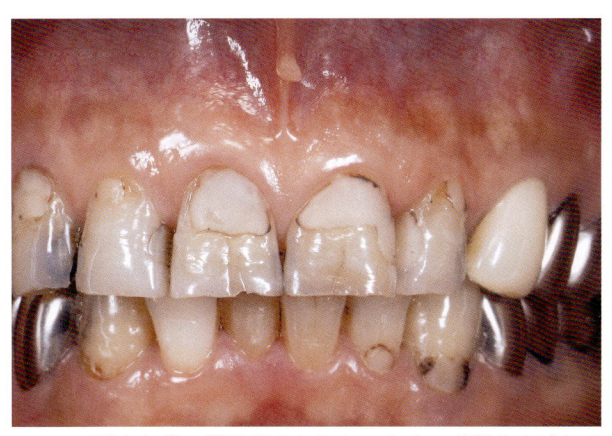

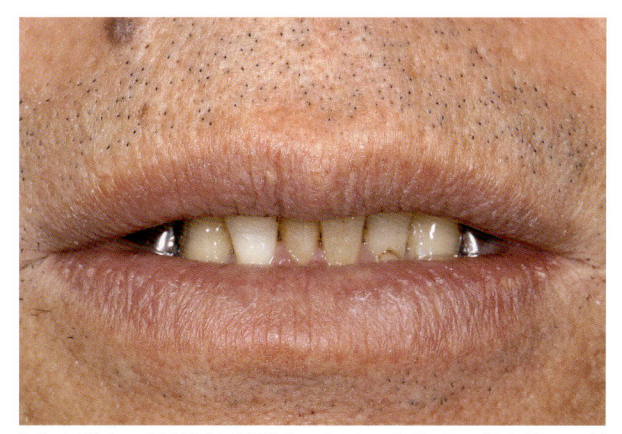

a、b：口唇から歯の露出がみられないため、老齢化を感じる。このような場合、臼歯部を保護すべきアンテリア・ガイダンスが確立されていないことが多い。
a|b

図2-5a、b　顔貌および口唇との調和に影響を及ぼす因子③ 歯の位置と咬合高径。

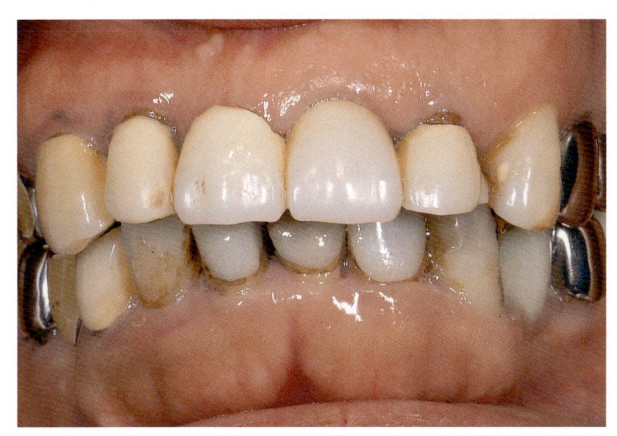

a：ポステリア・バイト・コラプスによる咬合高径の低下と上顎前歯の唇側移動を認める。

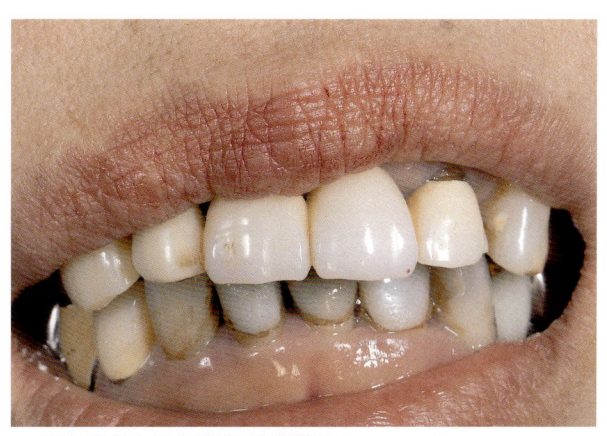

b：咬合高径と咬合平面、被蓋関係（オーバージェット、オーバーバイト）、歯の位置に問題があると、口唇の変形を招き、スマイル・ラインに影響が及ぶ。
a|b

第2章 治療のゴールを見極めるための鑑別診断と考慮事項

1-1. 審美的要素の診査①：歯列の正中と切縁線決定のための診査の実際

☞ 歯列の正中と切縁線の決定は、審美修復上の最優先事項であるが、個人差があるため、総合的な判断が必要である。

　審美修復治療において、顔貌および口唇との調和を得るための最優先決定事項は、歯列の正中と両側中切歯切縁線の位置を決定することである。よって、その前提条件としてまずは顔貌の垂直的調和を得るための適切な咬合高径[5-7]が決定されていなければならない（図2-6a）。一方、歯列の正中は、顔貌の水平的な仮想基準線に対して垂直に、そして中央に位置するのが理想である。しかし、正中線は70％の人は一致しているが、30％は一致していないという[16]報告もあるように、顔面の左右非対称性、鼻中隔の湾曲、前歯部幅径の違い、そして患者と術者の主観的なバランス感覚などを総合的に考慮しなければならない場合も多い（図2-6b）。

　複雑な修復治療を行う場合は、頭部と顔面に対する上顎歯列弓の位置関係を診査するために基準点を耳孔に求め、フェイス・ボウ・トランスファーにおける機能面の評価が一般的である。この方法は、臼歯部の機能回復を目的にした場合には有効な方法であるが（図2-7）、左右耳孔を結ぶ水平面と審美的に調和させなければならない仮想基準線との間に水平的なズレがある場合には、顔貌‐口唇に対する切縁線の位置が左、または右傾斜して適切に設定されなくなり[15]、審美障害を招く大きな誘因となってしまう（図2-8）。そのため、仮想基準線を総合的に参考にして再現できる方法を導き出していく必要がある（図2-9）。

図2-6a、b　咬合高径、歯列の正中と切縁線決定の要素＝顔貌の仮想基準線（赤線）。

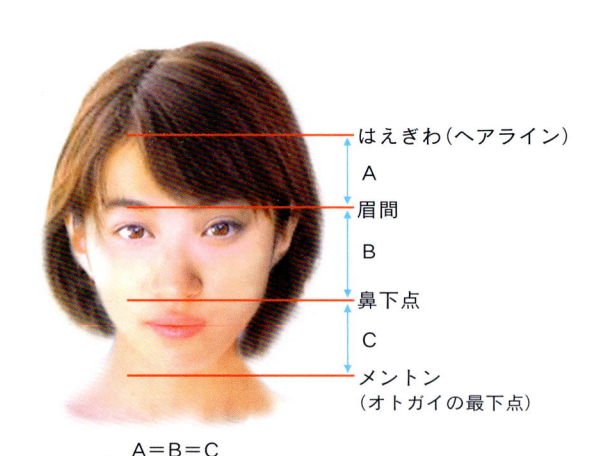

a：適切な咬合高径決定のための仮想基準線（赤線）の利用。
　歯列の正中と上顎前歯の切縁の位置は、適切な咬合高径が決定されていることがまず前提となる。咬合再構成を必要とする場合の咬合高径は、顔貌の仮想基準線を参考にした場合、眉間↔鼻下点↔メントン間の距離がほぼ等しいことが望ましい[5]。

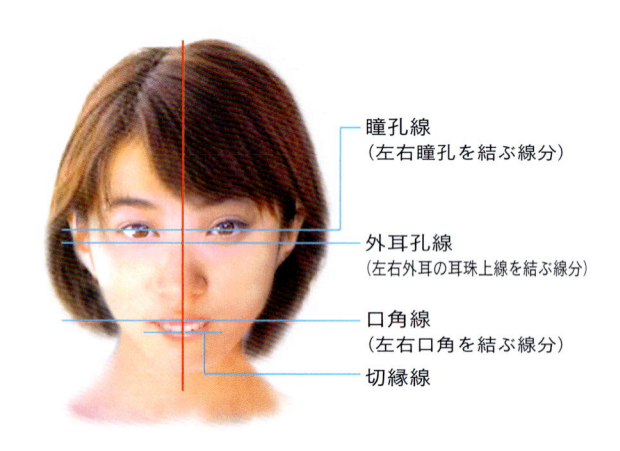

b：歯列の正中と上顎前歯切縁線決定のための仮想基準線（赤線）の利用。歯列の正中線は、仮想基準線である瞳孔線・外耳孔線・口角線・切縁線に対して垂直で、顔面の中央に位置させるのが望ましい。中切歯切縁線の位置は、これらの仮想基準線に対して平行で、安静位における垂直的露出は性別が基準になるが（男性2mm、女性4mm）、患者の年齢・要望などによって多少増減させる[1,6]。

図2-7～9　歯列の正中と中切歯切縁線の決定に必要な診査の実際。

図2-7a～c　機能回復のための咬合診断に必要な資料。

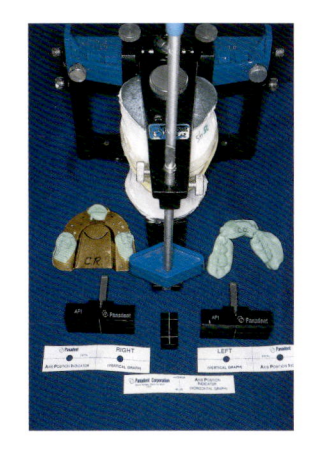

a：
①フェイス・ボウ・トランスファーによる上顎歯列の咬合器マウント。
②上下顎の咬合関係を評価するための中心咬合位と中心位バイト。
③②におけるズレを評価するためのAPI。

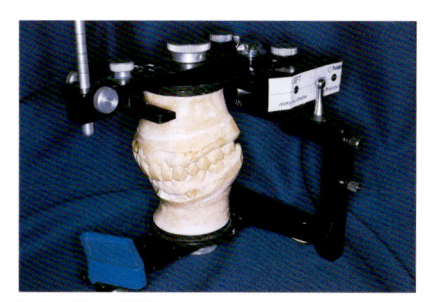

b：APIの測定。

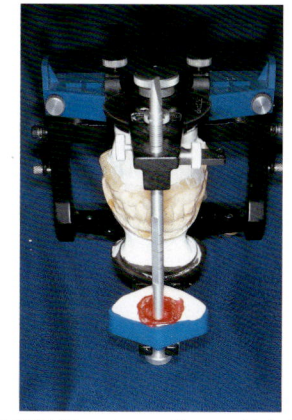

c：患者固有のアンテリア・ガイダンスを再現するためのアンテリアジグの作製。

図2-8a、b　審美修復における診断上のフェイス・ボウ・トランスファーの問題点。

a：耳孔を基準にしたフェイス・ボウ・トランスファー。
b：耳孔の水平的位置だけを基準にしている方法であるため、その位置にズレがある場合は、仮想基準線との不一致が生じ、正中線と切縁線の適切な診断は不可能で、最終補綴物の顔貌および口唇との調和を図ることができない場合が生じる。

a│b

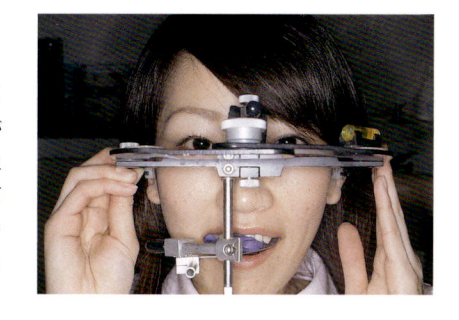

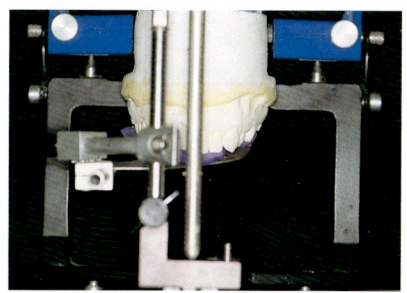

図2-9a、b　フェイス・ボウ・トランスファーの欠点を補う診査法。

a│b

a：ホリゾンタル・バー(割り箸など)とバイト用のパテを利用した方法は、簡便に顔貌に対する正中線と基準線に対して平行な中切歯切縁線の位置を決定することが可能である。
b：平面板(Sレベライザー、発売元テクノステップ、製造コマツ)を利用した診断も有効である。

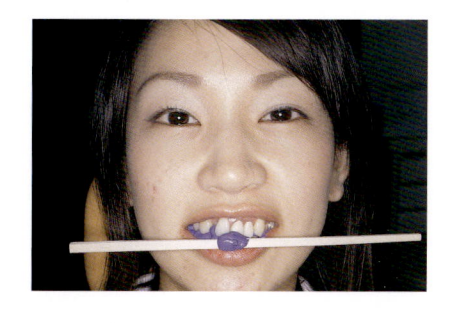

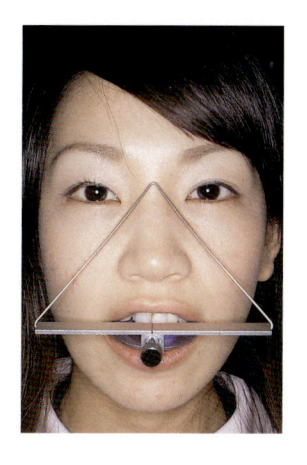

71

1-2. 審美的要素の診査②：口唇‐歯‐歯肉の関係（スマイル・ライン）の診査の実際

顔貌と歯の関係、すなわち歯列の正中と水平的な切縁線の位置が決定されたならば、次に口唇に対する歯と歯肉の関係を診断し決定しなければならない（表2-2）。適切なスマイル・ラインの決定には、患者の性別・年齢に加えて咬合関係（顎位・咬合高径・オーバーバイト・オーバージェットなど）、歯肉レベル、歯の位置、そして歯冠形態が複雑に絡み合う。そのため矯正治療・歯周形成外科・咬合再構成などインターディシプリナリーな観点から診査を行い、前処置の必要性の有無を診断し対応することが非常に重要になる。術前の口唇‐歯肉‐歯の関係を診査することによって各症例で修復すべき問題点と前処置の必要性の有無、その症例の難易度をもある程度把握することも可能である[8,9]。すなわち、顔貌および口唇との調和は、歯冠形態や色調回復のみで達成できるものではなく、口腔内の機能的・歯周的・環境的要因が大きく影響を及ぼすことも十分に理解・念頭において、治療目標である審美的なスマイル・ライン獲得のための考慮事項と関連付けて診査・診断を行っていくことが成功のキーになる。

☞ 適切なスマイル・ラインを決定するには、矯正治療、歯周外科、咬合再構成などのインターディシプリナリーの観点から診査、診断が必要である。

POINT

適切なスマイル・ライン獲得のために考慮すべき事項

1.	歯の位置。
2.	歯の形態。
3.	顎位と咬合高径。
4.	歯冠長と幅径。
5.	歯肉レベル。

表2‑2 審美的なスマイル・ラインを獲得するための考慮事項。

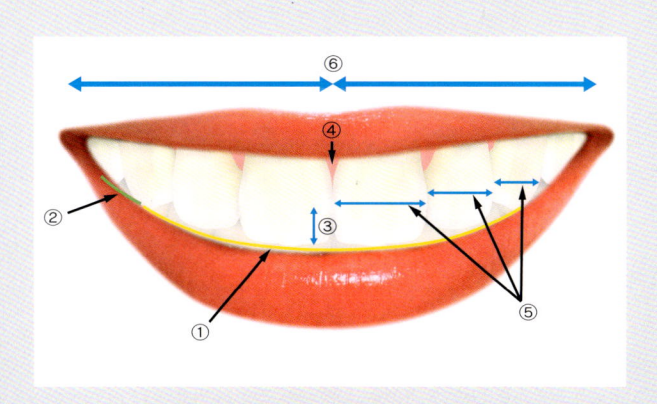

①下口唇と上顎前歯切縁線の関係。 　女性では上顎の切縁線を下口唇の湾曲に一致させ、男性では少し直線的に排列する。
②切縁線と咬合平面の関係。 　側切歯を除く切歯と臼歯部咬頭頂を結ぶラインは移行的である。
③上唇に対する歯と歯肉の水平的位置。 　日常会話時に、男性30～70％、女性70～100％の割合で上顎前歯部が露出する。リップラインは、ハイリップ・ノーマルリップ・ローリップの3パターンに分類されるが、特にハイリップラインの症例は審美的な治療難易度が高く、前歯部の歯肉縁形態に加えて中切歯の左右対称性に特別な注意を払う必要がある。特に、3mm以上歯肉が露出するガミー・スマイルの場合は、前処置として矯正治療・歯周形成外科の対象となる[10-12]。
④歯間乳頭の露出範囲。 　歯間乳頭部は、露出してもしなくても大きな違和感はない。重要なことは、露出した歯間空隙が歯肉で満たされていて、ブラック・トライアングルが発現していないことである。
⑤ゴールデン・プロポーション[13,14]。歯冠幅径のバランス(中切歯：側切歯：犬歯＝1.618：1：0.618)
⑥口唇の左右対称性(厚み・形態)。

第2章　治療のゴールを見極めるための鑑別診断と考慮事項

> **1-2-1　口唇‐歯‐歯肉の関係に対する鑑別診断のキーポイント**

　術前の口唇‐歯‐歯肉の関係には、回復すべき審美のみならず機能にまつわるさまざまな問題点と、治療難易度の鑑別診断を可能にする多くの情報が内包されている（図2‐10、11）。

図2‐10a～c：症例にみる難易度の鑑別診断。

①難易度―低（図2‐10a）

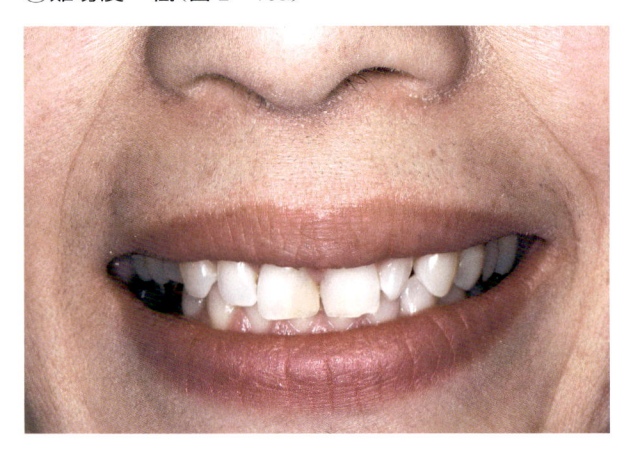

a：口唇‐歯肉の関係は正常であり、口唇と口角の対称性も維持されているため、咬合高径などの機能的な大きな問題はないことが予測される。顔貌に対する歯列の正中を決定後、色調と歯冠形態の回復を目的とする修復治療範囲内で対応が可能な、比較的難易度が低い症例である。

②難易度―中（図2‐10b）

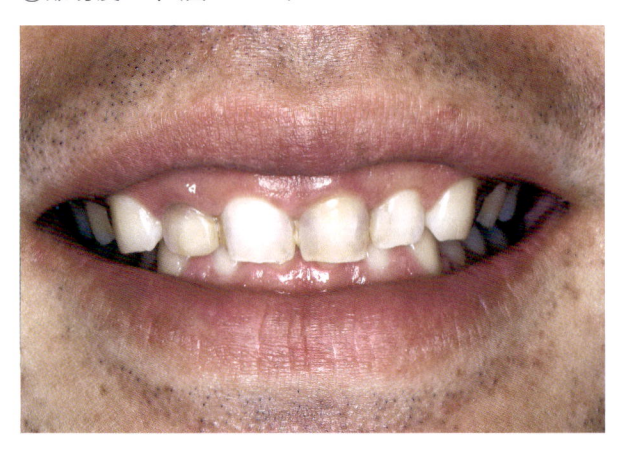

b：咬耗を認めるが口角の位置、口唇の形態は正常で、顎機能には問題がない。しかし、口唇に対する歯肉レベルがガミー・スマイルであることと、それに起因して歯冠幅径と歯冠長のバランスが悪く審美障害を呈している。このような場合は、歯肉レベル改善のための矯正治療による圧下、または歯周形成外科と補綴物の選択を考慮した変色歯に対する前処置後に修復治療を行う。複雑な治療ステップを必要とする中等度の難易度を持つ症例である。

③難易度―高（図2‐10c）

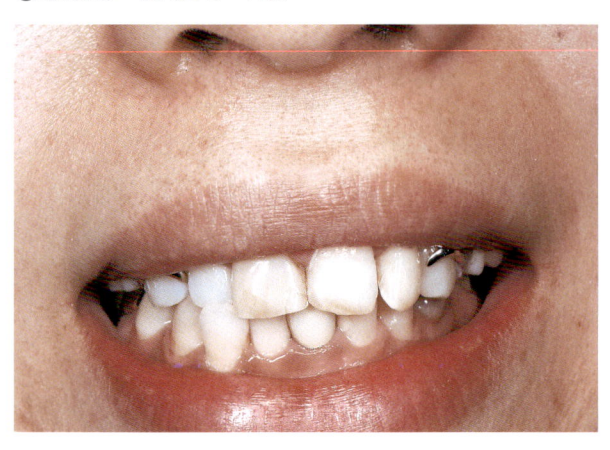

c：上顎前歯の切縁線や歯軸の乱れなど口唇‐歯の関係において改善すべき点を多く認める。さらに左側臼歯部欠損の長期間放置、不適合可徹性義歯の装着、そして右側側切歯の反対咬合に起因する顎位の低下と、右側偏位の顎機能異常によって下口唇の変形が生じた症例である。本例のように口唇の形態に異常をきたしている場合は、咬合高径の問題や顎位の偏位を念頭においた診断が要求されるとともに、前処置として全顎的な咬合治療を必要とするため、治療の難易度は高くなると想定すべきである。

図2-11a～c 症例分析のための着眼点。

①' 左頁難易度低の症例（図2-11a）。

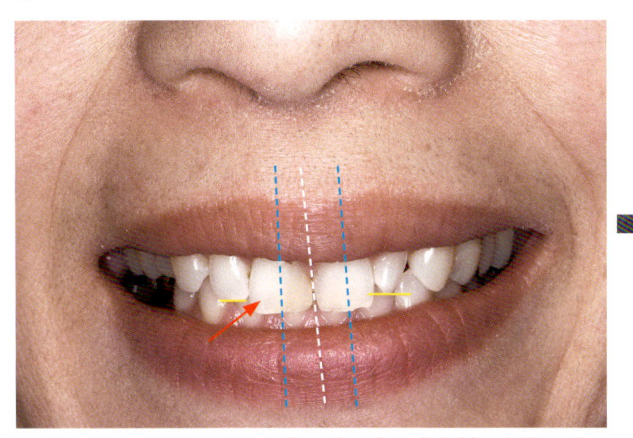

a-①：白-正中線の左側偏位、青-中切歯歯軸の傾斜、黄-側切歯の切縁線と形態の非対称、赤-変色歯。

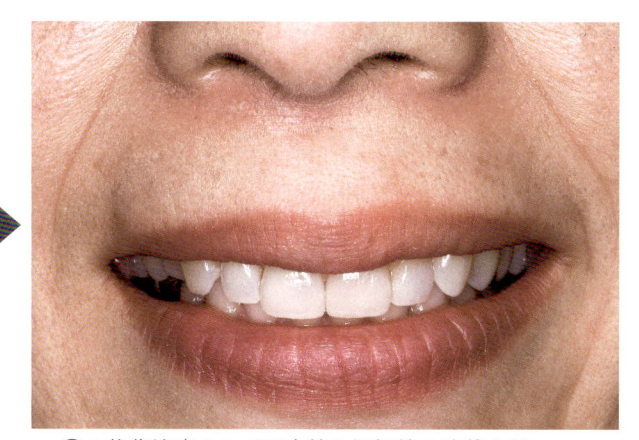

a-②：修復治療のみで正中線と切縁線の改善を行い、スマイル・ラインを回復。

②' 左頁難易度中の症例（図2-11b）。

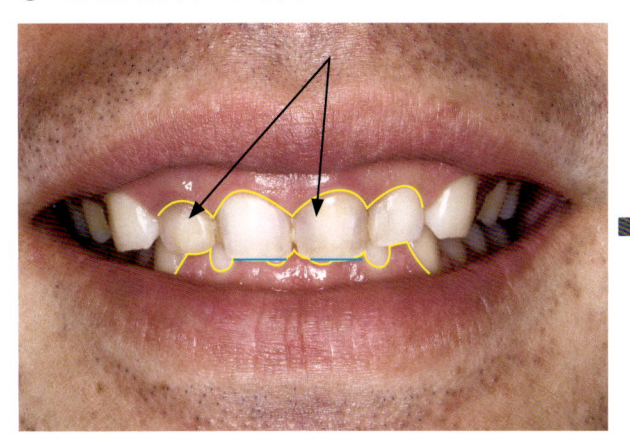

b-①：黄-ガミー・スマイル、青-切縁線の位置が低位、黒-変色歯。

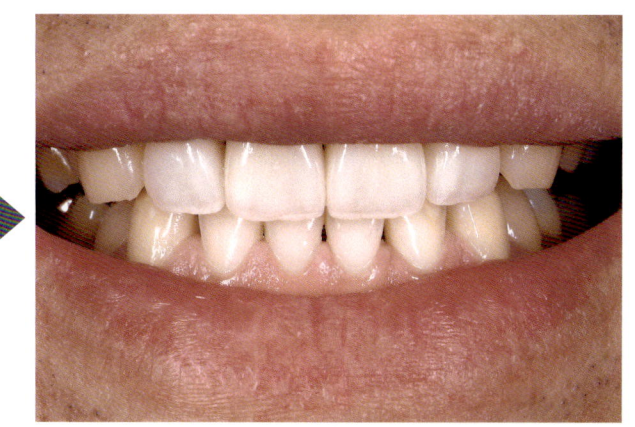

b-②：歯周形成外科による歯肉レベルの大幅な改善と修復治療による適切な歯冠形態、色調の回復によってスマイル・ラインを回復。

③' 左頁難易度高の症例（図2-11c）。

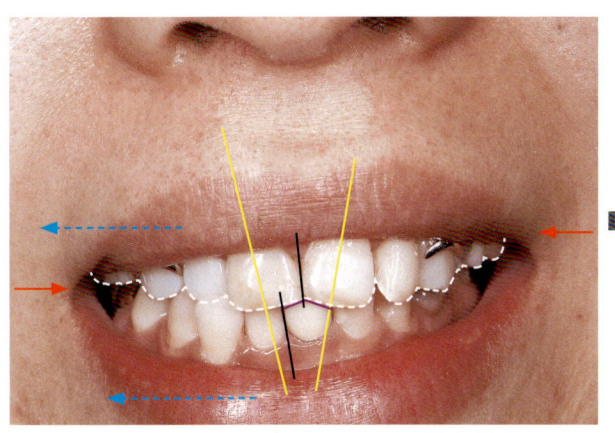

c-①：青-上下口唇の右側偏位、赤-口角線の非対称、黒-下顎の右側偏位、白-切縁線の不ぞろい、および咬合平面との不一致、黄-中切歯歯軸の近心傾斜、紫-切縁線がリバース・カーブ。

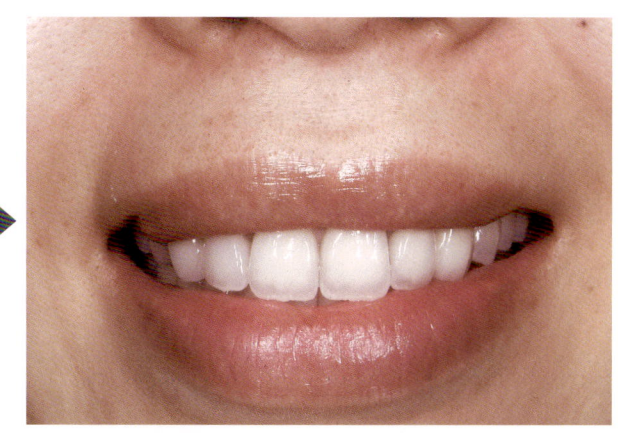

c-②：適切な顎位と咬合高径の回復後の修復治療によってスマイル・ラインを回復。

第2章　治療のゴールを見極めるための鑑別診断と考慮事項

1-3．総合診断、治療計画、前処置の実際

　上述のように術前の顔貌・口唇に対する歯と歯肉レベル、および咬合関係を診査することによって、審美性のみならず機能性に関する総合診断が可能となる。この治療過程は、審美修復治療におけるスタートであり、最も重要で優先すべき事項である。また、患者の要求を受けいれなければならない治療目標の1つでもある。ここでは、総合診断、治療計画と前処置を必要とする場合の治療の流れと、各ステップにおける再評価の実際について解説する（図2-13〜19）。

ステップ1　診査

1．診断用模型の採得。
2．咬合採得（中心位 or 中心咬合位＋エステティック・マウント）。

　①咬合関係に問題がない場合
　　a．中心咬合位とエステティック・ラインの採得
　　　→審美的評価。

　②咬合関係に問題がある場合
　　a．中心位の採得、APIによる診断、診断用ワックス・アップ
　　　→機能的評価。
　　b．咬合調整、プロビジョナル・レストレーションによる機能回復。
　　c．中心位＝中心咬合位の時点でエステティック・ラインの採得
　　　→審美的評価。

3．診査項目

　①顔貌に対する評価
　　a．顎位と咬合高径。
　　b．歯列の正中。
　　c．上顎前歯切縁線の位置。
　　d．その他（性別、年齢など）。

　②口唇に対する歯-歯肉関係の評価
　　a．歯の位置。
　　b．歯の形態。
　　c．顎位と咬合高径。
　　d．歯冠長と幅径。
　　e．歯肉レベル。

ステップ2　診断

1．診断用ワックス・アップ
2．プロビジョナル・レストレーション。
3．治療内容の決定
　①前処置の必要性。
　②修復範囲、修復物の決定。
　③患者の要望。

顔貌および口唇との調和を図るための実際① 咬合に問題がない場合（図2-12a〜o）

初診時

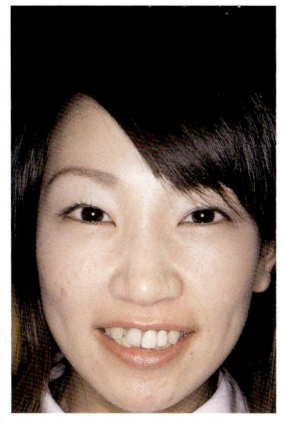

a：初診時の状態。正中線が顔貌に対して右側に偏位しているとともに、切縁線が口唇に対して左下がりである。

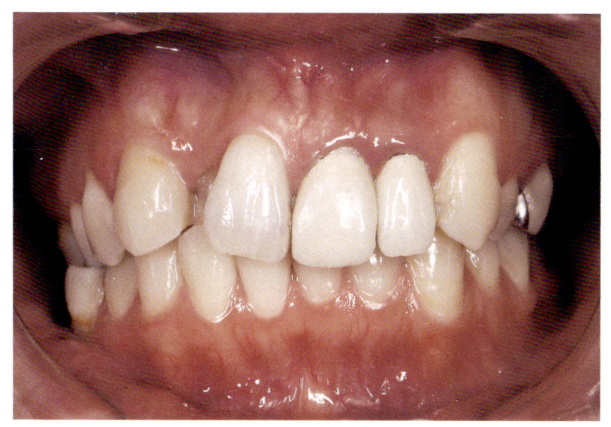

b：右側側切歯の舌側転位と骨吸収、歯肉レベルの不ぞろいなどを認める。

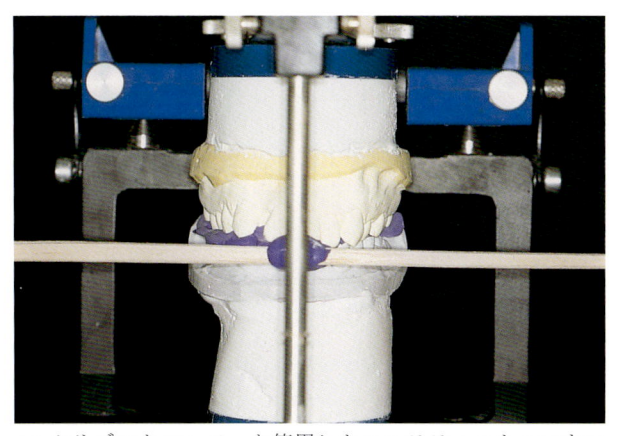

c：ホリゾンタル・バーを使用したエステティック・マウント。

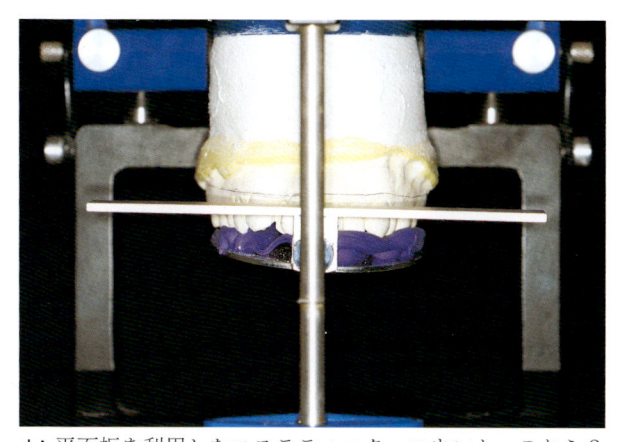

d：平面板を利用したエステティック・マウント。これら2つの方法は、顔貌に対する歯と歯肉の水平・垂直的な位置関係が咬合器の正中に再現できるため、審美的診断が可能である。

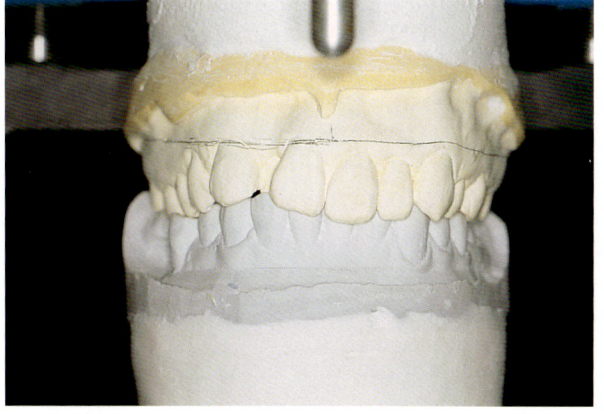

e：咬合器にマウントされた状態。

この状態を呈示し、患者の要望を聞く。矯正治療の可否そして修復の範囲は？

↓

患者の要望→上顎に限局した矯正後の6前歯の審美修復治療。

第2章　治療のゴールを見極めるための鑑別診断と考慮事項

f、g：患者の要望を基準にした診断用ワックス・アップによる提示。

f | g

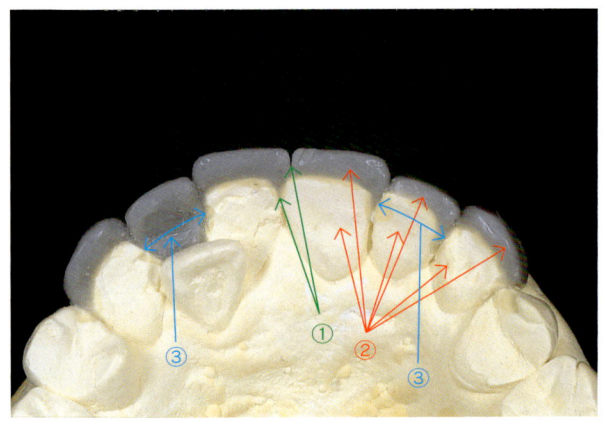

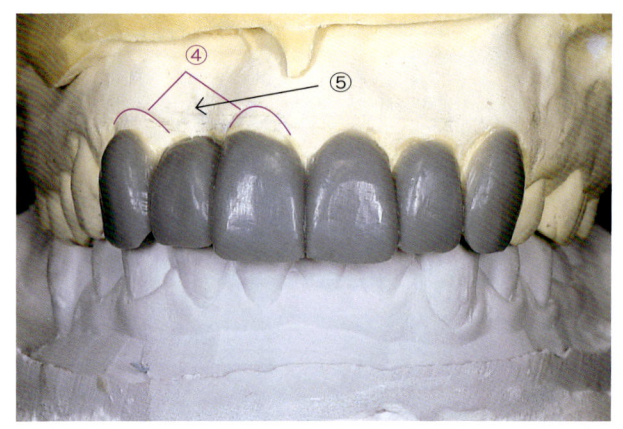

診断用ワックス・アップから診断できた
顔貌‐口唇‐歯の問題点（図2‐12f、g）

①正中線のズレ。
②歯の位置。
③歯冠スペース。
④歯頸線の位置。
⑤右側側切歯部の骨吸収。

⬇

前処置：矯正治療

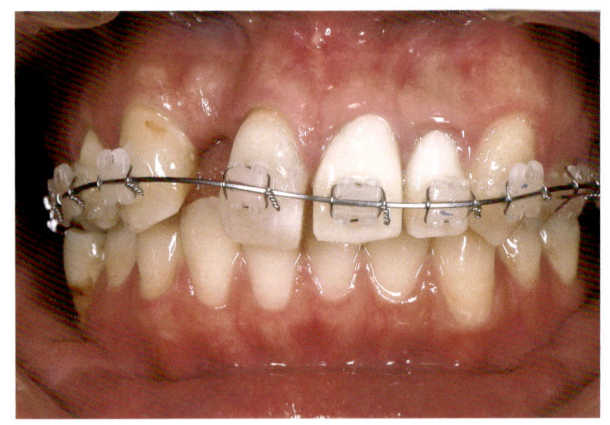

h：右側側切歯の抜歯後に歯軸と歯冠を一致させたプロビジョナル・レストレーションを装着して矯正治療を開始。顔貌の仮想基準線を参考にしながら、正中線を決定し、右側中切歯近心をディスキング後に左側に移動する。

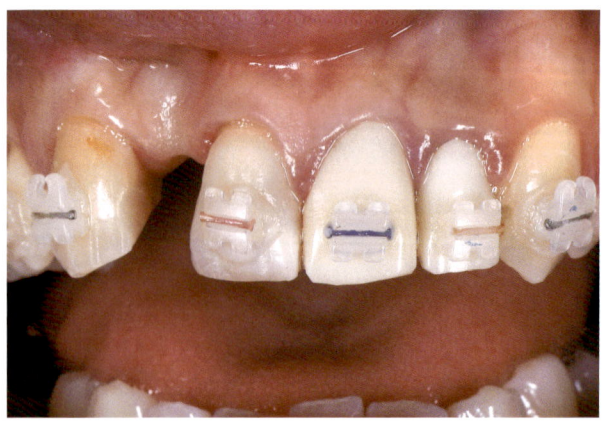

i：矯正治療終了時。顔貌に対する正中線の位置、歯肉レベル、および歯軸が大きく改善された。修復治療を必要とする本例で最も重要なポイントは、審美的な歯肉レベルの改善と歯冠スペースであり、切縁線に関しては修復治療にて多少の改善が可能である。

上顎側切歯の骨吸収に対する骨造成

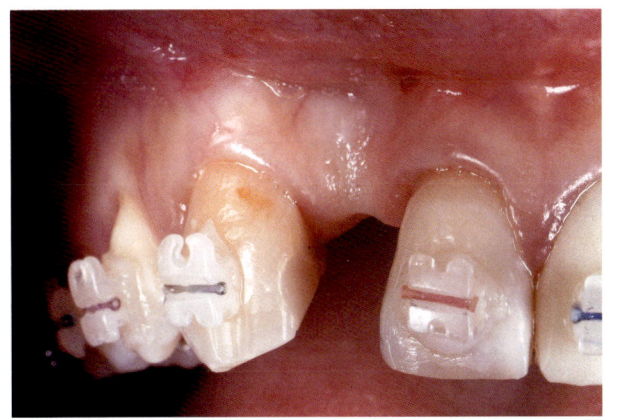

j：唇側歯槽堤の陥没を認める。

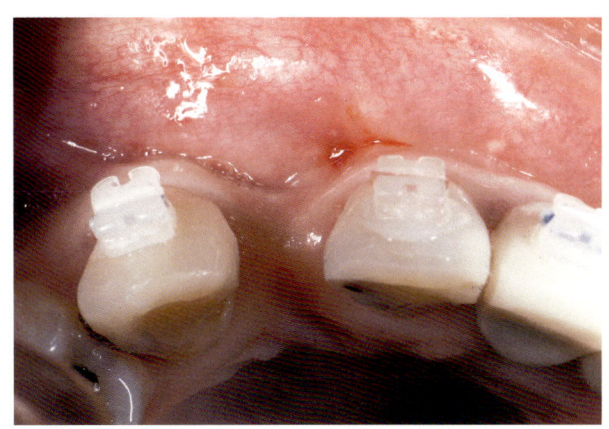

k：著しい水平的骨吸収を認める。

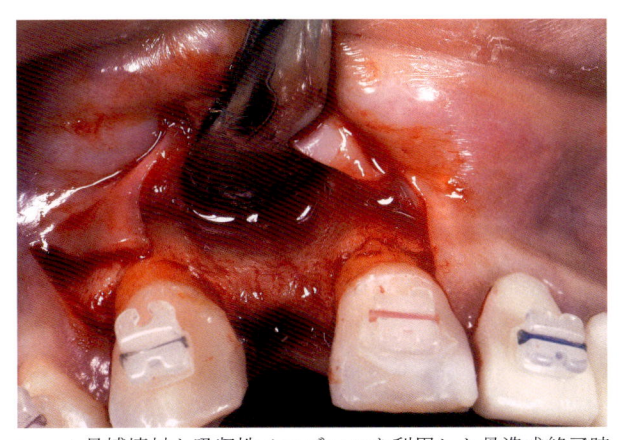

l、m：骨補填材と吸収性メンブレンを利用した骨造成終了時。

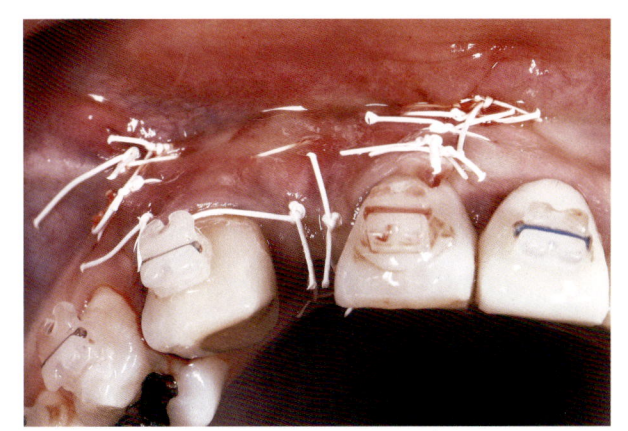

l | m

プロビジョナル・レストレーションの再製作、装着

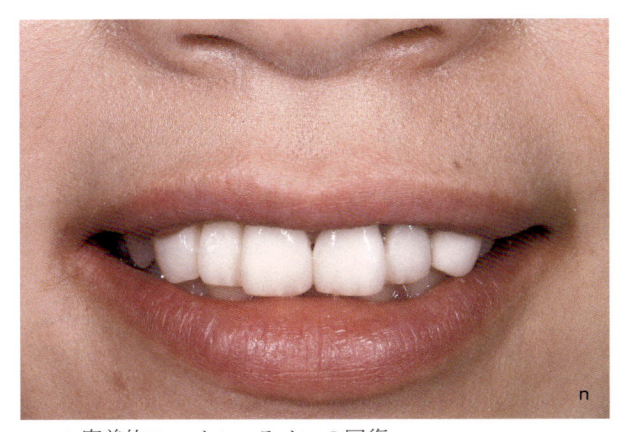

n、o：審美的スマイル・ラインの回復。

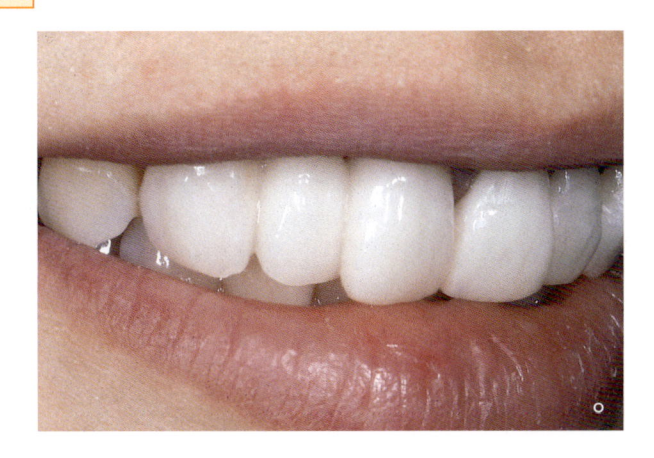

第2章 治療のゴールを見極めるための鑑別診断と考慮事項

顔貌および口唇との調和を図るための実際② 咬合の問題がある場合(図2-13a〜k)

初診時

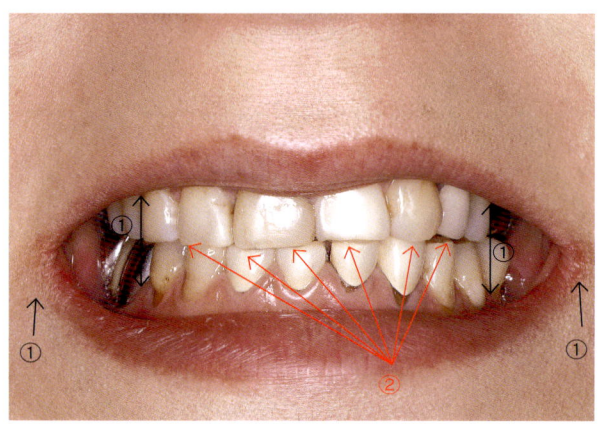

a：口唇との形態および色調的不調和を認める。口角部が垂れ下がり、咬合高径が低下していることが想定できる。

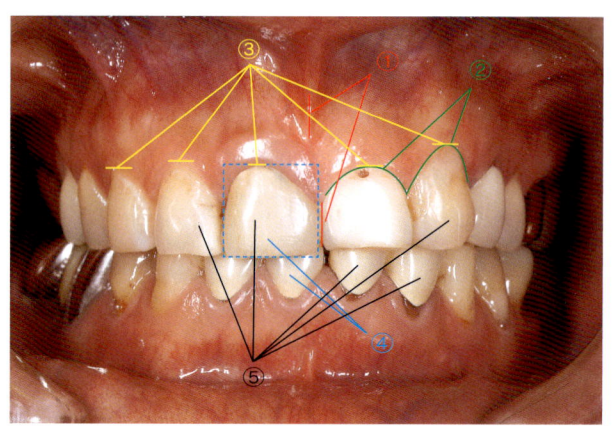

b：咬耗により適切なアンテリア・ガイダンスとバーティカル・ストップが確立されていない。軽度の開口障害を訴えている。

機能的問題点(図2-13a)

①咬合高径の低下。
②アンテリア・ガイダンスの欠如。
③バーティカル・ストップの欠如。

顔貌‐口唇‐歯の審美的問題点(図2-13b)

①正中線のズレ。
②歯の位置。
③歯肉レベル。
④不適切な歯冠形態。
⑤不適切な色調。

↓

中心位の採得→診断用ワックス・アップ→機能性の評価・回復

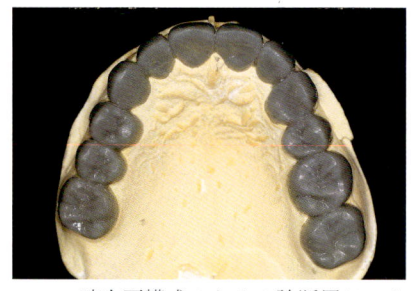

c〜e：咬合再構成のための診断用ワックス・アップ。　　　　c｜d｜e

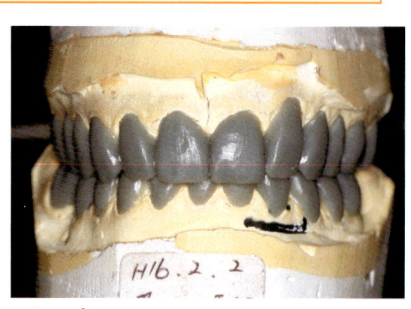

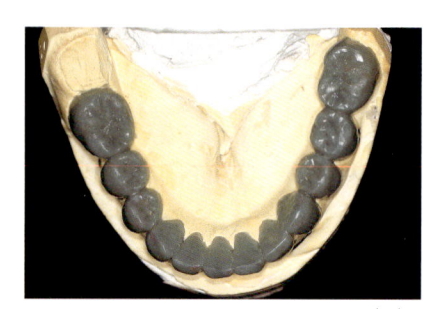

↓

プロビジョナル・レストレーションの製作

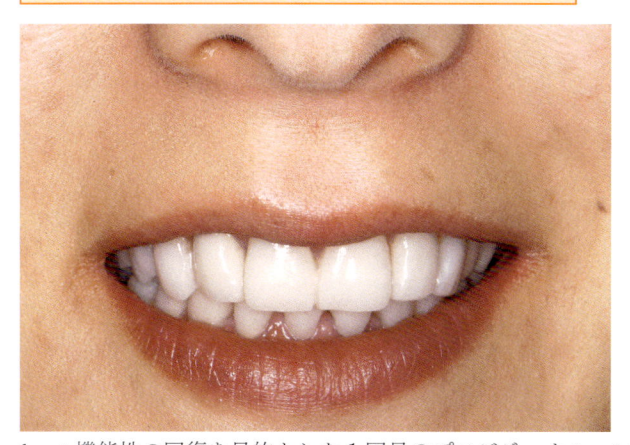

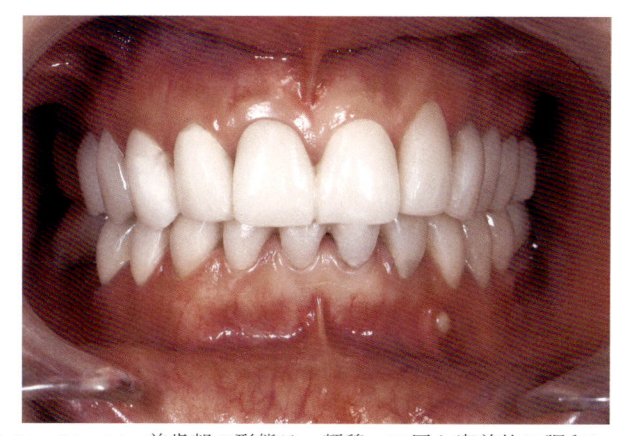

f、g：機能性の回復を目的とした1回目のプロビジョナル・レストレーション。前歯部の形態は、顔貌・口唇と審美的に調和しているとはいいがたい。

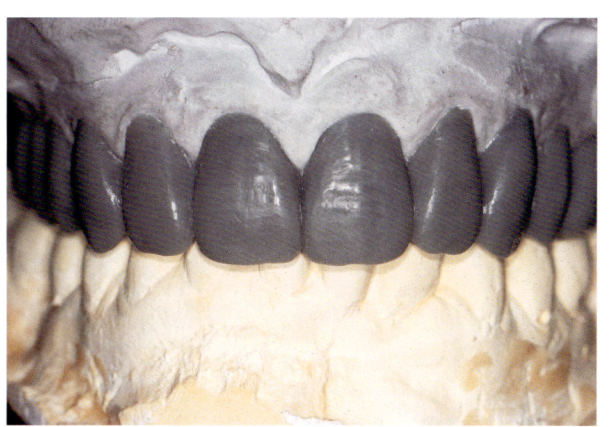

h：左頁に顔貌‐口唇‐歯の審美的問題点としてあげた5項目に基づいた2回目の診断用ワックス・アップ。

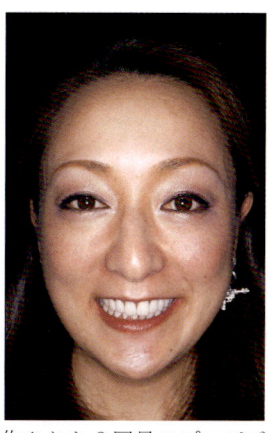

i：hを基準に製作された2回目のプロビジョナル・レストレーション装着時。患者に評価をしてもらうことが重要ポイント。

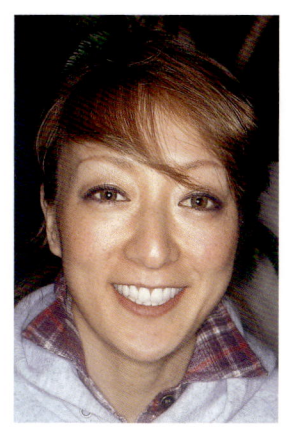

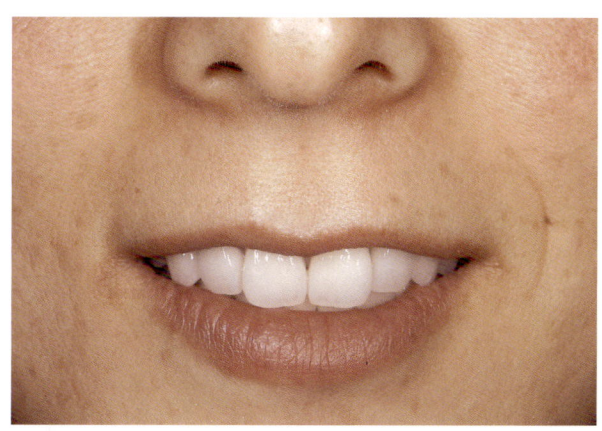

j、k：最終補綴物装着時。機能的回復要件も具備されて顔貌、および口唇との調和が回復された。

第2章　治療のゴールを見極めるための鑑別診断と考慮事項

1-4. 最終印象採得後の歯科技工士への情報伝達：修復物の口腔内試適時の評価と対応

ここまで解説した診査・診断と治療計画、そしてそれらに基づいたプロビジョナル・レストレーションの調整を適切に行うことが成功の第一のキーポイントである。多くの症例において、ここまでの治療過程がうまくいっていれば、試適時にあまり苦労することはないが、実際にはそこまで詰めても、試適時、または装着後に問題が生じることがある。

そこで重要になるのは、最終印象採得後の情報伝達である。少数歯修復であれば最終印象、バイト、そしてシェード情報で十分な場合が多いが、多数歯の場合はさらにプロビジョナル・レストレーションが装着されている状態での口唇との関係がわかる口腔内写真、参考模型とバイト、特に元々、正中線に問題がある場合の支台歯のバイトは、顔貌との位置関係を示すものと、患者の色調と形態に対する要望の歯科技工士への伝達が必須となる（図2-14）。試適時の正中線のズレは、その来院時の治療進行を大きく妨げることになり、治療回数増加と治療期間の延長を招いてしまう。特に、外注技工の場合は必要資料の採得は不可欠であり、症例的には顔貌に対する正中線が元々一致していない場合（図2-15）、対合歯の歯軸が傾斜している場合（図2-16）、残存歯の咬合平面にズレがあるような症例などでは問題が生じる場合が多い。試適時の修整はどんな場合にも必要になるが、歯科医師にとって参考模型による情報伝達と技工的な知識の習得は非常に重要である。

☞ この段階での歯科技工士への情報伝達が治療の成功に大きく影響してくる。術者は、修復物製作に必要な資料収集と調整を行いきらなくてはならない。

POINT

試適時のトラブルを最小限にするために考慮すべき事項

1. プロビジョナル・レストレーションの段階で、正中線、切縁線を決定しておく。
2. 必要資料の採得 - 特に多数歯修復、残存歯の位置、歯軸に問題がある場合。
3. 正中線の適切な位置決定を最優先して、それに調和した切縁線および歯軸を設定する。
4. 必ずしも、顔貌に対する正中線は一致する必要はなく、症例によっては改変する場合もある。重要なことは、下顎位が適切であることである。

多数歯修復における必要資料の採得と調整を少なくするためのクロス・マウントの実際（図2-14a～f）

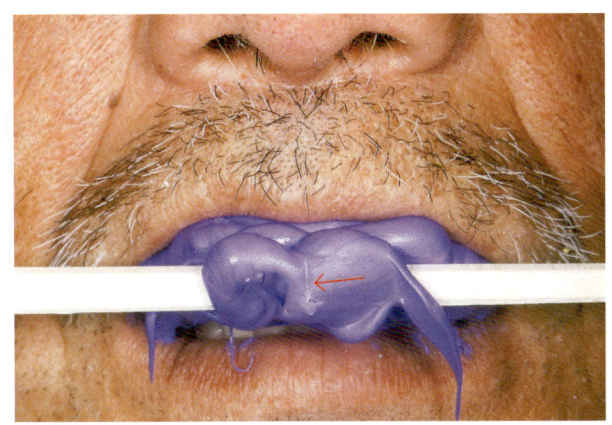

a：顔貌に対する正中と切縁線の位置を決定するための仮想基準線の採得。正中線の印記を忘れてはならない。

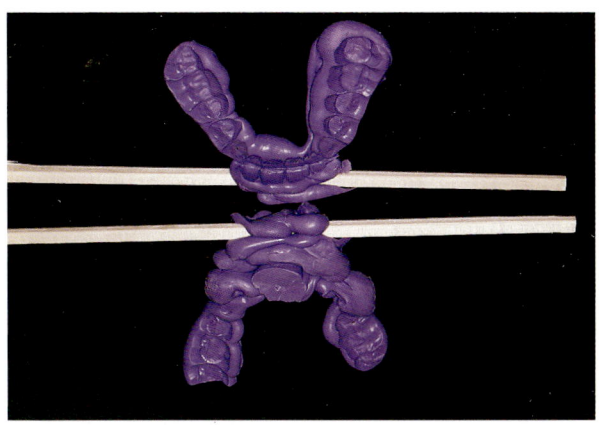

b：採得された中心咬合位とホリゾンタル・バー。上-プロビジョナル・レストレーション装着時。下-支台歯の状態。

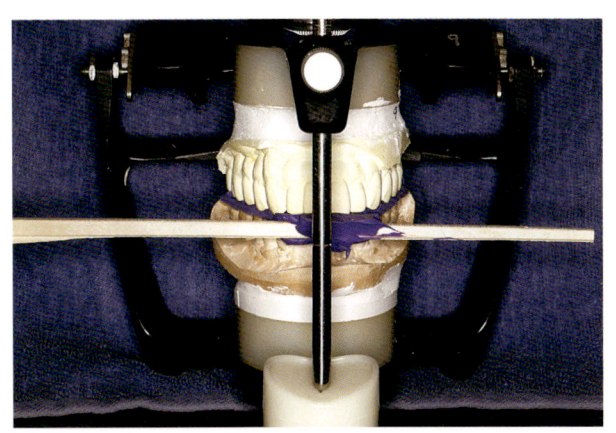

c：正中線とホリゾンタル・バーを基準としたプロビジョナル・レストレーションのマウント。

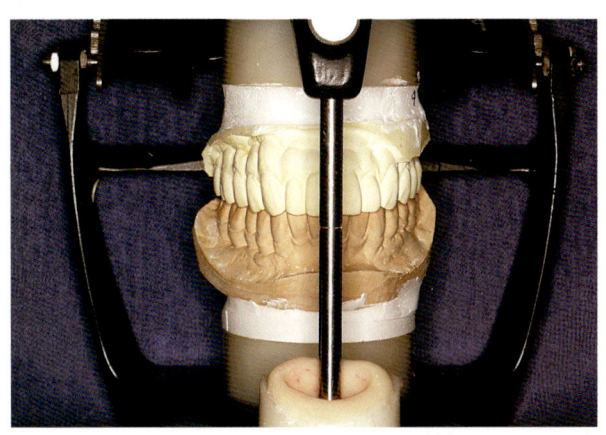

d：プロビジョナル・レストレーションに付与されている患者固有の顎運動を再現するためにアンテリアジグを製作。

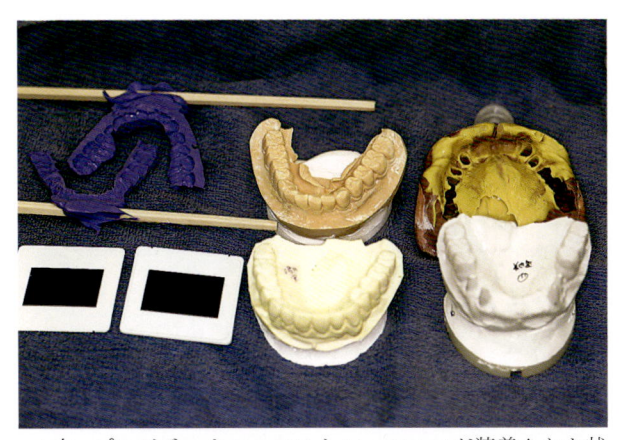

e：左-プロビジョナル・レストレーションが装着された状態のバイトと瞳孔線を基準にしたホリゾンタル・バー、支台歯のバイトと同様なホリゾンタル・バー、形態とシェード情報のスライド。中央-プロビジョナルが装着された参考模型と対合歯、右-最終印象と完成した作業模型。

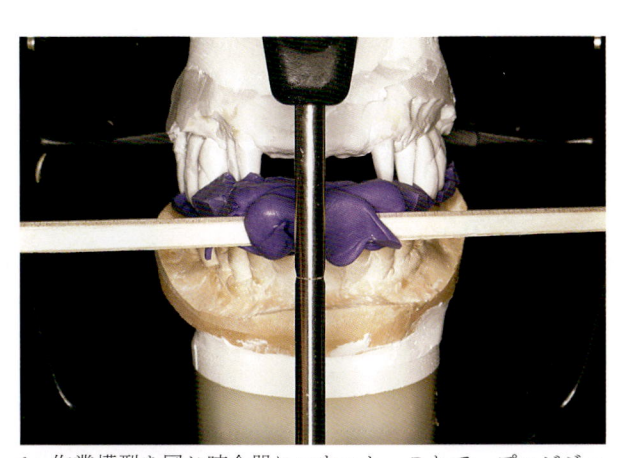

f：作業模型を同じ咬合器にマウント。これで、プロビジョナル・レストレーションに付与された咬合関係とアンテリア・ガイダンスなどの顎運動の最終修復物への再現が確実に可能になる。

第2章　治療のゴールを見極めるための鑑別診断と考慮事項

> 正中線および切縁線がズレている場合の情報伝達①（図2-15a〜f）

①術前（図2-15a）とプロビジョナル・レストレーション装着時（図2-15b）。

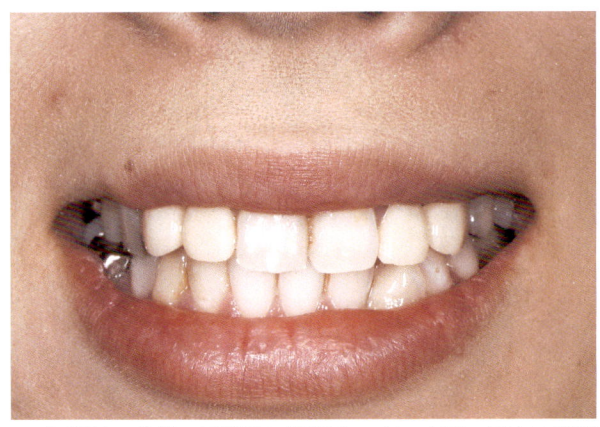

a：初診時の状態。下顎位に問題ないが、上顎の正中は顔貌に対して左側にズレている。

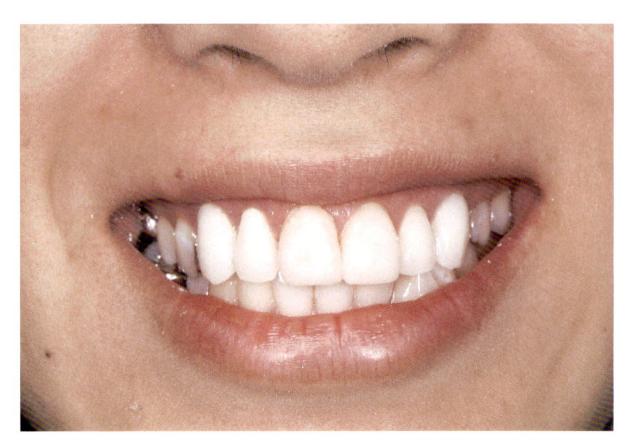

b：プロビジョナル・レストレーション装着時。全体的に主軸が左側に曲がっている。

②最終印象採得時の情報伝達と試適（図2-15c、d）。

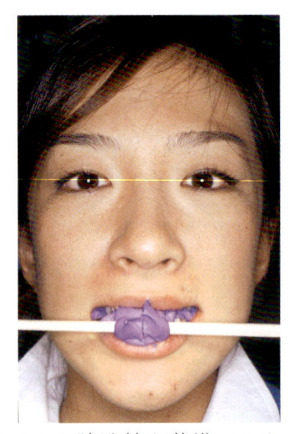

c：支台歯のバイトと瞳孔線を基準にしたホリゾンタル・バー。顔貌に対する正中線は必ず印記する。

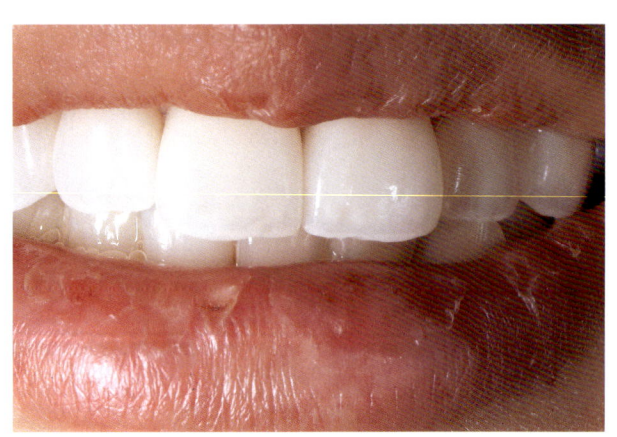

d：試適時。この場合は下顎との正中のズレがあるため技工士は正中線の決定に困惑しやすい。

③最終修復物装着（図2-15e、f）。

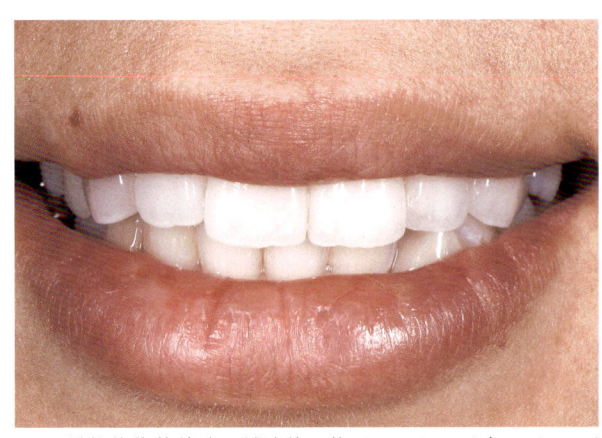

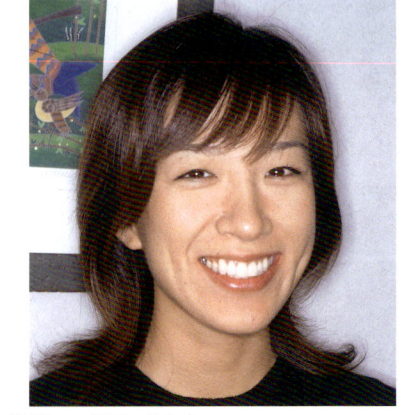

e、f：最終修復装着時。試適後の修正により、正中のズレはあるものの、動的状態での違和感もない。

試適時の正中のズレを調整した症例（図2-16a〜e）

①術前（図2-16a）とプロビジョナル・レストレーション装着時（図2-16b）。

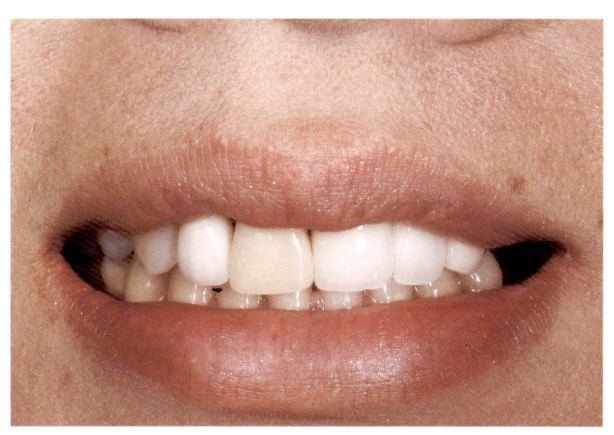

a：術前の状態。顔貌に対して正中線がズレて、それに伴い切縁線も左上がりである。

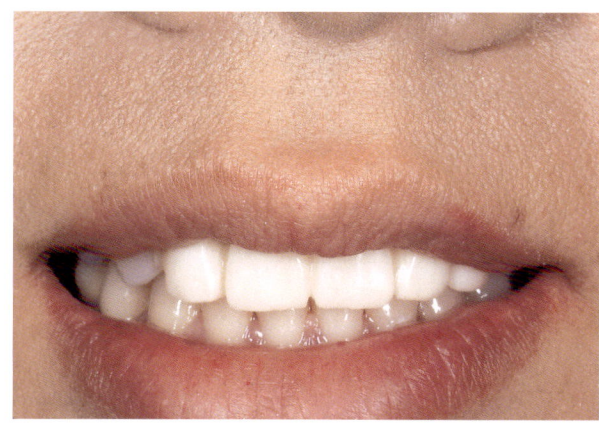

b：プロビジョナル・レストレーションの状態。正中線は左側にズレ、切縁線も左上がりである。

②試適時の評価・調整（図2-16c、d）。

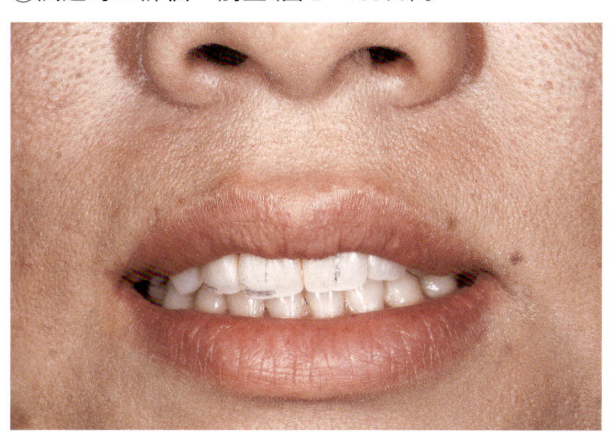

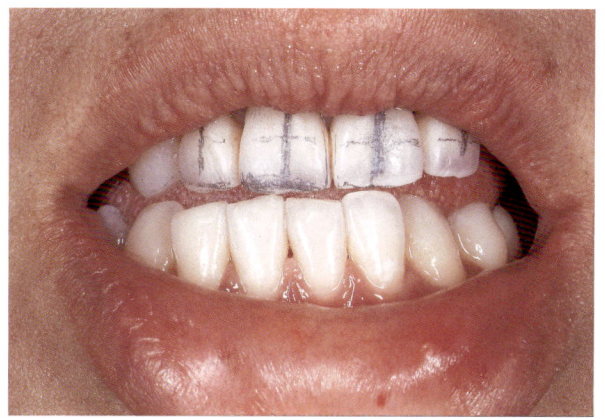

c、d：プロビジョナル・レストレーションの調整が不十分なままで情報を与えてしまったために、正中線のズレとそれに起因した歯軸の傾斜、切縁線の長さの不一致などさまざまな問題が生じてしまっている。さらに下顎の歯軸が右側に傾斜していることも、正中線の決定に錯覚を与えている。この状態でできることは、中心咬合位における咬合調整のみであり、その度合いによっては一から築盛をやり直さなければならない場合もある。修整において基準となるラインを鉛筆で記入。　　c|d

③最終修復物装着（図2-16e）。

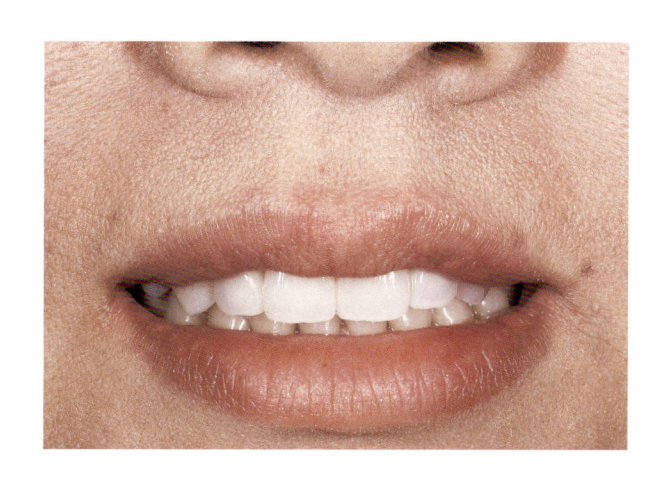

e：最終修復物装着。口唇との調和を図ることができ、形態、色調に対する患者の満足度は高い。

第2章　治療のゴールを見極めるための鑑別診断と考慮事項

> 症例1　適切な色調および形態の回復によるスマイル・ラインの回復（図2-17a～j）

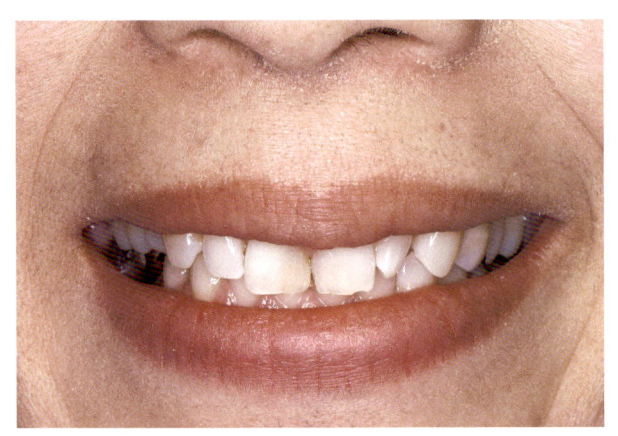

a：口唇に対する正中のズレを認める。

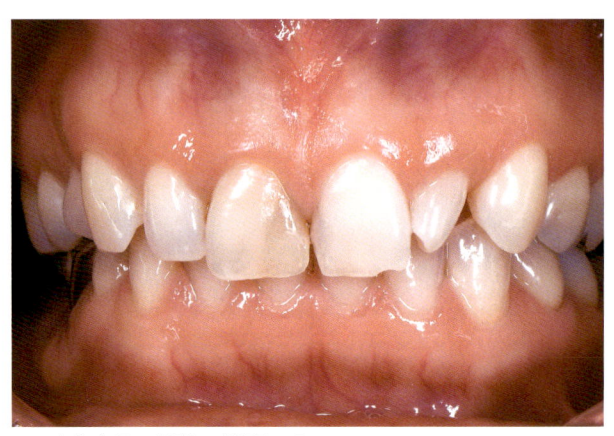

b：咬合高径と顎位に問題はない。

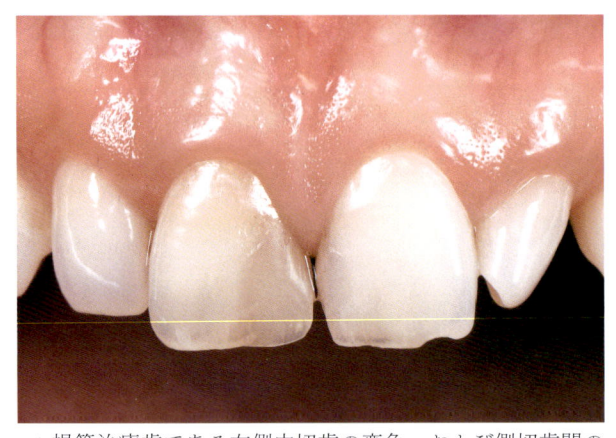

c：根管治療歯である右側中切歯の変色、および側切歯間の形態不調和を認める。

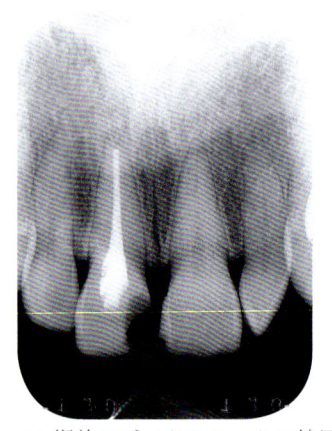

d：術前のデンタルエックス線写真。

●難易度の鑑別

顔貌-口唇-歯の関係	難易度が低いもの	難易度が高いもの
①歯列の正中	Normal	Problem
②切縁線の位置	Normal	Problem
③スマイル時の口唇-歯の関係	Normal	Problem
④スマイル時の歯肉レベル	Normal	Problem
⑤咬合（高径、顎位）アンテリア・ガイダンス	Normal	Problem

●治療計画

①患者の要望
　側切歯間の形態調和と白い歯を希望。
②診断用ワックス・アップ
　Thin Scalloperによりラミネート・ベニアを選択。
③ブリーチング。
　生活歯はホーム・ブリーチング、根管治療歯である右側中切歯はインターナル・ブリーチング。
④支台歯形成、印象。
⑤PLV装着。

さまざまな症例への対応

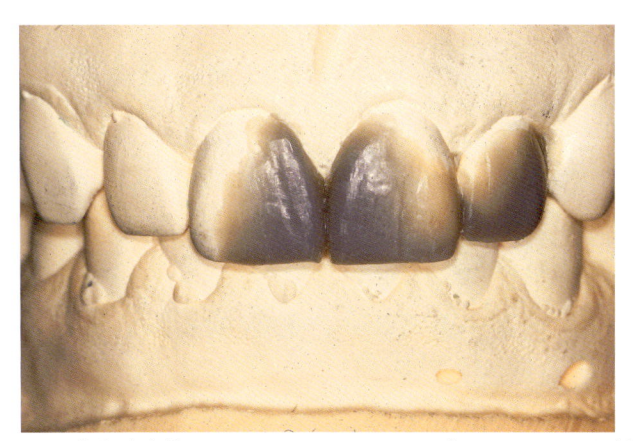

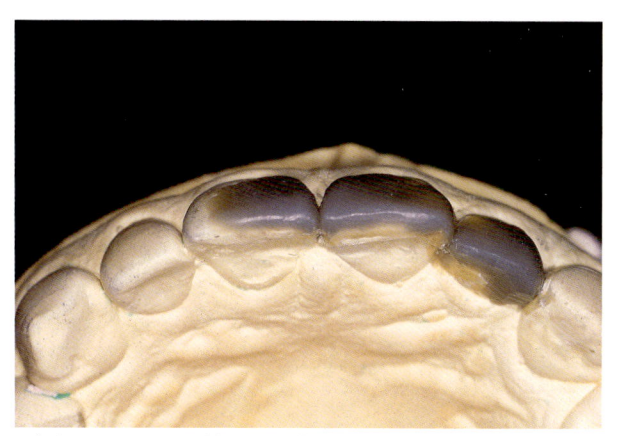

e、f：中心咬合位とエステティック・ホリゾンタル・バーを採得して咬合器にマウント後の最終歯冠形態を想定した診断用ワックス・アップ。ワックスが添加してある部分が形態修正を必要とする部分であり、支台歯形成の削除量決定の診断が可能となる。

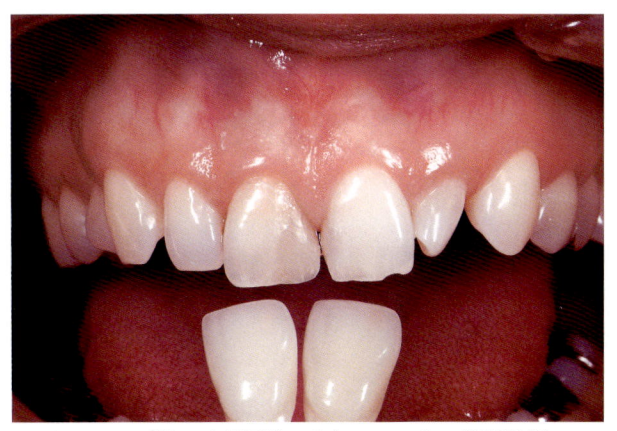

g：ホーム・ブリーチ終了時。A1ベースまで色調回復。

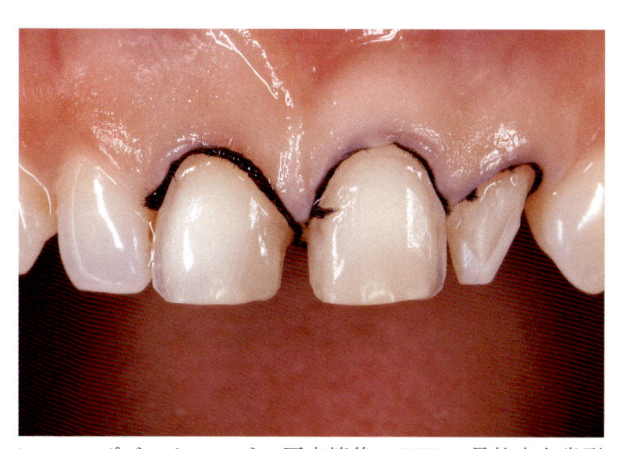

h：コンポジット・レジン再充填後のPLVの最終支台歯形成。歯冠形態を大きく変更しなければならない中切歯正中部は、隣接面を超えるとともにフィニッシュ・ラインは歯肉縁下に設定する。

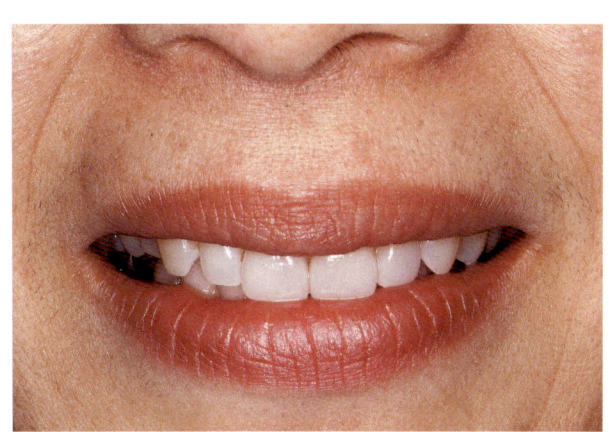

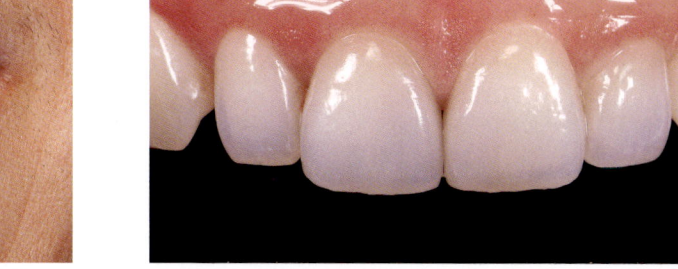

i、j：装着時。色調と歯冠形態の改善によって比較的容易にスマイル・ラインが改善された。

第2章　治療のゴールを見極めるための鑑別診断と考慮事項

> **症例2　歯肉レベルの改善による審美的スマイル・ラインの獲得**（図2-18a〜f）

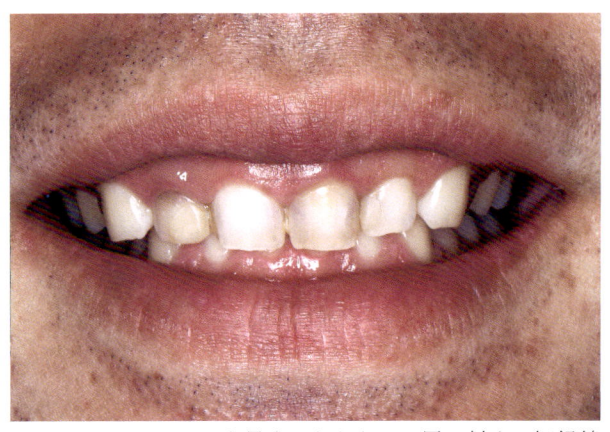

a：ガミー・スマイルを呈するとともに口唇に対する切縁線も長く、口唇に対する歯の形態と色調の不調和を認める。咬耗による咬合高径のわずかな減少を認めるが生理的許容範囲である。

●難易度の鑑別

顔貌-口唇-歯の関係	難易度が低いもの	難易度が高いもの
①歯列の正中	Normal	Problem
②切縁線の位置	Normal	Problem
③スマイル時の口唇-歯の関係	Normal	Problem
④スマイル時の歯肉レベル	Normal	Problem
⑤咬合（高径、顎位）アンテリア・ガイダンス	Normal	Problem

●治療計画

① 患者の要望
　ガミー・スマイルの改善と色調回復。
② ブリーチング（根管治療歯のインターナル・ブリーチング）。
③ 診断用ワックス・アップ。
④ 歯周形成外科。
⑤ PLVの装着。

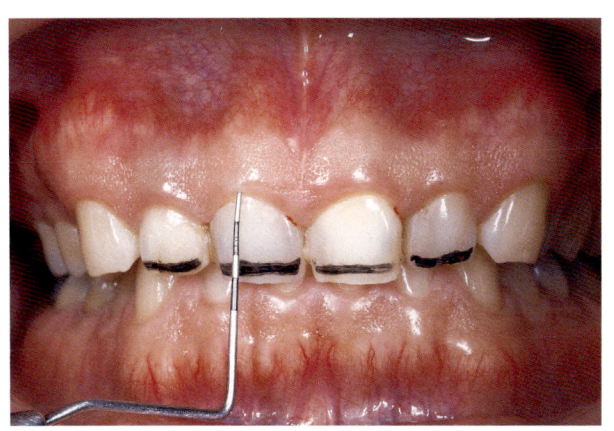

さまざまな症例への対応

b：インターナル・ブリーチング終了後に、切縁線の位置を決定。

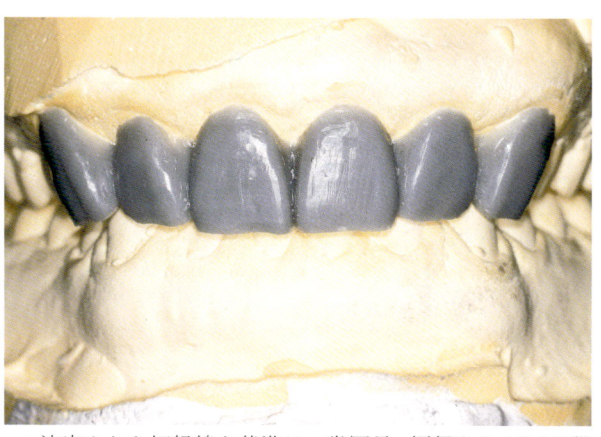

c：決定された切縁線を基準に、歯冠長-幅径を1：0.8で設定した診断用ワックス・アップ。

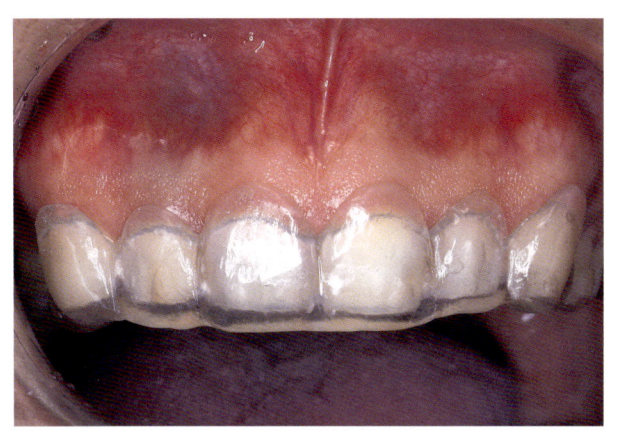

d：診断用ワックス・アップに基づいた歯肉レベル改善のためのサージカル・テンプレート。

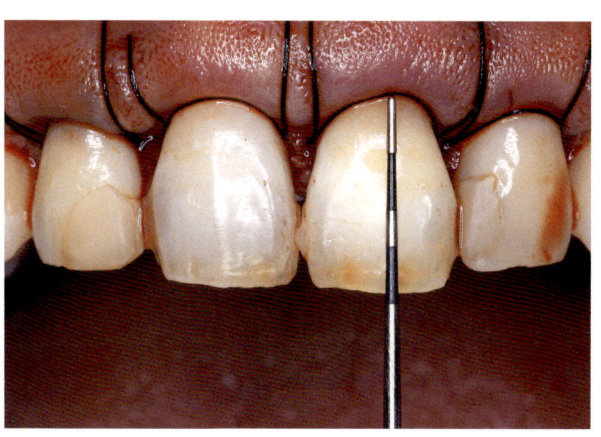

e：スマイル・ラインに調和した歯肉レベルを獲得するための歯周形成外科。

f：装着時。切縁線、歯肉レベルを大幅に改善したことにより、審美的なスマイル・ラインが回復された。

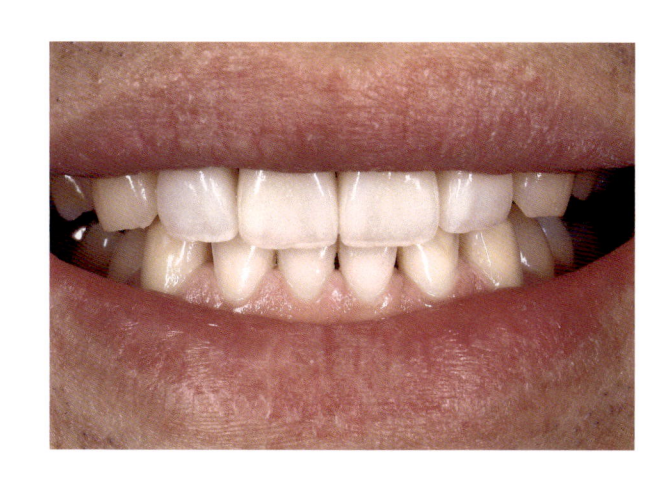

第2章 治療のゴールを見極めるための鑑別診断と考慮事項

症例3　顎位と咬合高径の改善によって適切なスマイル・ラインを獲得した症例（図2-19a〜h）

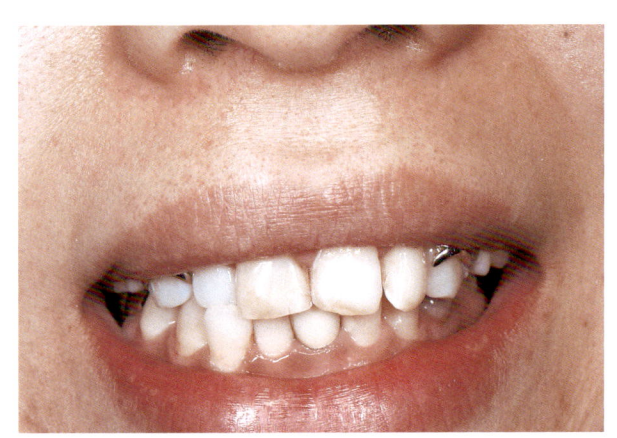

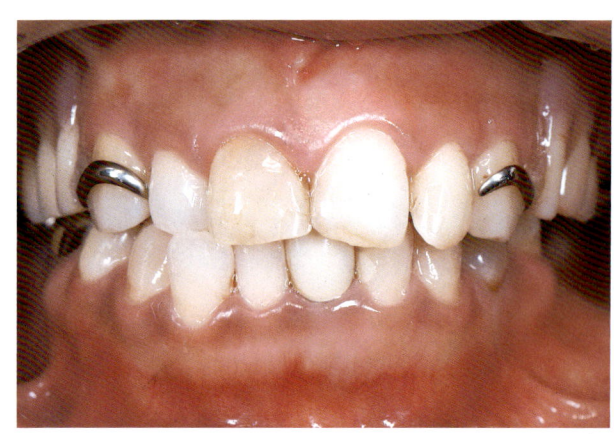

a、b：初診時。顎位の右側変位と咬合高径の低下に伴う口唇の変形を認め、左側顎関節部の疼痛を訴えている。

●難易度の鑑別

顔貌-口唇-歯の関係	難易度が低いもの	難易度が高いもの
①歯列の正中	Normal	Problem
②切縁線の位置	Normal	Problem
③スマイル時の口唇-歯の関係	Normal	Problem
④スマイル時の歯肉レベル	Normal	Problem
⑤咬合（高径、顎位）アンテリア・ガイダンス	Normal	Problem

●治療計画

①患者の要望
　口唇の変形の改善と白い歯を希望。

②適正顎位の決定。

③メタル・セラミックスとラミネート・ベニア（3|1）の装着。

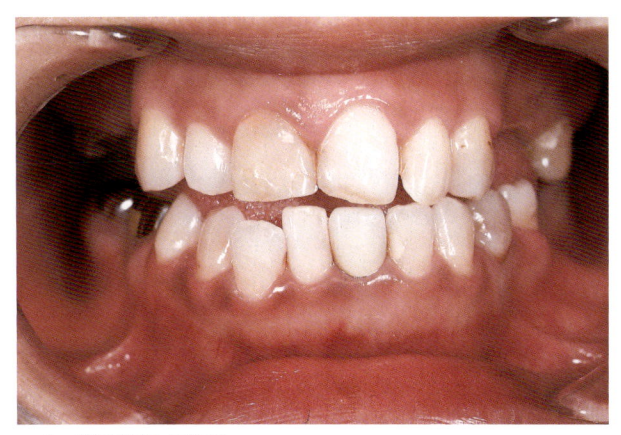

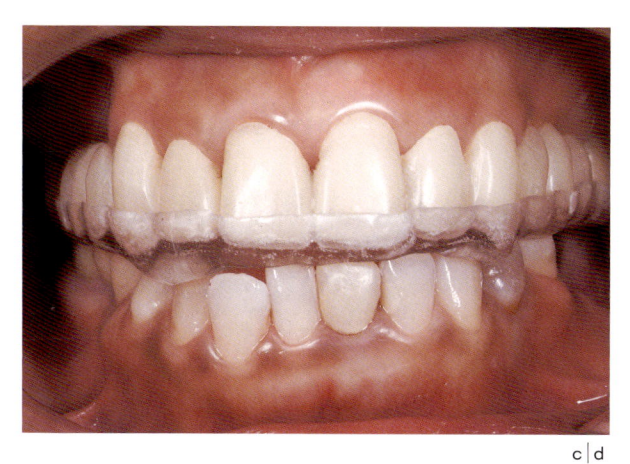

さまざまな症例への対応

c、d：適正顎位の決定。
c：バイト・プレートを装着して、筋肉の緊張が緩和した時点で採得された2回目の中心位。

d：cを基準にして製作されたプロビジョナル・レストレーションに、再度バイト・プレートを装着し、適正顎位を模索する。

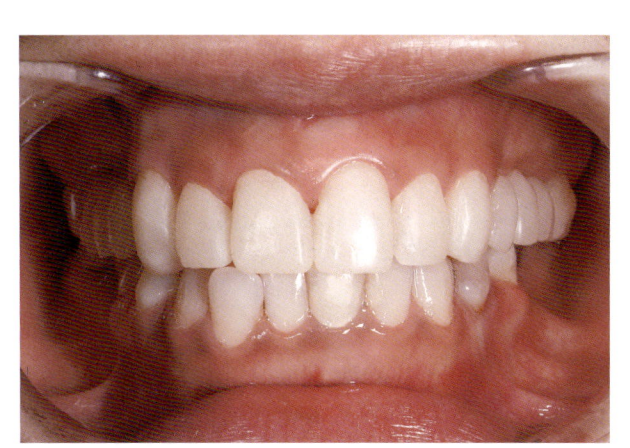

e：繰り返しの調整によって決定された最終顎位。

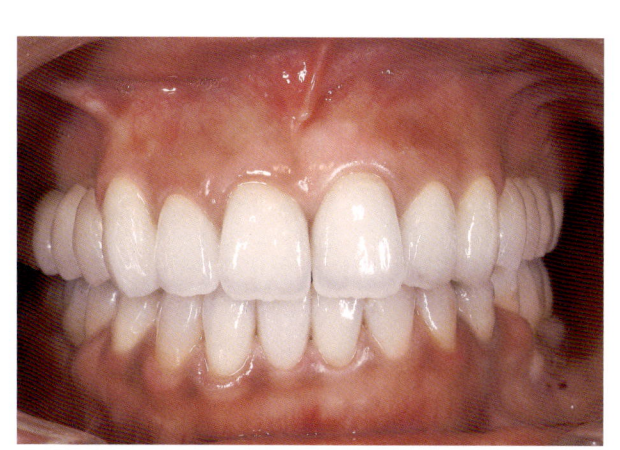

f：最終補綴物装着。顔貌と口唇に対する基準線の応用によって、切縁線と咬合平面が適切に設定された。

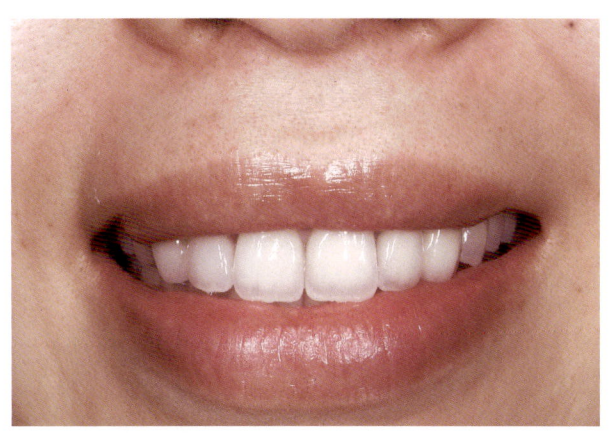

g：口唇の形態も大きく改善し、スマイル・ラインと同調した排列が獲得された。

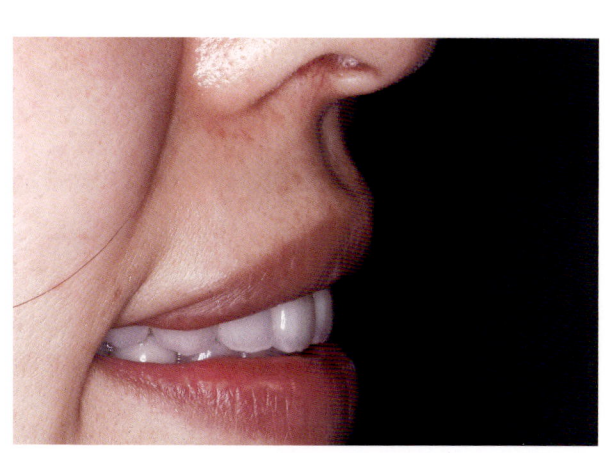

h：上顎前歯の切縁線は、下唇のドライウェット・ライン内側に設定されている。

第2章　治療のゴールを見極めるための鑑別診断と考慮事項

参考文献

1. Rufennacht CR. Fundamentals of Esthetics. Chicago : Quintessence, 1990.
2. Fradeani M. Esthetic Rehabilitation in Fixed Prosthodontics, Volume 1 Esthetic Analysis : A Systematic Approach to Prosthetic Treatment. Chicago : Quintessence, 2004.
3. Tjan AH, Miller GD, The JG. Some esthetic factors in a smile. J Prosthet Dent 1984 Jan；51(1)：24-8.
4. Garber DA, Salama MA. The aesthetic smile : diagnosis and treatment. Periodontol 2000, 1996 Jun；11：18-28.
5. Patterson CN, Powell DG. Facial analysis in patient evaluation for physiologic and cosmetic surgery. Laryngoscope 1974 Jun；84(6)：1004-19.
6. Robbins J W. Differential Diagnosis And Treatment Of Excess Gingival Display. PPAD 1999；11(2), 265-72.
7. Rifkin R. Facial analysis : a comprehensive approach to treatment planning in aesthetic dentistry. Pract Periodontics Aesthet Dent. 2000 Nov-Dec；12(9)：865-71；quiz 872.
8. 小濱忠一．未来型歯科医療のベーシック：[Section1] トップダウントリートメントの治療計画［1］審美修復のための鑑別診断(1)スマイルラインの状態による難易度を診断する．the Quintessence 2005；24(1)：102.
9. 小濱忠一．未来型歯科医療のベーシック：[Section1] トップダウントリートメントの治療計画［1］審美修復のための鑑別診断(2)難易度別スマイルラインの状態による治療上のキーポイント．the Quintessence 2005；24(2)：310.
10. Levine RA, McGuire M. The diagnosis and treatment of the gummy smile. Compend Contin Educ Dent 1997 Aug；18(8)：757-62, 764；quiz 766.
11. Lee EA. Aesthetic crown lengthening : classification, biologic rationale, and treatment planning considerations. Pract Proced Aesthet Dent 2004 Nov-Dec；16(10)：769-78；quiz 780.
12. Luca Landi, Paolo F. Manicone, Stefano Piccinelli, Roberto Raia, Fabio Marinotti, Fabio Scutella. Determining Osseous Resection During Surgical Crown Lengthening in the Esthetic Zone with the Use of a Tadiographic and Surgical Template. Quintessence Dent Technol 2004；27(1)：101.
13. Levin EI. Dental esthetics and the golden proportion. J Prosthet Dent 1978 Sep；40(3)：244-52.
14. Lombardi RE. The principles of visual perception and their clinical application to denture esthetics. J Prosthet Dent 1973 Apr；29(4)：358-82.
15. Kokich VO Jr, Kiyak HA, Shapiro PA. Comparing the perception of dentists and lay people to altered dental esthetics. J Esthet Dent 1999；11(6)：311-24.
16. Miller EL, Bodden WR Jr, Jamison HC. A study of the relationship of the dental midline to the facial median line. J Prosthet Dent 1979 Jun；41(6)：657-60.
17. Cardash HS, Ormanier Z, Laufer BZ. Observable deviation of the facial and anterior tooth midlines. J Prosthet Dent 2003 Mar；89(3)：282-5.

2．歯科技工士との連携に基づく適切な色調回復

　適切な色調回復は、歯科技工士が陶材の築盛に必要となる情報をチェアサイドがいかに、どのように伝達するかで、その結果は大きく左右される[1, 2]。天然歯は、エナメル質と象牙質の構造的特徴と、色そして光透過性の違いによってさまざまな色調を示す[3]。

　エナメル質はその大半を占める半透明層と透明層が重なり合った斜層構造をもつとともに、さまざまな表面性状を呈する。一方、象牙質は、エナメル質に向かって放射状に走行する象牙細管によって中心部切縁側に不透明層、その先端側には強い透明層がみられる。加えてマメロン、クラック・ラインなどの特徴的な構造をもつ場合もある。しかもそれらは、さらに咬耗や加齢に応じて変化していく。

　また、口腔内の条件はさまざまであり、修復歯数と対称性、支台歯のディスカラレーションの程度[4, 5]、選択された修復物の組み合わせによってその難易度が異なることも、十分に念頭におくべきである。

　本項では、チェアサイド-ラボサイド間の連携を通し、適切な色調を回復していくうえでの考慮事項と、症例によって異なる難易度別鑑別の要点、およびチェアサイドの実際について解説する。

☞ 色調回復は、歯科技工士が陶材の築盛を行うために必要な情報をチェアサイドがどれだけ的確に伝達できるかにかかっている。しかし、それだけではなく、チェアサイドの修復物の選択、支台歯形成の良否も重要なポイントである。

POINT

適切な色調回復のための考慮事項

1.	修復物の選択。
2.	支台歯の状態（削除量、変色状態）。
3.	適切な情報が含まれたシェード・テイキング。
4.	色調回復の難易度の理解。

第2章　治療のゴールを見極めるための鑑別診断と考慮事項

2-1. 適切な色調回復のために考慮すべき事項

　色調回復は、歯科技工士のもつ技工テクニックに大きく左右されるが、その前提は歯科医師による治療目的に応じた適切な修復物の選択と、支台歯形成である。さらに、シェード情報を的確にラボサイドへ伝達するには、歯科医師が天然歯の色調に関する知識と認識、およびそれぞれの症例の治療難易度を理解しておく必要がある[6,7]。

2-1-1　修復物の選択と設計

　色調回復、特に明度コントロールの点でメタル・セラミックスとオール・セラミックスを比較した場合には、後者のほうが光透過性の点からは、絶対的に有利である（図2-20）。というのも天然歯の明度は、思ったほど高くはないのが現実だからである。

　一般的にメタル・セラミックスにおいて明度を残存する天然歯と調和させることは、オペーク層の光反射のために非常に難しく、術者の技量の差が如実に現れてくる（図2-21）[8,9]。よって、A1～A2シェードで天然歯様の不透明層・透明層を再現したい場合には、メタル・フリー修復物を選択するほうが色調回復の確実性の点からも賢明である。その特徴については第1章で解説したが、光透過性に優れるということは、支台歯の色調を反映しやすく、症例によっては明度を下げてしまうこともあり得る（図2-22）。また、薄い歯肉でシャドウの発現や蛍光性の低下を防ぐためにマージン・ポーセレンを応用することがあるが、コーピングとの光透過性が大きく異なってしまうと、逆にその部分が暗くなることもある（図2-23～25）。このような場合には、支台歯のディスカラレーションの度合い、コーピングの設計と築盛陶材を十分に考察しなければならない。

> ☞ 明度コントロールの点では、メタル・セラミックスよりもオール・セラミックスのほうが絶対的に有利であるが、応用時には支台歯の着色度合い、歯肉の厚みを念頭におく必要がある。

図 2 - 20a、b　メタル・セラミックスとオール・セラミックスの光透過性の違い。

a：メタル・コーピングの光透過性はまったくないため明度をコントロールする難易度は非常に高い。
b：セラミックス・コーピングは、材質と製造工程によっても異なるが、光透過を有するため明度コントロールが比較的容易である。

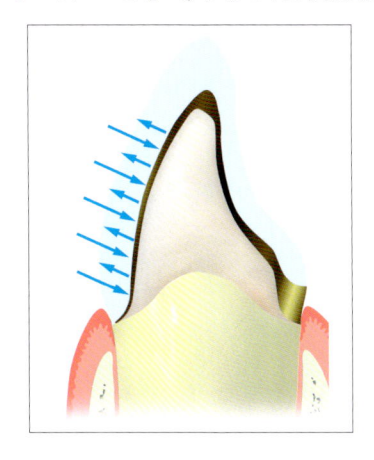

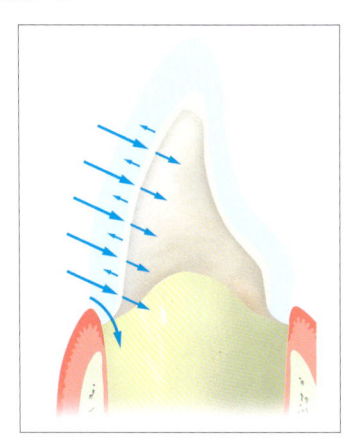

図 2 - 21a、b　メタル・セラミックスにおける明度コントロールの困難性。

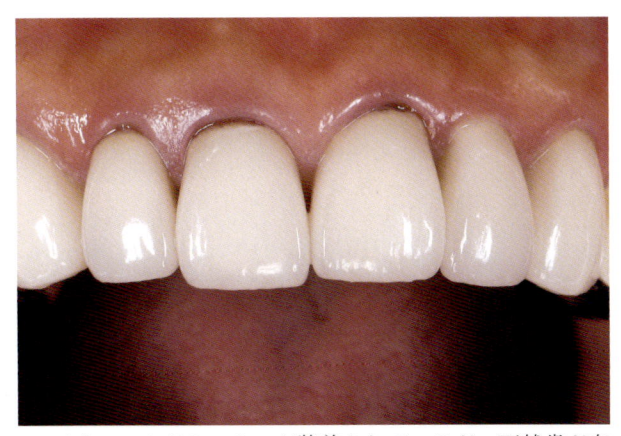

a：メタル・セラミックスが装着されているが、天然歯が有する本来の透明性、不透明性が回復されておらず、明度が非常に高く、不自然である。

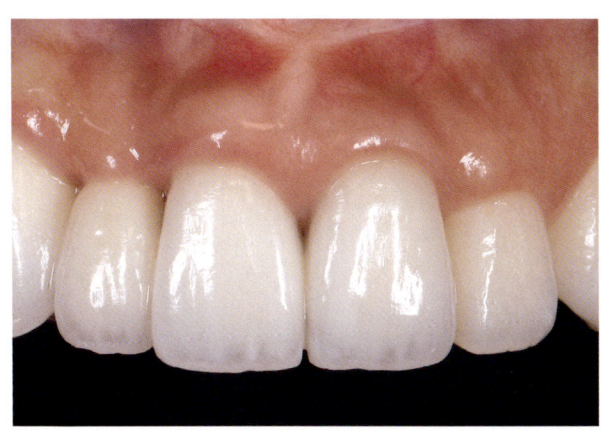

b：メタル・セラミックスが装着されているが、aとは異なり天然歯本来の透明感、不透明感そして明度のコントロールが行われている。メタル・セラミックスは、術者の技量差が如実に表れるマテリアルである。

図 2 - 22a、b　メタル・フリー修復物の明度のコントロールに対する支台歯色調の影響。

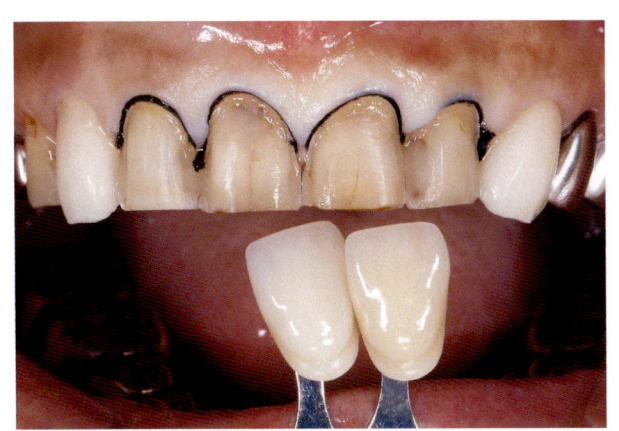

a：著しいディスカラレーションの支台歯。

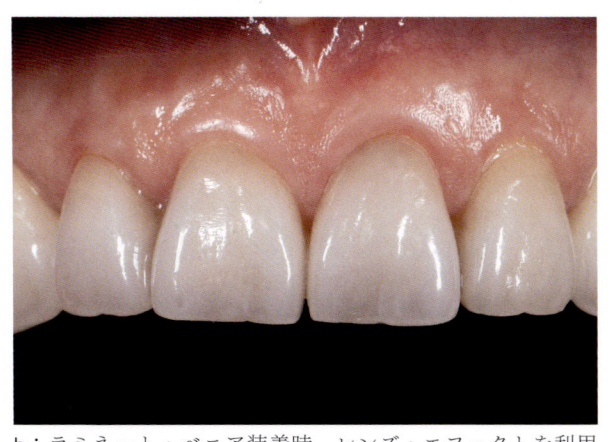

b：ラミネート・ベニア装着時。レンズ・エフェクトを利用しようとすると、明度は下がってしまう。逆に、マスキングの状態によっては、明度が上がってしまう。

第2章　治療のゴールを見極めるための鑑別診断と考慮事項

図2-23a、b　ポーセレン・マージンの違いによるシャドウへの影響。

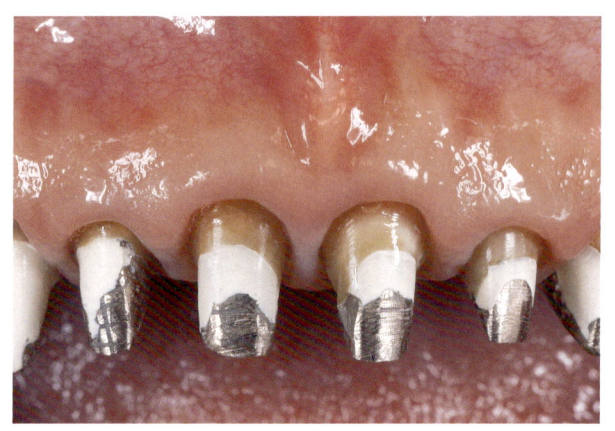

a：薄い歯肉でフィニッシュ・ライン部のディスカラレーションがやや強い支台歯。

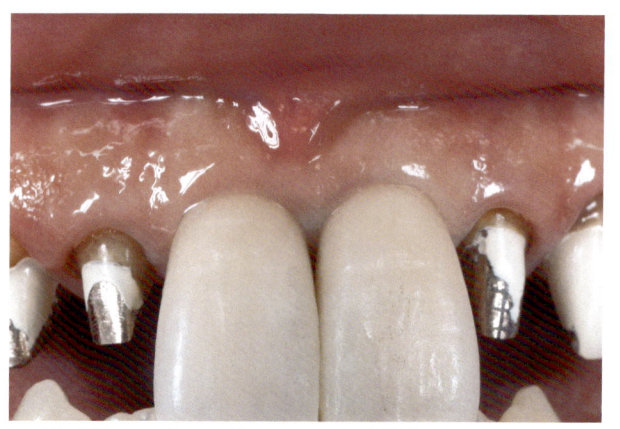

b：従来型マージン・ポーセレンを応用するが、シャドウを認める。この症例はモディフィケーション・マージンに変更した。

図2-24a〜d　補綴物設計による歯頸部の明度コントロールへの影響。

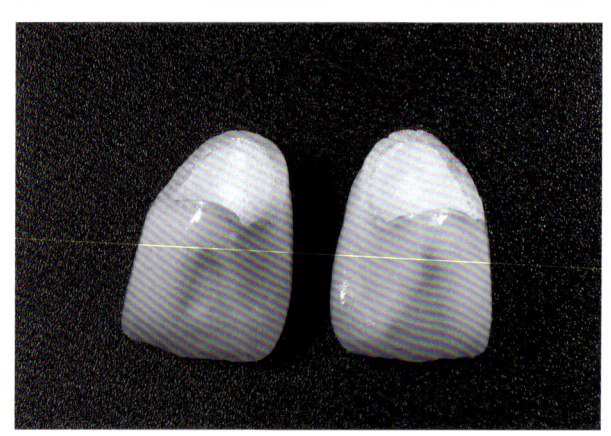

a：ジルコニア・コーピングへのマージン・ポーセレンの応用。コーピングと陶材の光透過性がかなり異なるため境界が明瞭である。

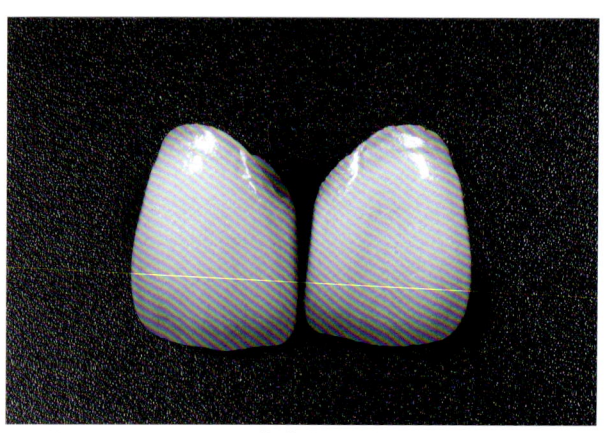

b：グレースケールにした修復物。明度の違いがよくわかる。コーピングに比べてマージン・ポーセレン部の明度はかなり低い。切縁部の透明感と同じ透明感をマージン・ポーセレン部にも認める。

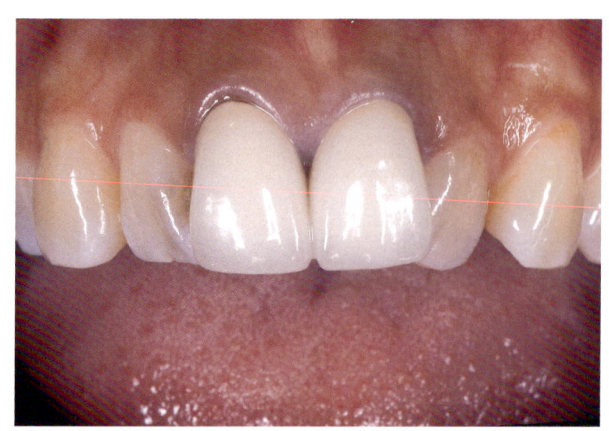

c：術前。歯肉は薄く、メタル・セラミックスによるブラック・マージンとシャドウを認める。

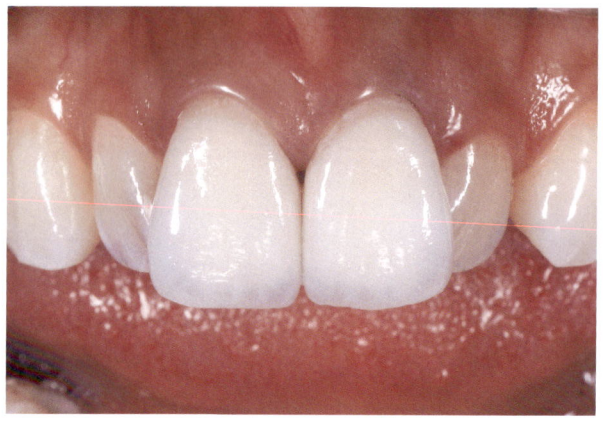

d：装着された修復物。患者の要望に沿った透明感と明るさは回復できたがマージン・ポーセレンにした部分の明度が低くなってしまっている。この場合はコーピングによるディスアピアリング・マージンにすべきであった。

図2-25a〜e ディスカラレーション歯に対するマテリアル選択の影響。

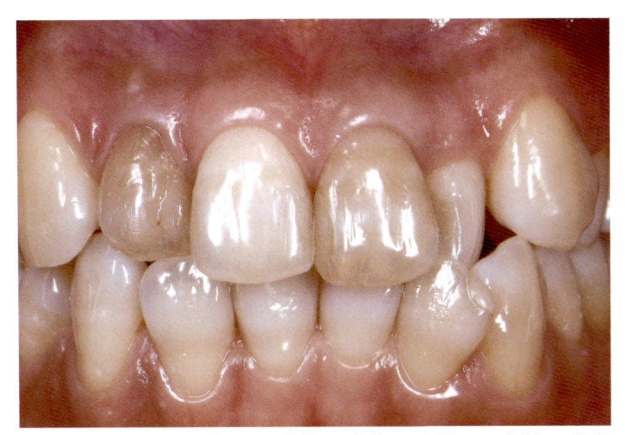

a：術前。前歯部の色調と形態の改善を希望して来院。患者の時間的都合でブリーチングを行えないが、変色のない右側をポーセレン・ラミネート・ベニア、変色歯の左側にはオール・セラミックスを選択。

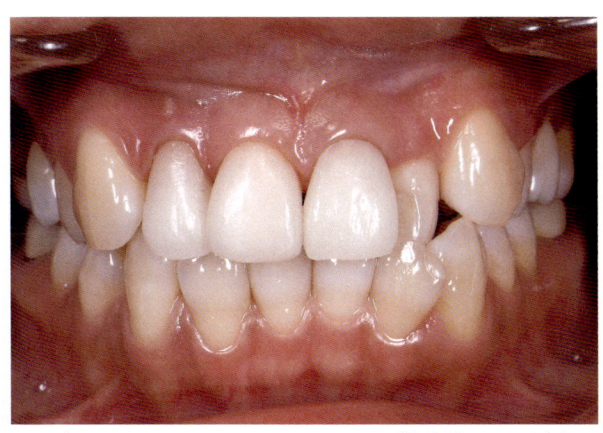

b：プロビジョナル・レストレーション装着時。この時点では色調と形態の調和は良好である。

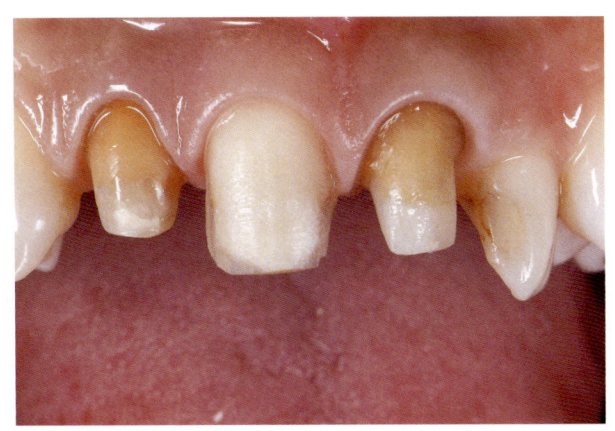

c：最終支台歯形成時。右側に比べて根管治療歯の変色が著しい。

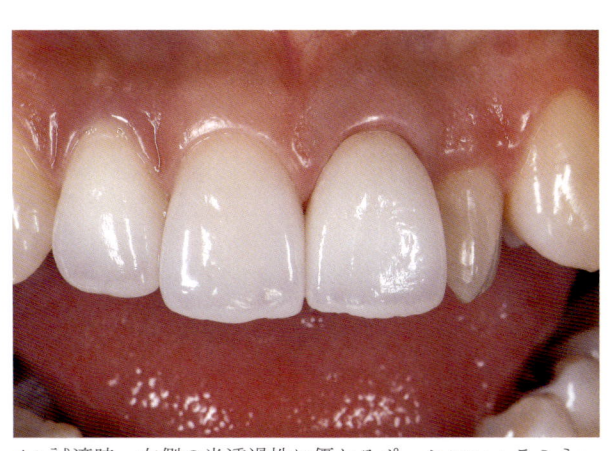

d：試適時。右側の光透過性に優れるポーセレン・ラミネート・ベニアは明度が低く、暗い。逆に左側のオール・セラミックス(Procera Alumina)は、マスキング効果をもつ反面、光透過性はポーセレン・ラミネート・ベニアに比べて劣るため明度が高く、明るい。支台歯の変色状態の診断と材質の特徴を十分理解して、作業を進めなければならないことがわかる。

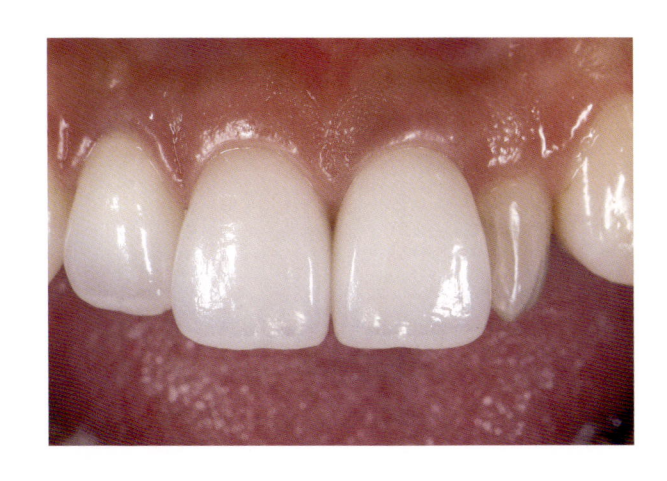

e：補綴物装着。最終的には、ポーセレン・ラミネート・ベニアの明度を高く、オール・セラミックスは低く調整後に装着。

第2章 治療のゴールを見極めるための鑑別診断と考慮事項

2-2. 支台歯形成とディスカラレーション状態（削除量、変色状態）

適切な色調を回復するうえで、支台歯の形成量とディスカラレーション状態の診査は重要である。メタル・フリー修復物は、削除量が不足しても問題ないと思われがちであるが、必要最低限の削除量は、厳守しなければならない。どのような修復物であろうと、形成量が不足した場合は、再現したい色調と形態の不良が必ず生じる（図2-26）。

図2-26a〜d 支台歯形成が補綴物の色調に及ぼす影響。

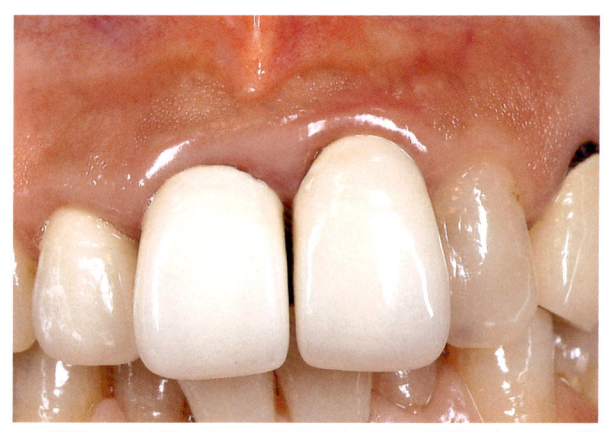

a：術前。天然歯に比べて明度が高く、自然観に欠ける。術者の知識と技術によっても治療結果は大きく変わってしまう。

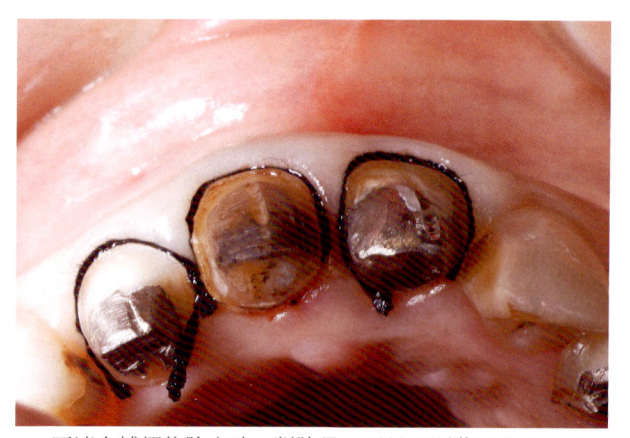

b：不適合補綴物除去時。削除量の不足が顕著である。メタル・セラミックスにおいて削除量が不足した場合には、入射光のコントロールが不可能であり、著しく明度が高くなってしまう。

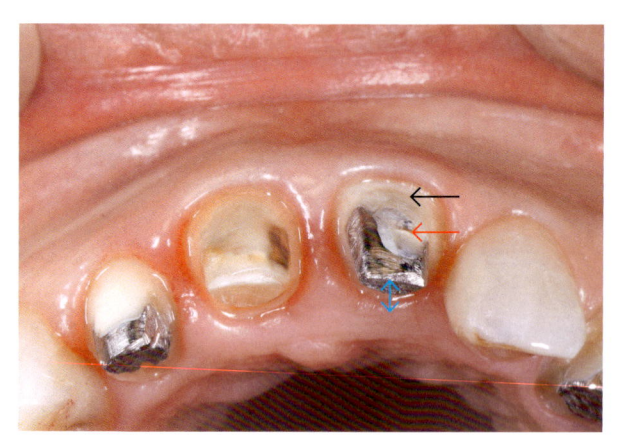

c：メタル・セラミックスでA1、A2をベース・シェードで選択する場合、色調がもっとも明るい歯冠中央部（矢印赤）で最低1.5mm、できれば2mm、切端側（矢印青）で2mm以上、歯頚部（矢印黒）でも最低1mm以上の削除量が必要である。

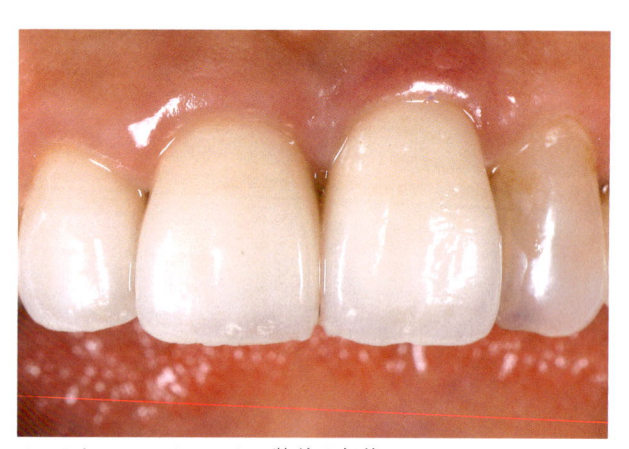

d：メタル・セラミックス装着5年後。

2-3. 適切な情報が含まれたシェード・テイキング

　歯科医師がシェード・テイキングを行ううえでの前提は、天然歯の色調に関する最低限の知識と情報伝達の重要性を認識していることである（図2-27）。シェード・テイキング時に、一般的に比色として使用されるシェード・タブは、色の3つの構成要素(明度・彩度・色相)を組み合わせて製作されている[6, 7, 10]。中でも歯の明るさを示す明度が完成された補綴物の色調の良否を左右するうえで、かなり重要となる。明度は修復部位の光の透過と反射によって左右されるため、前述したマテリアル選択と支台歯形成の良否によって影響を受けるが、歯科技工士にとっての視覚的判断材料である写真の撮影条件よっても情報伝達量が大きく左右される。ラボサイドへのシェード情報の伝達手段としては、リバーサル・フィルム、もしくはデジタル・カメラによる撮影や、比色計などを用いるなどの有効な方法がある[11-13]。陶材築盛のためには、エナメル質の明度に加えて透明感と表面性状、象牙質の彩度と色相に影響を及ぼす透明層、不透明層、半透明層、そしてキャラクターの情報が確実に伝達されなければならない[14]。すなわち、最も重要なことは明度と彩度を確実に伝達するため撮影方法と条件である（図2-28、29）。

　また、色調に関しては、患者の主観的要望が加味されることが多いため、チェアサイドで患者と十分なコミュニケーションを図ったうえで、ラボサイドに情報を伝達しなければならない。今日では、残存歯の色を患者が好んでいない時には、ブリーチング後に最終印象に移行する場合も多くなっている。審美修復物の色に関し患者の要望を聞き入れることは非常に重要で、それらを最終補綴に反映させることは、最優先事項である。仮着後に支台歯周囲組織の反応を経過観察する必要性は生じてもやむを得ない場合もあるが、形態や色調の問題は、ほとんどの場合クレームを起こしてはならない事項といえる。以上のようなことを十分に踏まえて、情報の採得と伝達を行うべきである。以下、シェード・テイキングと色調回復の実際とさまざまな臨床対応について述べる。

☞ 最も重要なことはラボサイドへの情報伝達の際に明度と彩度を再現した写真を撮影することである。

第2章　治療のゴールを見極めるための鑑別診断と考慮事項

図2-27a〜e　年代や個人による歯の色調の違い。

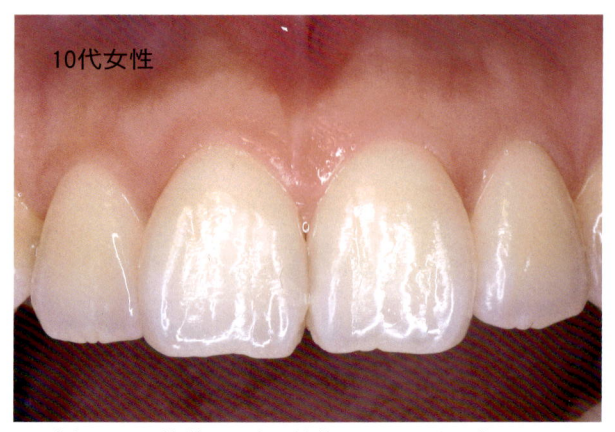

a：摩耗がなく特徴的な表面性状を示す。透明感があり、イエロー系の色を呈している。

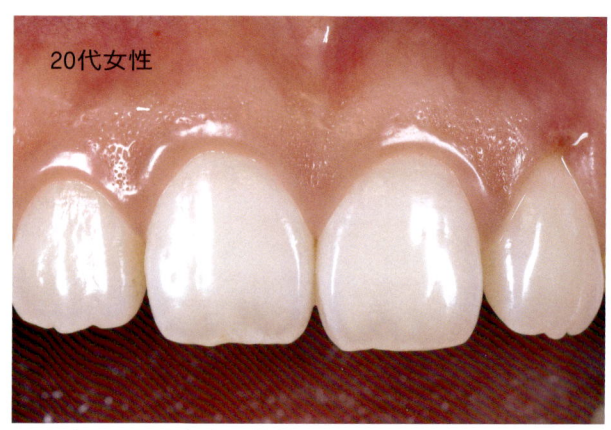

b：切縁には、若年者に特徴的な透明層・半透明層、そしてマメロンが存在し、オレンジ系の色を呈している。滑沢な表面性状を示す。

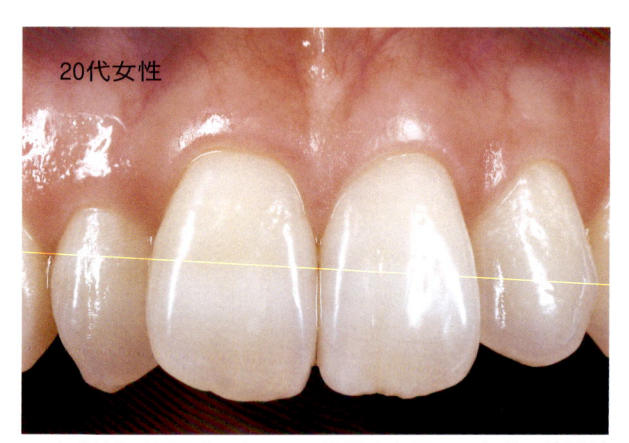

c：切縁部に透明感はあるが、歯冠中央部には白帯と横縞線が存在する。イエロー系の色を呈している。

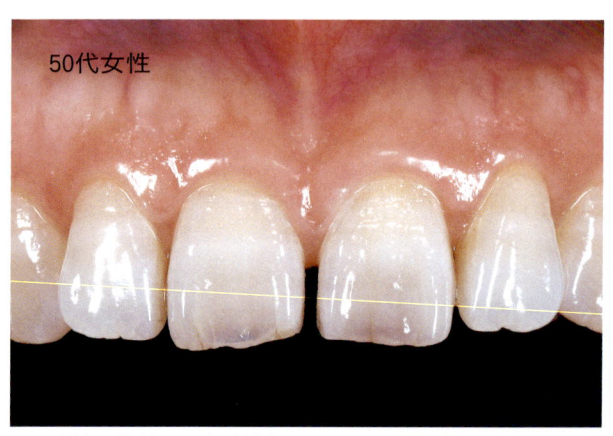

d：咬耗が進行し、切端側1/2には不透明層が現れているとともに、歯冠中央部には白帯が存在する。

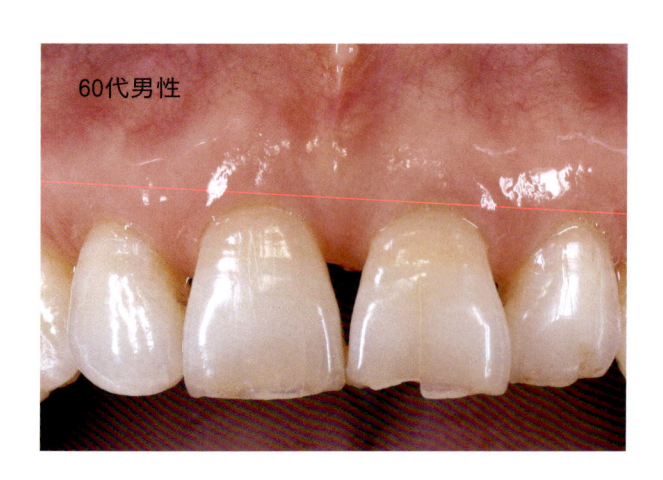

e：咬耗・摩耗ともに進み、切縁部の透明感は消失し、歯冠色は全体的にイエロー・ブラウンに変色している。表面性状は、滑沢でクラック・ラインも認める。

図2‐28a～c　ラボサイドへのシェード情報伝達手段。

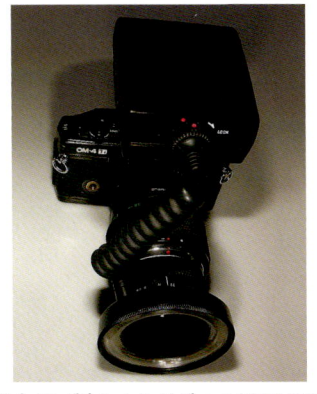

a：リング・ストロボ(カメラボディ：OLYMPUS, OM4)。対称歯に対して光源が垂直的に当たりやすく、反射・散乱が生じやすい。そのような場合、歯の色情報やキャラクターなどの特徴も明確に表現されない場合が多い。しかし、ツイン・ストロボと比べて撮影時のミスが少ないという利点があるため、通常は外科手術時の撮影用としてのみ用いている。

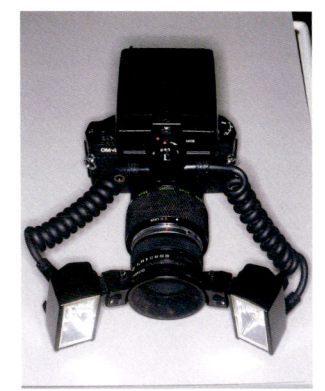

b：ツインサイド・ストロボ(カメラボディ：OLYMPUS, OM4)。光源が反射・散乱しにくいため、色情報、形態的特徴、表面性状を的確に表現できる。ただし、光源の方向の調節が不適切な場合は、暗い画像になりやすく、撮影時に注意を要する。

c：デジタル・カメラ(アイ・スペシャル, 松風)。ラボサイドへのシェード情報は、歯科技工士が普段見慣れた35mmリバーサル・フィルムを主に使用しているが、最近ではデジタル・カメラもその解像度の高さと簡便性から併用している。

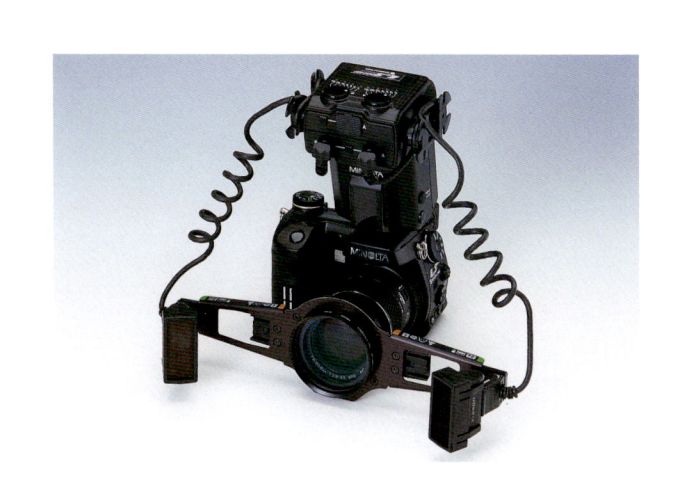

図2‐29a、b　撮影条件によって画像に再現される情報は大きく異なってしまう。

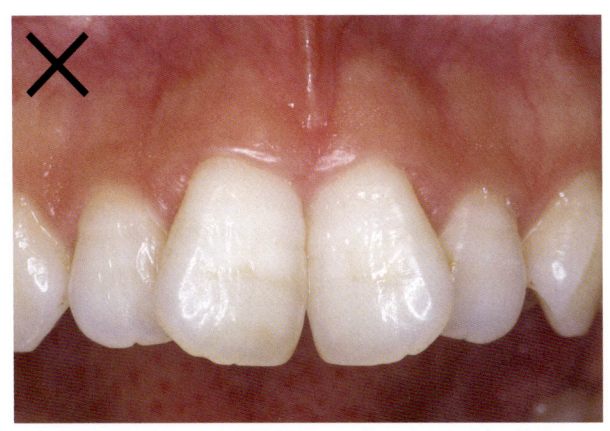

a：リング・ストロボで撮影された像。光が反射・散乱してしまい、歯の構造と色が適切に表現されていない。

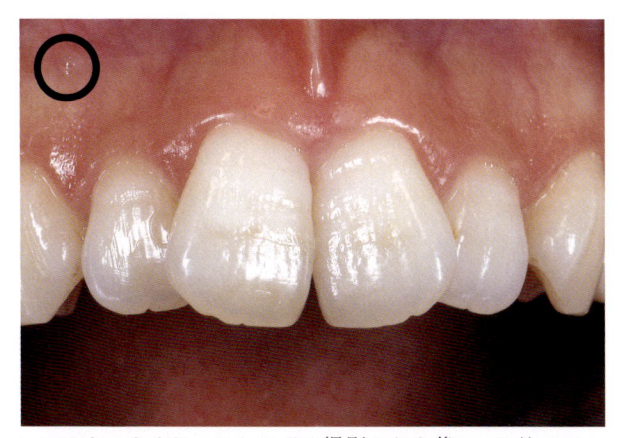

b：ツインサイド・ストロボで撮影された像。aに比べて、透明層と不透明層ならびに色調、形態的特徴・表面性状が的確に表現され、立体的な像である。

第2章　治療のゴールを見極めるための鑑別診断と考慮事項

> ### シェード・テイキングと色調回復の実際（図2-30〜34）

①撮影手順

> a. シェード・テイキングの際には、対象歯（反対側同名歯、隣接歯、支台歯そして必要があれば対合歯）に近いと思われるシェード・タブを2、3種類選択する。
> b. タブと対象歯の切縁を同一平面にして撮影する。
> c. 支台歯のディスカラレーションの有無とその程度合いの情報も必要である。

②シェード・テイキングの注意事項

図2-30a、b　異なる方向・倍率での撮影（デジタル・カメラ：アイ・スペシャル，松風）。
☞ 撮影枚数は、倍率と角度を変えて数枚する。

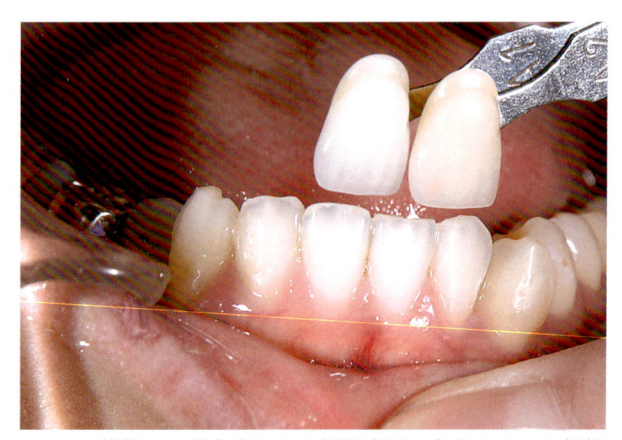

a：この状態でも対象歯となる側切歯間の色調をかなり把握できる。明度と彩度そして切縁部のインサイザル・ハローの位置と形態、透明層の状態がわかる。

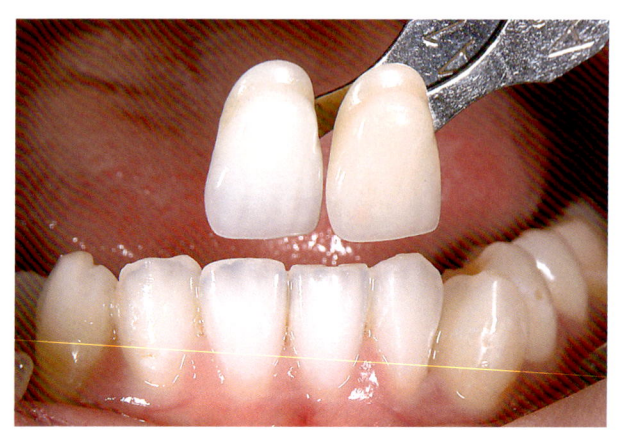

b：さらに拡大することによって、それらの特徴の範囲などに加えて表面性状などを詳細に知ることができる。

図2-31a、b　撮影。
☞ 歯とシェード・タブが同一平面にないと、光の反射状態が異なってしまい、的確な情報は得られない。

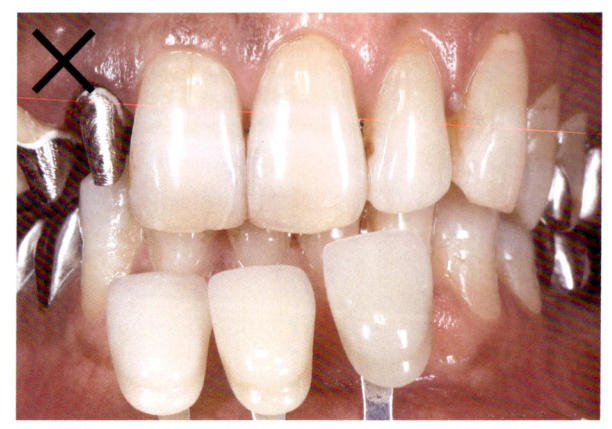

a：歯軸とタブが一致しないと正しい情報は得られない。

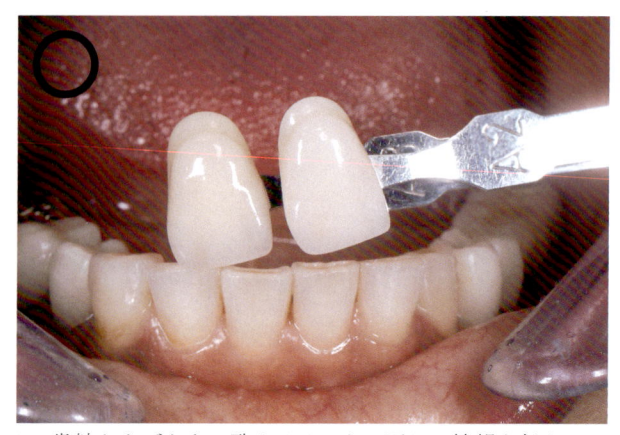

b：歯軸とタブとを一致させることで正しい情報を伝えることができる。

図2-32a、b　撮影条件。
　☞ 歯が乾燥した状態での撮影では、明度の高いシェードになってしまうため、唾液で濡れているときに行う。一方、歯の表面性状をみるには、多少乾燥している状態が好ましい。

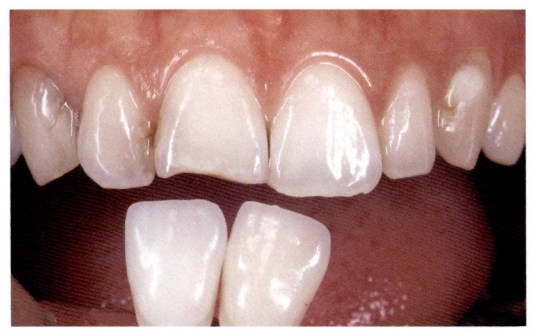

a：唾液で濡れた状態で撮影することで最も重要となる明度情報を得ることができる。

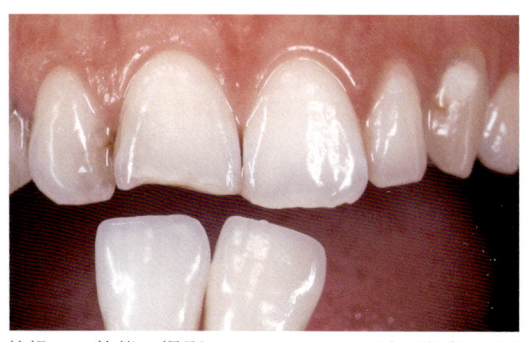

b：乾燥した状態で撮影することによって表面性状、透明層と不透明層の境界の情報を得られる。

図2-33a、b　支台歯の着色状態。
　☞ 支台歯の情報も必須である。

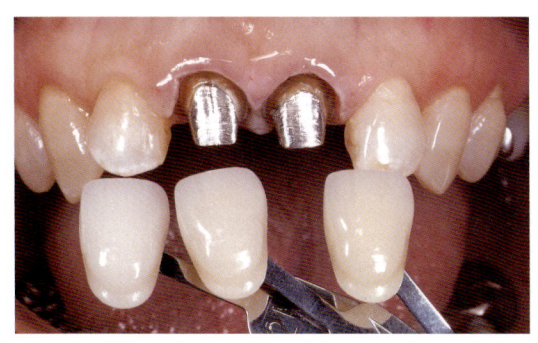

a：残存歯の色情報を撮影。

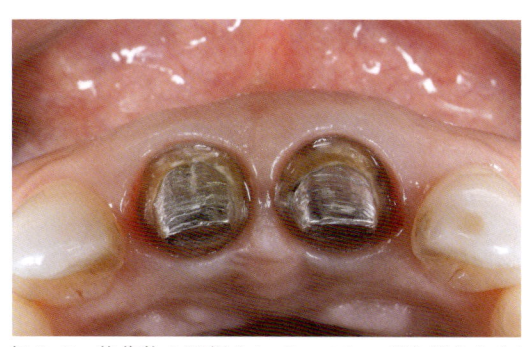

b：加えて、修復物の選択そしてマスキングを行うために支台歯の着色状態の情報は必須である。

図2-34a、b　歯のキャラクター。
　☞ 1～2の片側性の少数歯修復の場合は、患者の要望は対象歯との調和であるため、その歯のキャラクターなどの情報が最重要であることを念頭において撮影する。
　☞ 多数歯修復の場合は、患者の要望が残存歯と大きく異なる場合もあることを考慮する。

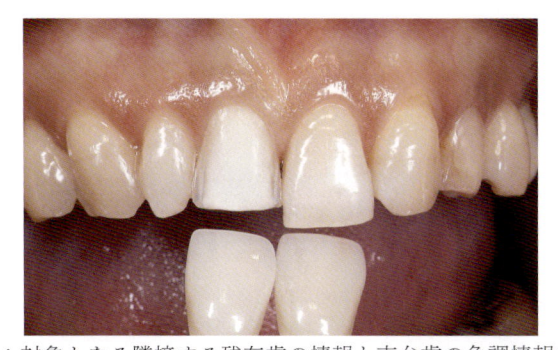

a：対象となる隣接する残存歯の情報と支台歯の色調情報を撮影。

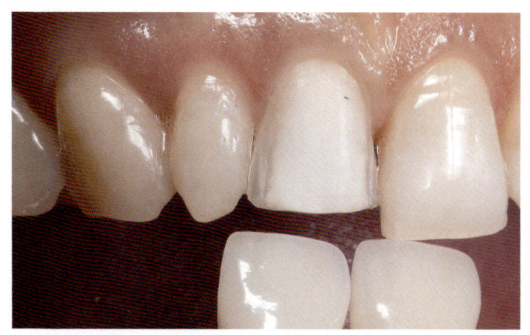

b：強拡大(等倍)で撮影することで、対象歯の透明層、不透明層白線の位置、彩度の変化などの情報を伝達する必要がある。

第2章　治療のゴールを見極めるための鑑別診断と考慮事項

図2-35a〜f　シェード・テイキングのための撮影、試適段階での着眼点。

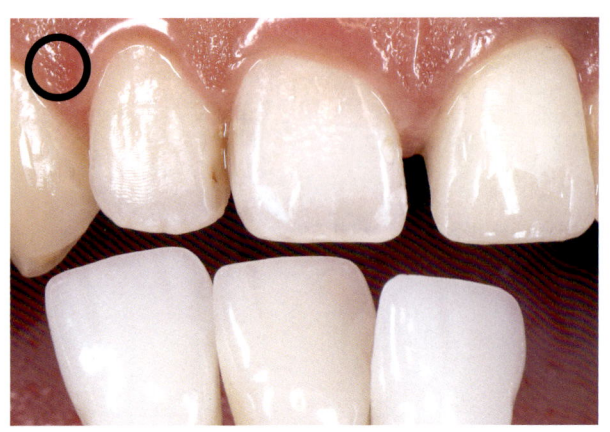

a：上顎右側中切歯の基本シェード。切縁のインサイザル・ハローと透明感、トランジッショナル・ラインアングルの位置、遠心隅角部の白濁、そして表面性状などの特徴が表現されている。

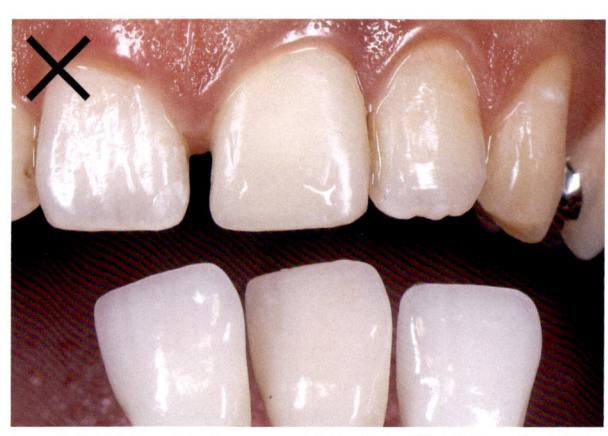

b：光が反射してしまい、aで得られた情報がまったく得られていない。光源の方向を考慮するとともに異なる角度で、倍率を変えて数枚撮影しておくことが望ましい。正面観だけだと得られる情報も少なくなってしまう。

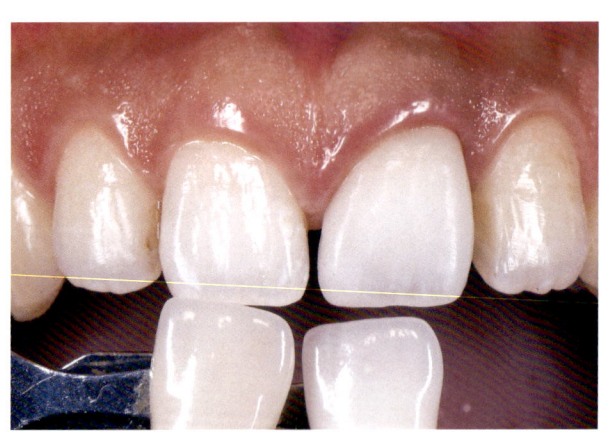

c：1回目の試適評価。
　①明度が高く、透明感が足りない。
　②彩度が低い。
　③透明層の位置と形態をチェック→中央部で形態と幅が不足している。

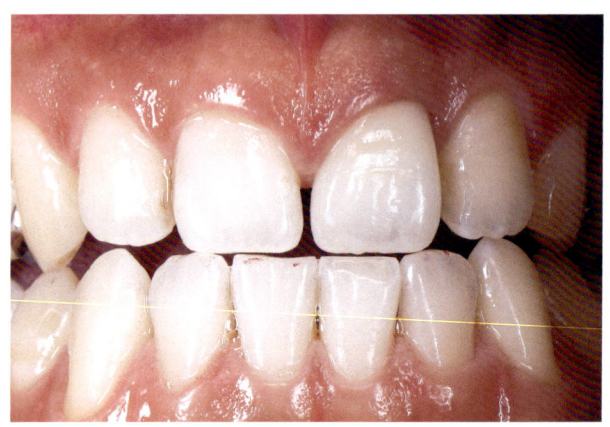

d：2回目の試適評価。
　①歯頸部の彩度がやや高い。
　②表面性状が異なるため光の反射が違う。

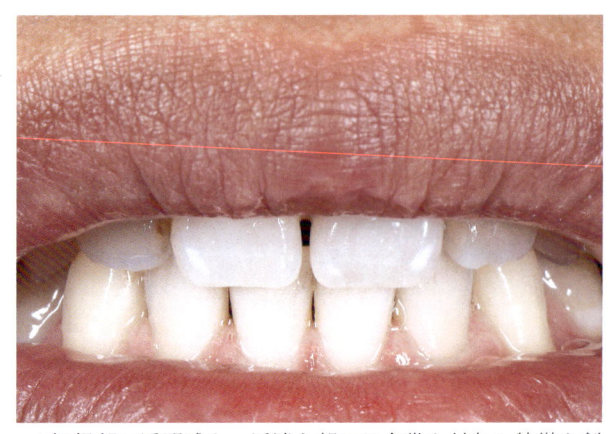

e：切縁部に透明感を、近遠心部には白帯を付与し特徴を創出したことで、口唇との調和が得られた。

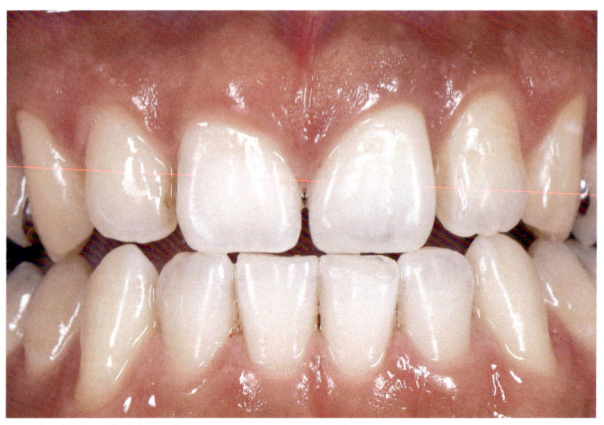

f：色調の修整に加えて、トランジッショナル・ラインアングルの位置と表面性状が適切に付与されたことにより、対象歯と光の反射状態も同一で、調和している。

表2-3　適切な色調を回復の難易度を高くする条件。

①単独歯、または片側の少数歯修復。
②歯が薄く、削除量に制限がある症例。
③ディスカラレーションをもつ、または左右同名歯で異なる支台歯。
④補綴物の選択が同名歯で異なる症例。
⑤ブリーチ・シェード、または透明感の要求される歯にメタル・セラミックスを選択した、または選択せざる得なかった症例。
⑥複雑なキャラクターの再現を必要とする症例。
⑦キャラクターなどの特徴がなく、白く、透明度が高い歯。

●難易度鑑別診断。

項目	難易度が低いもの	難易度が高いもの
①修復部位の対称性	Yes	No
②支台歯の削除量	Enough	No
③ディスカラレーション	No	Yes
④修復物の選択	Same	Different
⑤対象歯の明度	Normal	Low
⑥特徴のない色調	No	Yes
⑦複雑なカラー・バリエーション	No	Yes

第2章　治療のゴールを見極めるための鑑別診断と考慮事項

> **症例1　残存歯のブリーチング後、同名歯を同種のメタル・フリー修復物で色調再現**
> （図2-36a〜i）。

●難易度鑑別診断。

項目	難易度が低いもの	難易度が高いもの
①修復部位の対称性	Yes	No
②支台歯の削除量	Enough	No
③ディスカラレーション	No	Yes
④修復物の選択	Same	Different
⑤対象歯の明度	Normal	Low
⑥特徴のない色調	No	Yes
⑦複雑なカラー・バリエーション	No	Yes

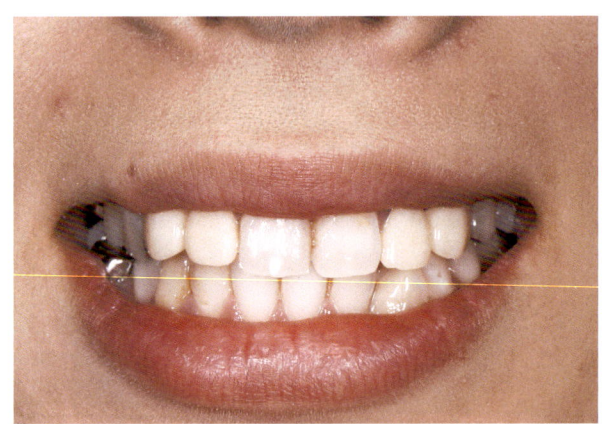

a：患者は白くて明るい歯を要望。

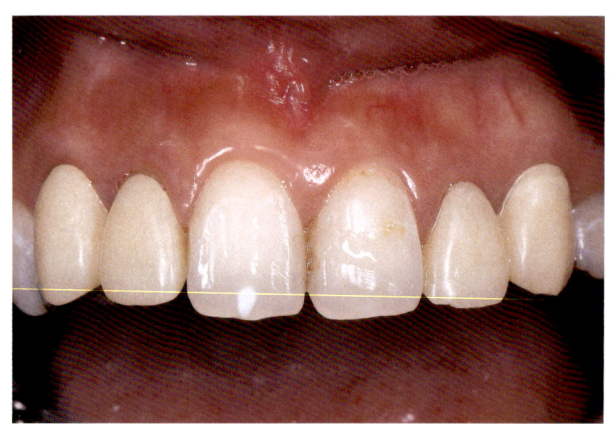

b：歯肉は薄く、メタル・フリー修復物が適応である。

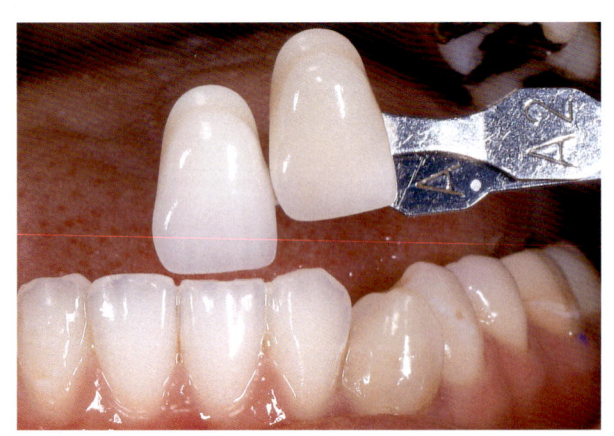

c：多数歯修復の本例では、シェード・テイキングの対象は対合である下顎である。

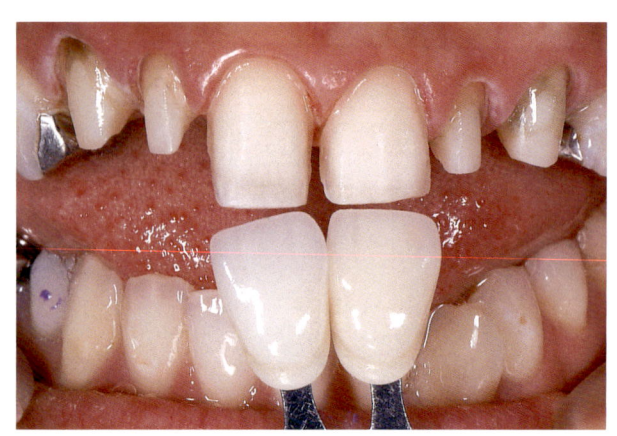

d：支台歯のシェードも必要であり、右側犬歯歯頸部の変色の情報は、マスキングを行ううえで重要である。

さまざまな症例への対応

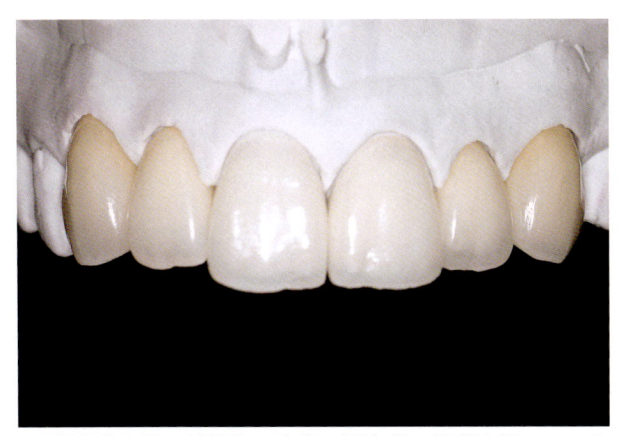

e：同名歯を同じ補綴物で修復。同名歯の修復を同一にできたことにより、技工作業も容易となる。中切歯は、ラミネート・ベニア、側切歯・犬歯はProcera Alumina。

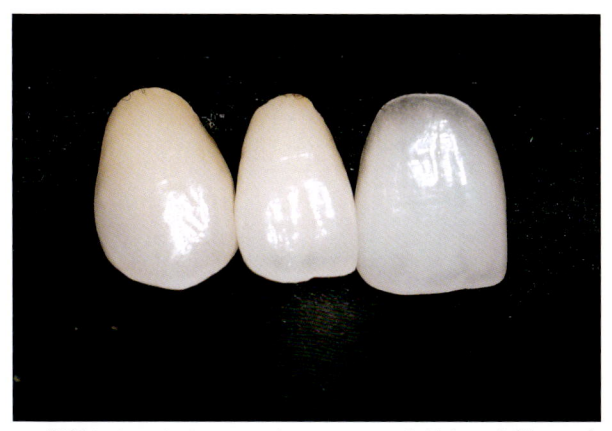

f：歯種によるカラー・バリエーションを付与。本例では中切歯を最も明るくした。

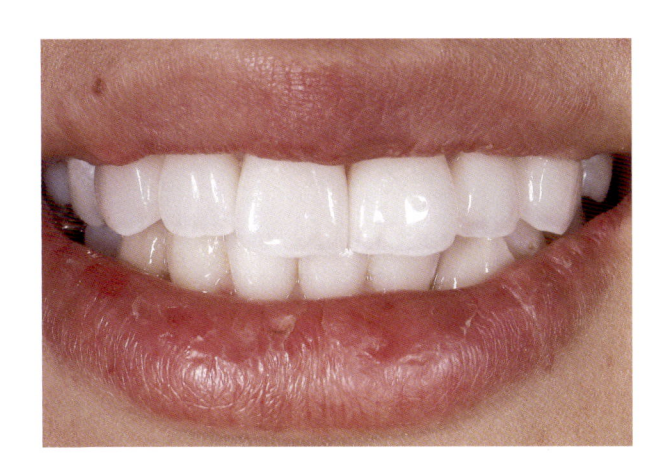

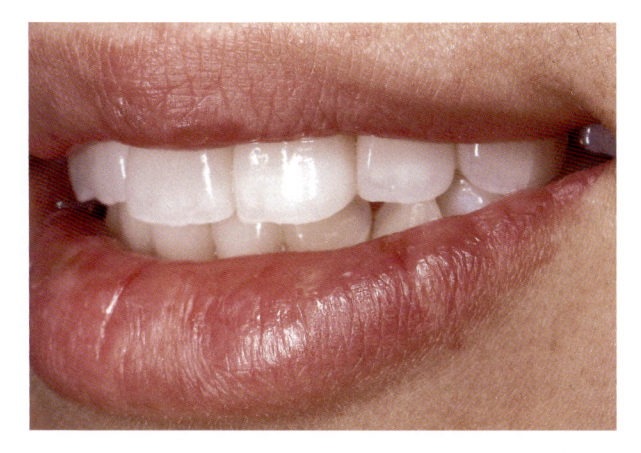

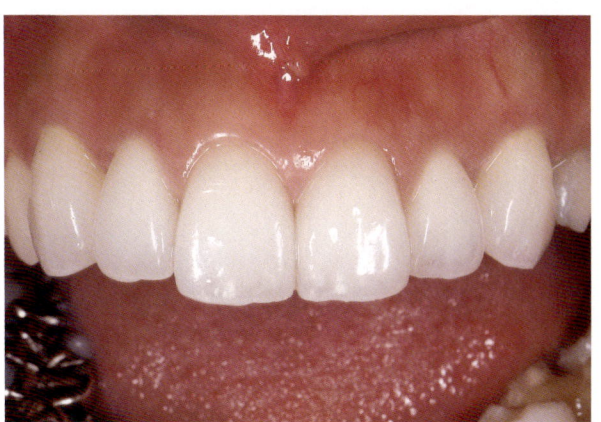

g～i：患者の要望する透明感のある若々しい色調が再現された。

107

第2章 治療のゴールを見極めるための鑑別診断と考慮事項

> **症例2** 隣接するブリーチ・シェード歯に対して、明度・彩度・透明感の調和を図った症例
> （図2-37a〜f）。

●難易度鑑別診断。

項目	難易度が低いもの ←	→ 難易度が高いもの
①修復部位の対称性	Yes	No
②支台歯の削除量	Enough	No
③ディスカラレーション	No	Yes
④修復物の選択	Same	Different
⑤対象歯の明度	Normal	Low
⑥特徴のない色調	No	Yes
⑦複雑なカラー・バリエーション	No	Yes

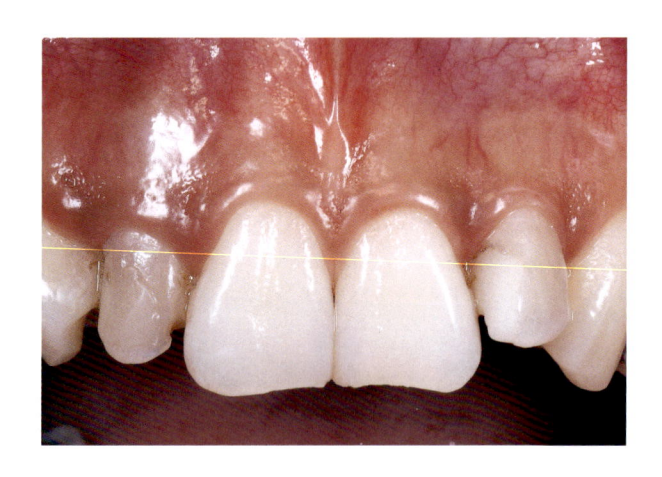

a：初診時。患者は白い歯を希望。

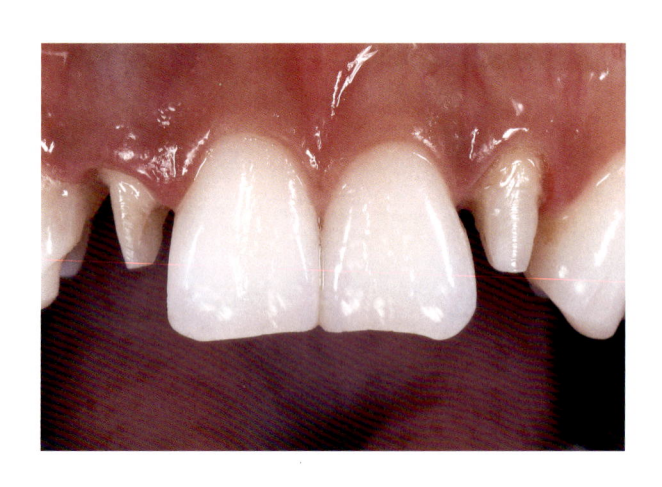

b：支台歯形成時。変色部の完全除去とファイバー・ポスト・コアの応用によって③の問題を解決。中切歯は特徴的な表面性状を呈している。

さまざまな症例への対応

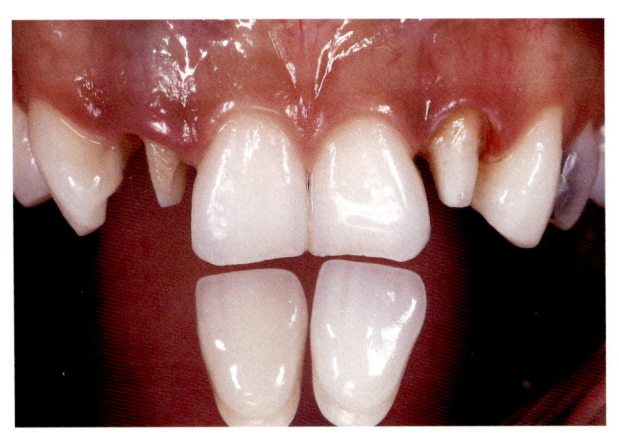

c：シェード・テイキング。中切歯は、A1よりも明るく、ブリーチング後特有の白さと透明感を有する。

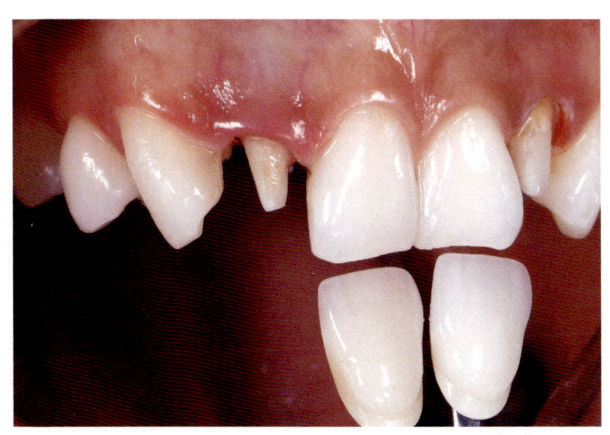

d：シェード・テイキングにあたっては、異なる角度からも撮影することによってキャラクター、表面性状をみることができる。

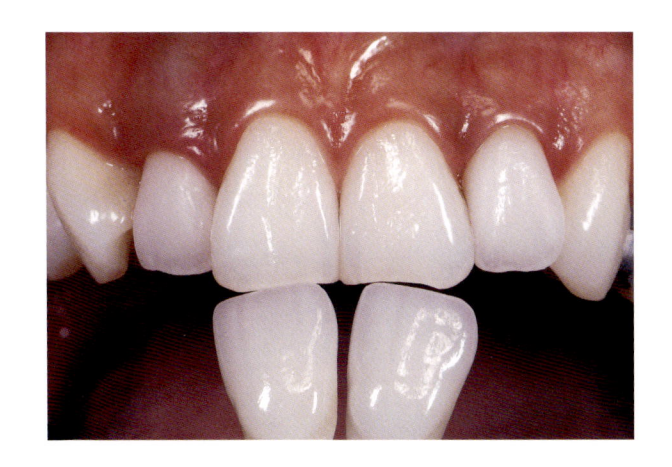

e：Procera Alumina の選択→難易度鑑別項目⑤の解決。試適時 - 透明感が不足しており、明度がやや高い。

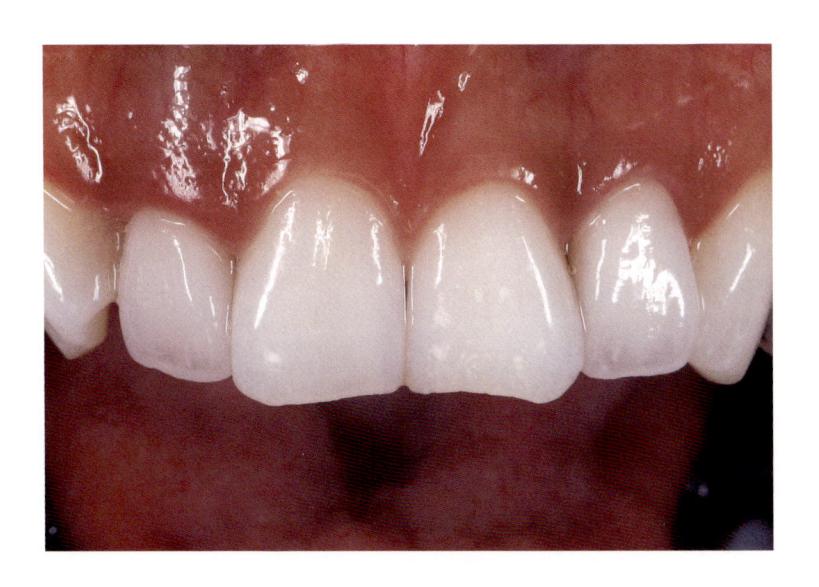

f：最終補綴物装着時。メタル・セラミックスでは再現が不可能な、ブリーチ・シェードに調和した透明感のある明るい色調に回復された。

第2章　治療のゴールを見極めるための鑑別診断と考慮事項

> **症例3**　単独歯であり、特徴的なキャラクターと色調の再現が必要な症例難易度鑑別（①＋②＋⑦）の問題点を考慮（図2-38a～h）。

●難易度鑑別診断。

項目	難易度が低いもの ➡	難易度が高いもの
①修復部位の対称性	Yes	No
②支台歯の削除量	Enough	No
③ディスカラレーション	No	Yes
④修復物の選択	Same	Different
⑤対象歯の明度	Normal	Low
⑥特徴のない色調	No	Yes
⑦複雑なカラー・バリエーション	No	Yes

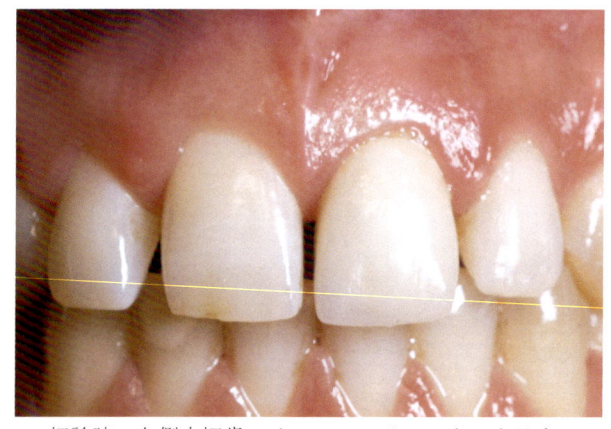

a：初診時。左側中切歯のオール・セラミック・クラウンの舌面破折と色調不良で来院。患者は反対側同名歯との同調を希望。不透明層、白線などの複雑なキャラクターの再現を必要とするため、本例では、担当歯科技工士が最も学習曲線が高いメタル・セラミックスを選択した。

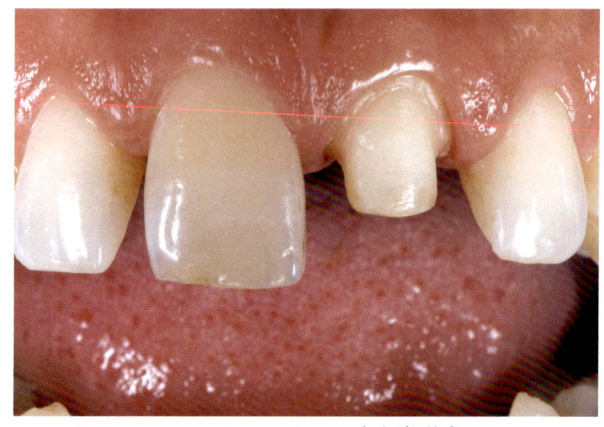

b：メタル・セラミックスのための支台歯形成。

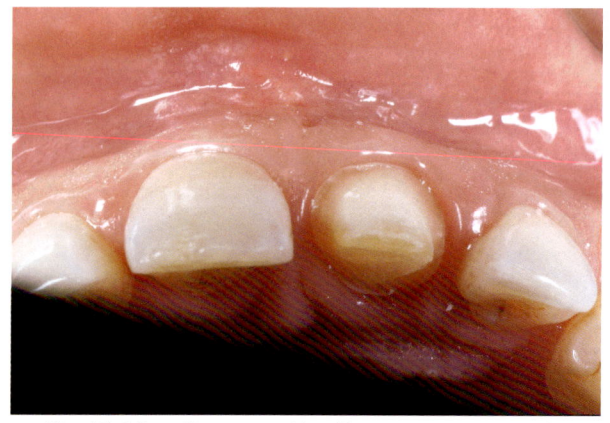

c：歯が頬舌的に薄いため、特に第2面の十分量の削除には限界がある。実際はもう少しほしい。

さまざまな症例への対応

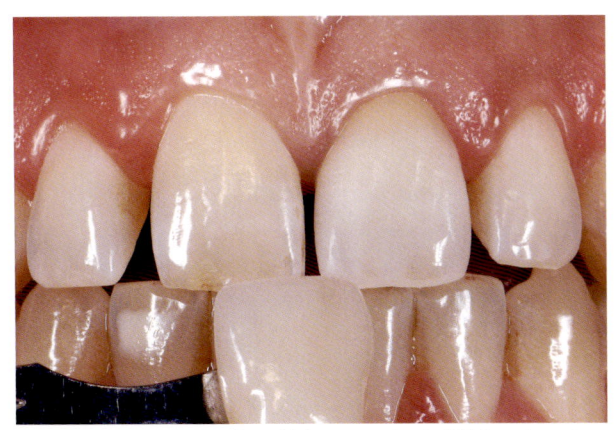

d：1回目の試適。明度・彩度ともにまだ不調和であるが、1回目の試適ではこれで十分である。本例のような場合は、数回の試適を覚悟しておくべきである。

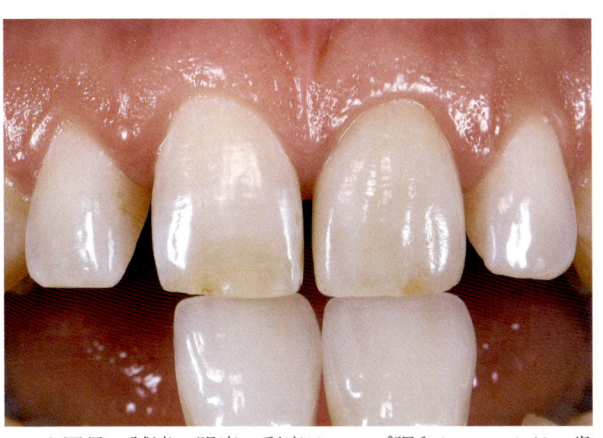

e：3回目の試適。明度・彩度は、ほぼ調和しているが、歯冠切縁寄りの不透明層と白線の再現がまだ不十分である。患者は、切縁のオレンジのキャラクターを強調する必要はないと要望。

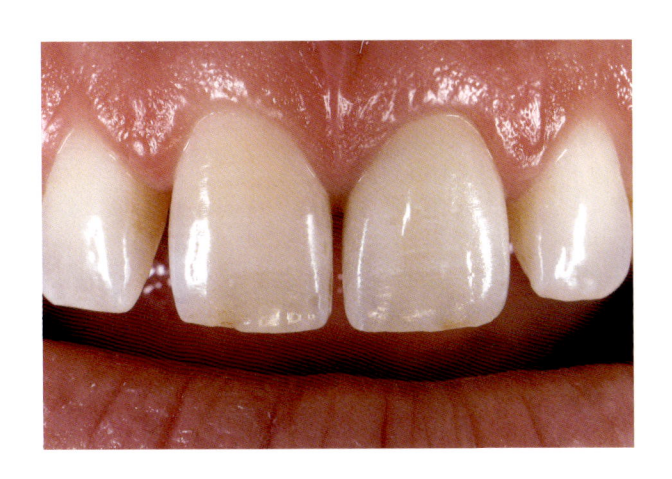

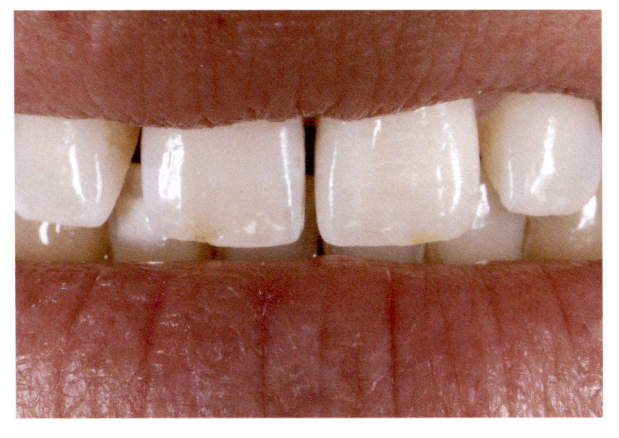

f〜h：最終補綴物装着時。単独歯修復と複雑な色調回復が要求された難易度の高い症例であったが、患者の要望を満たした色調再現が行われた。

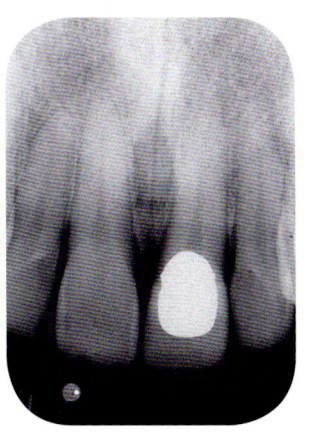

111

第 2 章　治療のゴールを見極めるための鑑別診断と考慮事項

参考文献

1. 浅野正司，山本　眞．特別企画 歯科補綴物に求められる"色"の記録・伝達・再現にかかわるカラーマッチングのあるべき姿を探る(上)　システマティック・トータルシステムによる天然歯色調再現法「NCC システム」の提案．歯科技工 2000；28(11)：1361.
2. Magne P, Belser U. ボンディッドポーセレンレストレイションズ—バイオミメティック・アプローチ—．東京：クインテッセンス出版，2002.
3. 片岡繁夫．Harmony　質感．東京：クインテッセンス出版，2005.
4. 桑田正博．特集 歯の漂白に伴う問題点とその対応　白い歯の色．歯界展望 2000；95(3)：557.
5. Ahmad I. Masking Tooth Dicoloration with All-Ceramic Restorations. Quintessence Dent Technology 2004；27(1)：9．
6. Ahmad I. Three-dimensional shade analysis : perspectives of color--Part I. Pract Periodontics Aesthet Dent 1999 Sep；11(7)：789‐96；quiz 798.
7. Ahmad I. Three-dimensional shade analysis : perspectives of color--Part II. Pract Periodontics Aesthet Dent 2000 Aug；12(6)：557‐64：quiz 566
8. 赤井理人．テクニカル陶材築盛法　メタルセラミックス編：陶材知識・天然歯構造・色や光の性質から導き出した陶材築盛論(Vintage Halo［松風］を用いて)．QDT 2005；30(6) 6：682.
9. Stefan J. Paul, Andrea Peter, Luca Rodoni, Nicolas Pietrobon．陶材焼付鋳造冠作製における色調選択(シェードテイキング)．従来の目視による方法と分光光度計による方法の臨床的比較検討．PRD 2004；12(4)：22.
10. Eves MG. Shade selection and value control. J Dent Technol 2000 Jan-Feb；17(1)：11‐7．
11. 有坂和弘．デジタルカメラと銀塩カメラの口腔内色調再現性—シェードテイキングにはデジタル画像？　ポジフィルム？ 歯科技工 2002；30(12)：1538.
12. 東光照夫，星野睦代．歯の色を測る—色彩計によるシェードガイドと抜去歯の色調測定．QDT 2002；27(8)：69.
13. Andres Baltzer, Vanik Kaufmann-Jinoian．デジタル技術による色調測定．Quintessenz Zahntech 2004：30(8)：834.
14. Vanini L, Mangani FM. Determination and communication of color using the five color dimensions of teeth. Pract Proced Aesthet Dent 2001 Jan-Feb；13(1)：19‐26；quiz 28.

3. 歯科技工士との連携に基づく適切な歯冠形態の回復

　適切な歯冠形態の回復とは、歯冠形態と歯肉レベルに関する審美的ガイドラインを参照しながら患者の年齢・性別・顔貌・歯の位置・対咬関係などを考慮してそれらに対する客観的診断を行い、色調と形態に対する患者の主観的要望を加味した審美的・機能的・清掃性に優れた形態を回復することである[1-4]。そのためには、診断用ワックス・アップとプロビジョナル・レストレーションを応用し、診断と再評価を行うことが重要である。実際の臨床では、歯肉切除やMTMなどの比較的簡便な前処置＋ガイドラインの活用で済む症例もあれば、複雑な診査・診断と歯周形成外科や全顎的矯正治療が前処置をとして必要となるものなどさまざまである[5-7]。とはいえ、前処置が必ずしも行えない場合も多いため、形態・色調・排列に対する錯覚を利用したアレンジメントの必要性が生じることも、臨床上、非常に多い[8-10]。

　本章の4で後述するが、支台歯周囲組織の健康維持と審美性を考慮した場合には、唇面および隣接面歯肉縁下カントゥアの形態付与なども重要なポイントである。

　本項では、チェアサイド‐ラボサイド間の連携、および患者の要望を加味したうえで適切な歯冠形態決定のための診断と対応法[11,12]を基本症例からアレンジメントを必要とする複雑な症例を通して解説する。

3-1. 審美的歯冠形態回復のための考慮事項

　臨床では、審美的ガイドラインを容易に当てはめて考えることのできる条件が良好なものから、複雑ではあるが前処置にて対応できる・できない症例などさまざまな場合がある。とはいえ重要なことは、いかなる場合でも、補綴物が歯周組織と調和し、メインテナンスが良好に行える形態の付与が最優先事項であることに変わりはない。我々歯科医はその達成に必要な事項を認識しておくべきである（図2‐39〜41）。

☞ 単純な症例から複雑な症例まで、臨床で出会うさまざまなケースのニーズは、一つひとつ異なるはず。

第2章 治療のゴールを見極めるための鑑別診断と考慮事項

図2-39a、b　メインテナンスしやすいカントゥア設定の必要性。

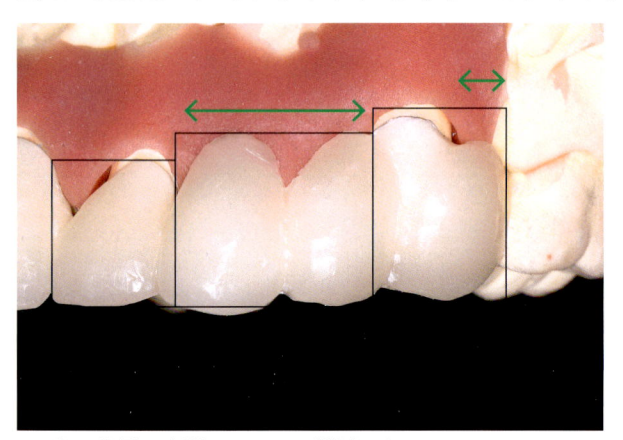

a：歯の位置と歯間スペースに問題がある。

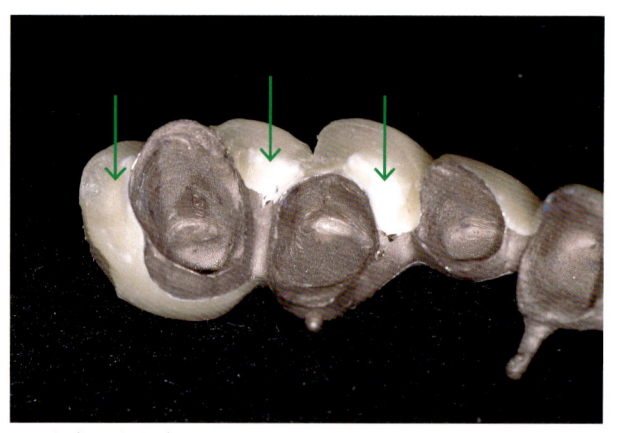

b：犬歯と小臼歯は、メインテナンスが行えるカントゥアではない。このような技工を依頼することはナンセンスである。

図2-40a、b　前処置の有無の決定においては、常に歯科技工士との連携を意識する。

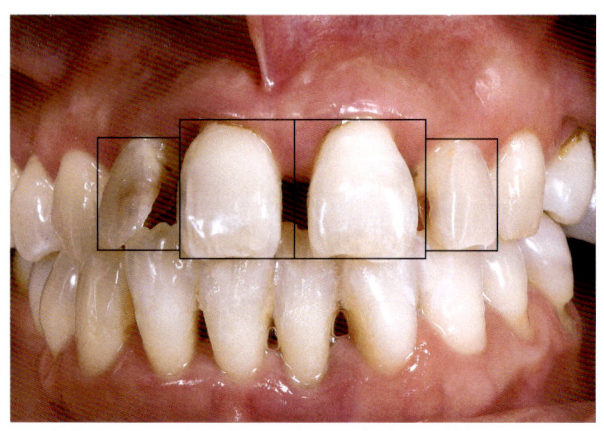

a：中等度以上の歯周病に罹患し、審美的、機能的な問題を呈している。現存する歯冠スペースでは、歯美的回復が不可能であることが想定できる。

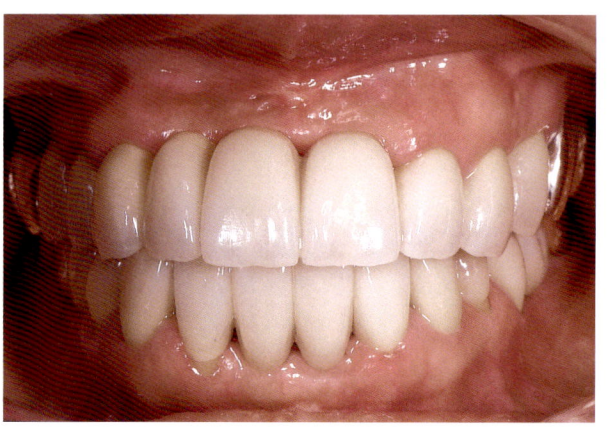

b：歯冠スペースと歯肉レベルに問題があったため、歯冠形態の付与には限界がある。歯冠形態は歯科技工士に委ねればと勘違いされがちであるが、前処置の必要性を的確に判断しなければならない。チェアサイドの診断能力の良否によって治療結果は大きく左右される。

図2-41a、b　審美結果を得るための前処置の必要性を見極める。

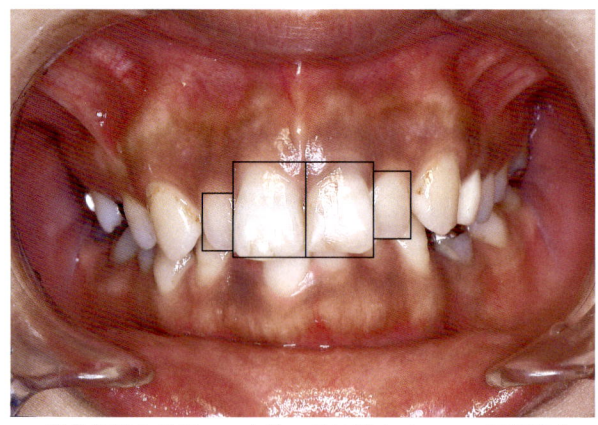

a：審美修復を希望して来院。前処置なくしての目標達成はあり得ない。

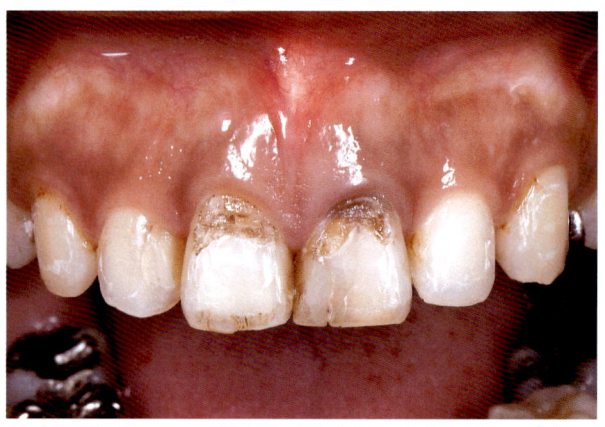

b：矯正治療によって適切な咬合高径、歯肉レベル、歯冠スペースを改善して、審美修復のための条件をつくり上げることが最優先である。この状態からの審美性の回復はけして難しいものではなく、その予知性も高いものとなる。

114

3-2. 歯冠形態と歯肉レベル評価のためのガイドラインと基本的な活用例

　審美的問題点を抽出するためには、その基準となるガイドラインを用いることが必要である。ここでは、審美的歯冠形態回復にあたって必要な①歯冠形態と②歯肉レベルを評価するためのガイドラインを示す。また、以下に審美的歯冠形態を付与する際の留意点をあげる。さらに、次頁では、比較的難易度の低い基本症例を通してこれらのガイドラインの応用例を示す。

図2-42　歯冠形態を評価するためのガイドライン。

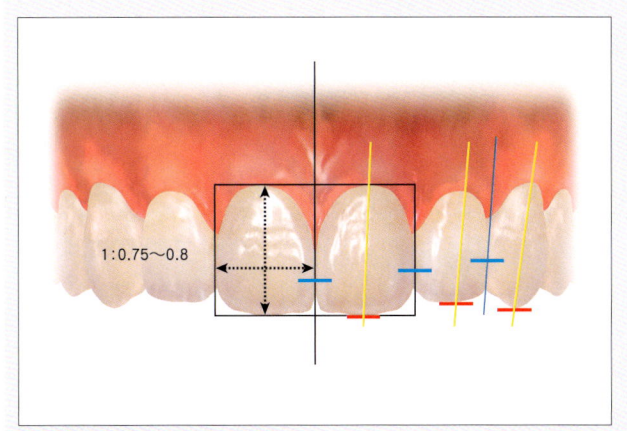

①同名歯の左右対称性。
②歯軸。中切歯-側切歯-犬歯と近心傾斜が強くなる。
③コンタクト・ポイントの位置。中切歯間が最も歯冠側に位置し、後方に向かうほど根尖側に位置する。
④歯冠長と幅径のバランス-1：0.75〜0.8。
⑤切縁線の位置。中切歯と犬歯が同レベルで、側切歯が短いガルシェイプを呈する。

図2-43　歯肉レベルを評価するためのガイドライン。

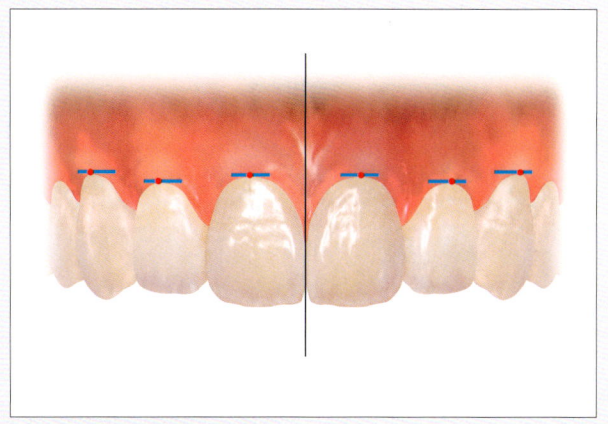

①同名歯の左右対称性。
②歯頸線の連続性。Angle-Class I では、中切歯と犬歯が同レベルで側切歯は歯冠側に位置する。一方、Class II では側切歯が根尖側に位置する場合も多い。
③歯肉輪郭の頂点(Gingival Zenith)。歯肉の頂点は、歯の遠心に位置する。しかし、上顎側切歯および下顎切歯には、必ずしも当てはまらない場合がある(Rufenacht C)。

POINT

審美的歯冠形態を付与するための留意点

1.	切縁線の位置。	6.	エンブレジャー。
2.	歯冠長と幅径。	7.	コンタクト・エリア。
3.	カントゥア。	8.	排列。
4.	エマージェンス・プロファイル。	9.	歯肉レベルと輪郭。
5.	トランジッショナル・ラインアングル。	10.	色調。

第2章　治療のゴールを見極めるための鑑別診断と考慮事項

> 基本症例　比較的難易度の低い症例へのガイドラインの応用例（図2-44a～i）

術前

a

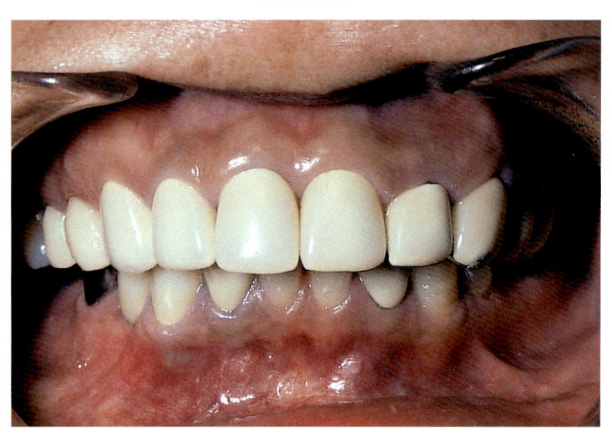

歯冠形態、歯肉レベルの評価

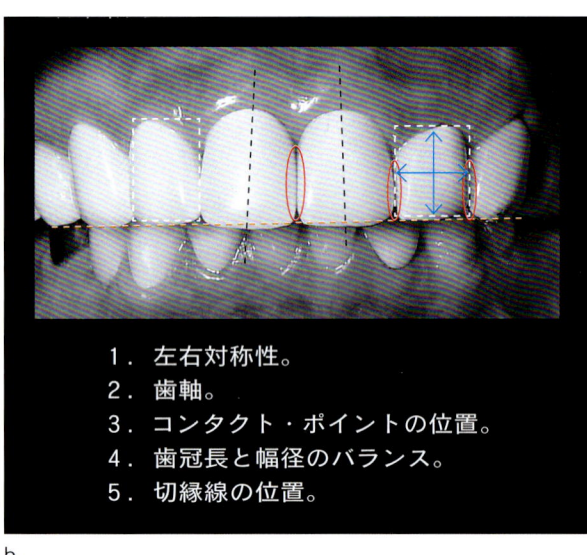

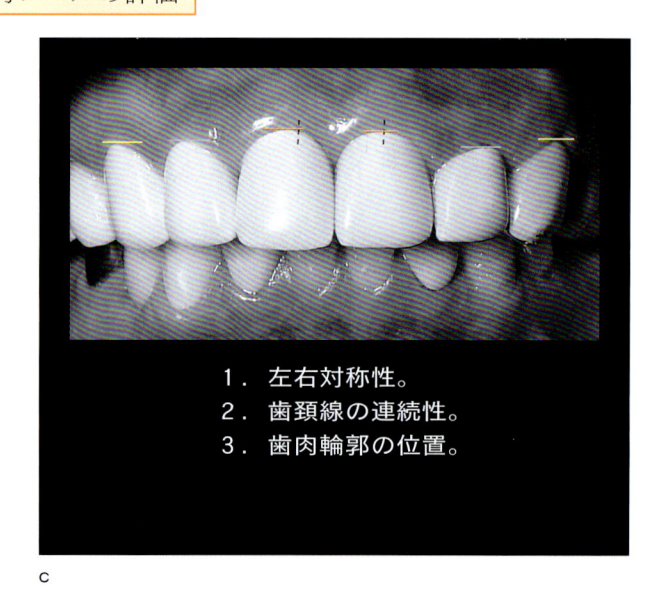

1．左右対称性。
2．歯軸。
3．コンタクト・ポイントの位置。
4．歯冠長と幅径のバランス。
5．切縁線の位置。

b

1．左右対称性。
2．歯頸線の連続性。
3．歯肉輪郭の位置。

c

問題点
①側切歯の歯冠形態が非対称。
②中切歯の歯軸が非対称。
③コンタクト・ポイントの設定位置。
④幅径が広い。
⑤切縁線が直線的で側切歯が長い。

問題点
①同名歯の歯肉レベルが非対称。
②歯頸線の連続性がない。
③中切歯のZenithが遠心に位置してない。

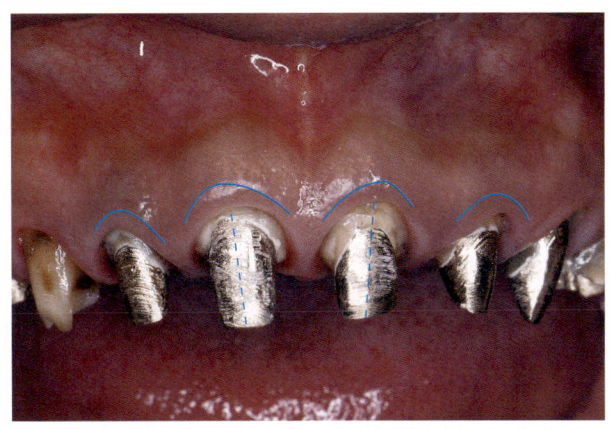

d：左側中切歯および側切歯に歯肉切除を行い、歯肉レベルを改善した後の支台歯形成。同名歯の対称性、歯軸とZenithの位置に注意を払わねばならない。

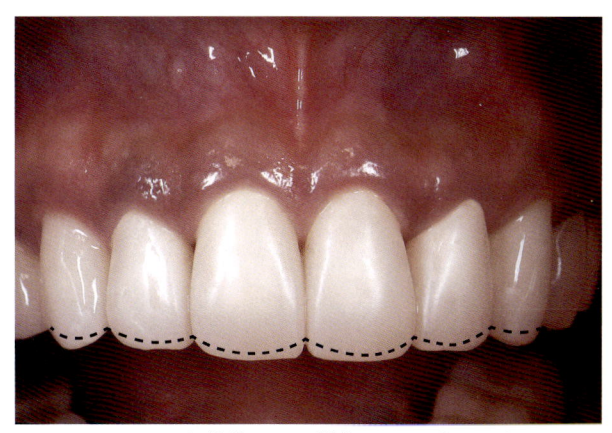

e：ガイドラインを基準にして製作されたプロビジョナル・レストレーション。切縁線がやや長いため、改善が必要である。

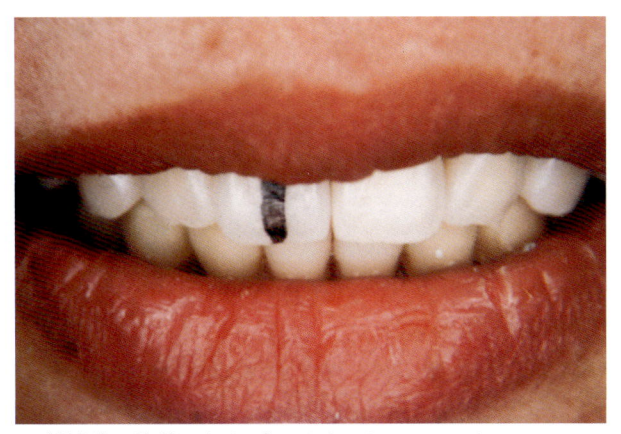

f：試適時。改善されたプロビジョナル・レストレーションを基準にして製作された補綴物。

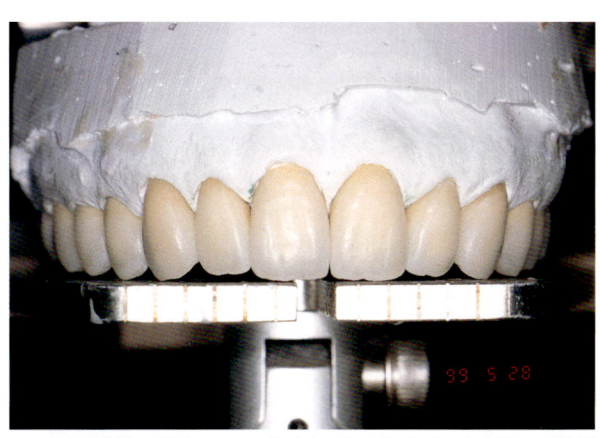

g：歯冠形態・歯肉レベルともにガイドラインに則して理想的に回復されている。切縁線と咬合平面のバランスも良好である。

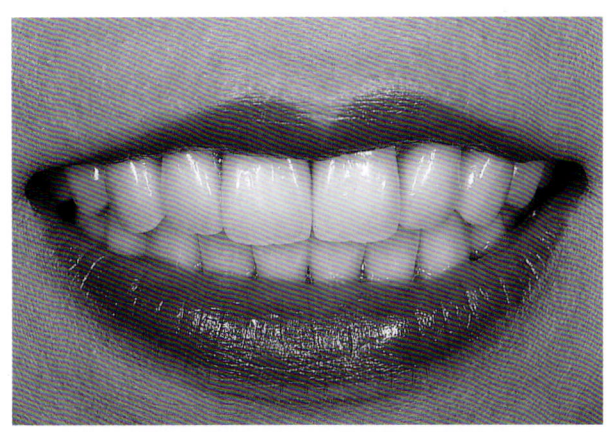

h：口唇との調和も良好である。歯種別の形態的アクセントもあり、自然観がある。

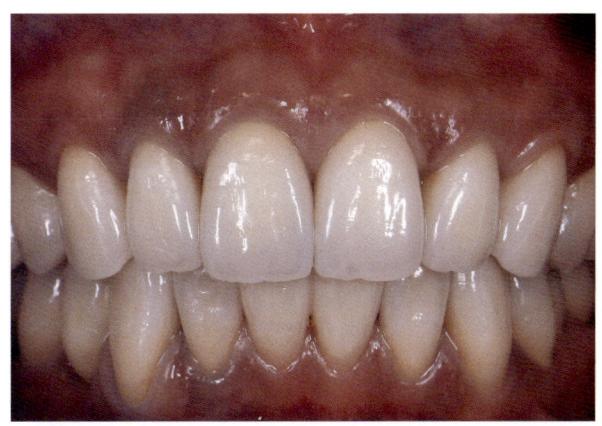

i：歯冠および歯肉レベルの対称性の改善によって天然歯歯列を模倣した三次元的に自然な歯冠形態が付与されている。40代の女性らしさを表現するために、トランジッショナル・ラインアングルは弱めで、丸みを与える。

第2章 治療のゴールを見極めるための鑑別診断と考慮事項

3-3. 症例の条件に応じて応用するアレンジメントのいろいろ

臨床では、前頁で示した図2-44のように比較的容易に、患者固有の条件・要望に審美的ガイドラインを応用することで対応可能なものから、歯冠スペース、歯肉レベルなどに多くの問題点を持った複雑な症例までさまざまである。本項では、適切な歯冠形態付与のための歯冠幅径・歯冠長、そして色調の錯覚を応用したさまざまなアレンジメント（図2-45～47、表2-4）と条件に応じさまざまな歯冠形態を付与した例をあげる（図2-48～53）。

図2-45 歯のイリュージョン効果。歯の形態、歯冠幅径が同じでも高径が異なる場合には、幅径も異なってみえる[1-3,5]。

歯冠長によるイリュージョン

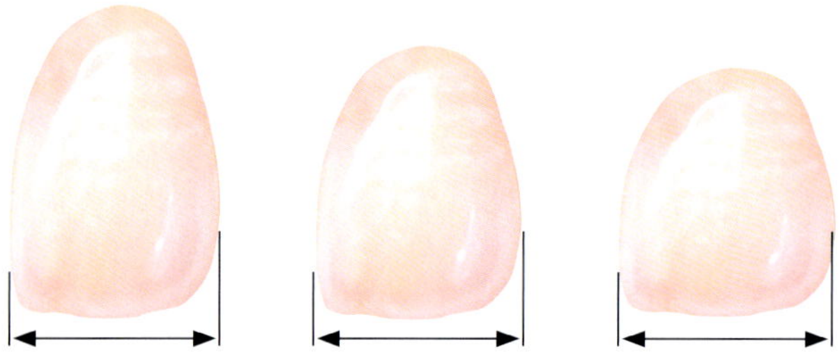

歯冠幅径が同じでも歯冠高径が異なれば、目の錯覚を生じて、歯冠幅径も異なっているようにみえる。

カントゥアが与える歯冠幅径のイリュージョン

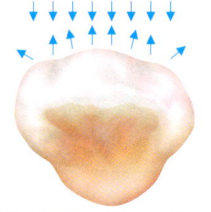

標準型の幅径の場合。光の入射と反射（出入角）は均等である。

歯を広くみせる場合は、唇面を平坦にし辺縁隆線をやや強調する。

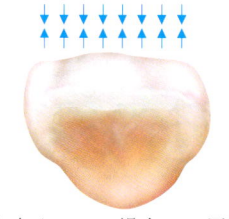

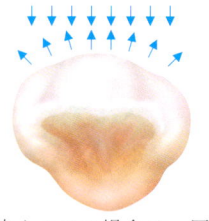

歯を狭くみせる場合は、唇面を丸型にし辺縁隆線を弱くする。

カントゥアが与える歯冠高径のイリュージョン

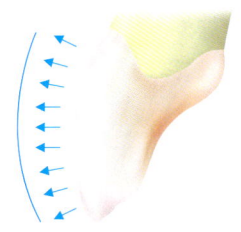

標準的には、光の反射はバランスがとれている。

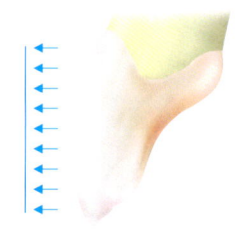

歯冠高径を長くみせる場合、唇面を平坦にして豊隆部を歯頸側にする。

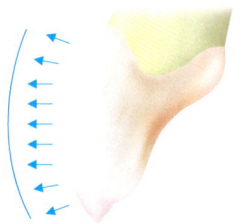

歯冠高径を短くみせる場合、唇面を丸型にして豊隆部を切端側にする。

図2-46a、b 歯の特徴。歯の基本的特徴の位置をアレンジすることで、幅径・高径ともに錯覚を利用できる[1]。

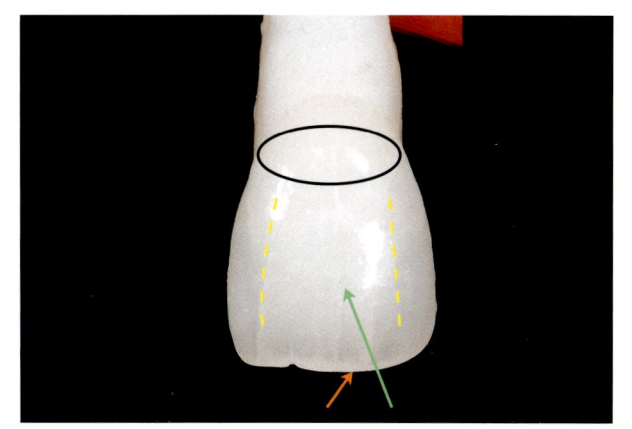

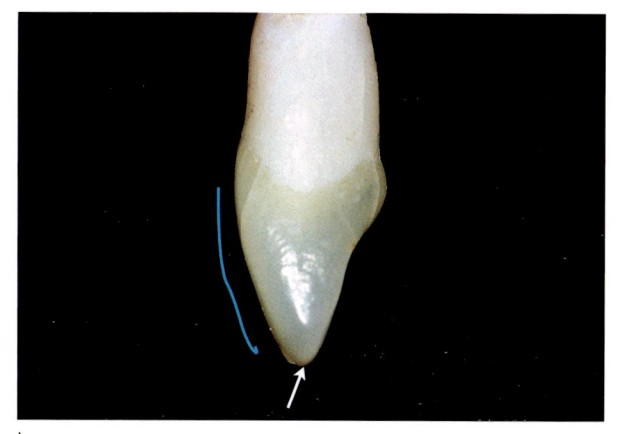

a：
① エマージェンス・プロファイル(黒)。
　通常より歯冠中央寄りにすると、高径は短く、幅径は広くみえる。
② トランジッショナル・ラインアングル(黄)。
　歯冠中央寄りにすると、幅径は狭く、隣接寄りにすると幅径は広くみえる。
③ インサイザル・ハロー(オレンジ)。
　有りだと、高径は短くみえる。
④ クラックライン、ウエア(緑)。
　有りだと、高径は長く、幅径は狭くみえる。

b：
① カントゥア(青)。
　唇面中央部を平坦にすると、高径は長く、幅径広くみえる。
② 切縁線の位置(白)。
　内側にすると高径は短くみえる。

図2-47a、b 歯冠幅径と高径が同じでも色が明るいと大きく、暗ければ小さくみえる(a、bは同じもの)[1,3,13]。

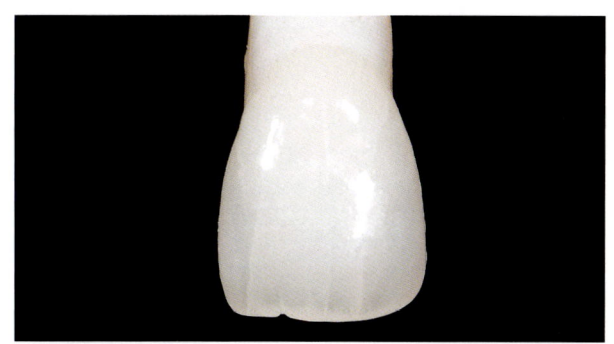

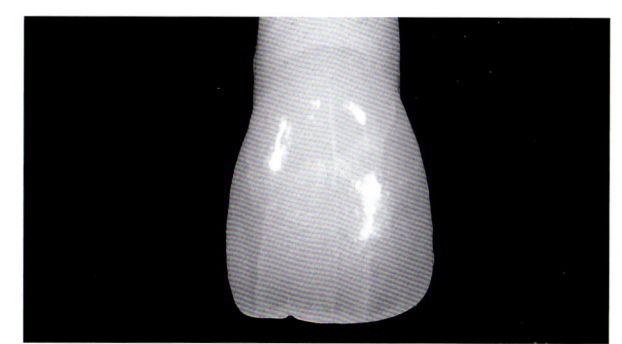

a：反射光撮影。
b：グレースケール処置。　　　a｜b

a、b：
① 歯の明るさ。
　明るいと大きく、暗いと小さくみえる。

表2-4 適切な歯冠形態を付与するための難易度鑑別。

アレンジメントの必要性を判断するための項目	難易度が低いもの	難易度が高いもの
① 歯冠幅径のバランス	Normal	Problem
② 歯のポジション	Normal	Problem
③ 歯肉レベル	No	Problem
④ 色調とキャラクターの応用	No	Need

第2章　治療のゴールを見極めるための鑑別診断と考慮事項

> 条件に応じたさまざまな歯冠形態例1
> 　　30代後半女性、幅径が広い中切歯のスペースに対し、歯冠を近心に捻転させて幅径を狭くみせた例（図2-48a〜k）

術前

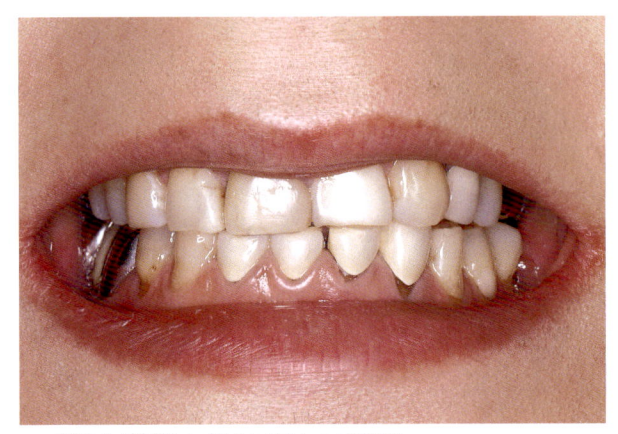

a：不適合補綴物に伴う口唇との不調和。

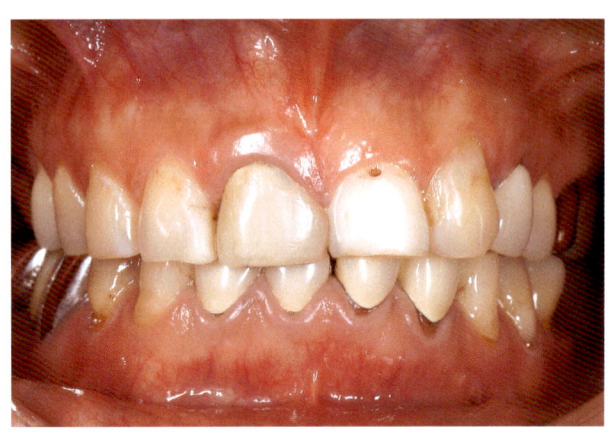

b：左側側切歯は先天欠如で左右中切歯は対称性に欠ける。機能面でも多くの問題も抱える症例である。

歯冠形態の評価

c：
①顔貌、および口唇に対する正中線のズレ。
②左右中切歯の幅径が非対称。
③歯冠長が短い。
④左側犬歯の歯頸線が高位。

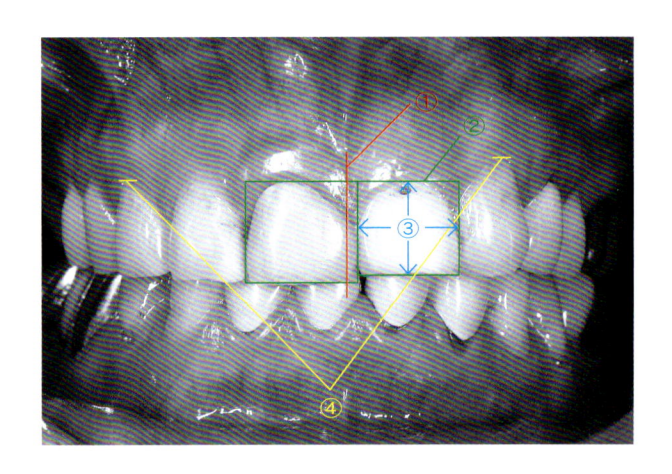

ワックス・アップとプロビジョナル・レストレーション

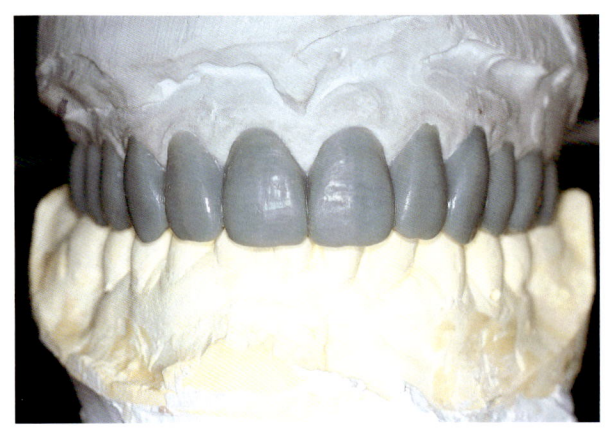

d：2回目の診断用ワックス・アップ。

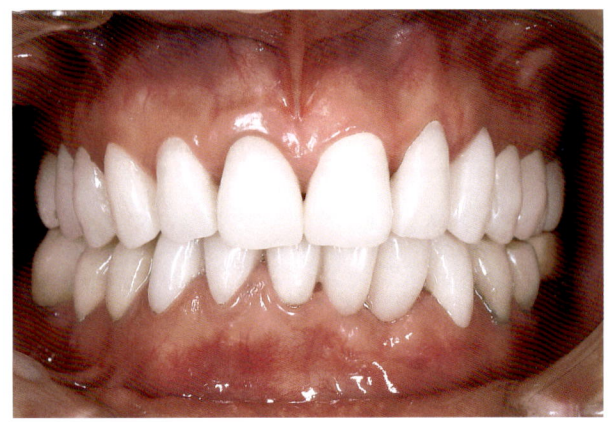

e：プロビジョナル・レストレーション装着時。上顎前歯の排列が平面的で、自然観、孤立観に欠けることを訴えたため、中切歯をわずかに近心に捻転させて強調する排列を提案し、患者の了承を得る。

本症例で行ったアレンジメント

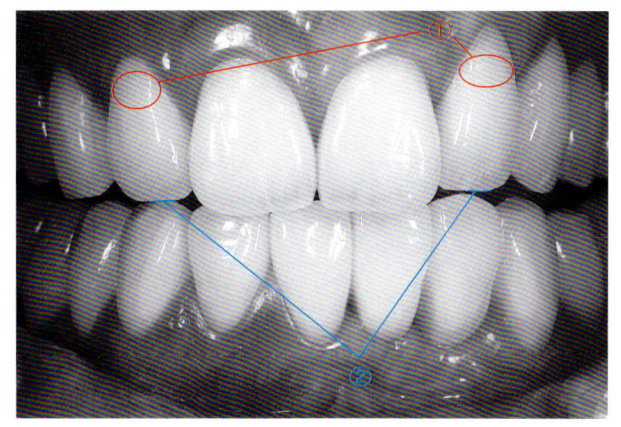

f：歯肉レベルが異なる側切歯（左側は側切歯が先天欠如で犬歯である）は、①最大豊隆部の位置を水平的に一致させるとともに②左側の切縁線を短くする。

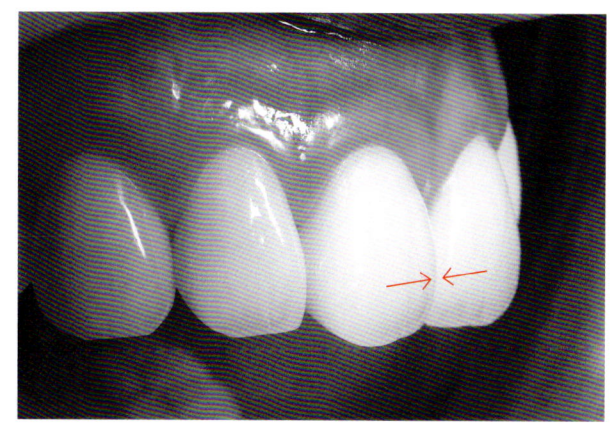

g：中切歯を近心に捻転させたことで、歯冠長が長くみえて、自然観が確保できた。

補綴物装着時

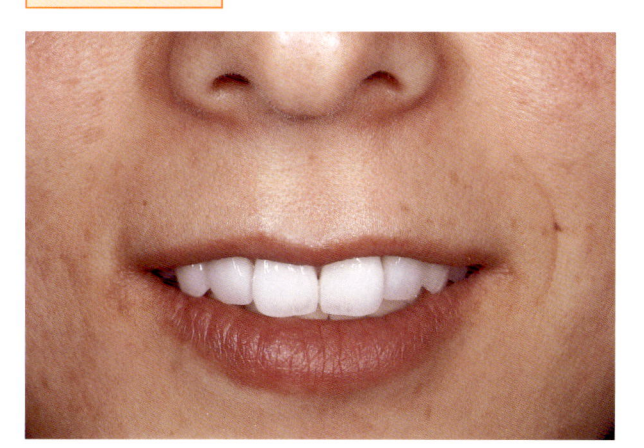

h：若々しい口元に回復され、口唇との調和も良好である。

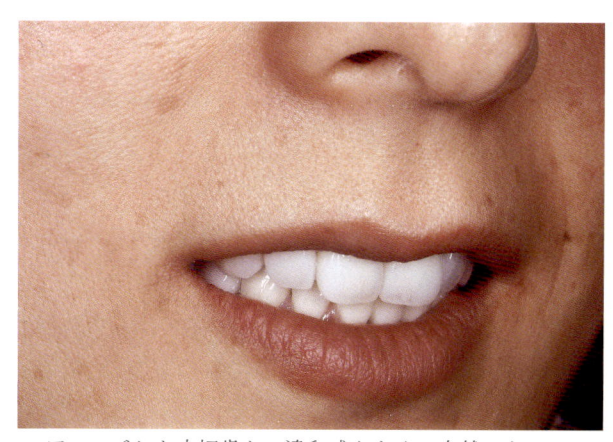

i：アレンジした中切歯との違和感もなく、自然である。

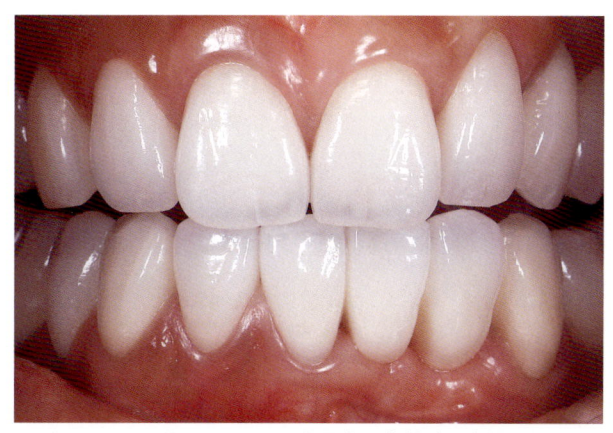

j：A1シェードをベースで、透明感と自然感が創出された上下顎前歯部。中切歯と側切歯にアクセントを付与したことによって、適切な歯冠バランスが回復された。

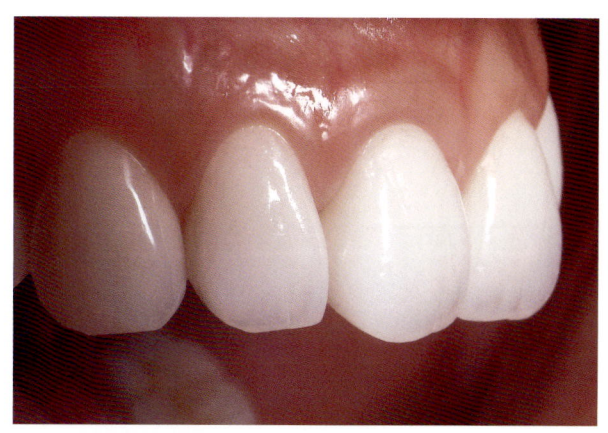

k：支台歯周囲組織との調和も良好である。

第2章　治療のゴールを見極めるための鑑別診断と考慮事項

> 条件に応じたさまざまな歯冠形態例2
> 　　30代前半女性、歯周外科後の歯冠長を長くみせない形態付与と歯肉レベルが異なる同名歯に対する対応（図2-49a〜h）

初診時

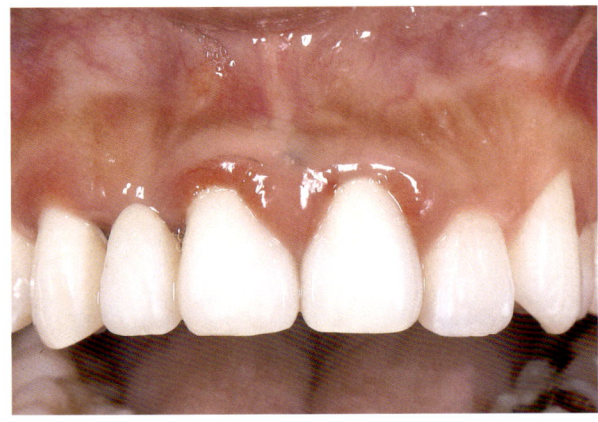

a：歯周外科処置を必要とする術前の状態。中切歯が狭く、加齢を感じさせる。患者は明るい色調の歯を希望した。膨張色である白に対して、できる限り歯冠長を長くみせない対応を必要とする。

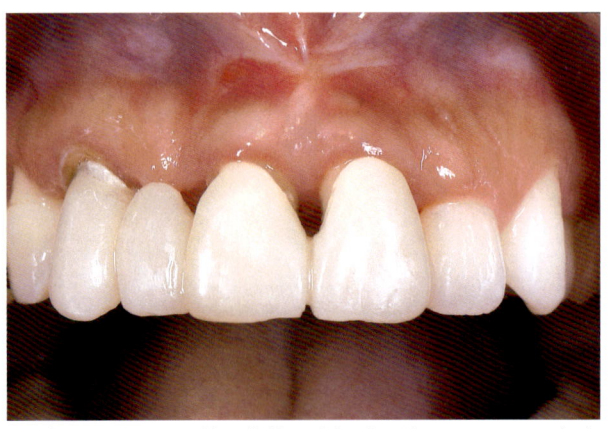

b：歯周外科1ヵ月後の状態。歯冠長が長くなることが想定される。

歯冠形態の評価

c：
①中切歯の歯冠長が長い。
②側切歯の長さと幅径が非対称。

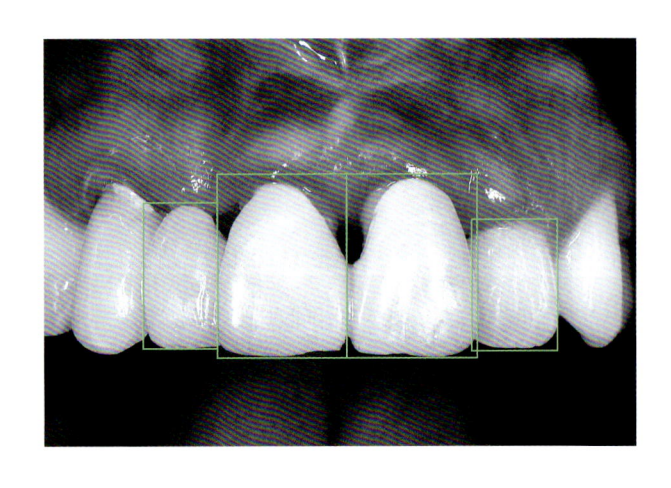

歯周外科4ヵ月後の
プロビジョナル・レストレーション

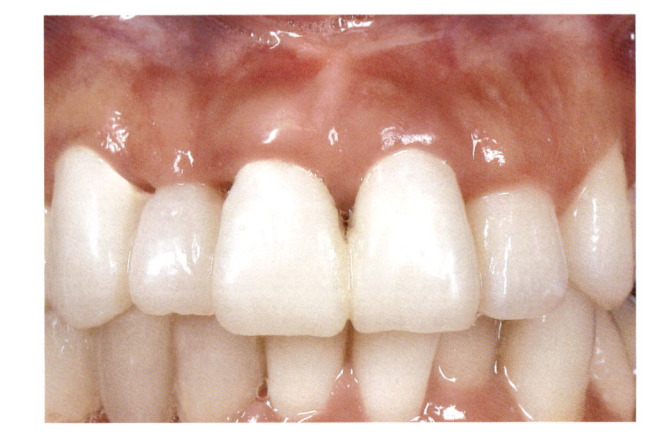

d：中切歯と側切歯のバランスが良くないため、ラッピングを含めたバランスの評価が必要である。

本症例に行ったアレンジメント

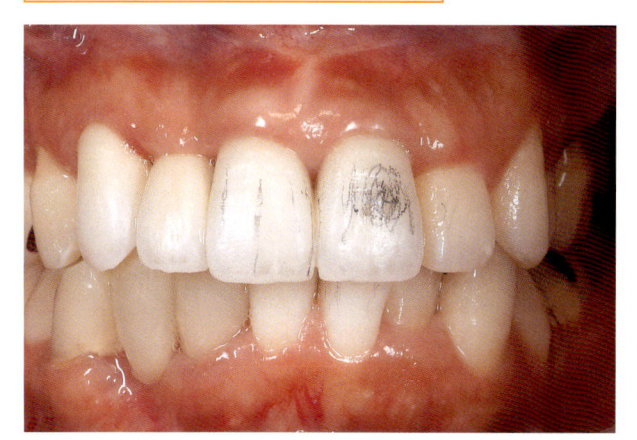

e：2回目の試適。

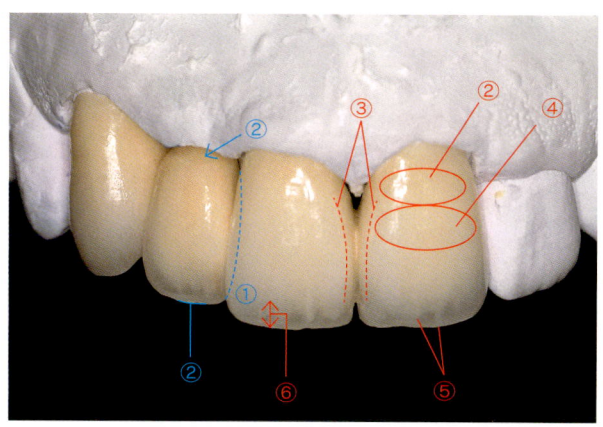

f：完成した補綴物。

中切歯の歯冠長を短くみせるための形態とキャラクター付与のポイントとして、
①歯冠幅径をやや広げて、比率を改善する。
②エマージェンス・プロファイルを歯冠中央寄りに付与する。
③トランジッショナル・ラインアングルを隣接面よりに弱く付与し、唇面には近遠心的な丸みを付ける。
④最大豊隆部は歯冠中央部に付与する。
⑤切縁部にトランスルー・センシーとインサイザル・ハローを付与する。
⑥切縁を舌側に傾斜させる。

側切歯の形態付与のポイントとして，
①中切歯遠心隆線をわずかに張らせて側切歯とラッピングをさせて側切歯の幅径を広くみせる。
②歯肉ラインが高位の右側は、ポンティック基底面をできる限り舌側よりに設定する。さらに切縁線の長さをわずかに短くする。

補綴物装着時

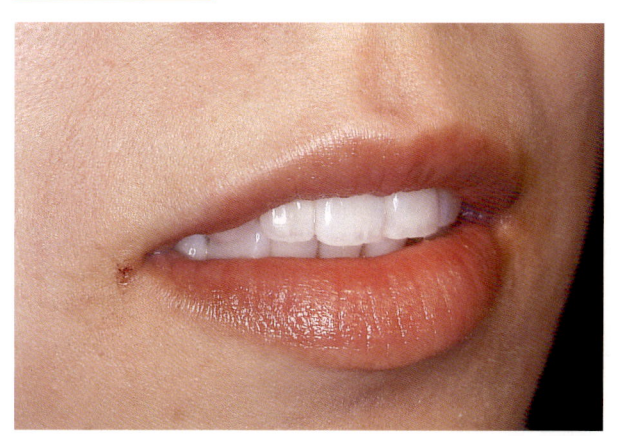

g：口唇との調和も良好である。切縁線を舌側傾斜させて歯冠長を短くみせる。

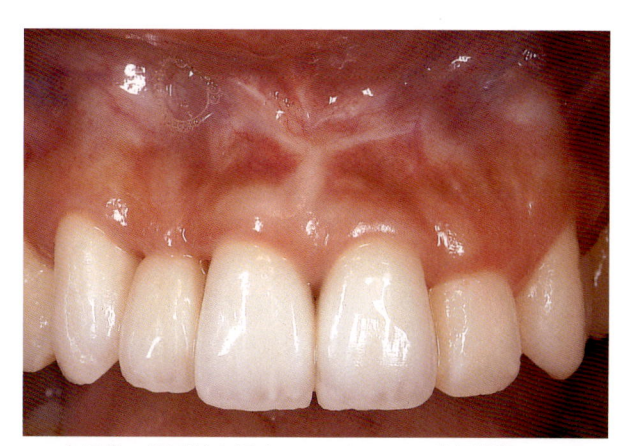

h：中切歯の歯冠長を短くみせるために、歯冠幅径、トランジッショナル・ラインアングル、エマージェンス・プロファイル、最大豊隆部の位置をアレンジし、さらにインサイザル・ハローを付与してある。側切歯の歯肉レベルと歯冠スペースはわずかに異なるが、ラッピングと形態のアレンジによって違和感はない。

第2章　治療のゴールを見極めるための鑑別診断と考慮事項

> 条件に応じたさまざまな歯冠形態例3
> 　　50代女性、幅の広い中切歯ポンティック部に対し歯冠幅径を狭く、歯冠長を長くみせるための形態付与（図2-50a〜j）

初診時

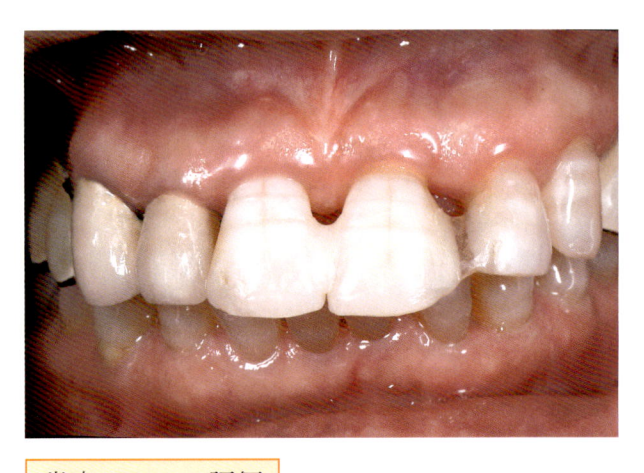

a：ポステリア・バイト・コラプスによって上顎両中切歯は唇側移動。

歯冠形態の評価

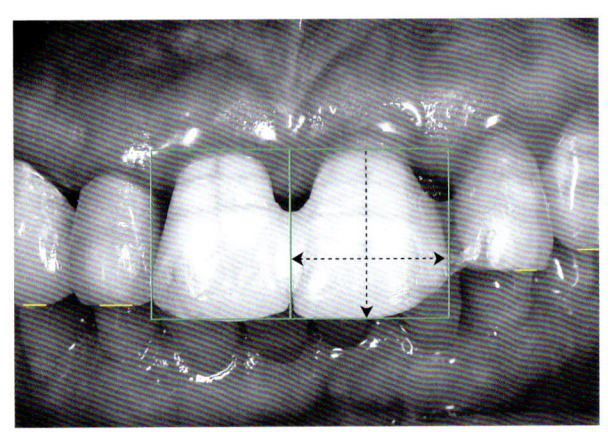

b：歯冠形態の評価。
①中切歯歯冠幅径が非対称。
②歯冠長と幅径のバランスが悪い。
③切縁線の位置が非対称。

歯肉レベルの評価

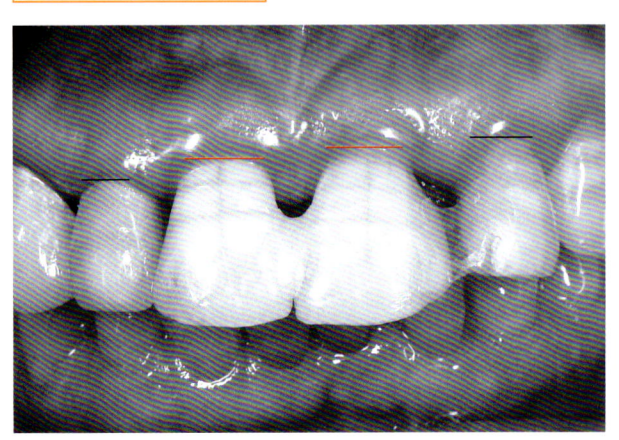

c：歯肉レベルの評価。
①同名歯が非対称。
②歯頸線の位置が左右非対称。

プロビジョナル・レストレーション

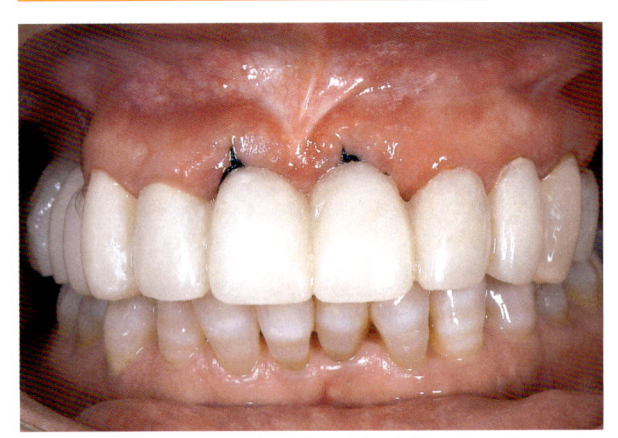

d：ポンティック部の幅径が広い中切歯抜歯時のプロビジョナル・レストレーション。

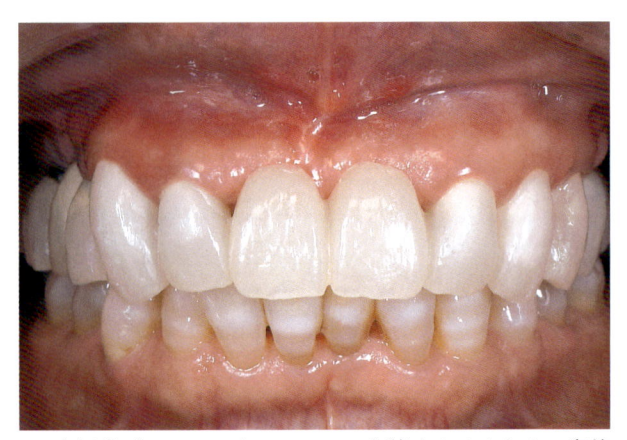

e：中切歯ポンティック・スペースを狭くみせるための審美性をも加味した2回目のプロビジョナル・レストレーション。歯頸線、歯肉レベルの連続性も回復され、患者の満足度は高い。

本症例に行ったアレンジメント

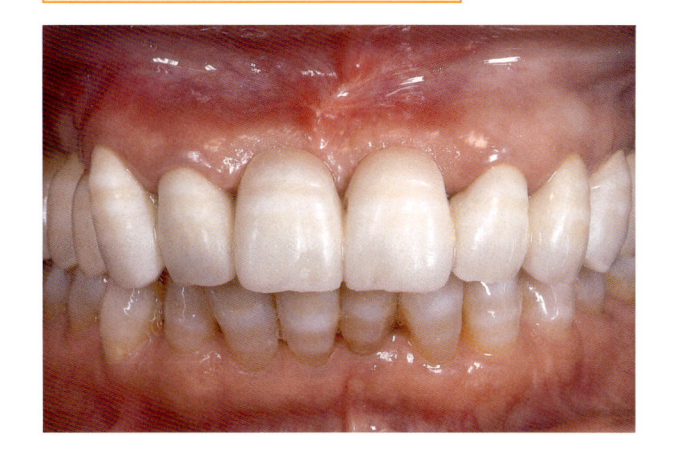

f：第2回目の試適時。中切歯歯冠長を長く、幅径を狭くみせるためのポイント。
①トランジッショナル・ラインアングルを中央寄りに弱く付与して、近遠心的湾曲に丸みを付ける。
②最大豊隆部を歯頸側に位置させる。
③両中切歯遠心外形はストレートにし、側切歯は近心にハーフポンティックを付与して幅径を広くし、4前歯のバランスを回復する。
以上に加えて最終的には
④ヘアラインを入れて、歯冠長を長くみせる。

最終補綴物装着時

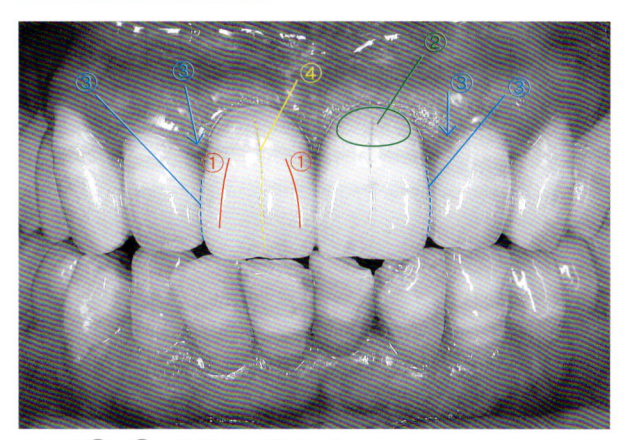

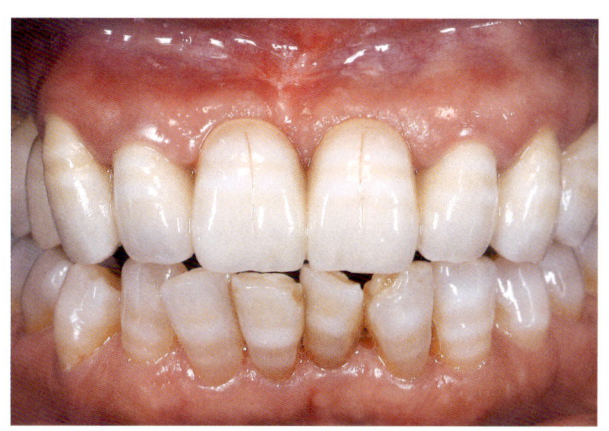

g：fの①〜④へのアレンジメント。

h：歯冠幅径を広くみせる天然歯の横縞線に対して、形態のみならず色調の錯覚を利用したアレンジによって中切歯歯冠幅径を改善し、6前歯のバランスならびに下顎との調和を図ることができた。

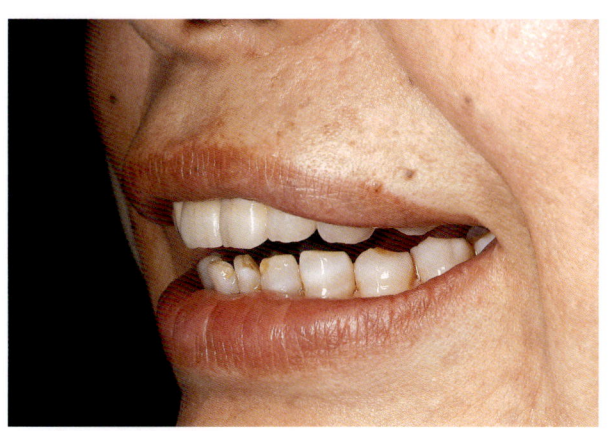

i：口唇との調和も図ることができている。

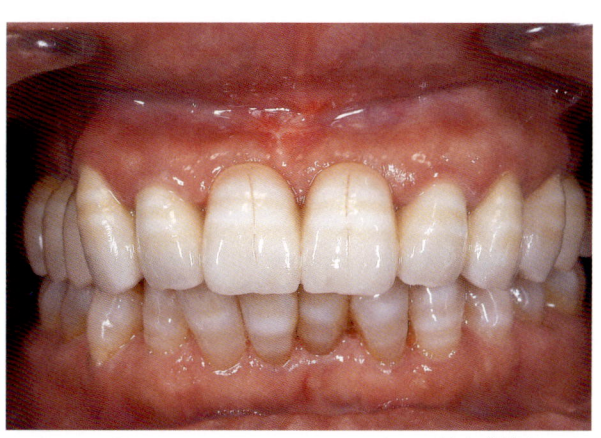

j：トランジッショナル・ラインアングルと最大豊隆部の設定位置は、歯冠形態のみえ方を大きく左右する要因である。

第2章　治療のゴールを見極めるための鑑別診断と考慮事項

> 条件に応じたさまざまな歯冠形態例4
> 　　上下顎歯冠幅径のディスクレパンシーとブラック・トライアングルを是正し、男性的な歯冠形態を付与（図2-51a〜w）

初診時

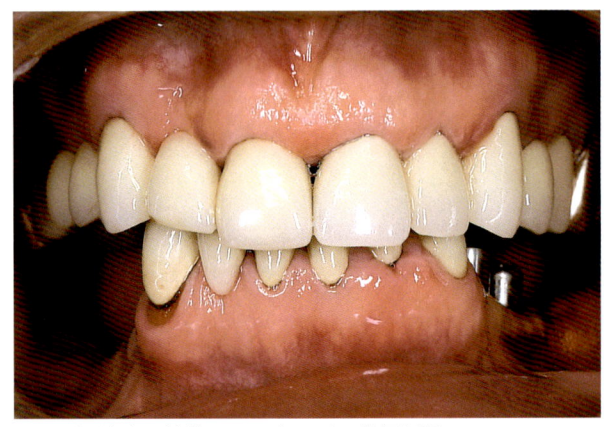

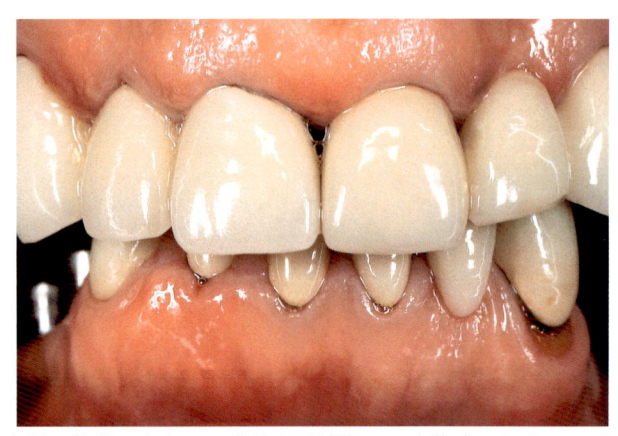

a、b：初診時の状態。aは上下顎の歯冠幅径がアンバランス。bは上顎6前歯の大きさ・歯軸が不適切で、立体感に欠ける。下顎前歯部は上顎に対して歯冠幅径が狭い。

歯冠形態の評価

c：
①同名歯の左右非対称。
②側切歯歯軸の遠心傾斜（青）。
③歯冠長と幅径のバランス。1＜0.8（黒点線）。
④不適切な切縁線の位置（赤）。
⑤アンバランスな上下顎幅径（緑）。

プロビジョナル・レストレーション

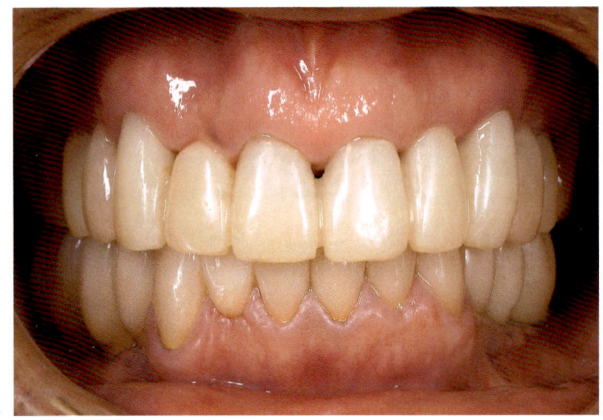

d：最終印象前のプロビジョナル・レストレーション。歯冠形態の調和はけして満足できるものではない。患者は、年齢に応じた自然観のある排列を希望し、乱排列でアクセントを付けることも承諾。

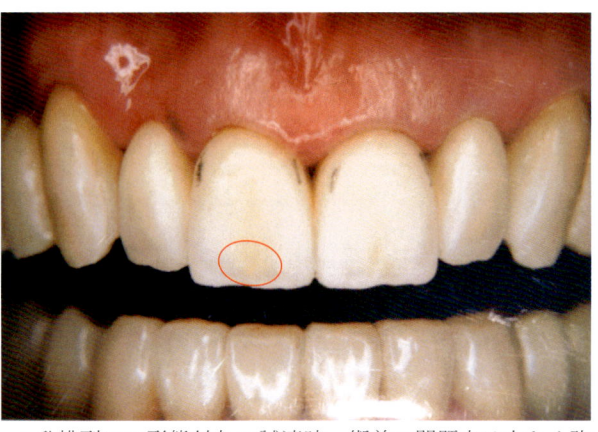

e：乱排列にて形態付与の試適時。術前の問題点は大きく改善され患者の満足度は高いが、切縁寄りのオレンジのキャラクターは却下される。スクエアな形態に対してトランジッショナル・ラインアングルを強調する必要がある。

本症例に行ったアレンジメント

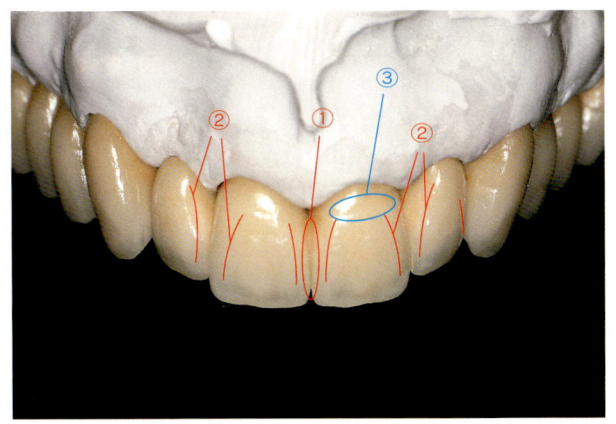

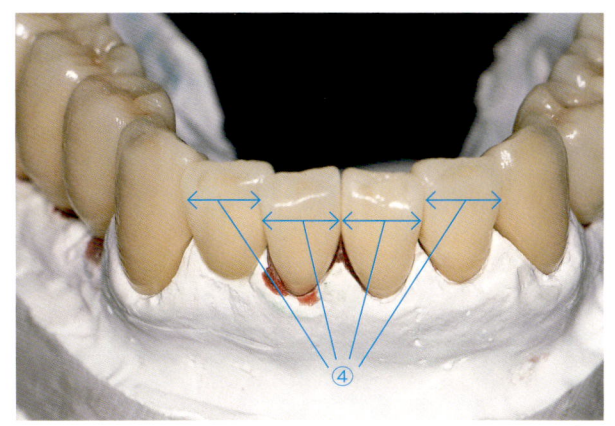

f、g：試適調整後の状態。
①ロング・コンタクトを付与しブラック・トライアングルを閉鎖する。
②スクエアな形態に対してトランジッショナル・ラインアングルを強調して立体感を創出し、男性らしさを強調する。
③中切歯の歯冠長を長くみせるために、唇面のカントゥアはやや丸みを付け、最大豊隆部は歯頚側に位置させる。
④下顎の乱排列によって歯冠幅径を広くして上下顎のバランスを確保する。

最終補綴物装着時

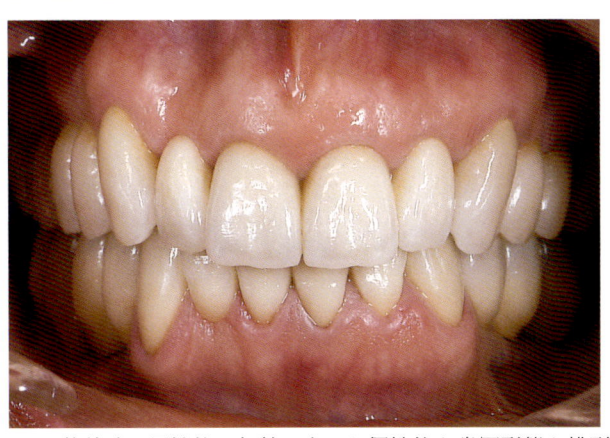

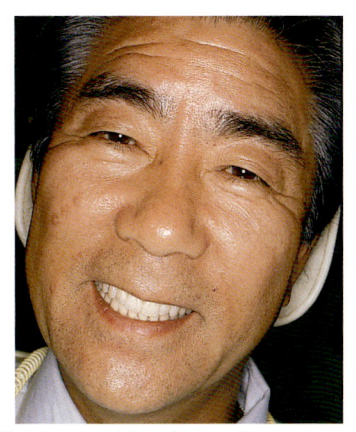

h、i：装着時。男性的で年齢に応じた個性的な歯冠形態と排列。顔貌そして口唇との調和も良好である。

装着5年後の状態

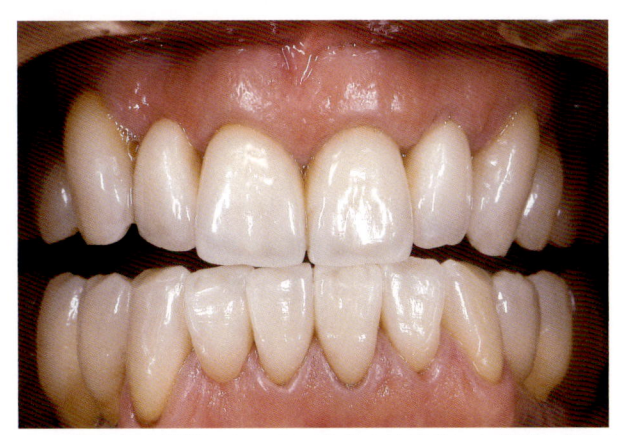

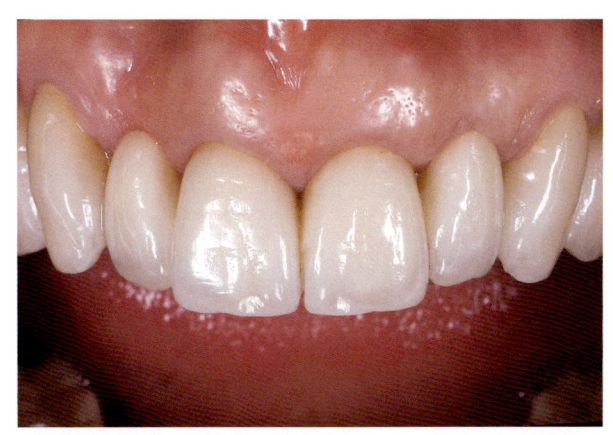

j、k：臨床的な問題はないが、患者は日焼けした顔貌と年齢に応じた色調の改善と、天然歯の孤立感をさらに強調した自然な排列を要望したため、上顎犬歯を除く前歯部を再製作する。

第2章 治療のゴールを見極めるための鑑別診断と考慮事項

> 再製作時に行ったアレンジメント

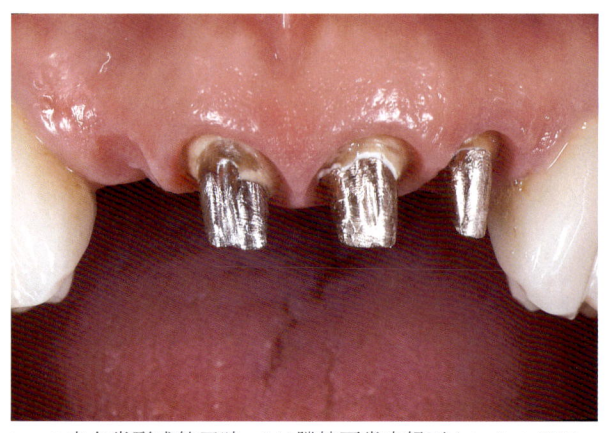

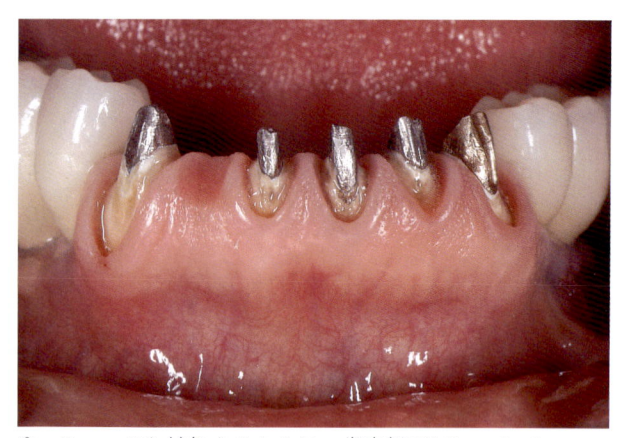

l、m：支台歯形成終了時。lは隣接面歯肉縁下カントゥアにハーフ・ポンティックを付与するために、歯肉縁下1.5mmにフィニッシュ・ラインを設定する。mは薄い歯肉に対して、唇側歯肉縁下のオーバー・カントゥアを避けるために、十分な削除量を確保する。

l｜m

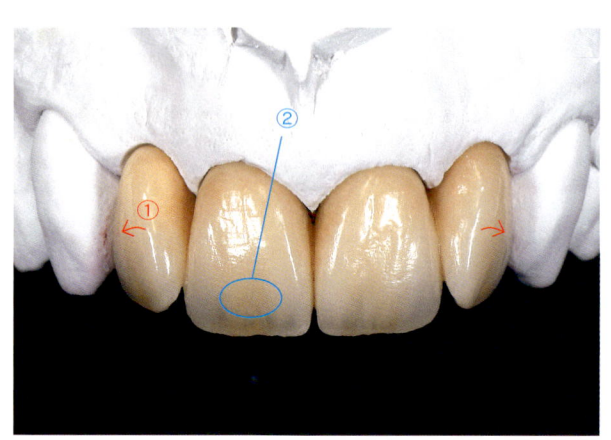

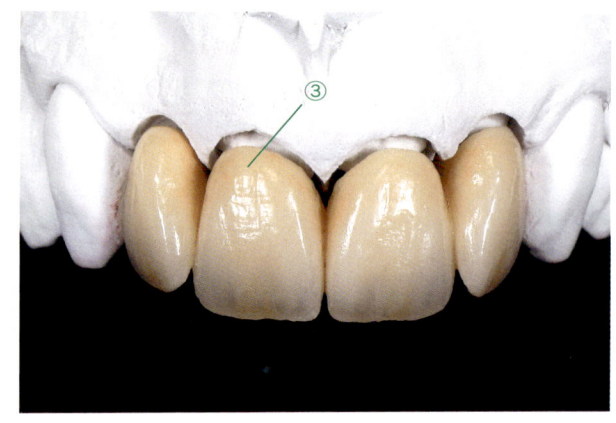

n、o：前製作時との改変事項。
① 側切歯を遠心に捻転させ、近心トランジッショナル・ラインアングルを強調して孤立感を創出する形態・イメージはスクエアからテーパーの形態に変える。
② シェード・ベースと明度を下げるとともに、前回は受け入れられなかった切縁部にオレンジのキャラクターを入れて、加齢を創出する。
③ 歯肉縁下カントゥアは、歯根面から移行的にする。

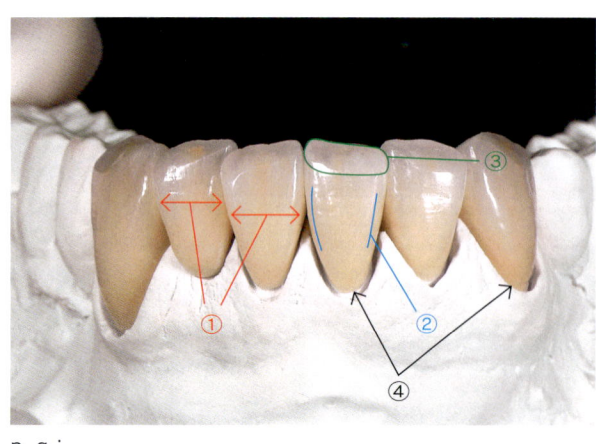

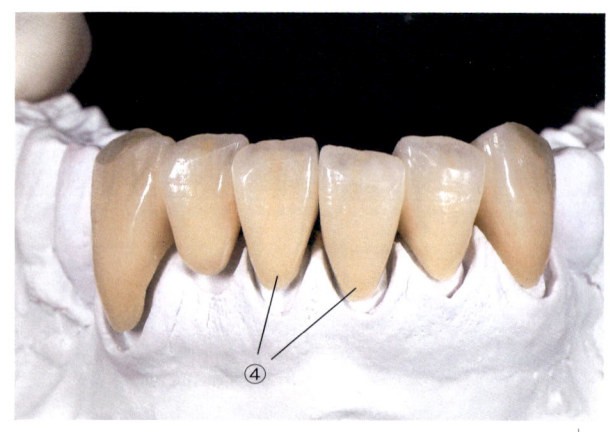

n｜o

p、q：
① シェードを下げたことによって、歯冠が小さくみえてしまうため、乱排列の度合いをさらに大きくして歯冠幅径を広くする。
② トランジショナル・ラインアングルの位置は、隣接面寄りに設定する。
③ 切縁部には、咬耗面を強調する。
④ 歯肉縁下カントゥアは、歯根からストレートで薄い歯肉を圧迫しないアンダー・カントゥアとする。

p｜q

再製作終了時

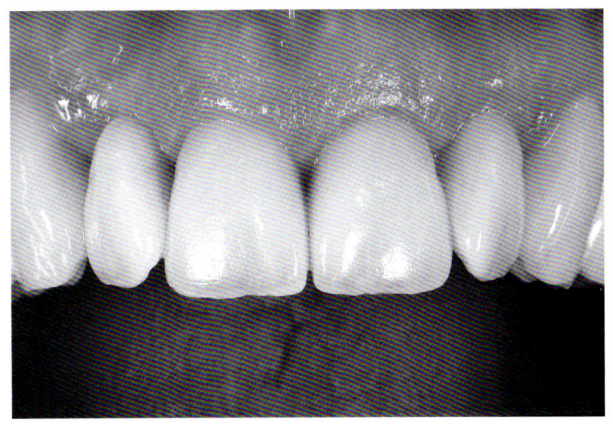

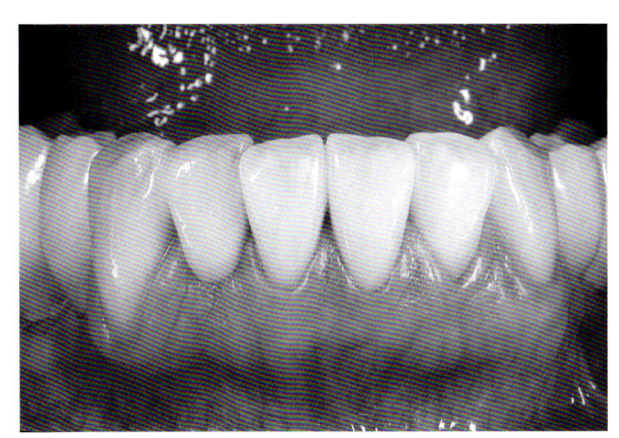

r、s：排列を大きく改善したことで患者の要望に沿った修復物が装着された。

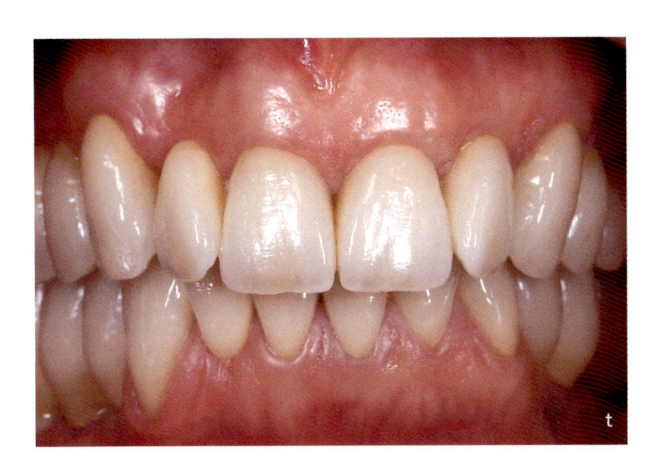

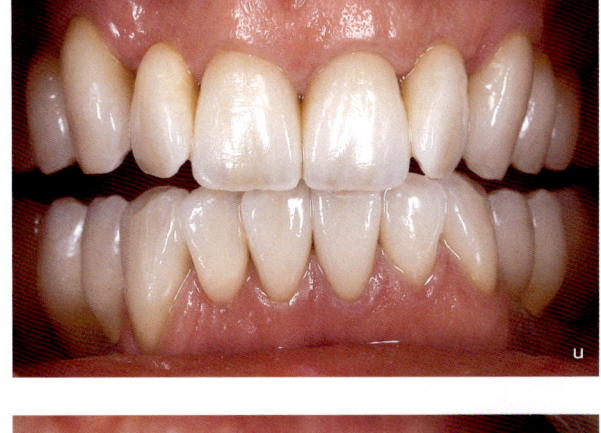

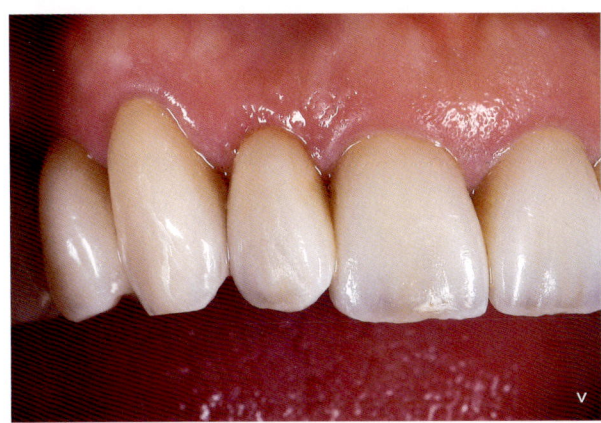

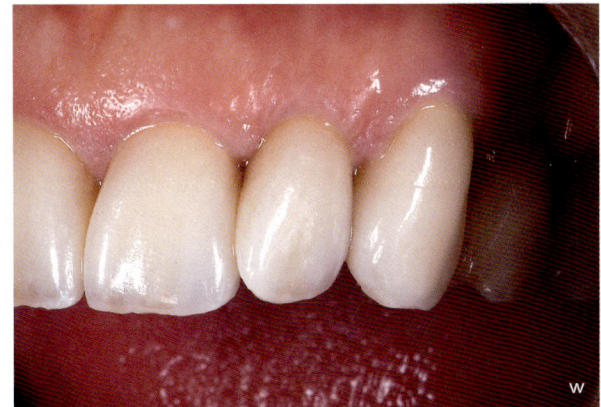

t〜w：患者の要望に沿った形態と色調の調和。

第2章　治療のゴールを見極めるための鑑別診断と考慮事項

> 条件に応じたさまざまな歯冠形態例5
> 　　60代男性、スクエア顔貌に対する形態付与（図2-52a〜e）

初診時

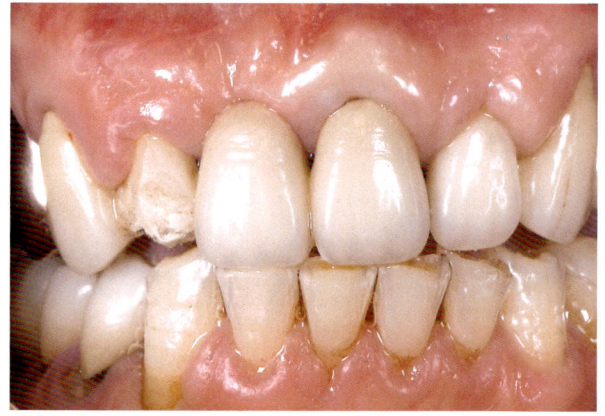

a：ポーセレンの破折によって再治療を必要とする初診時の状態。

歯冠形態の評価

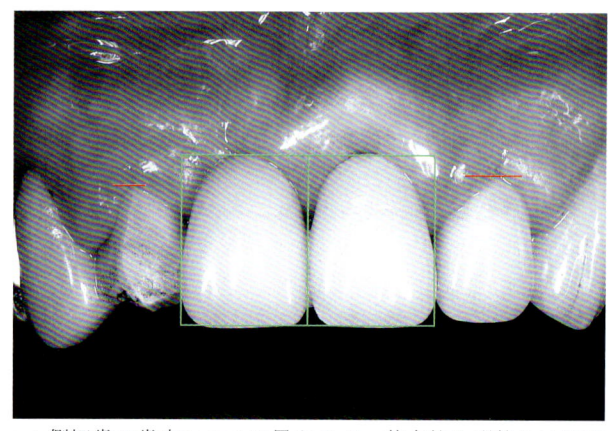

b：側切歯の歯肉レベルは異なるが、基本的な形態には問題がない。しかし、高齢とスクエアな顔貌を考慮した場合には形態修整が必要である。

本症例に行ったアレンジメント

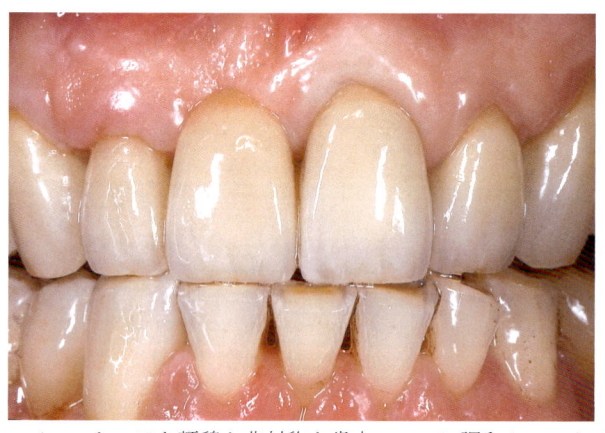

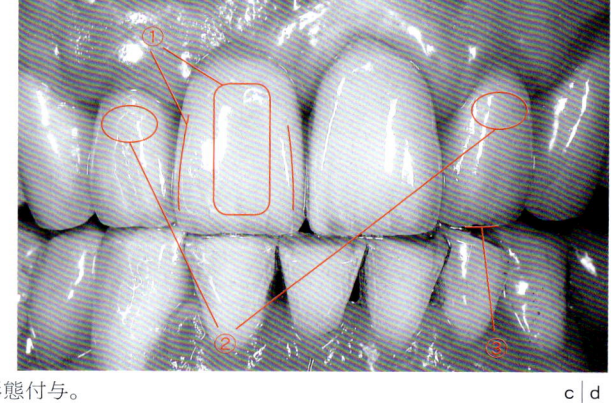

c、d：スクエアな顔貌と非対称な歯肉レベルに調和させるための形態付与。
①ラインアングルを隣接寄りに設定するとともに、カントゥアを平坦にし、スクエア形態を付与。
②やや高位である左側側切歯の最大豊隆部を歯頸側ではなく、反対側と水平的に同位置に設定する。
③左側側切歯の切端を右側よりわずかに短くする。

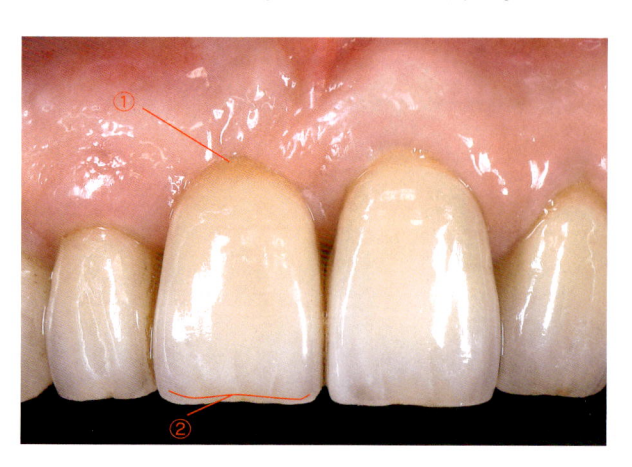

c│d

e：加齢を創出するための形態付与。
①歯根形態を付与（右側中切歯はポンティック）。
②切縁線はディスクルージョンが出る範囲で平坦に設定。

130

POINT
適切な歯冠形態回復のポイント

1. 歯の形態的特徴を知る。
2. 予知性の高い Dentogingival Complex に基づく支台歯形成。
3. 歯冠形態のアレンジメント。
4. 色調とキャラクターの応用。
5. 患者の要望。

POINT
適切な歯冠形態を回復するうえで難易度の高い症例

1. 歯冠幅径、歯冠長のバランスが悪い症例。
2. 歯の位置と歯肉レベルに問題がある症例。
3. イリュージョンを必要とする症例。

第 2 章　治療のゴールを見極めるための鑑別診断と考慮事項

参考文献

1. Rufennacht CR. Fundamentals of Esthetics. Chicago : Quintessence, 1990.
2. GJ Chiche, A Pinault. シーシェの審美補綴. 東京：クインテッセンス出版, 1995.
3. Fradeani M. Esthetic Rehabilitation in Fixed Prosthodontics, Volume 1 Esthetic Analysis : A Systematic Approach to Prosthetic Treatment. Chicago : Quintessence, 2004.
4. Magne P, Belser U. ボンディッドポーセレンレストレイションズ─バイオミメティック・アプローチ─. 東京：クインテッセンス出版, 2002.
5. 山﨑長郎. 審美修復治療　複雑な補綴のマネージメント. 東京：クインテッセンス出版, 1999.
6. 筒井昌秀, 筒井照子. 包括歯科臨床. 東京：クインテッセンス出版, 2003.
7. 小濱忠一. 連載　歯科医療における歯科技工士の役割　歯冠形態決定の臨床基準(前半). QDT 1999；24(11)：1460.
8. Geller W et al. ポーセレンワーク前歯部の機能と審美. 東京：クインテッセンス出版, 1993.
9. 片岡繁夫. Harmony 質感. 東京：クインテッセンス出版, 2005.
10. Walter Gebhard. QDT Special クラウン・ブリッジの審美と機能に対する包括的アプローチ. QDT 2004；29(5)：599.
11. Alan Sulikowski, Aki Yoshida. "Three-Dimensional Management of Dental Proportions : A New Esthetic Principle" "The Frame of Reference" Quintessence Dent Techol 2002；25(1)：3．
12. 小濱忠一, 上林　健. 特集[歯冠形態を見るポイント─前歯部を中心に─]適切な歯冠形態の決定. QDT 2005；30(5)：506.
13. 桑田正博. The Harmonized Ceramic Graffiti. 東京：医歯薬出版, 1995.

4．支台歯周囲組織とクラウンとの調和

　前述した2章1～3までの3つの治療目標は、術者の判断力とともに患者の要求が最優先となる場合もあるため、それらを歯科医師が調和させることで成立する。それに対して、支台歯周囲の審美性は、術者の診断能力と治療技術によって、その結果が決定されてしまうといっても過言ではない。

　審美性が要求される部位において適切な色調・形態を回復するには、歯肉縁下へのフィニッシュ・ラインの設定が必要不可欠である場合が多い。とはいえ、支台歯形成・印象採得・修復物の試適時などに歯周組織の生物学的背景が無視された場合は、歯周組織に不可逆性の問題が誘発されるとともに、歯肉縁下カントゥア、エマージェンス・プロファイル・コンタクト・エリアそしてポンティック・デザインなどの設定に不備が生じる[1,2]。結果、経時的に歯肉の炎症・退縮などによって歯周組織の健康が損なわれ、さらには、二次的にシャドウおよびブラック・トライアングルの審美的問題が起きることとなる。実際、再治療が必要とされる症例の多くが、これらの問題点を有しているのも事実である。

　そこで本項では、装着された修復物を支台歯周囲組織と長期的に調和し、維持させるために考慮すべき生物学的要件に対する鑑別診断と臨床対応方法について解説する。

☞ 支台歯周囲の審美性は術者の診断力と治療技術にかかっている。

4-1. 術後症例から学ぶ：生物学的要件に関するガイドラインの活かし方

　本項では、治療終了後に生じた問題点が異なる症例を分析・解明するとともに、必要なガイドラインと参照しながら臨床対応のポイントについて解説する。

第2章　治療のゴールを見極めるための鑑別診断と考慮事項

> **症例1　術後の歯頸線の非対称、歯肉退縮、ブラック・マージンの原因を考える**（図2-53a、b）

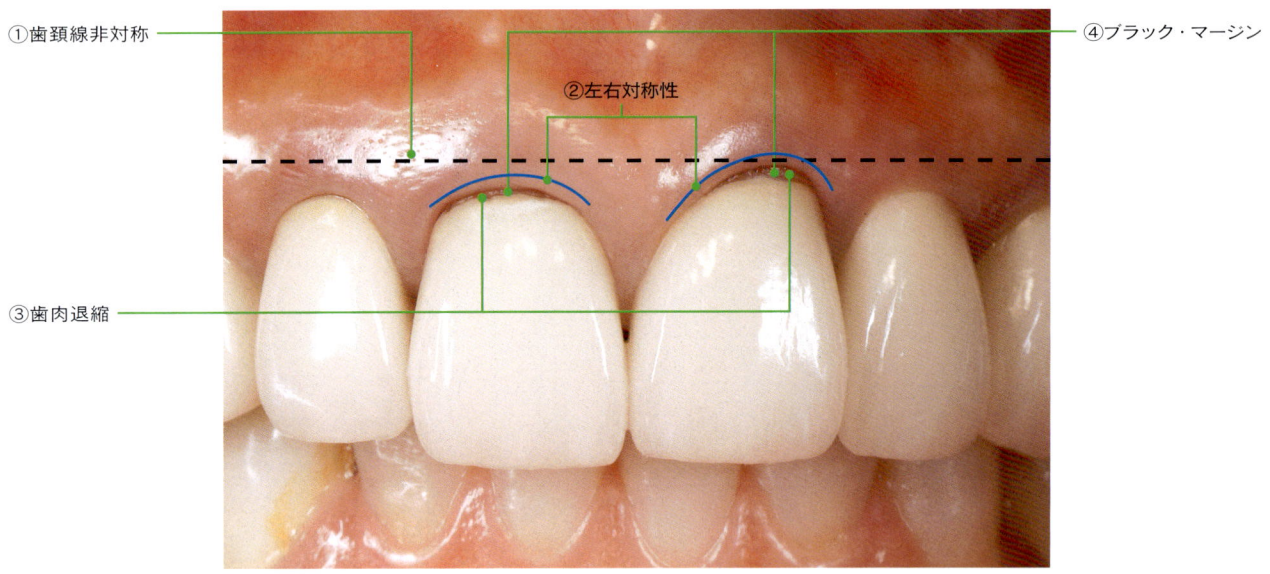

①歯頸線非対称
②左右対称性
④ブラック・マージン
③歯肉退縮

a：歯肉退縮とブラック・マージン。

術前の条件

①歯の位置は左右対称。
②抵抗性があるThick Typeの歯肉。

術後の問題点

①修復物の歯頸部形態は、非対称であるとともに、垂直的位置も異なる。
②左右で異なる量の歯肉退縮が生じているが、それに伴いスキャロップ形態はほぼ対称的となっている。
③ブラック・マージン。

原因の分析と臨床対応のポイント

①歯頸線の不ぞろい。
➡患歯の辺縁歯肉だけを基準にするのではなく、同名歯は、歯周ポケットの測定が必須で、反対側歯肉辺縁との左右対称性と連続性を基準・参考にフィニッシュ・ラインの位置と形態を設定しなければならない。
②歯肉退縮とブラック・マージン。
➡オーバー・カントゥアを避けるために、フィニッシュ・ライン部で最低1mm以上の幅の削除量が必要。
③修復物マージンの非対称。
➡左右非対称であった辺縁歯肉形態を基準にフィニッシュ・ラインが設定されてしまった。唇側歯肉の最下点は左側のように中央よりやや遠心(Zenith)に設定しなければならない。

術後症例から学ぶ

トラブル回避のために考慮すべきガイドライン（Saadoun A）

前歯部の歯‐歯肉‐歯槽骨（Dento-gingival Complex）の垂直的解剖学的指標[3]。

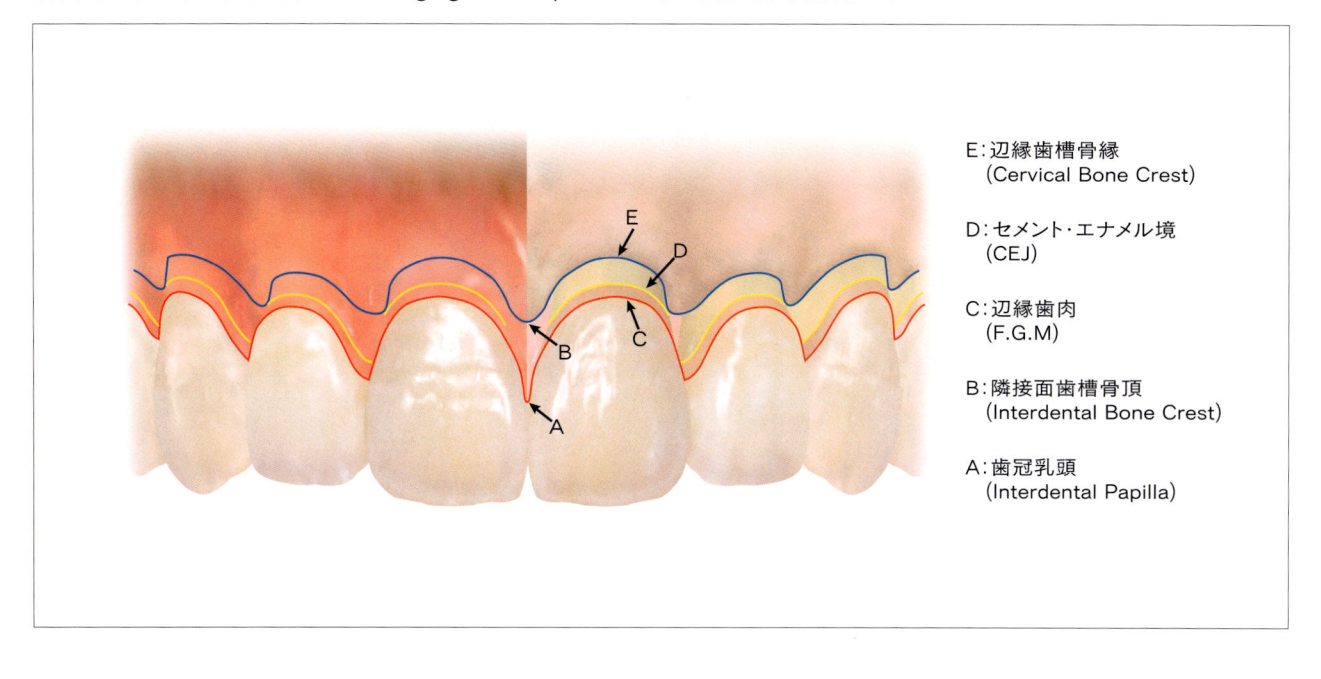

E：辺縁歯槽骨縁
（Cervical Bone Crest）

D：セメント・エナメル境
（CEJ）

C：辺縁歯肉
（F.G.M）

B：隣接面歯槽骨頂
（Interdental Bone Crest）

A：歯冠乳頭
（Interdental Papilla）

①健康な歯周組織における唇面のセメント‐エナメル境（Cement-Enamel Junction、以下、本文内 CEJ）形態は、歯肉および歯槽骨の Scallop 形態と相似形を示す場合が多い[3]。
②その形態は歯種と歯肉の形態と性状により多少の差異が生じるものの、頬舌的転位、捻転などの歯列不正がない場合には、反対側同名歯と同様の Scallop 形態を示す。
　一般的に歯肉レベルを基準にして設定される支台歯形成のフィニッシュ・ラインであるが、術前には左右同名歯の歯周ポケット・CEJ レベル・辺縁歯槽骨形態の診査・診断が必要不可欠である。

第2章　治療のゴールを見極めるための鑑別診断と考慮事項

> **症例2　Thin Scallopにおける歯肉退縮の原因を考える**（図2-54a〜c／表2-5）

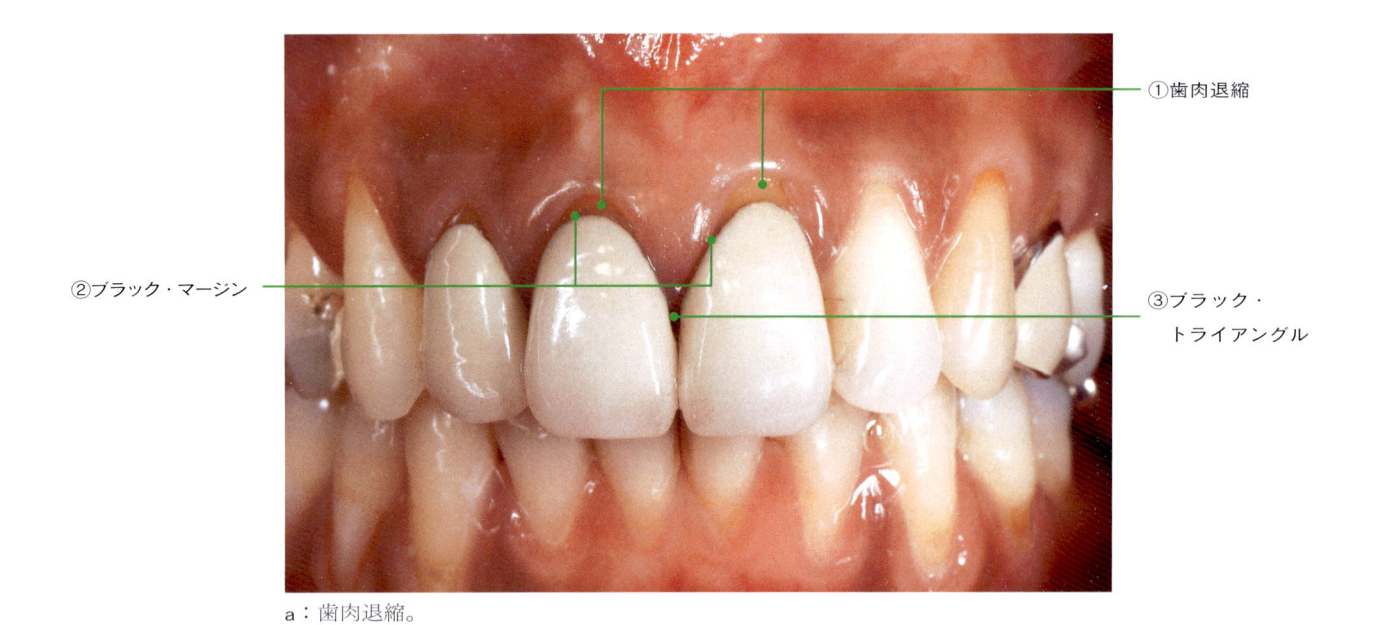

①歯肉退縮
②ブラック・マージン
③ブラック・トライアングル

a：歯肉退縮。

術前の条件

①Thin Scallopの歯肉。
②唇側の歯槽骨は薄い。

術後の問題点

①歯肉退縮。
②ブラック・マージン。
③ブラック・トライアングル。

原因の分析と臨床対応のポイント

①歯肉退縮。
➡Maynardの分類でType 4に分類されるThin Scallopの歯肉で歯肉溝も浅い場合は、支台歯形成やメインテナンスの不備、歯肉圧排時の機械的・化学的侵襲などにより歯肉退縮を容易に引き起こす。よって、まず治療の難易度が最も高い症例であったことを認識すべきである。
➡唇側の歯肉圧排時には適切な太さの圧排糸を選択し、正確な圧排操作を行う。圧排糸挿入は、非常に繊細な技術が要求される。それが、不十分であると支台歯形成の第1面に付与すべきScallop形態とその削除量が不足し、フラットなフィニッシュ・ラインとオーバー・カントゥアを誘発しやすい。
➡反面、圧排糸を挿入しすぎると、抵抗性が劣る歯肉の上皮付着部は破壊され、歯肉退縮を引き起こしやすい。本症例の場合、ブラック・マージンとブラック・トライアングルは、歯肉退縮と形態不良により二次的に生じたと考えられる。

術後症例から学ぶ

トラブル回避のために考慮すべきガイドライン

①歯と歯肉の形態と性状。

Thick Flat　　　Thin Scallop

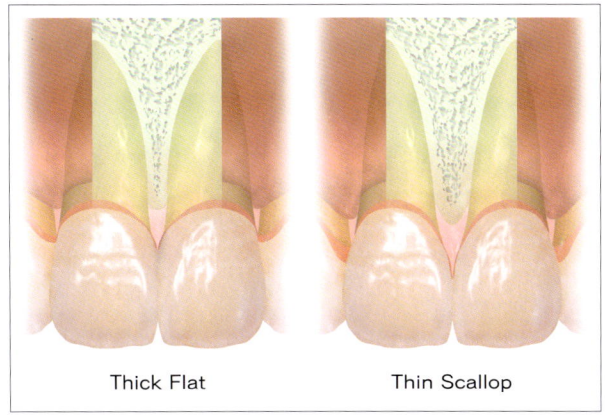

b：Thin Scalloped Type は、Thick Type に比べて抵抗性が劣るため、歯肉の発赤・腫脹・退縮などの問題が容易に発現しやすい。さらに、歯間乳頭部歯肉が占める割合が多いためブラック・トライアングルが生じやすい（表2-5）[4,5]。

表2-5　歯と歯肉の形態と性状（Weisgold A による）。

歯肉の形態	Flat	Scalloped
歯肉の質	密度高く線維性	密度低く、弱々しい
歯の形態	Square	Triangular
コンタクト	ロング・コンタクト	切縁側1/3
歯根形態	歯冠幅と似ている	テーパー
歯間部骨幅	狭い	広い
歯間部歯肉	少ない	多い

②歯肉と歯槽骨の関係。

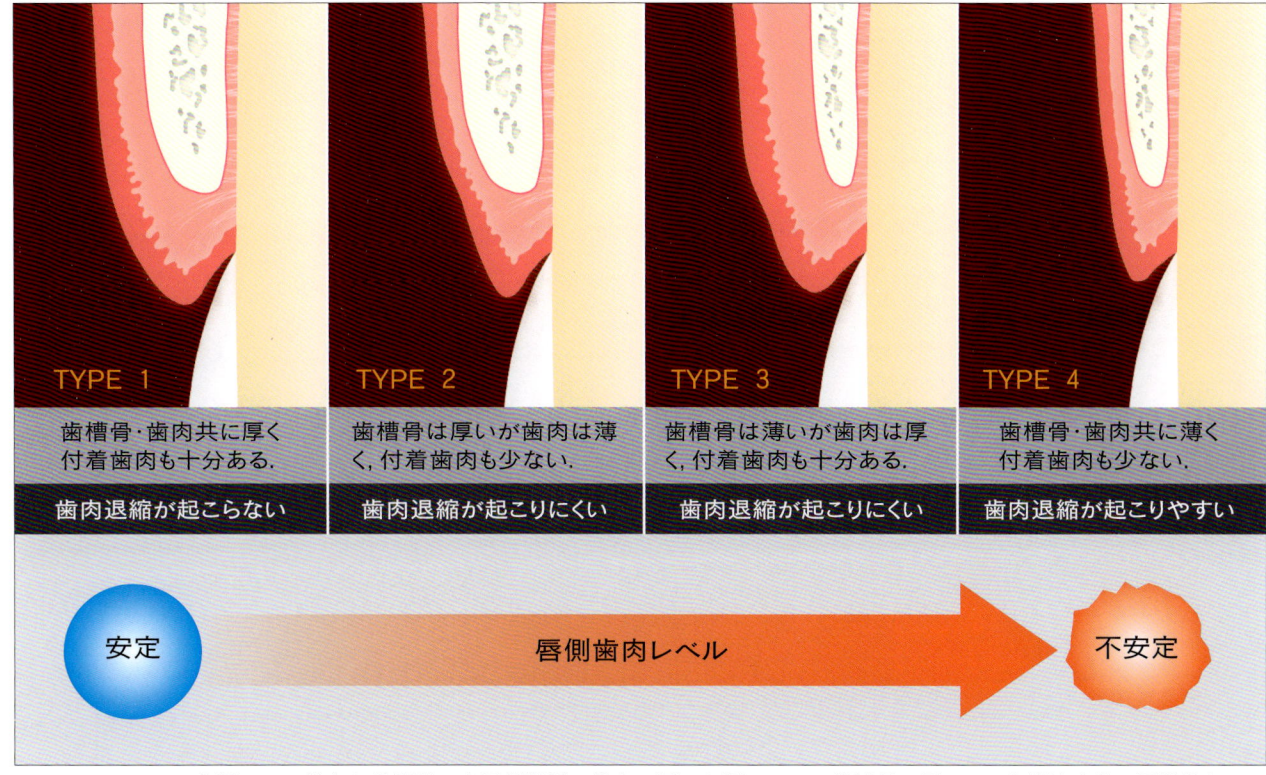

TYPE 1　歯槽骨・歯肉共に厚く付着歯肉も十分ある．　歯肉退縮が起こらない

TYPE 2　歯槽骨は厚いが歯肉は薄く，付着歯肉も少ない．　歯肉退縮が起こりにくい

TYPE 3　歯槽骨は薄いが歯肉は厚く，付着歯肉も十分ある．　歯肉退縮が起こりにくい

TYPE 4　歯槽骨・歯肉共に薄く付着歯肉も少ない．　歯肉退縮が起こりやすい

安定　←　唇側歯肉レベル　→　不安定

c：Maynard JG の分類による歯肉と歯槽骨の水平的関係。歯肉の厚みと幅、そして歯槽骨の厚みは、修復治療後の唇側歯肉レベルを大きく左右する。本症例は Type 4 に属し、歯肉退縮が容易に起こりやすい[6]。

第2章　治療のゴールを見極めるための鑑別診断と考慮事項

症例3　歯間乳頭部炎症の原因を考える（図2-55a〜f）

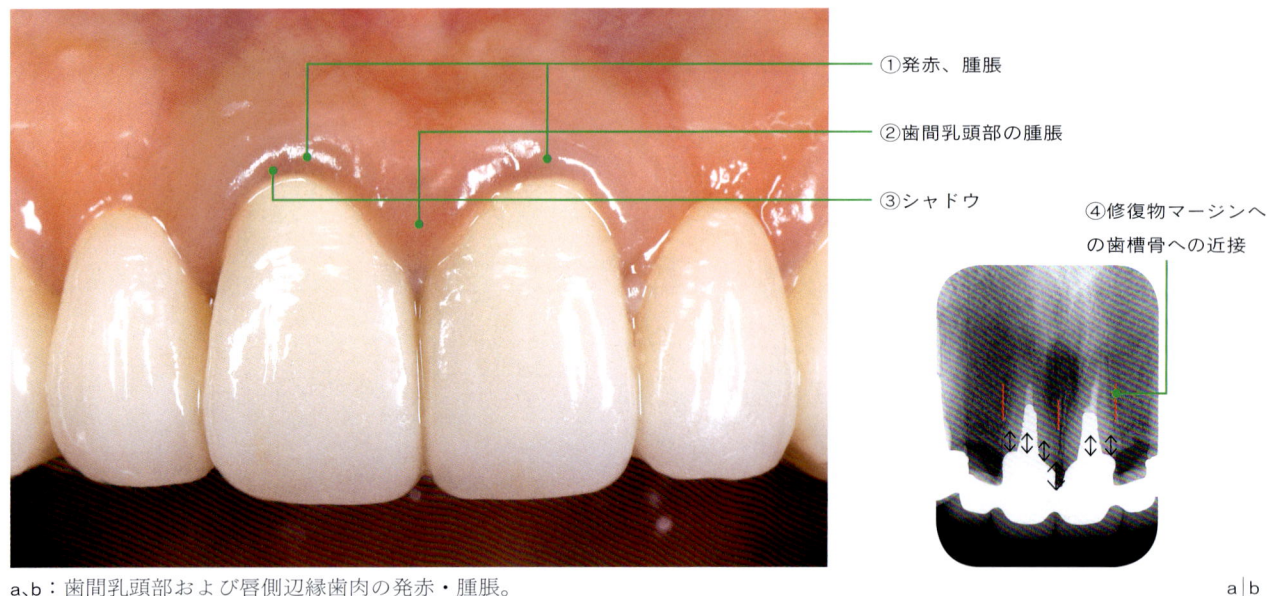

①発赤、腫脹
②歯間乳頭部の腫脹
③シャドウ
④修復物マージンへの歯槽骨への近接

a、b：歯間乳頭部および唇側辺縁歯肉の発赤・腫脹。

a|b

術前の条件

① Thin Scallop の歯肉。
②淡く明るい歯肉色。
③歯肉と骨の関係は High Crest。
④歯根近接。
⑤上顎前突に伴う唇側傾斜歯。

術後の問題点

①唇側辺縁歯肉の発赤・腫脹。
②歯間乳頭部の発赤・腫脹。
③シャドウ。

原因の分析と臨床対応のポイント

　本症例は上顎前突症例で唇側傾斜歯であるために、薄い唇側歯肉と歯槽骨、High Crest で抵抗性が劣る浅い歯肉溝、そして歯根近接歯という修復治療の難易度が高い生物学的要件があったにもかかわらず、これらに対する診断不足と治療時の対応不足が原因であると考えられる。
①辺縁歯肉と歯間乳頭部に発赤・腫脹。
➡生物学的幅径の侵襲と Dentogingival Complex に基づいた骨頂から5mmの歯間乳頭再生を考慮しなかったためである。デンタルエックス線からも明らかなように、フィニッシュ・ラインの設定位置が歯槽骨に近接したこと、歯肉圧排後の歯肉形態の変化の対応が考慮されず歯肉縁下のオーバー・カントゥアとコンタクト・ポイントの設定位置不良を招いた。
②シャドウ。
➡支台歯形成削除量の不足とメタル・セラミックスのマージン形態をディスピアリング・マージンを選択してしまったためで従来型マージン・ポーセレン、またはモディフィケーション・マージンを付与しなければならなかった。

術後症例から学ぶ

トラブル回避のために考慮すべきガイドライン

①生物学的幅径。

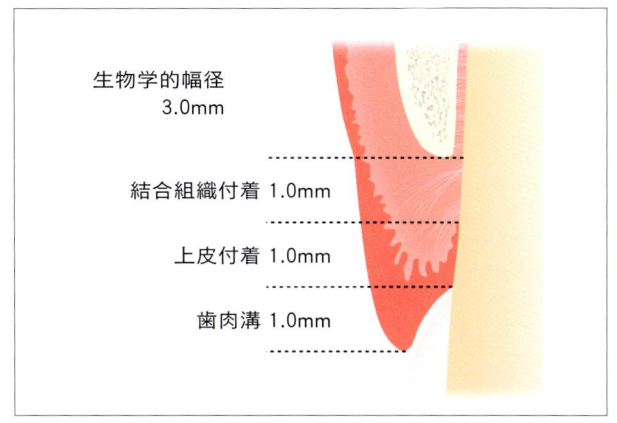

c：生物学的幅径[7]とは、歯周組織がその恒常性を維持するために必要とされる骨頂までの垂直距離であり、一般的に歯肉溝1mmを含めて上皮付着1mm、結合組織付着1mmで合計3mmと理解されている。通常の修復治療においては歯肉溝を除いた上皮付着と結合組織の幅として捉えるべきである[8, 9]。

修復物によって生物学的幅径が侵襲された場合には、たとえ患者のプラーク・コントロールが良好に行われても、歯肉の炎症が消退することはなく、生物学的幅径が正常に改善されない限り歯周組織の健康回復はあり得ない。

②歯‐歯肉‐歯槽骨の解剖学的関係（Kois JC, 1994）。

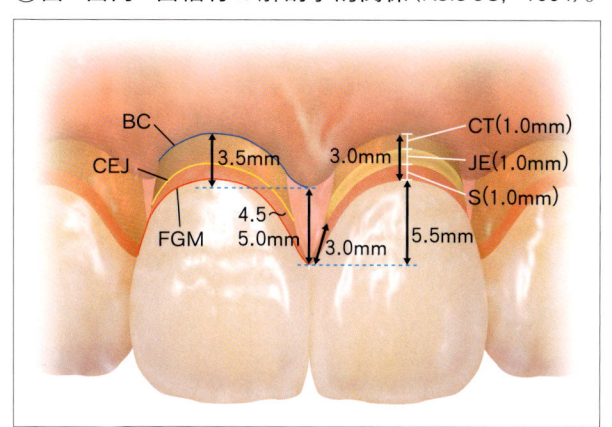

d：歯肉縁から骨頂までの垂直距離をDentogingival Complexと称する、唇側の歯肉縁形態の高低差は5.5mm、歯槽骨では3.5mmと異なるため、唇側では3.0mm、歯間乳頭部においては、歯槽骨頂から歯間乳頭頂までの距離が4.5〜5.0mmの範囲にあると報告している。これは、唇面が一般的にいわれている生物学的幅径（歯肉溝1mm、上皮付着1mm、結合織付着1mm）に対して、隣接面においては歯肉溝が1〜3mmの範囲にあることを示唆している。（図はTarnow D. PPAD. Nov-Dec, 15(10)737-44, Montage Media 2003より許可を得て作図、引用）[10]。

③歯肉縁と歯槽骨頂との距離（Kois JC, 1994）。

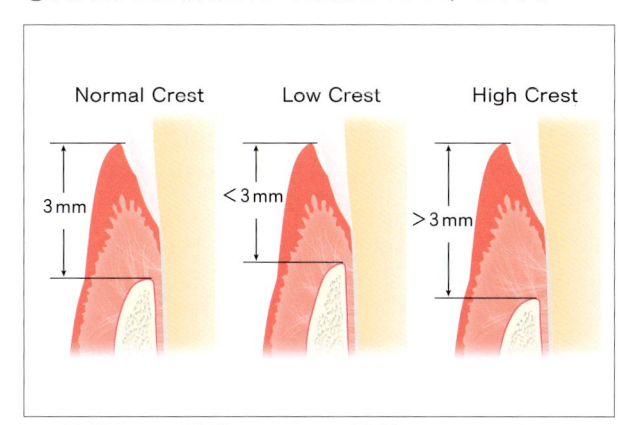

e：骨頂までの距離によって、唇側では3mmをNormal Crest、3mm以下をLow Crest、3mm以上をHigh Crestと分類し、同様に隣接面では5mmをNormal Crest、5mm以下をLow Crest、5mm以上をHigh Crestと報告している。

④隣接歯槽骨頂とコンタクト・エリアとの関係[11]。

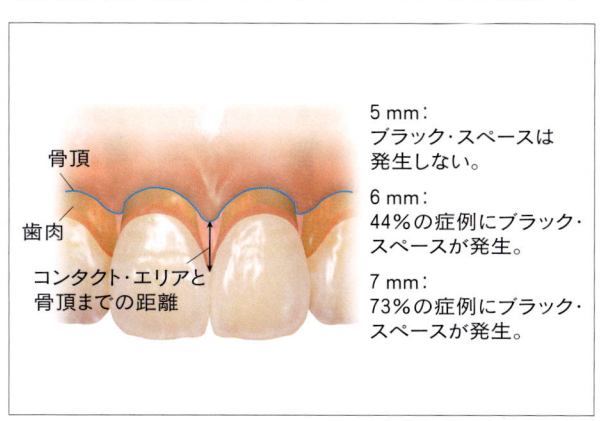

f：Tarnow Dは上顎中切歯コンタクト・エリアから歯槽骨頂までの距離を計測し、その数値により歯間乳頭退縮の発生率を統計的に調査した。
5mm：ブラック・スペースは発生しない。
6mm：44％の症例にブラック・スペースが発生。
7mm：73％の症例にブラック・スペースが発生。
（Tarnow D, 1992を参考に作成）

第2章　治療のゴールを見極めるための鑑別診断と考慮事項

Summary

Summary-1　支台歯周囲組織との調和を図るためのポイント

術前の条件と治療結果が異なった3症例から、下記の支台歯周囲組織の審美性を左右する因子に対する診査・診断と適切な臨床対応が必要であることが理解できる。審美修復治療の目標達成には、生物学的要件（①〜⑤）、構造力学的要件（⑥）、そして治療過程における考慮事項（⑦〜⑪）に対して、十分な注意を払うことが重要である。

〈生物学的要件〉
①生物学的幅径。
②歯-歯肉-歯槽骨の解剖学的関係（Dentogingival Complex）。
③歯と歯肉の形態・性状・色調。
④歯の位置。
⑤支台歯の変色とディスカラレーション。

〈構造力学的要件〉
⑥修復物の選択。

〈治療過程における考慮事項〉
⑦支台歯形成、印象採得の良否。
⑧支台歯形成、歯肉圧排、印象採得による機械的・化学的侵襲。
⑨マージンの適合。
⑩補綴物の豊隆・形態・表面性状。
⑪ラボサイドとの連携。

Summary-2　治療難易度の高い条件と生じやすい問題点

●生物学的要件に対する難易度別鑑別診断。

項目	難易度が低いもの	難易度が高いもの
①歯肉のBiotype：厚み	Thick	Thin
②歯肉のBiotype：形態	Flat	Scalloped
③歯肉のBiotype：色調	Normal	Bright
④Dentogingival Complex	Normal	Problem
⑤ディスカラレーション	No	Yes
⑥歯根の近接度合い	Normal	Problem

条件	誘発されやすい問題
①Thin Scallopの歯肉	歯肉の発赤・腫脹、歯肉退縮、シャドウ、ブラック・トライアングル
②淡く明るい歯肉色	シャドウ
③High Crest、Low Crest	歯肉の腫脹(High Crest) 歯肉退縮(Low Crest)
④歯根の近接度合い	歯肉乳頭部の発赤・腫脹(狭い)、不十分な歯間乳頭の再生、ブラック・トライアングル(広い)
⑤支台歯の唇側傾斜	歯肉退縮、シャドウ、ブラック・マージン
⑥フィニッシュ・ライン部のディスカラレーション	シャドウ

第2章　治療のゴールを見極めるための鑑別診断と考慮事項

4-2. 支台歯形成と印象採得の留意事項

　装着される修復物と支台歯周囲組織との調和を図るには、これまで述べた生物学的要件に対するガイドラインを診査・診断の基準として活用するとともに、各症例の治療目標に応じた適切な支台歯形成と印象採得が必要となる[12]。それらは、歯周組織と生物学的・審美的に調和した歯冠形態の決定、シャドウやブラック・トライアングルの問題解決、そして術後の支台歯周囲組織の健康と審美性を維持するために重要である[13]。しかし、現実には技工上の問題と判断され、術後にさまざまなトラブルを惹起して再治療を余儀なくされている症例のほとんどが、実際は、チェアサイドの治療過程における考慮事項(p93、94)に対する認識不足によって生じているといっても過言ではない。そこで、本項では、装着された修復物が支台歯周囲組織と調和して審美性を回復し、それを長期にわたり維持するために重要と考えられる各ポイントについて解説する。

☞ 術後に起きる支台歯周囲組織の問題は、技工上の問題ではなく、チェアサイドの治療過程によるものがほとんどである。

4-2-1　支台歯形成

　日常臨床において、支台歯形成の頻度は最も高く、歯科医師の熟練性と学習曲線は高いはずである。しかし、その基本的な原則が厳守され、かつ歯科技工士が目標とする形態や色調の再現のために製作しやすい形成が必ずしも行えてはいないことも多いのも事実である(図2-56)[23]。支台歯形成においては一般的に推奨されている適切な削除量とフィニッシュ・ラインの設定位置と形態などの数値的基準が加味された原則が基準にはなるが、治療を行う症例の大半が再治療であることを考えるとそれらが絶対的な参考になるとは限らない。すなわち、適切な支台歯形成とは、けして形成面が滑沢や綺麗であることではない。基本的な形態と削除量に加えて、各症例の歯周組織の条件と治療目標に応じた支台歯形成が行われることである。ここでは、従来から述べられている「明瞭」、「適切」などと曖昧に表現されている原則に対してさまざまな具体例を呈示しながらその実際を解説する。

　審美修復における支台歯形成には、以下の3つの要件が具備されなければならない。

☞ 基本的な形成に加え、各症例の歯周組織の条件と治療目標に応じた支台歯形成を行うことが重要。

①補綴物の破折や脱離を回避するための構造力学的要件。
②歯周組織と歯髄の健康を阻害しない生物学的要件。
③適切な色調・形態の再現を妨げず、さらにシャドウやブラック・トライアングルの発現を防止するための審美的要件。

図2-56a〜e　支台歯形成が補綴物に及ぼす影響。

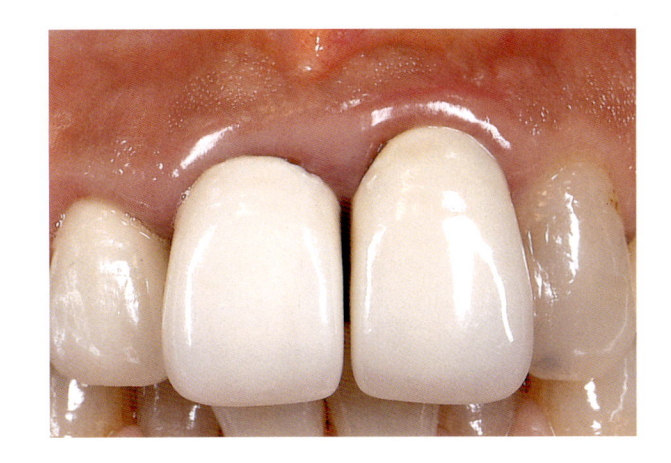

a：色調と形態の不備、そして支台歯周囲の健康が阻害されている補綴物。

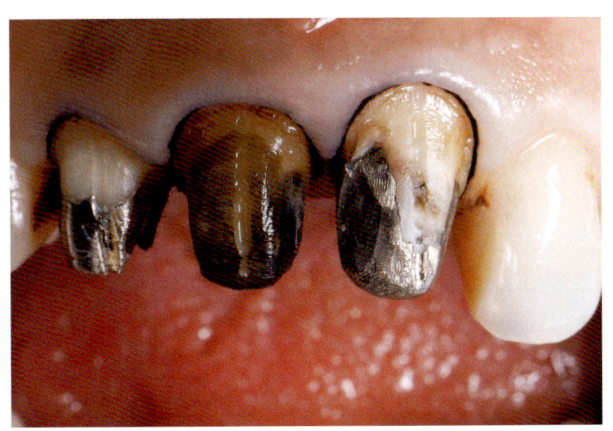

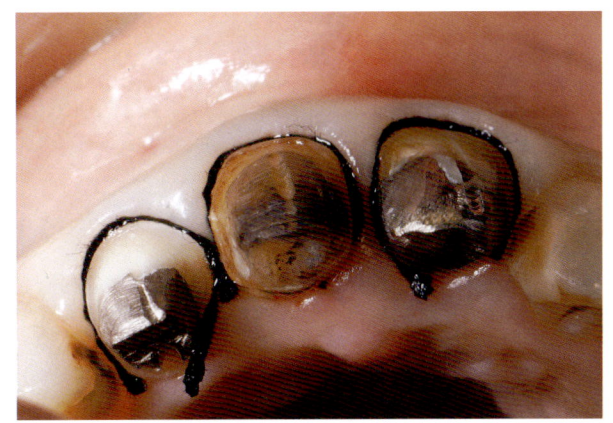

b、c：不適合補綴物除去時の支台歯の状態。審美修復を達成するための適切な支台歯形成が行われていない。

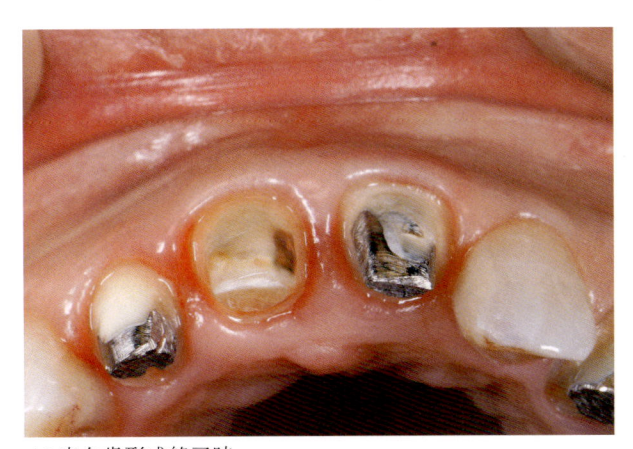

d：支台歯形成終了時。

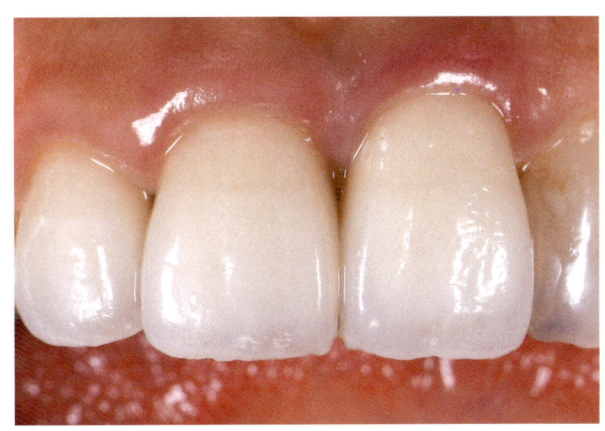

e：最終修復物装着5年後。

第2章　治療のゴールを見極めるための鑑別診断と考慮事項

1　構造力学的要件

　構造力学的原則として、維持形態と抵抗形態が考慮されなければならない。維持形態には、支台歯の長さ(Length)と対向角度(Taper)が大きく関与する。クラウン維持のためには、単冠において支台歯の長さ3.5mm以上、対向角度6°が基準になり[14](図2‐57)、連結冠や多数歯欠損ブリッジの場合は、角度を多少緩やかで8〜10°以内に設定することが望ましい。一方、CAD/CAM応用のオール・セラミックスの場合は、対向角度は4°が基準になるが、後方歯ほど誤差が生じやすいために、フィニッシュ・ライン形態に歯肉形態と相似したScallopを付与することで対応しなければならない。さらに、各種システムによって製作工程が異なることも考慮すべきである。ブロックを削り出すタイプでは、使用するバーの直径以下の支台歯の幅を再現することは不可能であるため、切縁部の形成に特に注意を払う必要がある[15-17]。

　抵抗形態は、メタル・フリー修復物において重要な因子となる。オール・セラミックス・クラウンでは、咬合力に対して支点となるような鋭利なライン・アングルの部分を作らず、全体に丸みを与え舌面はシャベル状形態を強調した形成にしない。また、それは適合精度の向上にも影響を及ぼす(図2‐58)。PLVでも同様に鋭利な部分を作らないことと均一な厚みを確保することが重要であるが、さらに切縁部にバット・ジョイントを付与することで破折抵抗を大きく増すことができる(図2‐59)[18]。

☞ 修復物の種類に応じた形成も必要。

図2‐57a、b　フル・クラウンの基本形成。

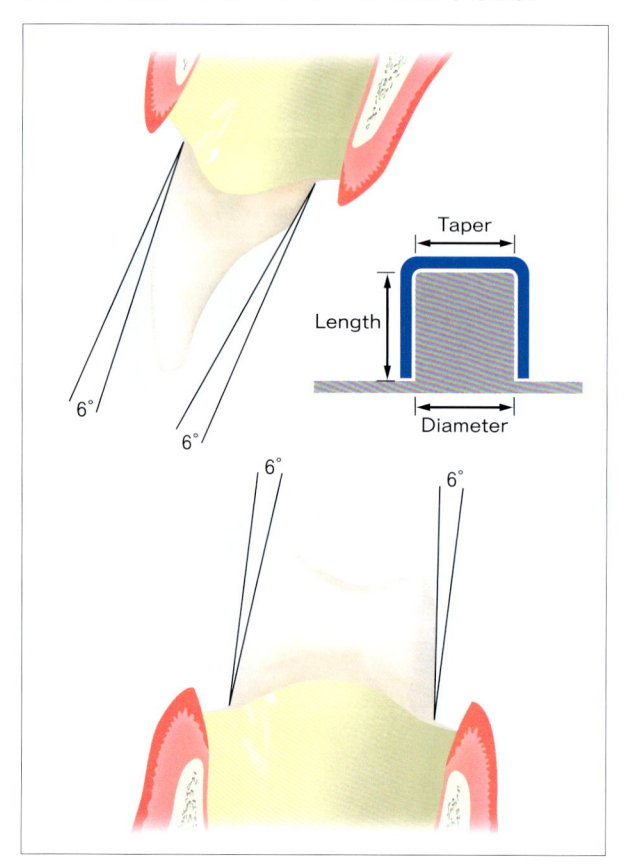

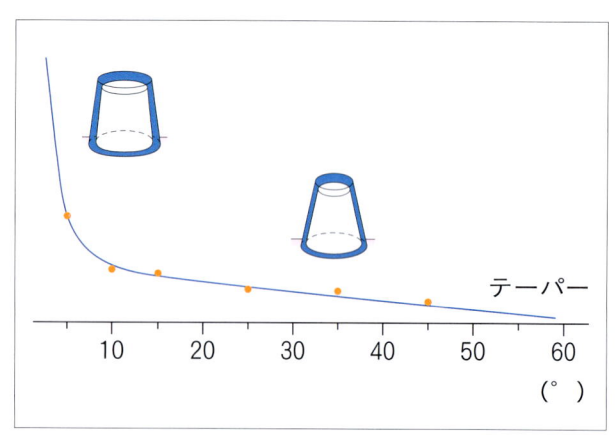

b：Taperと保持力の関係。補綴物の維持力は、6°以上になると急激に低下する(Jorgensen KD. Acta Odontol Scand. 1955 Jun, 13(1)：35-40. より引用)。

a：支台歯に求められるLength(長さ)、Diameter(径)、Taper(対向角度)の要件(山崎長郎. 審美修復治療. クインテッセンス出版, 1999 より作図)。

図2-58 オール・セラミックスの基本形成。

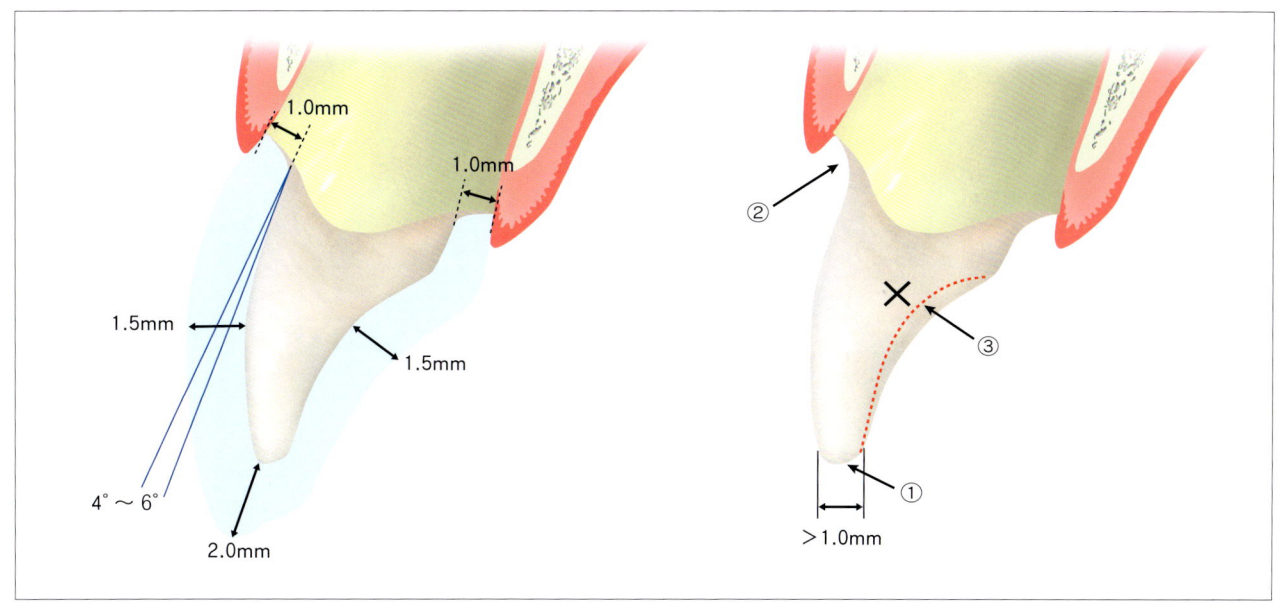

基本的な削除量とCAD/CAM応用時の注意事項。
①ラインアングルは丸める。
②フィニッシュ・ライン形態はシャンファーが基本、マージン・ポーセレンを応用する場合はショルダー形成。
③舌面形成はシャベル状を強調した赤の点線は×。
④切端部の幅は1mm以上。

図2-59 ポーセレン・ラミネート・ベニアの基本形成[18]。

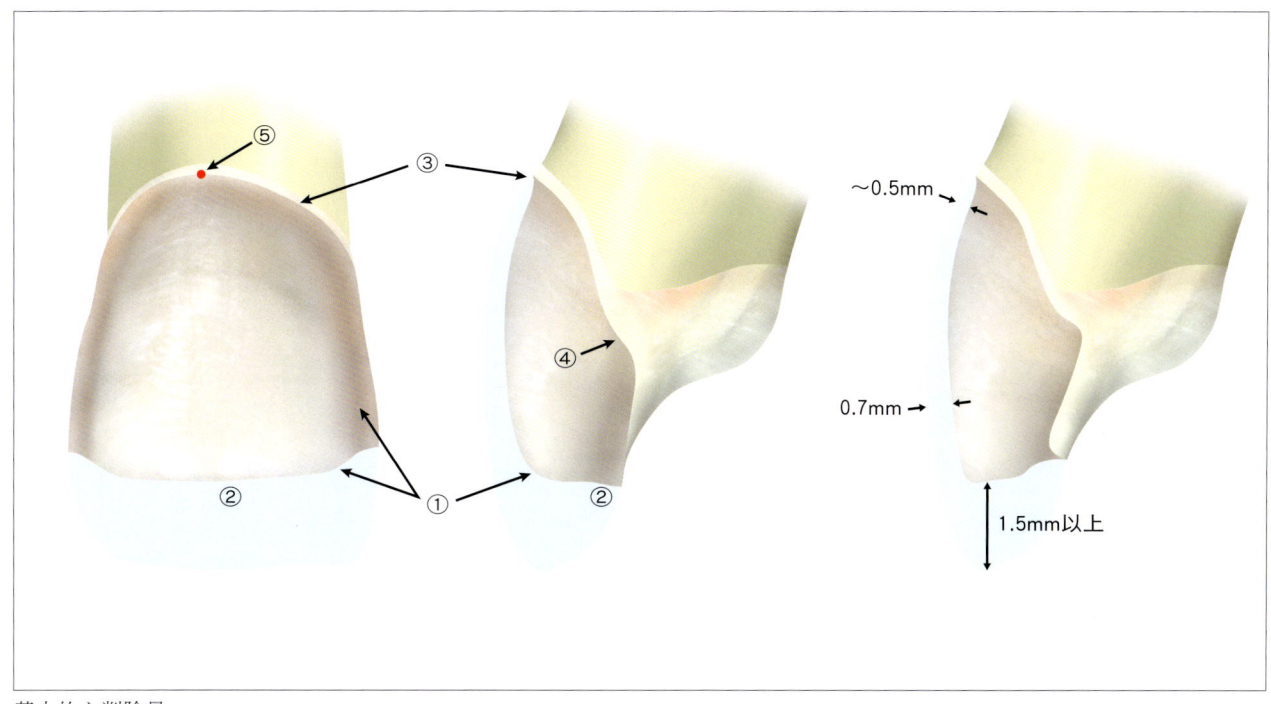

基本的な削除量。
①ラインアングルは丸める。
②切縁部のマージン形態はバット・ジョイント。
③支台歯の着色状態、形態改善の必要性などによって削除量、フィニッシュ・ラインの位置と形態を変える。
④歯冠形態を修正する場合は隣接面まで形成を拡大。
⑤歯肉の最下点(Zenith)の位置に注意する。

第 2 章　治療のゴールを見極めるための鑑別診断と考慮事項

☞ フィニッシュ・ラインの歯肉縁下への設定にあたっては、生物学的幅径と Dentogingival Complex の概念を十分理解しておくことが欠かせない。

2　生物学的要件

　術後の歯周組織の健康を阻害している原因は、補綴物の不良な形態および不適合に起因するが、それらの根本的な原因は支台歯形成と印象採得にあるといっても過言ではない。審美性の回復のためには、フィニッシュ・ラインを歯肉縁下に設定しなければならない場合がほとんどであるが、その際には前述した生物学的幅径と Dentogingival Complex の概念を十分に理解したうえで形成が行われねばならない。Gunay H ら[19]による隣接面のクラウン・マージンを生物学的幅径の範囲内に位置した場合の歯周組織の健康を経過観察した臨床研究においても、フィニッシュ・ラインを生物学的幅径内に設定した場合は、歯間乳頭出血指数、プロービング値を有意に増加させ歯周組織の健康が損なわれたと結論づけられている。すなわち、生物学的許容範囲を逸脱した形成は、さまざまな問題を誘発する（図 2 - 60）。

　一方、生活歯において、支台歯形成という不可逆的な操作を行う場合には、歯髄への損傷や露髄を回避するために不必要な切削は避けるべきである。従来は、歯冠修復のために便宜抜髄が行われることも少なくはなかったが、前処置としての矯正治療、形成時のパイロット・グルーブの利用などによってそれらの対応が可能である。また、形態の改善を行わなければならない場合は、必ず最終形態を模倣した診断用ワックス・アップを行い、そこから算出される必要削除量を想定して行う必要がある。有髄歯の形成は、十分な注水下で切削効率の良い形成バーを間欠的に使用すること、そして歯髄へのダメージを防ぐために最低 2 回の形成時間を設けて削除量を徐々に増やして、最終的な削除量を決定すべきである[20]（図 2 - 61）。

図2-60a〜c　生物学的幅径の侵襲による歯冠修復部位の炎症。

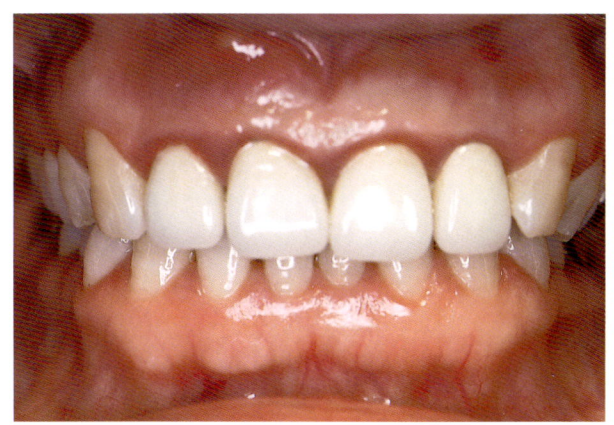

a：修復後10年経過しているとのことであるが、歯冠修復部位のみに、著しい炎症を認める。

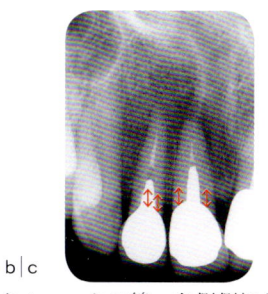

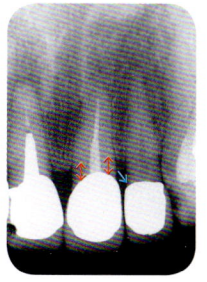

b、c：デンタルエックス線。左側側切歯を除いて、↕唇側補綴物マージンは歯槽骨に近接している。また、↑左側側切歯の近心マージンの不適合が著しい。

図2-61a〜c　支台歯の形成不足に起因する形態不良により生じた不適合。

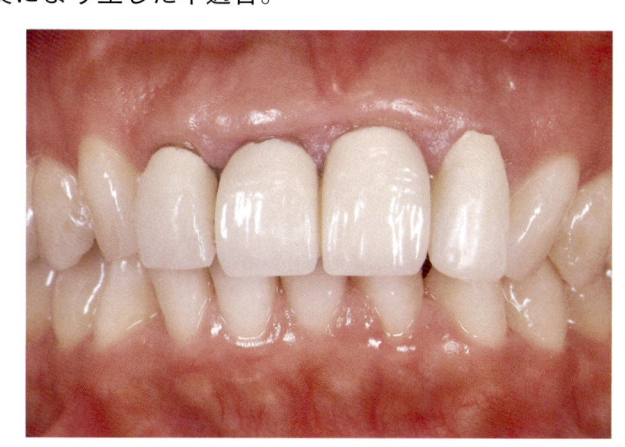

a：削除量の不足に起因すると考えられる形態不良の不適合補綴物。

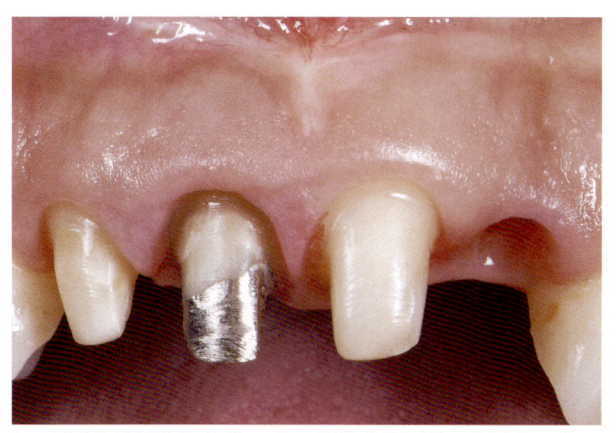

b：不適合補綴物除去後の支台歯形成終了時。生活歯であっても技工作業に影響を及ぼさない第1、2面の1.5mm以上の削除量を確保することは可能である。

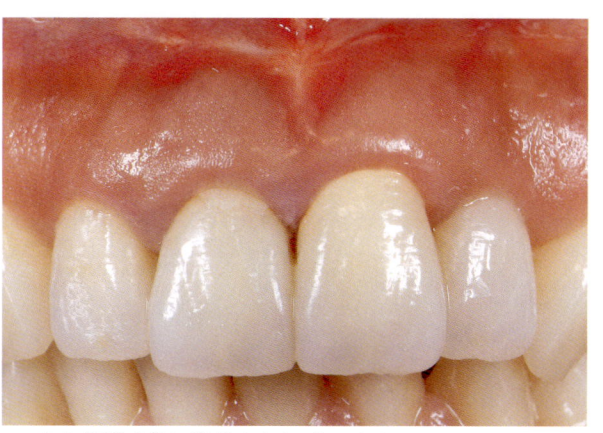

c：支台歯形成後に装着されたプロビジョナル・レストレーション。形成によって、歯頸ライン、カントゥア、歯軸など歯冠形態は大きく変わる。この状態を再評価して最終印象に移行しなければならない。

第2章　治療のゴールを見極めるための鑑別診断と考慮事項

☞ 支台歯形態をアレンジする際の基準となるのは、最終補綴物の色調と形態、選択される修復物である。

3　審美的要件

　審美的要件では、修復物の色調と形態に加えて支台歯周囲との調和を念頭におかねばならない（図2-62、表2-6）。しかし、その一般的な基準は、支台歯の条件が良好な場合、そして前述した構造力学的・生物学的要件を最重要視したものであるが、我々が臨床で遭遇するすべての症例には対応できないのも事実である。支台歯の位置・ディスカラレーションの状態、歯肉の性状など、そして治療のゴールも異なれば支台歯形態も当然アレンジする必要性がある。その基準になるのは、最終補綴物の色調と形態、そして選択される修復物との関係である。

　修復物選択の優先順位では、術後経過を大きく左右する強度が第一であり、その次が形態と色調を左右する審美性である。現在使用できるマテリアルは、一般的に強度が高いものほどマスキング効果は優れるものの、光透過性は劣る傾向にある。例えば、ブリッジ症例ではメタル・セラミックスか、ジルコニアが選択されるが、透明感のあるA1、A2シェードで修復したい場合、色調回復の点でメタル・セラミックスを選択してしまう、またはせざるを得ない場合は技工的にジレンマが生じることになる。このような場合には、構造力学的・生物学的要件を満たした範囲内で、基準値よりもできる限り削除量を多くするという配慮が必要である。一方、光透過性が優れたメタル・フリー修復物を選択した場合にディスカラレーションの状態が異なる支台歯ではマスキング後の築盛を考慮してディスカラレーション歯のほうを多めに削除する、そしてマージン・ポーセレンを応用する場合の構造力学的要件を考えたショルダー形成[21]などの配慮が必要である。このように支台歯形成は、歯科技工士と良好な連携を果たすうえでも重要な位置を占めている[22-26]（図2-63〜74）。

図2-62a、b　支台歯形成の原則が厳守されなかったために生じた審美的トラブル症例。

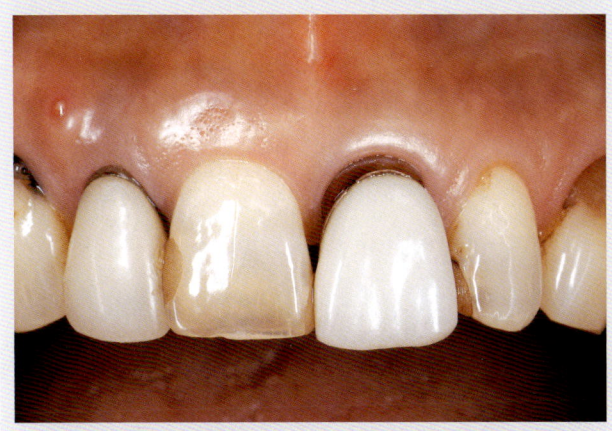

a：反対側同名歯を基準にした支台歯形成の必要性。歯肉退縮が生じた術後の歯肉レベルが反対側同名歯と調和している。形成時に支台歯の歯肉縁のみを基準にフィニッシュ・ラインを設定してしまうとこのような問題が生じる。

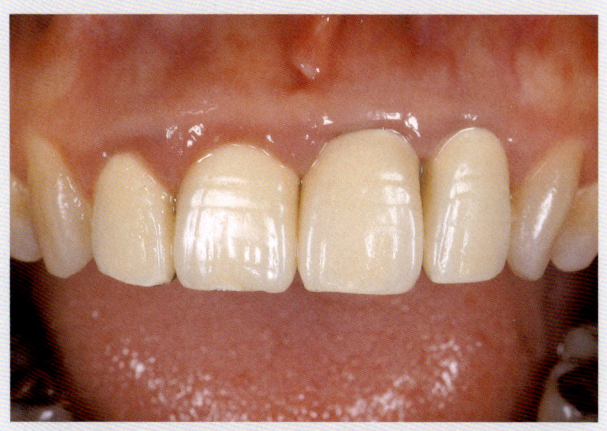

b：薄い歯肉で、歯根近接の支台歯周囲には発赤・腫脹を認める。不十分な削除量に伴う歯冠形態付与が起因している。

表2-6　歯周組織と調和した補綴物製作のための支台歯形成の要点。

1．基本的留意事項 ①歯槽骨とCEJのScallopを参考に歯肉縁に沿った生物学的幅径を侵襲しない位置、すなわち歯肉溝内にフィニッシュ・ラインを設定する。ただし、歯肉が非常に薄く、歯根面が露出している症例では、歯肉縁または歯肉縁上にする場合もある。 ②歯肉縁下にフィニッシュ・ラインを設定する場合は、必ずプレコードを挿入した状態で行い、最終印象は日を異にする。
2．削除量 ①補綴物のクラウン・カントゥアを調整するうえで重要である。特に、Thin Scallopの場合はバーの挿入方向に注意を払わないと削除量が不足しやすいとともに、歯肉縁に沿ったScallopの付与が困難となる。
3．唇側フィニッシュ・ラインの設定 ①フィニッシュ・ラインは患歯の歯肉レベルを基準に設定するのではなく、プロービング、エックス線による精査、3つの審美的歯肉レベルのガイドライン（左右対称性・連続性・Zenith）に基づいて決定する。 ②生理的な歯肉退縮と形態付与の自由度を考慮して、フィニッシュ・ラインは通常歯肉縁下1mmを基準に設定する。
4．隣接面のフィニッシュ・ラインの設定 ①解剖学的特異性から歯肉縁下1～3mmまでの形成が理論上は可能であるが、印象採得のためには2mmまでが限界である。補綴的にブラック・トライアングルを閉鎖する場合は、最低歯肉縁下1.0mm以上にフィニッシュ・ラインを設定する。
5．プロビジョナル・レストレーションの調整 ①歯肉圧排後の形態変化を考慮した歯肉縁下カントゥアとエマージェンス・プロファイルとコンタクト・エリアの関係を念頭において修正する。

第2章　治療のゴールを見極めるための鑑別診断と考慮事項

> **使用する支台歯形成バーと使用基準**（図2‐63①～③）。

①支台歯形成の概念（図2‐63①）。

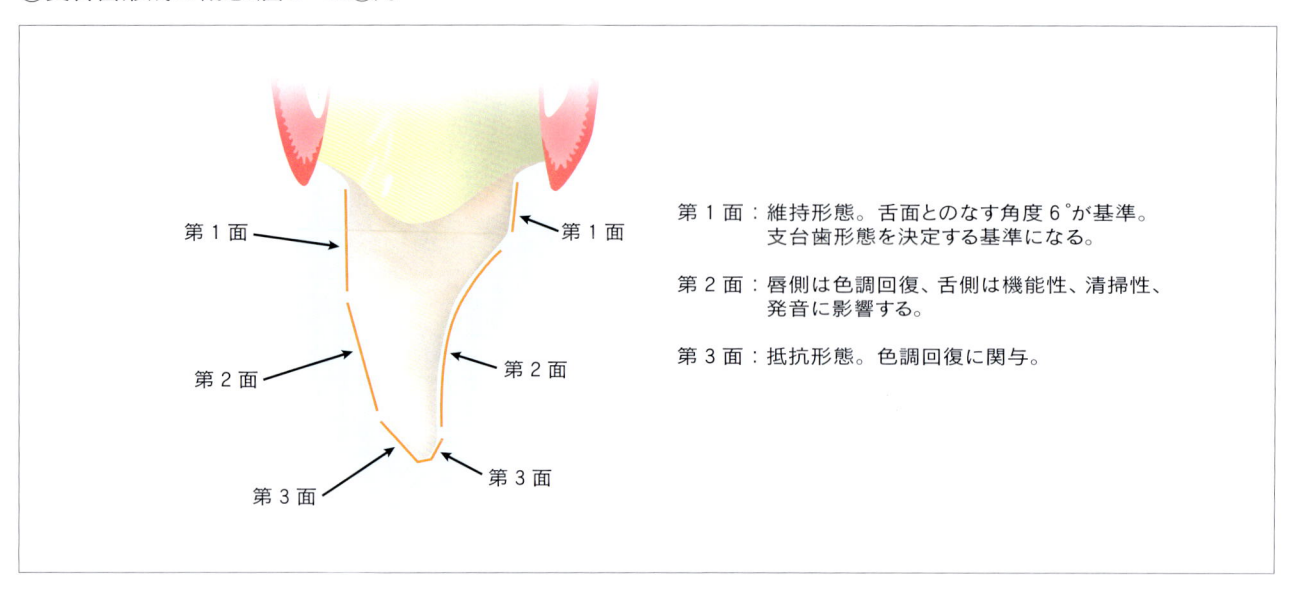

第1面：維持形態。舌面とのなす角度6°が基準。
　　　　支台歯形態を決定する基準になる。

第2面：唇側は色調回復、舌側は機能性、清掃性、
　　　　発音に影響する。

第3面：抵抗形態。色調回復に関与。

②使用するバー（図2‐63②）。

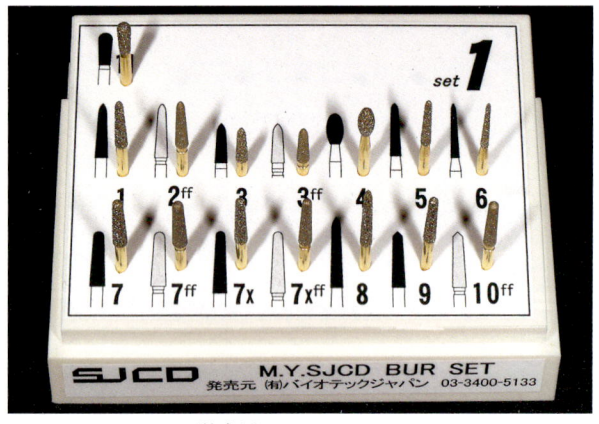

a：フル・クラウン形成用バー。

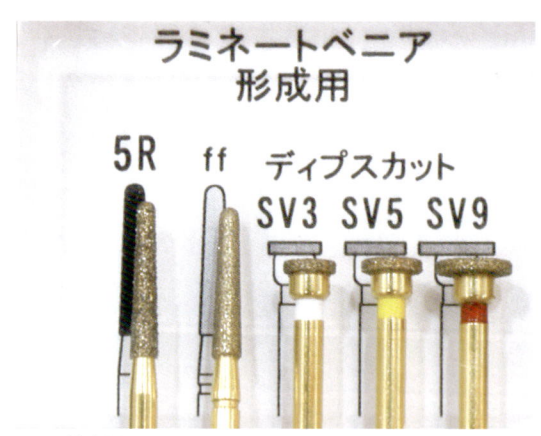

b：PLV形成用バー。

③形成時の注意事項（図2‐63③）。

a：フィニッシュ・ラインの形態→Zenithの設定。

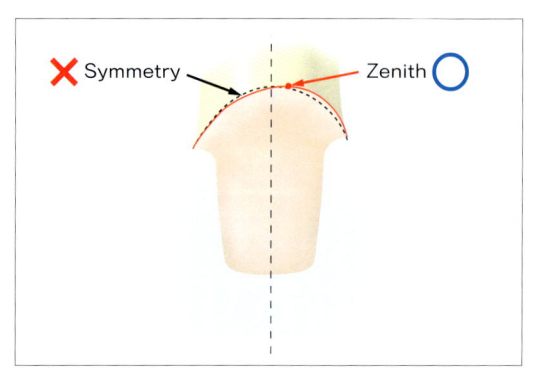

b：フィニッシュ・ラインの形成→ジャンピング・マージンを避ける。

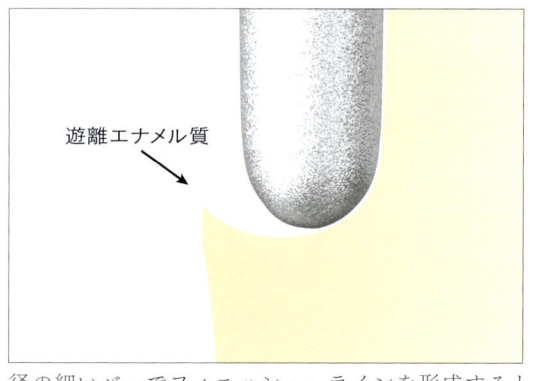

○：中切歯では唇側最下点は中央よりやや遠い側になる。
×：中切歯の唇側最下点は中央ではない。

径の細いバーでフィニッシュ・ラインを形成するとその幅は広くなり、遊離エナメルが残りやすい。

基本形成①フル・クラウン（図2-64a〜e）。

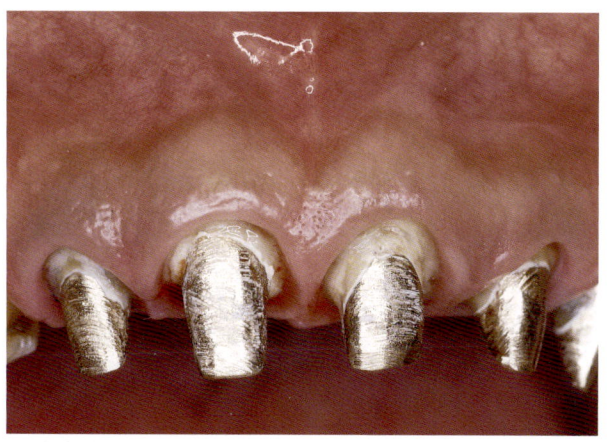

a：抵抗性がある厚い歯肉に対し、左右同名歯の対象性と中切歯やや遠心よりのZenith、唇側および隣接面ともに歯肉縁下1.0mmにスキャロップ形状のフィニッシュ・ラインを設定する。

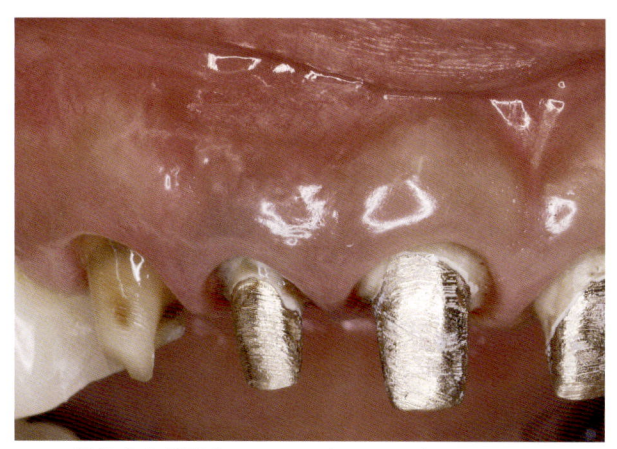

b、c：最終支台歯形成のクローズ・アップ。

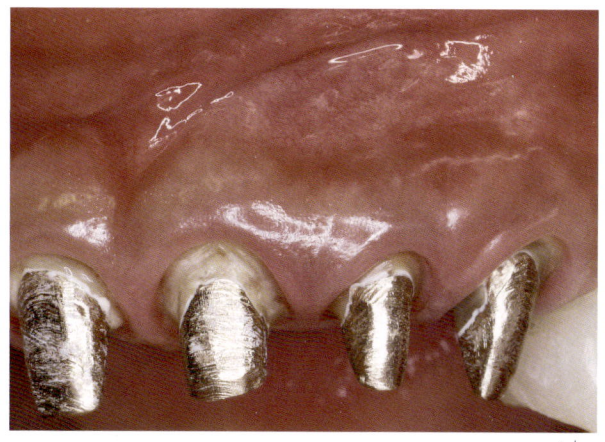

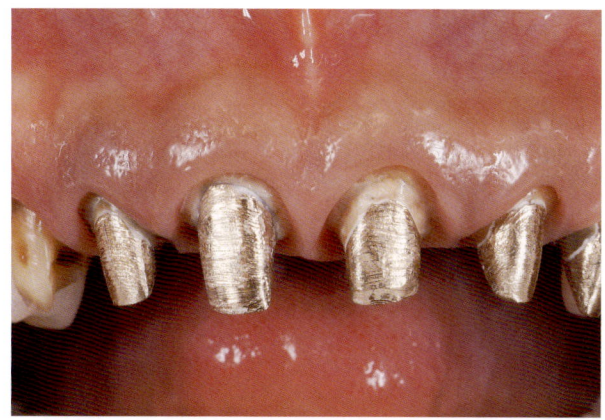

d：装着後の支台歯周囲組織の評価時。左右同名歯のフィニッシュ・ラインの形態と位置は対称的である。

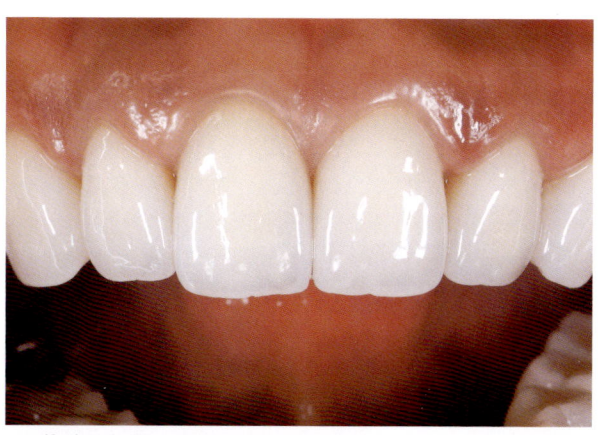

e：装着7年後。適切な支台歯形成によって支台歯周囲組織の健康が維持されているメタル・セラミックスでモディフィケーション・マージン。

第2章　治療のゴールを見極めるための鑑別診断と考慮事項

基本形成②ポーセレン・ラミネート・ベニア（図2-65a〜g）。

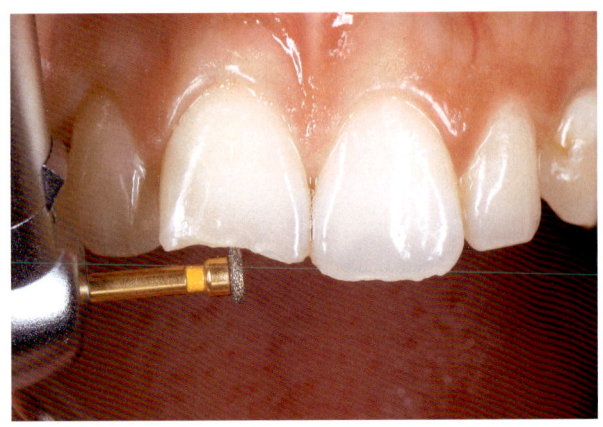

a：歯冠破折歯で、反対側よりもわずかに唇側に転位している。均一な切端の削除量を決定するためのパイロット・グルーブの付与。

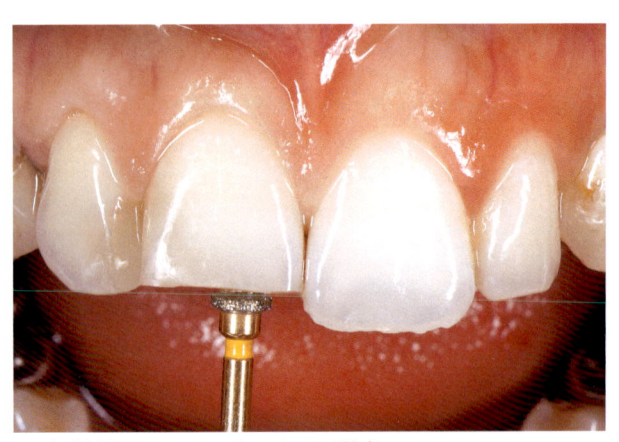

b：切縁部のバット・ジョイント形成。

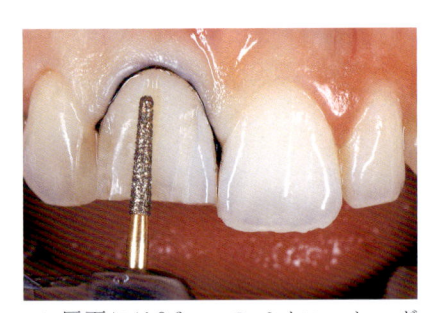

c：唇面には0.6mmのパイロット・グルーブを付与し形成。

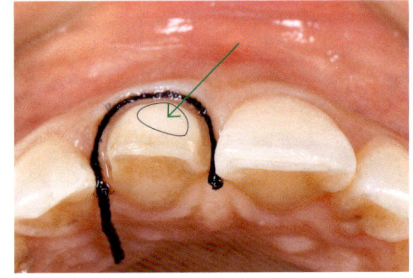

d：唇面のエナメル質を可及的に保存するが、最下豊隆部のカントゥアを反対側と調和させるため、その部分は多めに1mmまで削除。

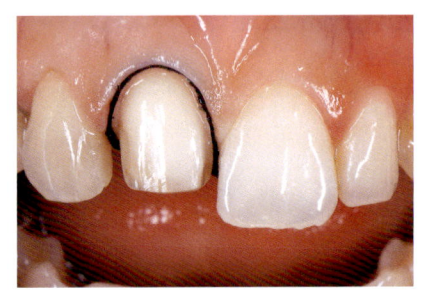

e：支台歯形成終了時。近心辺縁隆線を隣接歯と調和させるために隣接面まで形成を拡大。

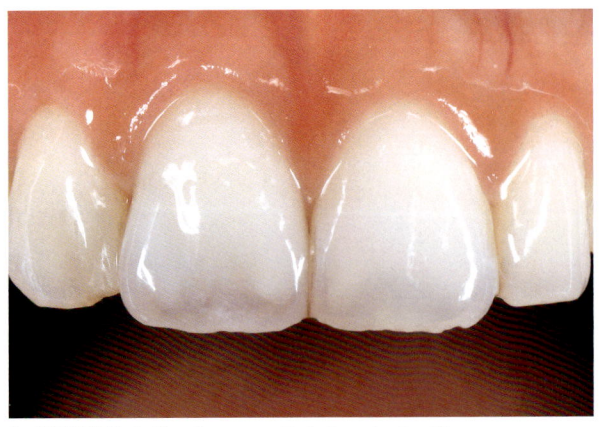

f：装着直後のポーセレン・ラミネートベニア。

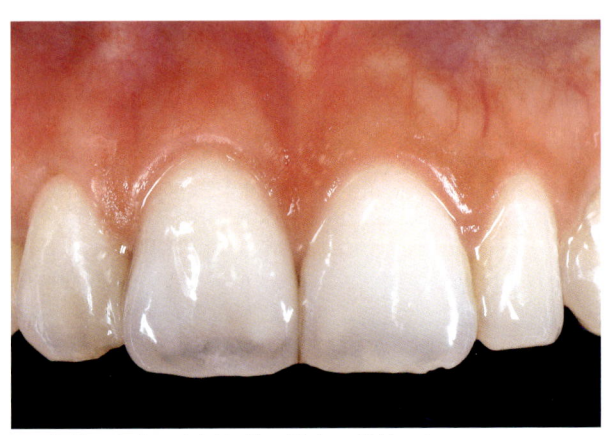

g：装着1年後。歯周組織の健康は維持されている。

> 支台歯形成のアレンジを行う際の考え方（図2-66）。

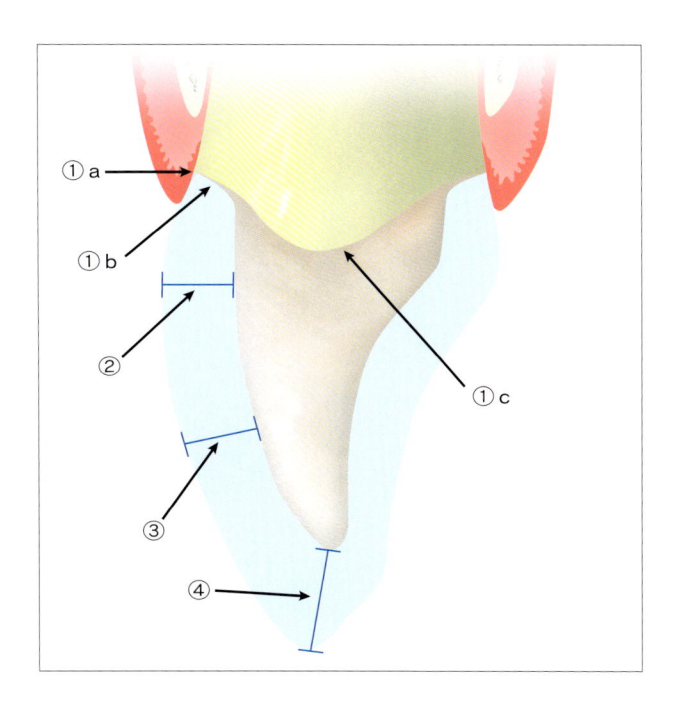

図2-66

①フィニッシュ・ラインの位置と形態。
　a．ディスカラレーションがある場合は、生物学的許容範囲内でできる限り深く → 最低1mm以上。
　b．ポーセレン・マージンを応用する場合は、ショルダー、またはスロープド・ショルダー形成とする。
　c．補綴的にブラック・トライアングルを閉鎖する場合には、最低歯肉縁下1.0mm以上でスロープド・ショルダー、またはディープ・シャンファー形成。

②第1面の削除量。
　a．ディスカラレーションがある場合は、多くする → 1.5mm以上。

③第2面の削除量 → 明度をコントロールするうえで最重要部位。
　a．メタル・セラミックス、光透過性が低いオール・セラミック・コーピングを選択して明度を高くしたくない場合は、2.0mmの削除量が必要。

④第3面の削除量 → 透明感が必要な場合は2mm以上のクリアランスが必要。ただし、いかなる場合であっても3mmを超えてはならない[21]。その場合は、コーピングの厚みを調整して築盛陶材の厚みを3mm以下にする。

POINT
支台歯形成のアレンジの注意事項

1.	支台歯周囲の審美性を回復するには第1面とフィニッシュ・ラインの設定が重要。
2.	色調回復で最も重要なのは第2面の削除量。

第2章　治療のゴールを見極めるための鑑別診断と考慮事項

> 治療目標、歯肉のBiotypeと支台歯の条件に応じたさまざまな支台歯形成（図2-67～73）。

①インターナル・ブリーチング後のPLVの対応（図2-67a、b）。

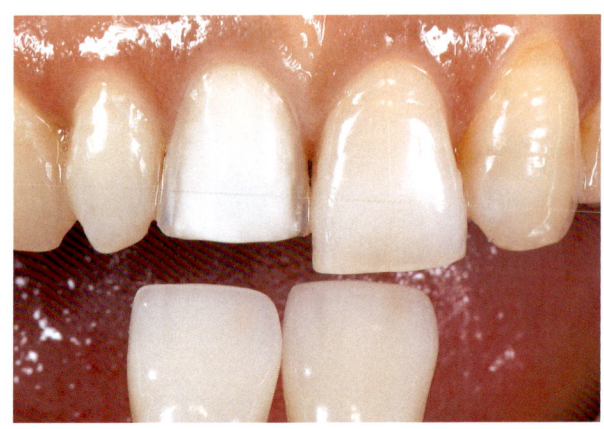

a：ブリーチング後の象牙質は、やや不透過性の強い特有な白色を呈するため、最終的に回復したい色調とは異なる場合が多い。このような場合は、レンズ・エフェクトを利用することが不可能であり、ベース色のコントロールが必要となるため、通常よりも削除量を多め（約1mm）にしなければならない。

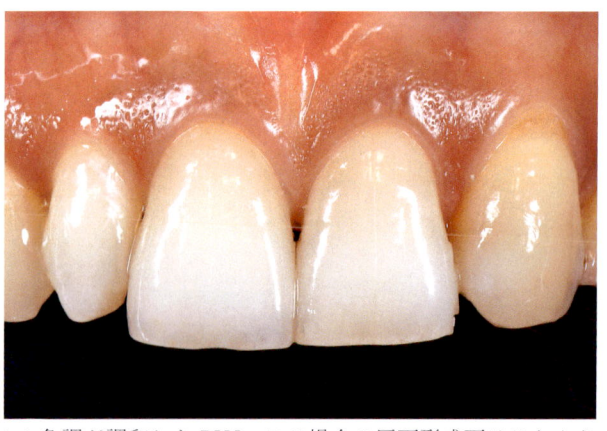

b：色調が調和したPLV。この場合の唇面形成面はほとんどが象牙質であるため、デンティン・ボンディングが必須である。

②生活歯で薄くScallopの大きい歯肉への対応（図2-68a～c）。

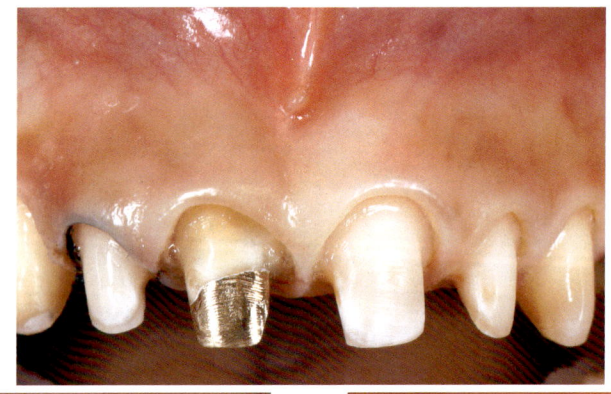

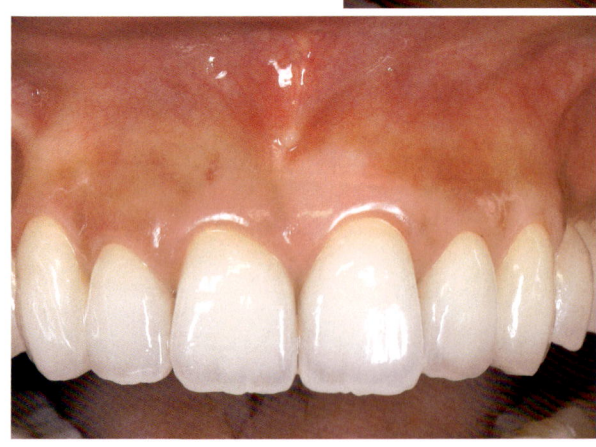

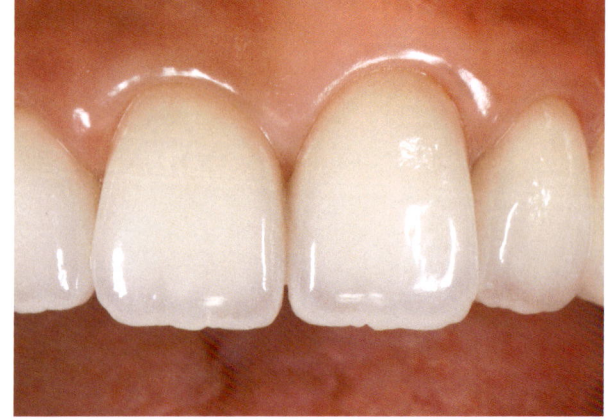

a：生活歯であっても十分な量の削除量を確保しなければならない。1回の形成で最終形を望もうとすると歯髄の損傷を招く場合もあるので、2週間以上経過後に最低2回で仕上げる。
b：第1面の適切な形成によってシャドウの発現もなく、第2面の十分量の削除量の確保によって明度のコントロールもコントロールされている。メタル・セラミックスでモディフィケーション・マージン。
c：装着後5年経過。歯肉の状態は良好である。

③ブラック・トライアングルへの対応（図2-69a〜d）。

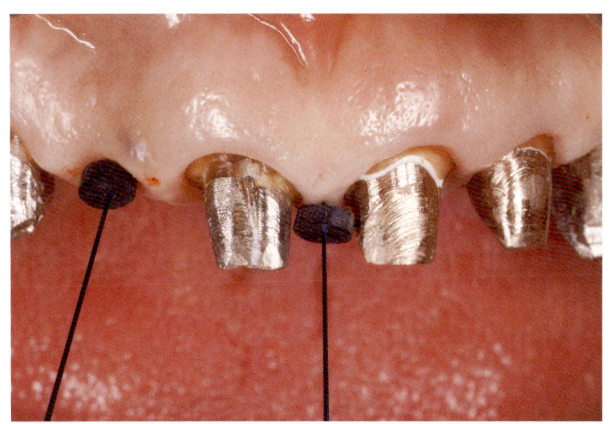

a：骨頂までの距離を測定して隣接面フィニッシュ・ラインの深さを決定する。

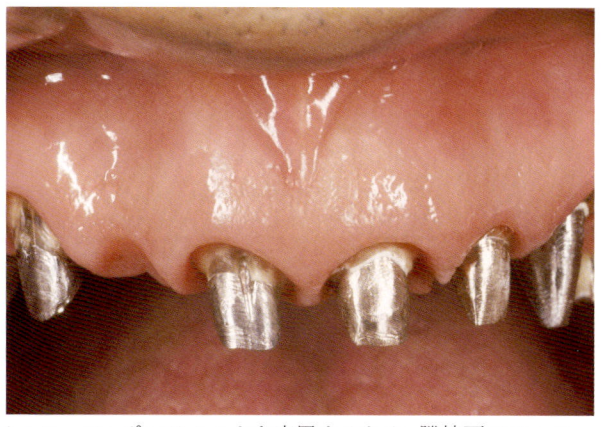

b：ハーフ・ポンティックを応用するため、隣接面のフィニッシュ・ラインを最低歯肉縁下1.5mmに設定（P.186、187のガイドライン参照）。

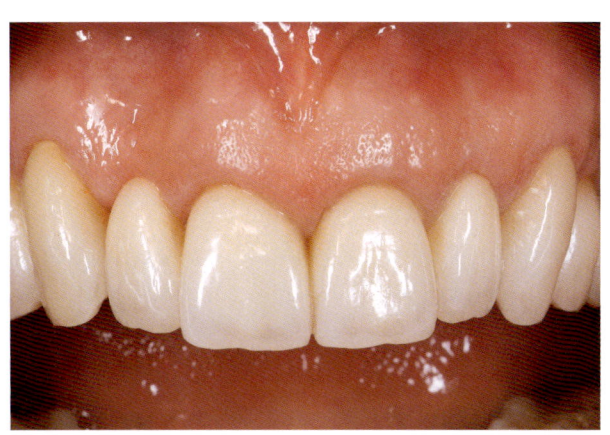

c：歯肉の状態も良好で、ブラック・トライアングルの発現もない。メタル・セラミックスで従来型ポーセレン・マージン。

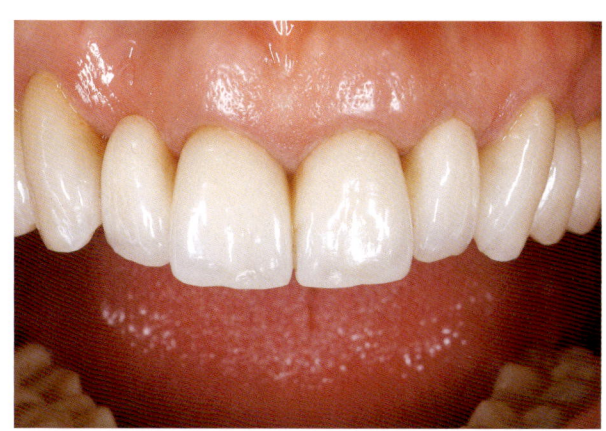

d：装着5年後。歯間乳頭の維持は良好である。

④ディスカラレーション歯への対応（図2-70a、b）。

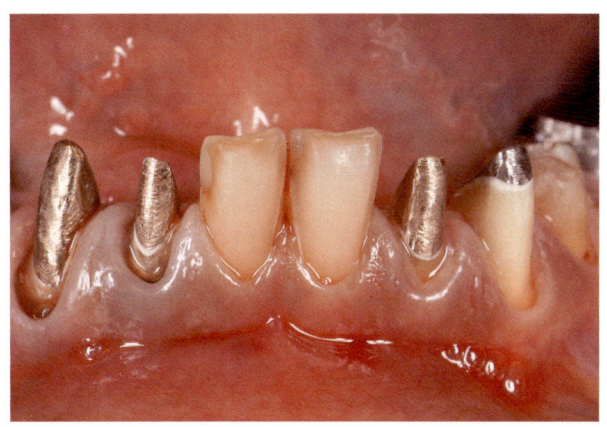

a：右側のように著しいディスカラレーションがある場合は、フィニッシュ・ラインを歯肉縁下1mm以上の深い位置に設定するとともに、幅も1.5mmは必要である。マージン・ポーセレンにするため、形態はスロープド・ショルダーとする。

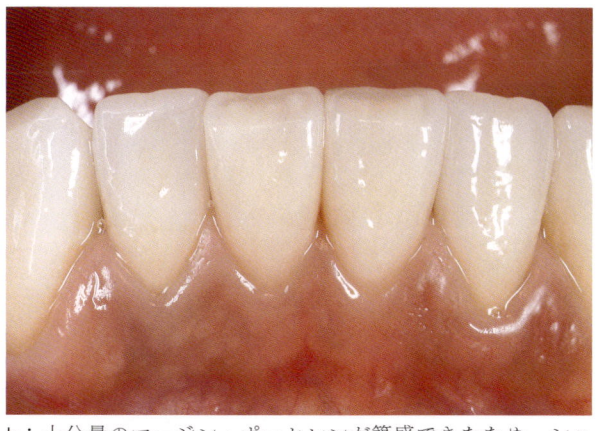

b：十分量のマージン・ポーセレンが築盛できたため、シャドウの発現はない。$\overline{3\,2|}$はメタル・セラミックスでモディフィケーション・マージン、$\overline{|2\,3}$は従来型ポーセレン・マージン、$\overline{1|1}$はラミネート・ベニア。

第2章 治療のゴールを見極めるための鑑別診断と考慮事項

⑤非常に薄い歯肉（図2-71a〜c）。

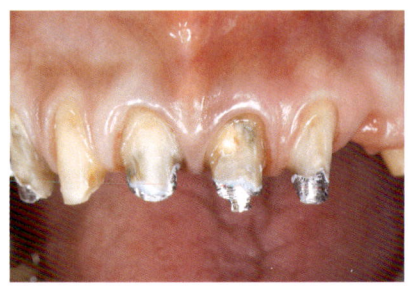

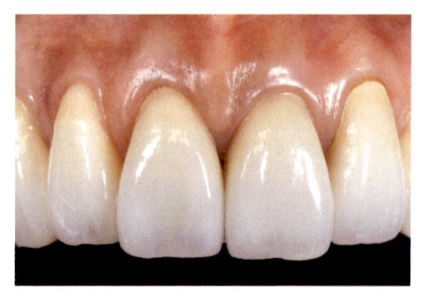

a：非常に歯槽骨と歯肉が薄く、Lowスマイル・ラインであるため歯肉縁下へのフィニッシュ・ラインの設定を避け、歯肉縁と歯肉縁上（側切歯）に設定する。
b：装着時。Procera Alumina。

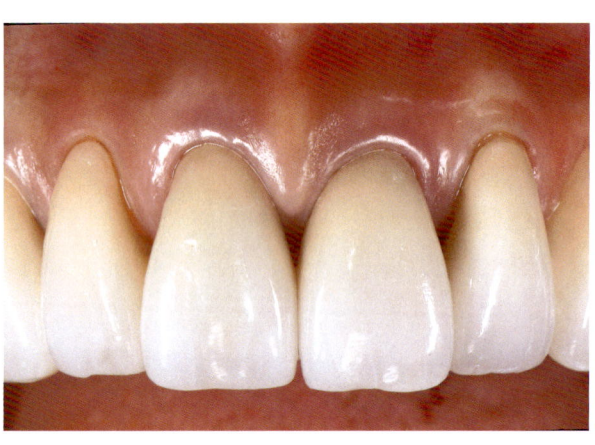

c：装着後4年2ヵ月。このような条件下の場合は、歯肉縁下に設定するよりも、縁上のほうが歯肉退縮を誘発せず、歯肉の健康を維持できる。

⑥唇側歯肉レベルが異なる場合の対応（図2-72a〜c）。

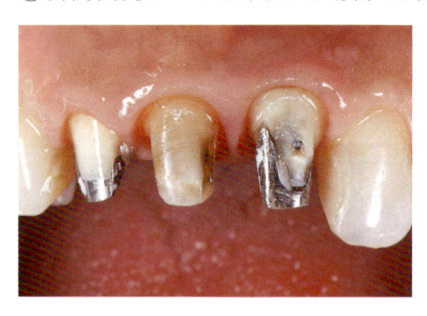

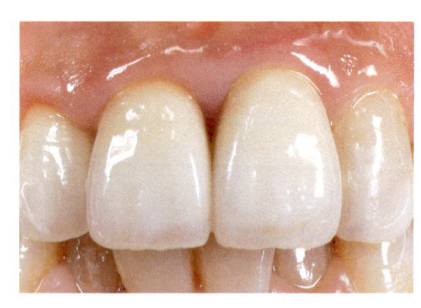

a：唇側転位の左側は歯肉レベルをそろえるために削除量を多くして右側と調和させる。フィニッシュ・ラインは左側は歯肉縁下0.5mm、右側は約1.5mmに設定。
b：補綴物装着時。メタル・セラミックスでポーセレン・マージン。歯肉レベルは異なる。左側は歯肉のクリーピングを誘導するために唇側カントゥアをストレートに設定。

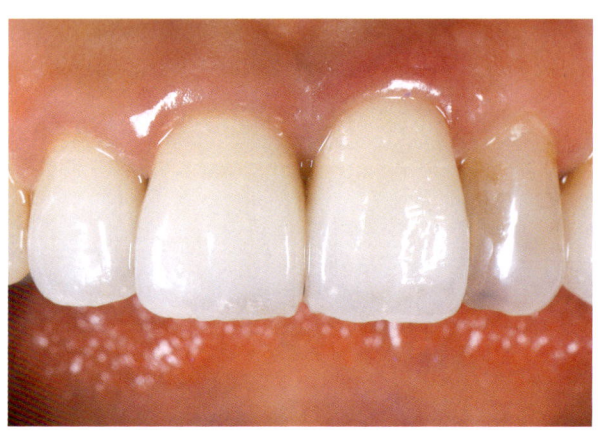

c：装着5年後。歯肉レベルの改善を認める。

⑦支台歯の近遠心幅径が異なる場合（図2-73a～f）。

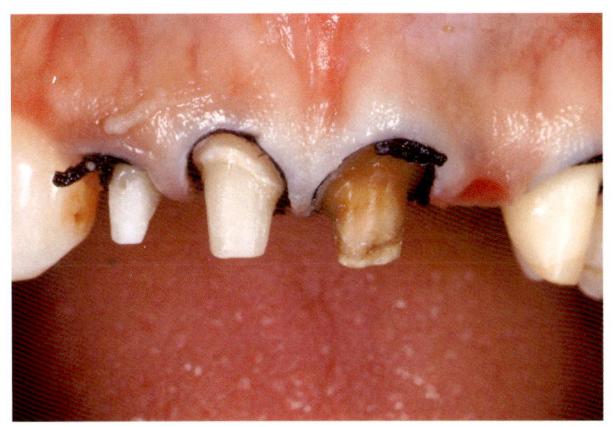

a：左右支台歯のフィニッシュ・ライン部の近遠心幅径が異なる。

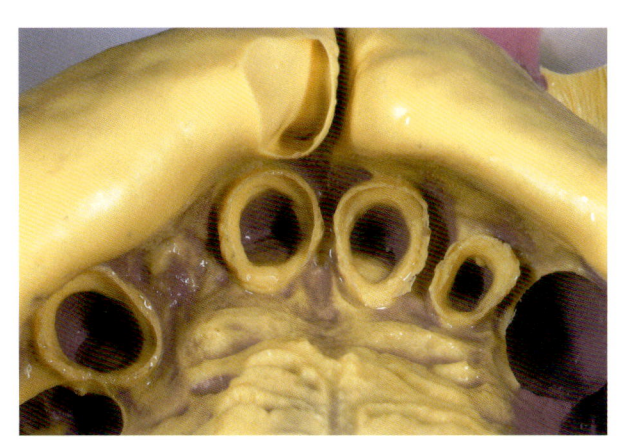

b：幅の広い左側のフィニッシュ・ラインを可及的に深く、そしてZenithの位置を再現する。

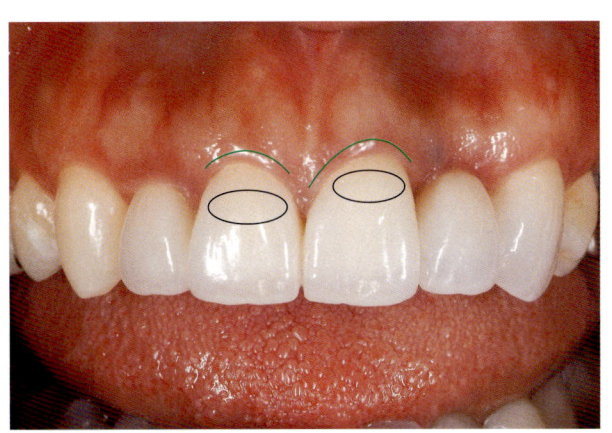

c：2回目に試適された補綴物。フィニッシュ・ラインを基準に製作された右側は左側と歯冠形態が調和していない。左右の歯頸ライン、エマージェンス・プロファイルの形態、最大豊隆部の位置が異なり、非対称である。

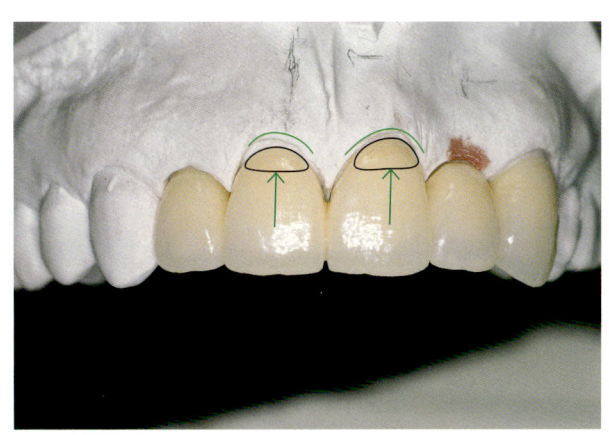

d：口腔内の状態を再現するためにピック・アップ印象後の作業模型上の状態。歯肉縁下およびエマージェンス・プロファイルへの移行部が非対称的である。

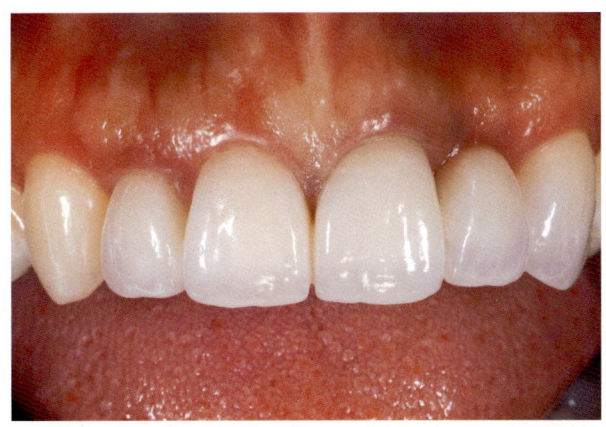

e：右側の最大豊隆部を遠心側かつ歯頸部寄りにして修整後の状態。左右の対称性が確保できた。Lava Zirconia。

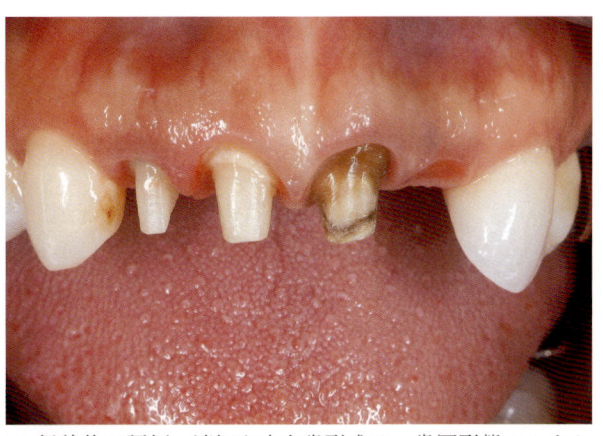

f：仮着後の評価。適切な支台歯形成は、歯冠形態のみならず歯肉レベルの改善も可能である。

157

第2章　治療のゴールを見極めるための鑑別診断と考慮事項

> **総括：Thin Scallop 歯肉に対する審美的・生物学的な要件を満たした支台歯形成とプロビジョナル・レストレーション調整の実際と基本的留意事項**（図2-74a〜t）。

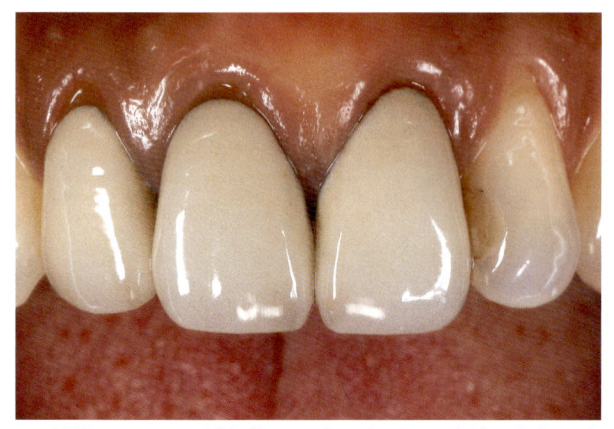

a：装着されている補綴物は明度が高く、不自然な色調で歯肉退縮を認める。

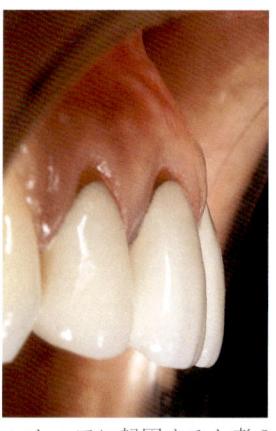

b：オーバー・カントゥアに起因すると考えられる歯肉退縮が生じている。

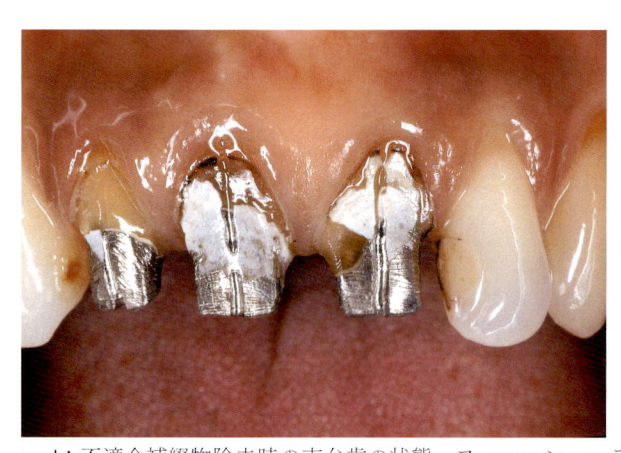

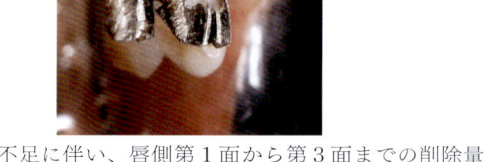

c、d：不適合補綴物除去時の支台歯の状態。フィニッシュ・ライン部の削除量不足に伴い、唇側第1面から第3面までの削除量が明らかに不足している。第1面から第2面の移行部にはアンダー・カットを認める。　　　c｜d

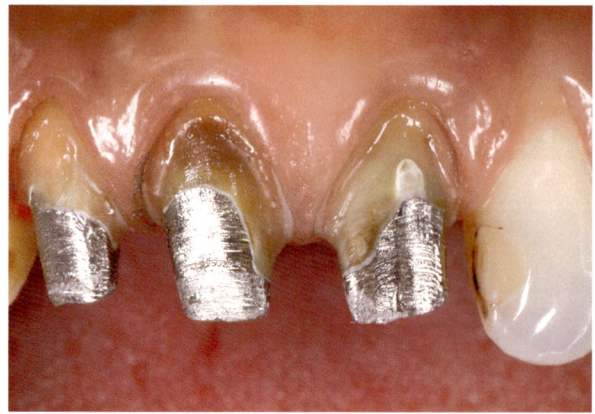

e：グロス・プレパレーション終了時。

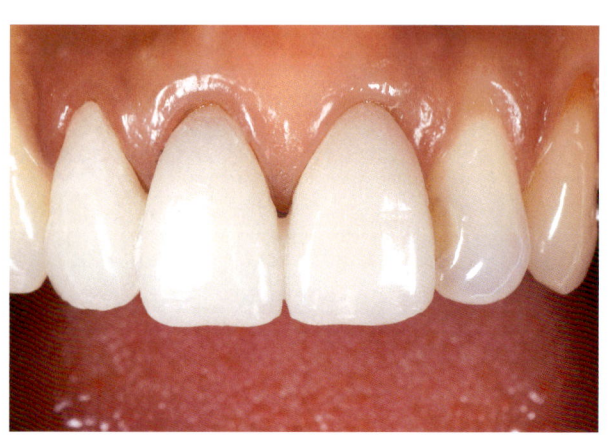

f：歯肉縁にフィニッシュ・ラインを設定後に装着されたプロビジョナル・レストレーション。

158

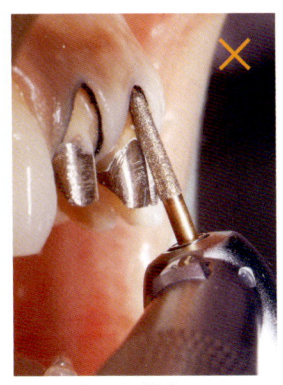

g：Scallop が大きい場合、フィニッシュ・ラインの形態付与と歯肉の損傷に気をとらわれすぎると、バーの方向が着脱方向よりも唇側に傾斜してしまい第2面、第3面の削除量が不足し、第1面にはdにみられるようなアンダー・カットが生じてしまう。

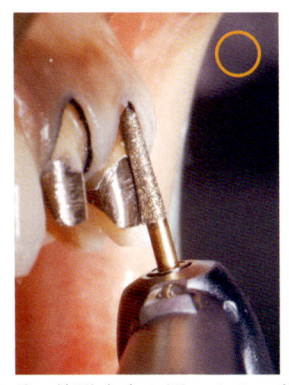

h：まず、着脱方向と同一となる第1面の削除量とフィニッシュ・ラインの形態と位置を決定した後に第2、3面を形成しなければならない。

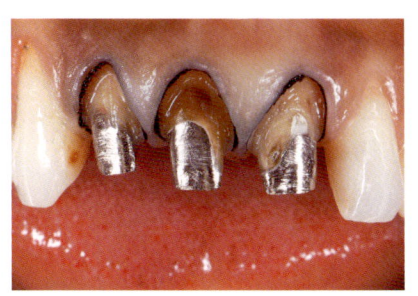

i：支台歯形成終了時。歯周組織に為害作用を及ぼさない十分量の形成がなされている。当日は、プロビジョナル・レストレーションの調整のみで最終印象は行わない。

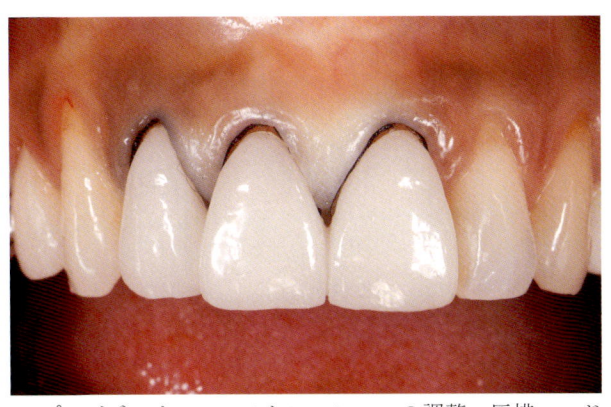

j：プロビジョナル・レストレーションの調整。圧排コードによって根尖側へ移動した歯肉が回復することを想定した歯肉縁下カントゥアと、エマージェンス・プロファイルの設定が最も重要となる。

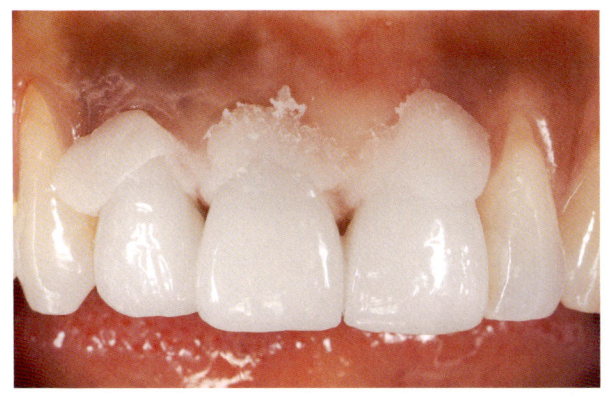

k：内面およびマージン部の調整。フローのよい状態で適量を内面に盛り上げて支台歯に挿入後、正確な位置を再現するために咬合させる。不足部分がある場合は、筆積みで築盛後、圧接する。

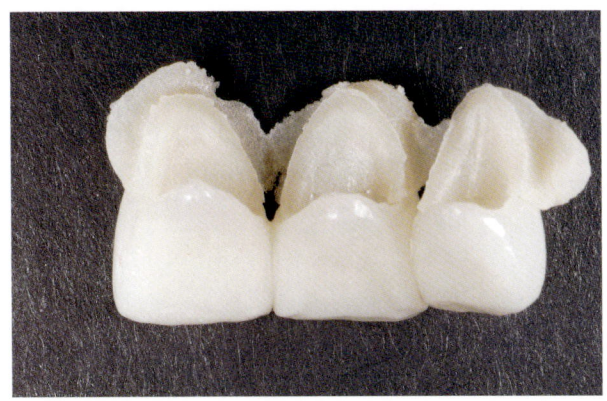

l：初期硬化が始まる30秒後に注水スプレー下で数回抜き差しを行い、形成面が正確に再現されていることを確認した後にぬるま湯に入れて硬化を促進させる。

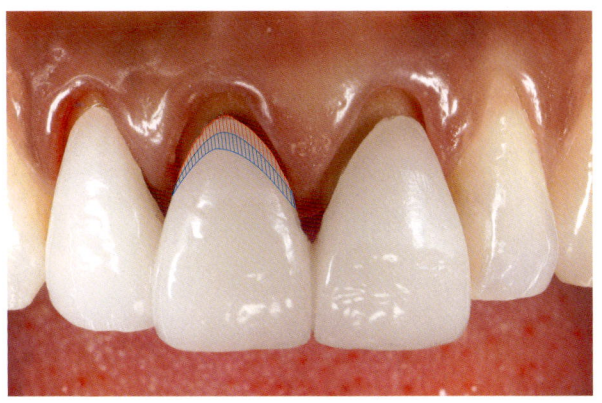

m：アンダーに設定した1mm幅の歯肉縁下カントゥア（赤部）とそこから移行的なエマージェンス・プロファイル（青部）の設定。

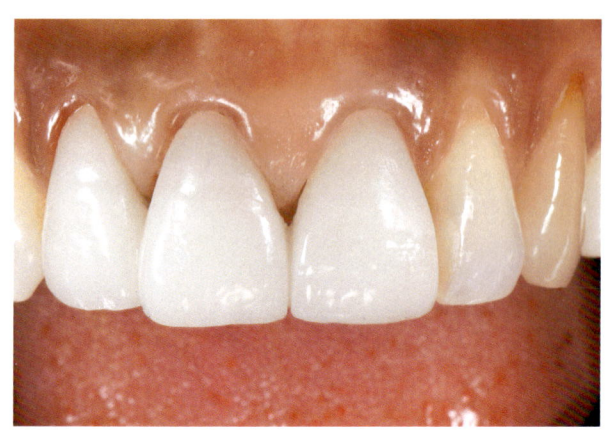

第2章　治療のゴールを見極めるための鑑別診断と考慮事項

n：プロビジョナル・レストレーションの仮着。この状態では歯肉縁下カントゥアが歯肉縁下に存在する。

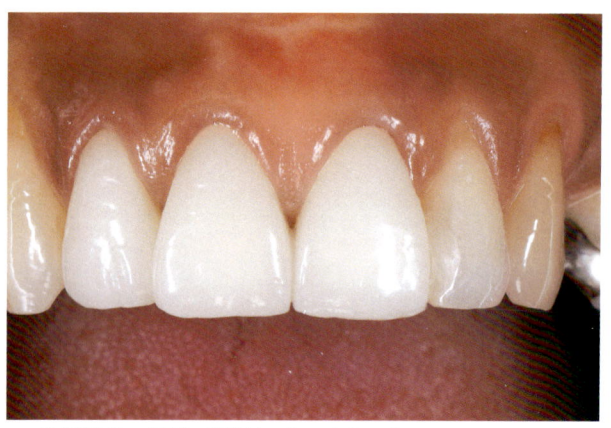

o：2週間後の状態。適切なプロビジョナル・レストレーション形態に沿って歯肉はクリーピングし回復している。炎症や退縮が生じた場合には、再形成・再調整の後、再度経過を観察する。

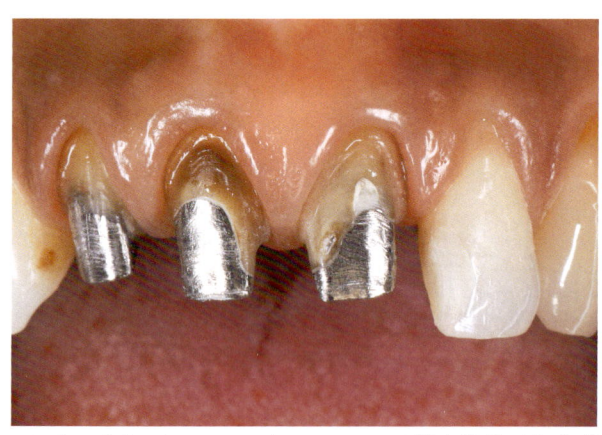

p：プロビジョナル・レストレーションの除去後Zenithを考慮したScallop形態が歯肉縁下1mmに付与され、同名歯の歯肉ラインとも調和している。

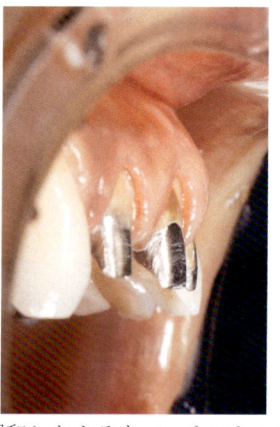

q：歯周組織と調和したクラウン・カントゥア付与のための第1面、色調回復のための第2面、第3面が形成されている。

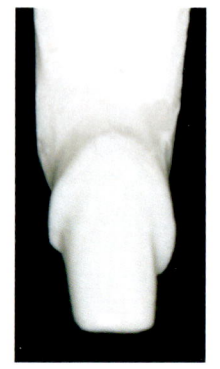

r：フィニッシュ・ラインは、マージン・ポーセレンのためのスロープド・ショルダー形成。

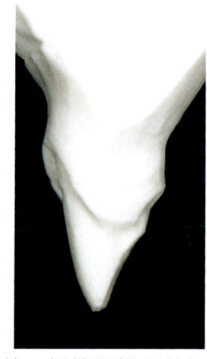

s：維持、抵抗形態が付与された3面形成。

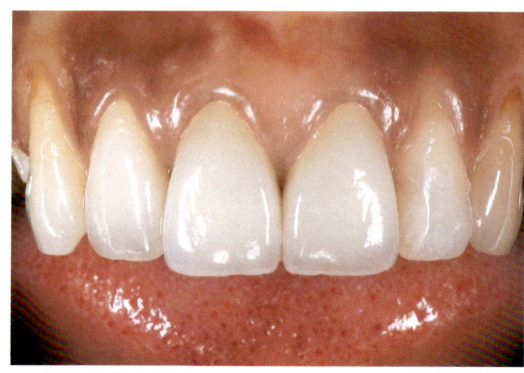

t：最終修復物装着。Procera Alumina。適切な支台歯形成後のプロビジョナル・レストレーションの評価を行うことで予知性の高い支台歯周囲組織の確立が可能となる。

4-3. 印象採得

　歯周組織と調和した予知性の高い修復物を製作・装着するには、歯肉縁下に設定された支台歯フィニッシュ・ラインと修復物が所定のレベル以上の適合精度を獲得すること、そして歯周組織に対して為害作用を生じない歯冠形態が設定されることが最低条件である。そのためには、適切な歯肉圧排下で精密な印象が採得されなければならない。印象採得自体は、けして難しいことではない。しかし、これらの必要不可欠な操作は、術後の歯周組織の健康を損ねる大きな因子となること、さらには歯冠形態を決定するために考慮せねばならない要因（圧排による歯肉の変化を惹起していること）を念頭においたうえで行わなければならない[27]。

　これらの考慮事項に対する対応が不足すると、歯冠形態の審美的問題を招くばかりでなく、前述した症例1〜3（P.134〜139）のような支台歯周囲歯肉の発赤・腫脹、そして歯肉退縮など歯周組織の健康を損ねる大きな原因となる。重要なことは、チェアサイドならびにラボサイド双方が、これらの事項を共通認識として理解し、歯肉縁下カントゥアとエマージェンス・プロファイル形態、そしてコンタクト・ポイントの位置を決定すべきである。ここでは、それらのリスクファクターへの対応をふまえた印象採得時に考慮すべき事項、

①前処置としての歯周組織のコントロールの重要性。
②歯肉圧排の方法と考慮すべき事項。
③印象採得の方法と評価ポイント。
④印象採得後のプロビジョナル・レストレーションの調整。

について解説する。

☞ 印象はそれ自体が難しいのではなく、それにまつわる操作をどれだけ的確に行うかにかかっている。

第2章　治療のゴールを見極めるための鑑別診断と考慮事項

1　前処置としての歯周組織のコントロール

最終印象採得に移行できる状態とは、歯周組織の炎症抑制がなされ、かつ支台歯形成がほぼ終了してプロビジョナル・レストレーションの形態的調和が図られていることをさす。Lindhe Jら[28]は、歯肉に炎症性細胞の浸潤があるとプローブの先端は確実にポケットの根尖側を超えて挿入されるが、適切な治療によって炎症浸潤が消退するとプローブに対して抵抗するようになり、ポケット上皮の根尖側端までは達しなくなると述べている。

これは、炎症のコントロールが不十分なままに圧排糸を挿入すると上皮付着深部さらには結合組織付着をも破壊することになり、術後の持続的炎症、歯肉退縮などさまざまなトラブルを引き起こし、装着される修復物の予知性が著しく低くなることを示唆している（図2-75）。歯肉のBiotypeの違いにより歯周組織の反応は多様であるため、最終印象を採得する前の来院時に、歯肉圧排下での支台歯形成で歯肉縁下、フィニッシュ・ラインの位置、形態を決定し、2～3週間の経過観察を経て印象採得に移行することによって予期しない歯肉の反応にも対応できる。さらに、歯肉圧排による侵襲を最小限に抑えるためにも非常に有効である。

☞ 炎症のコントロールが不十分なまま圧排糸を挿入すると術後にさまざまな問題を引き起こすことになる。

図2-75a、b　歯周組織のコントロールの重要性。

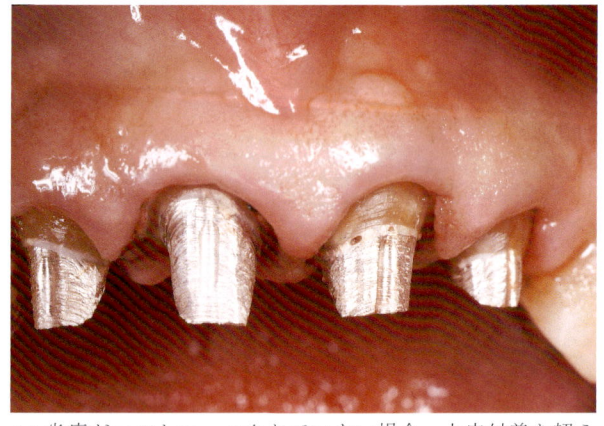

a：炎症がコントロールされていない場合、上皮付着を超えた深い位置まで圧排糸が容易に挿入されてしまう。精密な印象が採得できないばかりでなく、術後の歯肉の予知性は非常に低い。

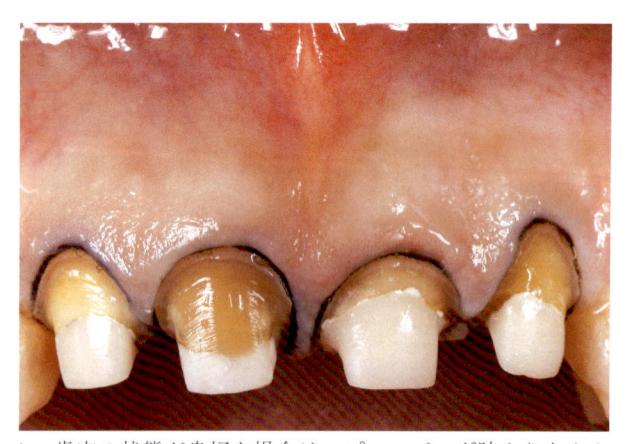

b：歯肉の状態が良好な場合は、プロービング時よりもやや強めの力でコードを挿入しても、上皮付着上部で抵抗を受け、その位置で容易にとどまる。コード挿入後の歯肉縁形態は、唇側CEJおよび歯槽骨形態に相似しているため、フィニッシュ・ラインを形成する場合の参考とすることができ、術後の予知性も高くなる。

2　歯肉圧排において考慮すべき事項

　印象採得の目標は、硬組織形成面のみならずフィニッシュ・ライン形態とフィニッシュ・ライン下の歯根面である(図2-76、77)。特に、フィニッシュ・ライン下1mm前後の歯根面の印象は、歯周組織に対して為害作用を及ぼさず、審美的な歯肉の創出を成し遂げるための歯肉縁下クラウン・カウントァアを付与、そして歯冠形態を決定するための重要なポイントであり、印象採得の目的がここにあるといっても過言ではない(図2-78)。

図2-76、77a、b　印象面の評価。

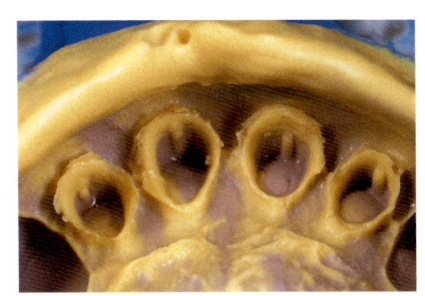

a：不鮮明な印象。

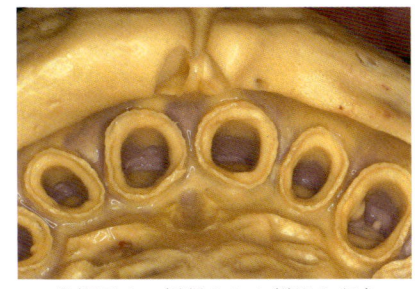

a：歯根面まで採得された鮮明な印象。

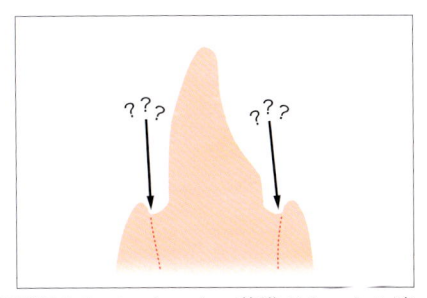

b：歯根面の印象が採得されていないと、基準がないため適切な歯肉縁下カントゥアの設定が不可能である。

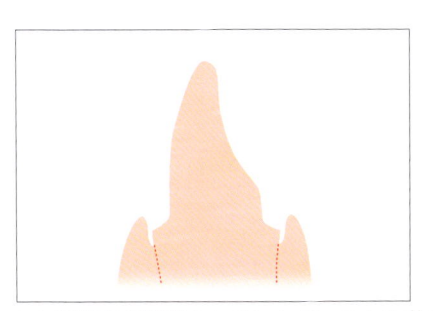

b：歯根面が採得されていれば、それを基準としたさまざまなカントゥアの設定が可能である。

図2-78a、b　歯根面印象の重要性。

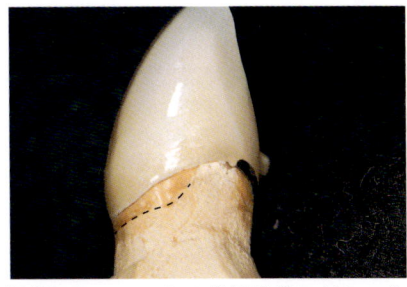

a：歯根面の印象が採得されているため歯周組織に対して為害作用を及ぼさない唇側歯肉縁下カントゥアの設定が容易に可能である。

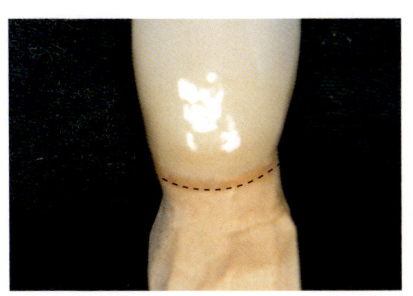

b：オーバー・カントゥアが許容される隣接面カントゥアを調整するうえでの基準にもなる。

第2章　治療のゴールを見極めるための鑑別診断と考慮事項

1）歯肉圧排法と印象材の選択

歯肉圧排法は、かつて、2重圧排を行い、印象直前にコードを1本撤去した後に印象を採得する方法が基本術式として推奨されていた。この方法は、フィニッシュ・ライン下の歯根面までの鮮明な印象を採得するには優れているが、歯周組織に対しては侵襲がかなり大きい。現在では、親水性シリコン印象材の品質向上もあり、歯肉縁下印象面の再現が確実で容易となっているため、歯肉の性状と形態、フィニッシュ・ラインの設定位置などによって方法を使い分けるべきである[29-31]。

審美領域においては、支台歯周囲組織の健康保全と審美性が大切な要件であるため、圧排操作後の炎症発現や歯肉退縮などの問題を絶対に避けなければならない（図2-79）。それゆえ、歯肉圧排による一時的な機械的、化学的侵襲は生理的範囲内で最小限に抑え、不可逆性になることを絶対に回避するべきである。この場合に基準になるのは、Dentogingval Complex の概念であり、歯肉退縮を容易に惹起しやすい唇側と歯肉溝の深さ1.0～3.0mm の有する隣接面では、部位特異性を考慮したい（図2-80）。

使用する圧排コードは、綿糸が操作性に優れている。弾性印象材を使用して鮮明なフィニッシュ・ラインを採得するには、歯肉の水平方向への圧排量が最低でも0.5mm は必要であるため、直径約0.5mm、2重圧排用の一次コード用としてそれよりも細いもの、そして歯肉の抵抗性が大きい場合用としての太いものの最低3種類は用意しておく。それらは、あらかじめ血管収縮剤が含有されているヘモデント溶液（Premier 白水貿易）に浸しておくことで、使用時には0.5mm のものでも吸水によって0.7～0.8mm の効果があり、浸出液や出血の抑制効果がある（図2-81）。市販されているコードは太いものが多く、すべての症例には対応できない。また、印象材は操作性に優れ、硬化後の硬度が高い親水性のシリコン印象材を選択すべきである（図2-82）

歯肉が Thick Type では、2重圧排法（図2-83）でも対応可能であるが、Thin Scallop Type の場合は、部分的に2本の圧排糸（唇側は1本、隣接面は2本）を使用する方法（図2-84）、またはシングルコード（図2-85）が推奨される。すなわち、歯肉圧排で重要なことは、印象が具備すべき要件を達成するとともに、歯周組織に対して不可逆性の変化を生じない生物学的要件を考慮した適切な圧排糸の選択と歯肉溝内への挿入である[32-34, 36]。

☞ 歯肉圧排による一時的な侵襲は生理的範囲内で最小限に抑え、不可逆性になることを絶対に避けるべきである。

図2-79、80 歯肉圧排における考慮事項。

図2-79a〜e 歯肉圧排による機械的・化学的侵襲。

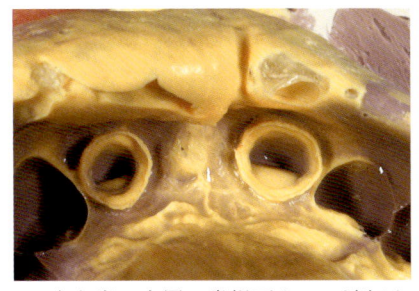

a：支台歯の全周で歯根面までの適切な印象が採得されている。

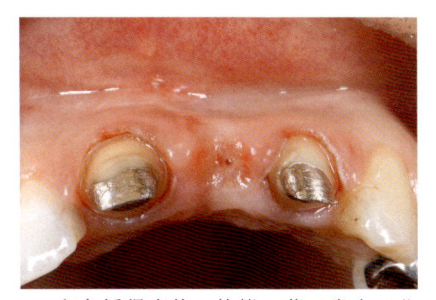

b：印象採得直後の状態。薄い歯肉は貧血状態を呈し、大きな侵襲を受けている。術後に不可逆性の歯肉の炎症、退縮が起こる可能性が高い。

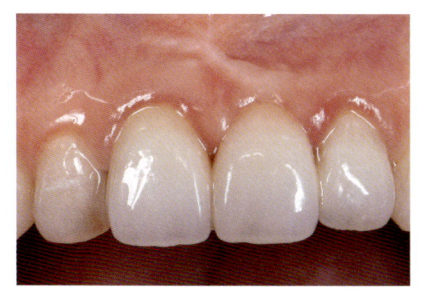

c：装着時。最終印象採取後から支台歯周囲には炎症が継続していた。この原因が支台歯形成によるものなのか、歯肉圧排なのか確認が必要である。

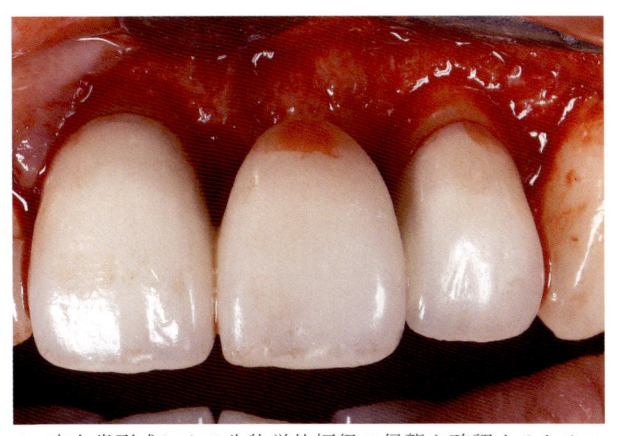

d：支台歯形成による生物学的幅径の侵襲を確認するための歯肉剥離時。

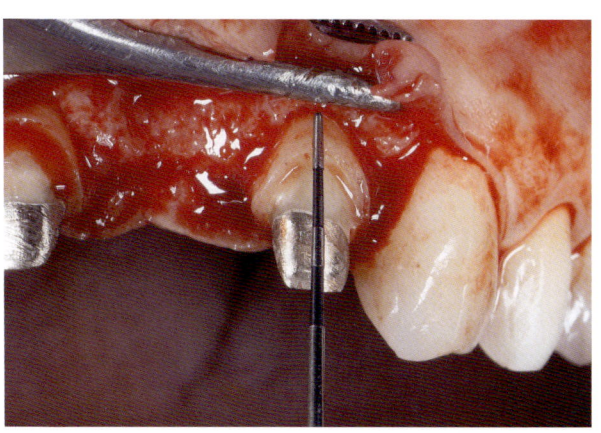

e：マージンから2mm以上の距離があり、侵襲はされていないことが確認される。また、歯冠形態の付与も問題がないため、歯肉圧排による侵襲が原因と考えられる。

図2-80a、b 圧排コード挿入位置の問題。

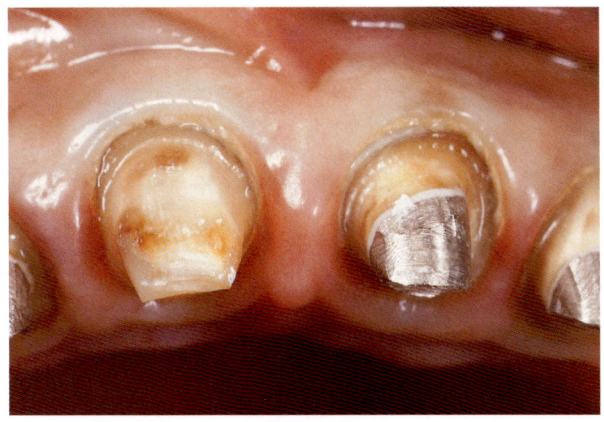

a：隣接面では、コードが直視できない。

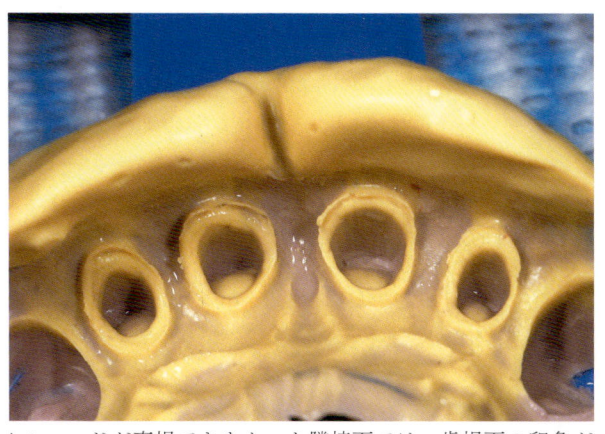

b：コードが直視できなかった隣接面では、歯根面の印象が採得されていない。

第2章 治療のゴールを見極めるための鑑別診断と考慮事項

図2-81a、b　圧排コードの選択。

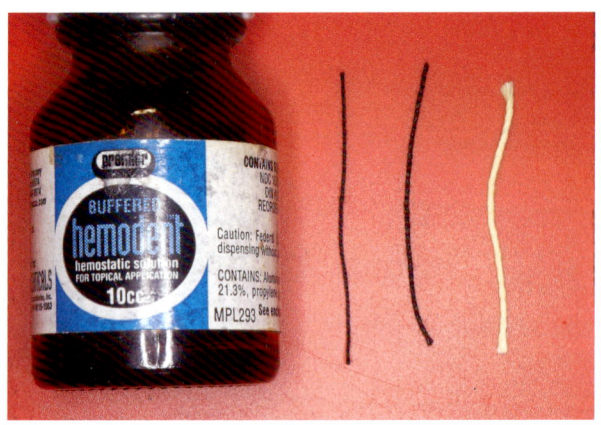

a：一次圧排用の直径0.3mmの綿糸、二次圧排用の0.5mmの綿糸と0.8mmのパスコード（イボクラ）。

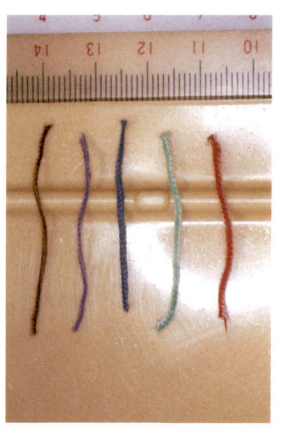

b：ニットタイプのUltrapak(Ultradent Product)。歯肉の性状に応じた選択が必要である。青、緑、赤は太めで、使用できるのはThick Typeの歯肉のみである。

図2-82a～e　推奨される印象材と咬合採得材の選択。

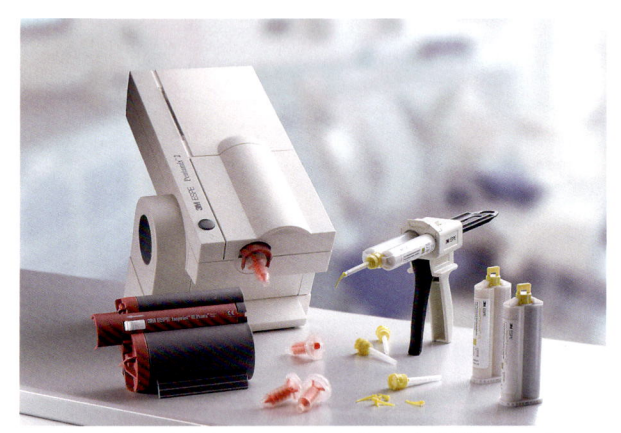

a：インプリント2（3M ESPE）ボディーを自動練和できるペンタミックスとインジェクション・タイプ。

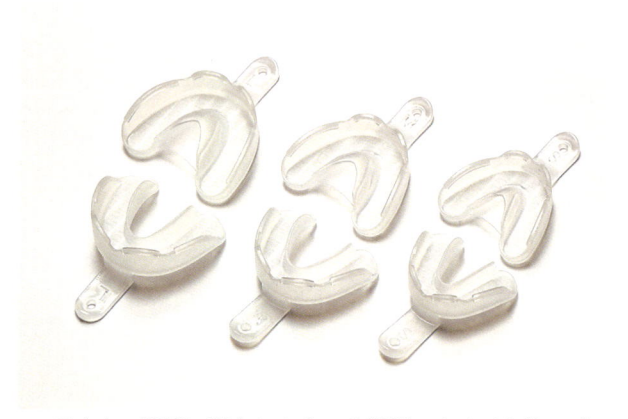

b：日本人の顎態に適合しやすい3種類のサイズを持つプラスティックトレー（3M ESPE）。

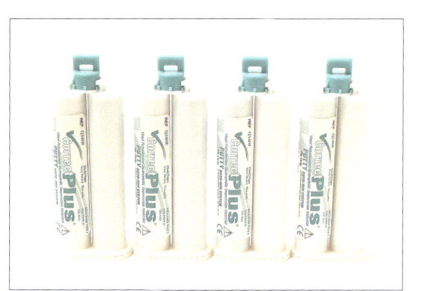

c、d：コレクトプラス印象材（ペントロン ジャパン）。
c：コレクトプラス・パテ（ボディー用）。

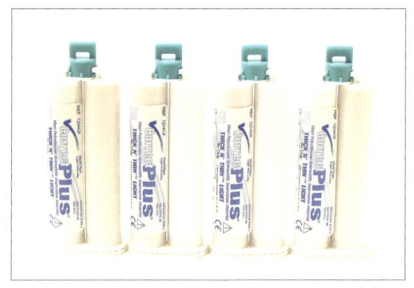

d：コレクトプラス・ライト（インジェクション・タイプ）。

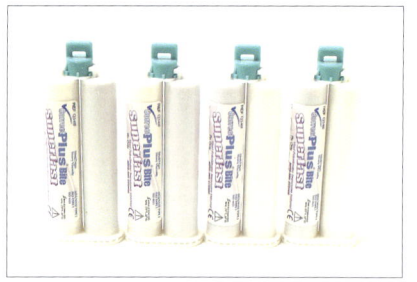

e：コレクトプラス・バイト・スーパーファースト（ペントロン ジャパン）硬化時間は30秒で、硬化後の硬度は非常に高く、変形が少ない。

図2-83〜85　歯肉のBiotypeを考慮した適切な歯肉圧排法。

図2-83a、b　Thick Typeの歯肉への2重圧排法。

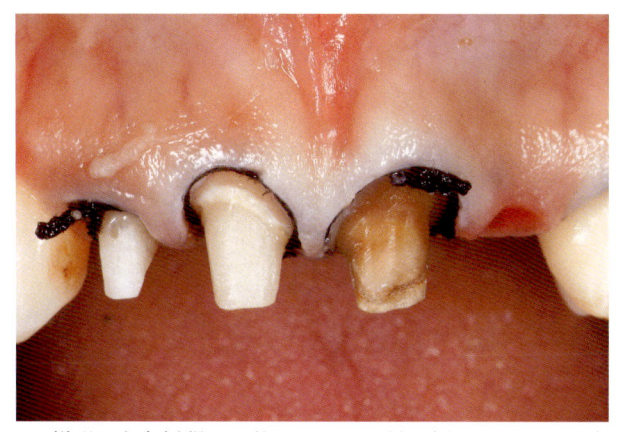

a：鮮明な印象採得を目的とするには最も優れているが、歯周組織に対しては侵襲が最も大きいため、厚く抵抗性がある歯肉へのみ応用する2重圧排法。印象採得時にはコードを2本とも除去する。

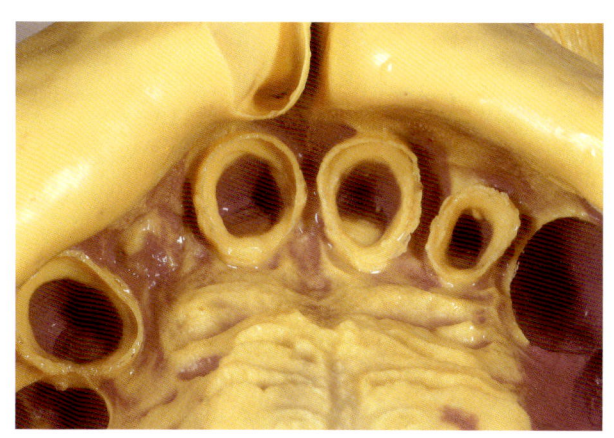

b：歯肉縁下深い位置までの印象採得が可能である。

図2-84a、b　Thin Typeの歯肉への部分的2重圧排法。

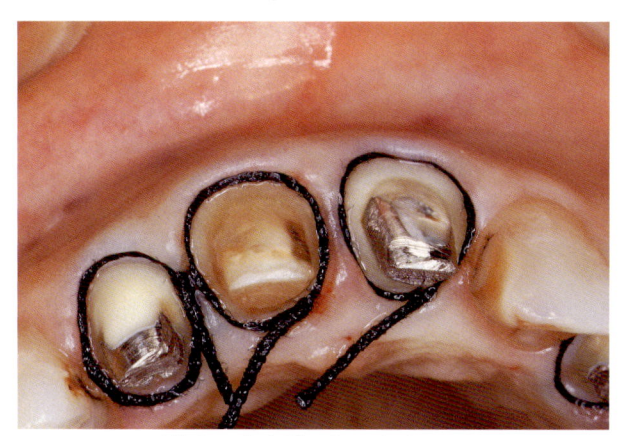

a：0.5mmの圧排糸を歯肉溝が深い部分（主に隣接面、舌側）には2重に挿入する。印象採得時にはコードを2本とも除去する。

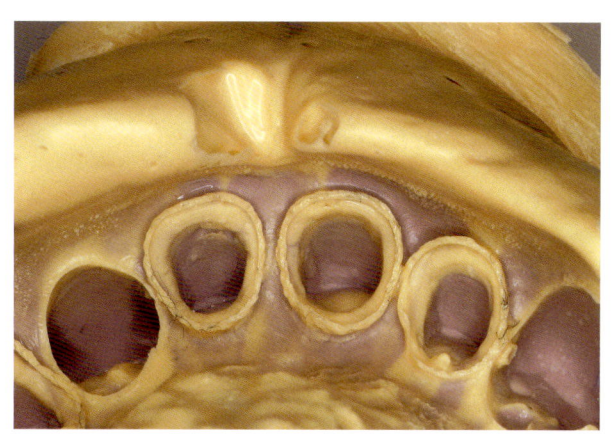

b：筆者は現在、ほとんどの症例で侵襲の少ない本法を選択している。硬化後に硬度が高く、ちぎれにくい弾性のある印象材を選択することが不可欠となる。

図2-85a、b　非常に薄いTypeの歯肉へのシングルコード。

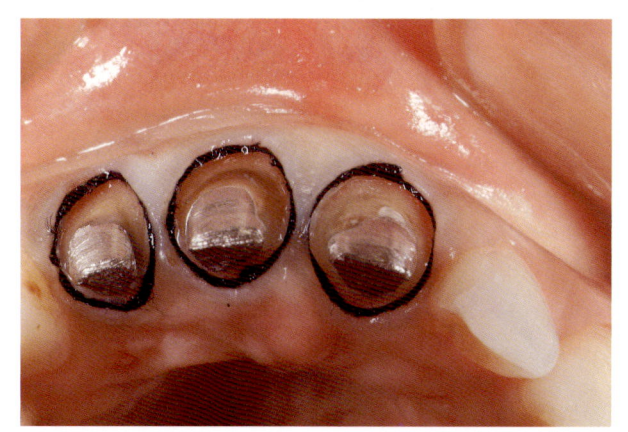

a：0.5mmの圧排糸によるシングルコード法。印象採得時にはコードを除去する。

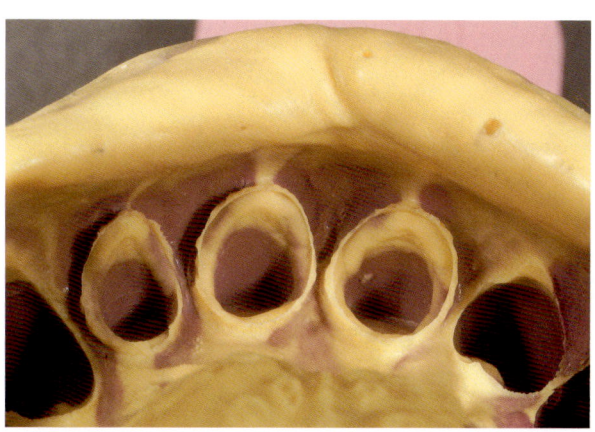

b：歯根面の印象が採得しづらい場合もあるが侵襲は最少限ですむ。

167

第 2 章　治療のゴールを見極めるための鑑別診断と考慮事項

☞ 圧排により根尖側に移動している歯肉の変形を考えないと、修復物はオーバー・カントゥアになる。

2）歯肉圧排前後の歯肉形態の違いを考慮した作業模型上における歯冠形態の設定

　以上、我々が目標とする印象を採得するには、歯肉圧排が不可欠であることを解説した。しかし、印象採得後の作業模型上には、支台歯周囲の正確な辺縁歯肉および歯間乳頭の位置と形態が再現されていない（図 2 - 86）。歯列模型上に再現されている歯肉は、一般的に 1 mm 以上は水平方向、および根尖側に移動している。歯肉が健康で適切なプロビジョナル・レストレーションが装着された場合には、その変化は可逆的で約 2 週間を目安に回復するが（図 2 - 87）、これらを考慮しないで製作された修復物は、口腔内でオーバー・カントゥアとなるとともに、コンタクト・エリアの設定位置が根尖側寄りになり、辺縁歯肉と歯間乳頭部には必ずといっていいほどさまざまな問題点を生じる（P.136、138、140）。

　さらに、これらの変化は歯肉の厚みと形態、支台歯の位置によって異なり、特に Thin Scallop 形態、2 歯以上の連続、歯根近接（図 2 - 88）という条件では、その変化がさらに大きい。その場合は回復に 2 週間以上を要する場合が多いため、このような症例では必ず試適を行い、その回復度合いを確認するとともに、仮着にて再確認するという細心の配慮が必要である（図 2 - 89）。すなわち、歯肉溝の深さ、歯肉の厚みと Scallop の大きさ、歯間距離、歯肉圧排術式を十分に考慮した歯肉縁下カントゥアを含めた形態付与が重要となる（図 2 - 90）[35]。

図2-86a、b　歯肉圧排による歯肉の変化。

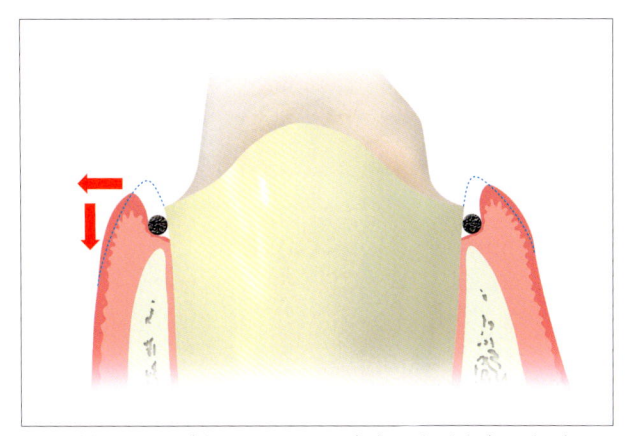

a：圧排コードの挿入によって、歯肉は水平方向に広げられるとともに辺縁歯肉と歯間乳頭の高さは根尖方向に移動する。

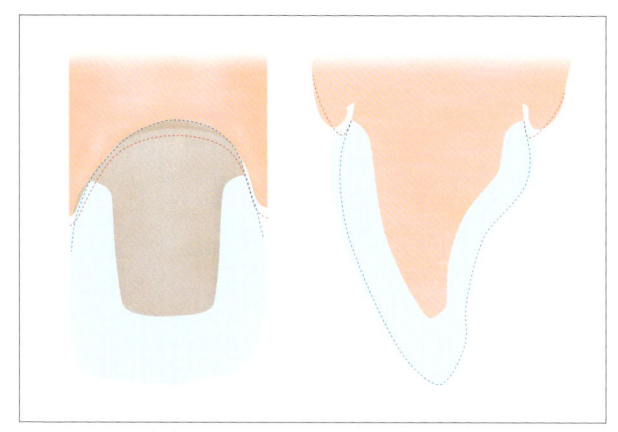

b：これらを考慮しないで製作された補綴物は、オーバー・カントゥアとコンタクト・エリアの設定不良を招き、不可逆性の炎症もしくは歯肉退縮が容易に発現しやすい。

図2-87a、b　Thin Scallopにおける歯肉の形態変化。

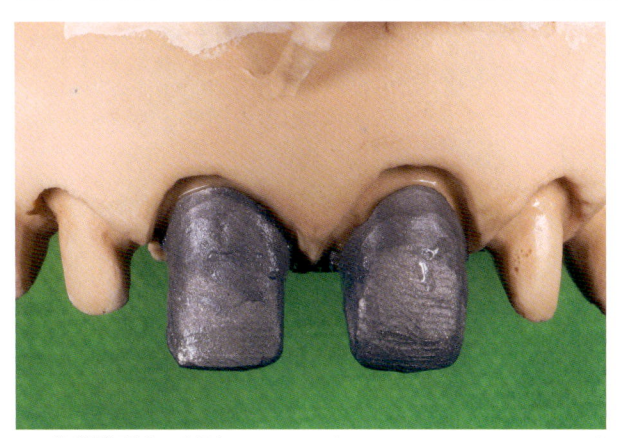

a：作業模型上に試適されたモディフィケーション・マージン用のメタル・フレーム。メタルのマージンと歯肉縁には1mm前後の距離がある。

b：印象採得2週間後のメタルフレーム試適時。中切歯では、メタルのマージン部と歯肉縁の距離がaの時点とは明らかに異なる。これは、歯肉縁の高さと形態が回復してきていることを示している。

図2-88a、b　歯根近接における歯肉の形態変化。

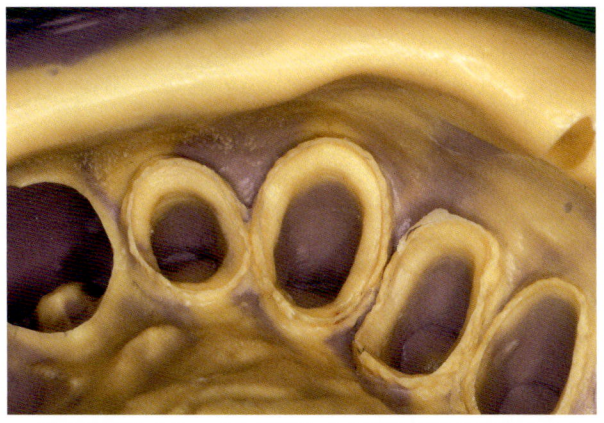

a：歯根近接歯であっても目標とする印象採得は可能である。

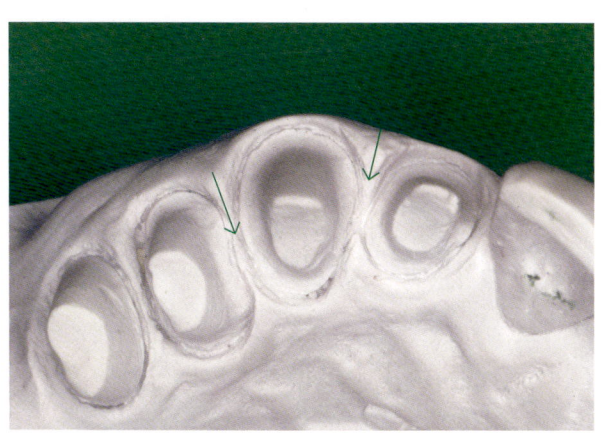

b：しかし、作業模型には、歯間部歯肉がほとんど再現されていない。歯肉が回復することを予測して補綴物形態を決定することは難しい。

169

第2章　治療のゴールを見極めるための鑑別診断と考慮事項

図2-89a〜g　Thin Scallop と歯根近接を有する場合の臨床対応。

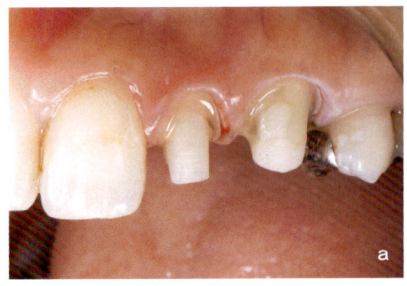

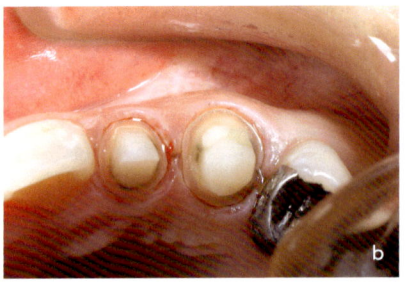

a、b：最終支台歯形成終了時。薄い歯肉と歯根近接に対しては、0.5mmの圧排糸でも侵襲がかなり大きくなり、貧血状態を引き起こしている（圧排コード挿入から除去までのチェアタイム約10分）。

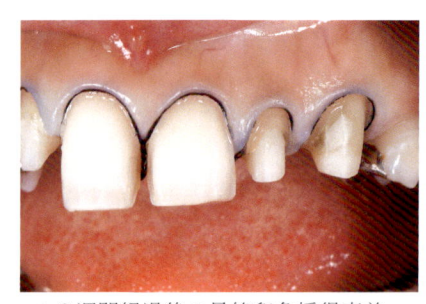

c：2週間経過後の最終印象採得直前。

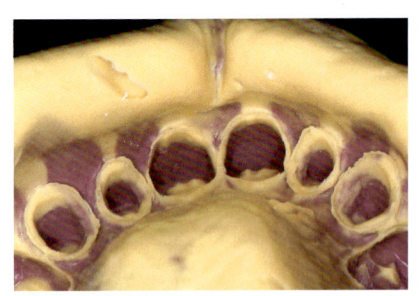

d：シングルコード法で採得された最終印象。

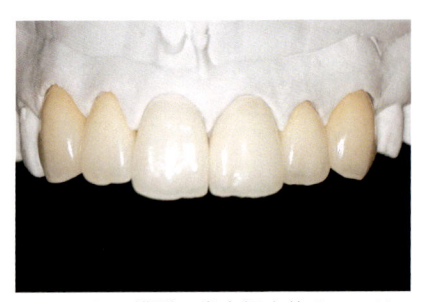

e：マスター模型の歯肉縁上約1mmは、口腔内では歯肉縁下カントゥアになることを想定して製作。

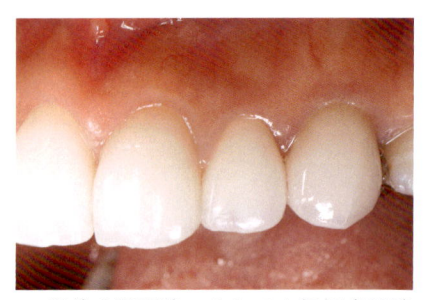

f：仮着2週間後。それでも側切歯近遠心歯間乳頭部には、コンタクト・ポイントと隣接面カントゥアの設定不備による炎症が生じている。

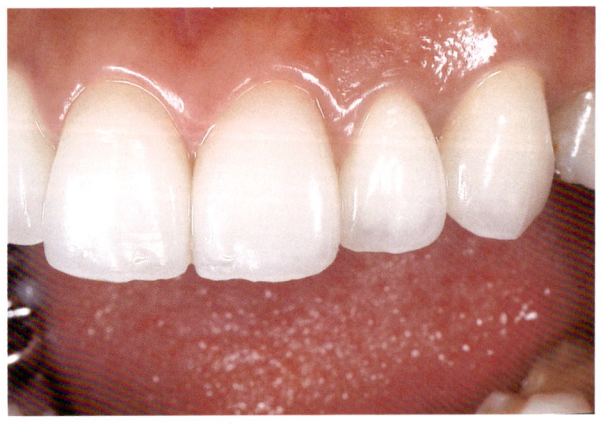

g：側切歯と犬歯の隣接面カントゥアとコンタクト・エリア修整1年後。歯間乳頭部はクリーピングして、炎症も改善。仮着可能な Procera Alumina。

> **☞ KEY POINT**
>
> Scallop が大きい場合、歯根近接の条件では、歯肉の変形は想定する以上に大きい場合が多い。試適時の確認調整、仮着による経過観察は必須事項であり、仮着可能なマテリアルの選択が推奨される。

図2-90①～③　歯肉のBiotypeの違いによる歯肉縁下カントゥアとコンタクト・エリアの設定。

①Thick Flatの歯肉（図2-90①-a、b）。

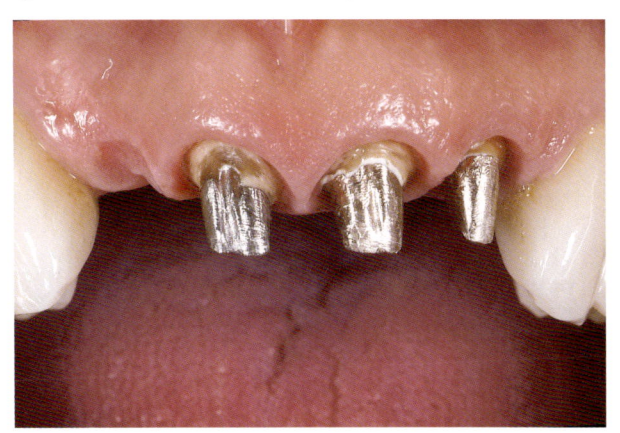

a：支台歯形成。

b：歯肉が厚くフラットな場合は、印象による歯肉形態の変形は少ないと判断し、歯肉縁下カントゥアとコンタクト・エリアを設定する。

②Thin Typeの歯肉（図2-90②-a、b）。

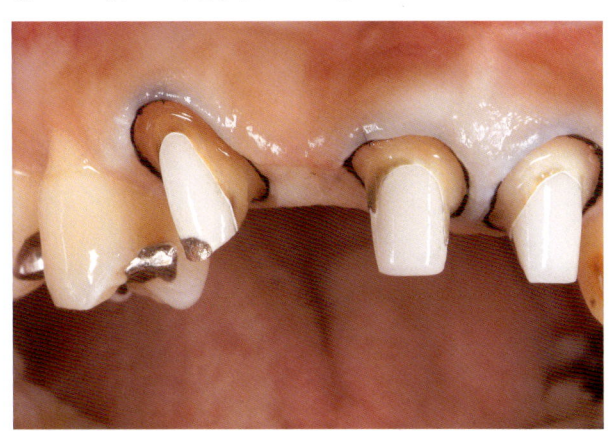

a：支台歯形成。

b：歯肉が薄い場合は、変形量は大きいと想定し中切歯間コンタクト・エリアは①のThick Flatの歯肉に比べて大きく開放、そして②模型上では約1mmの歯肉縁下カントゥアが再現されていなければならない。

③Thin Scallopの歯肉（図2-90③-a、b）。

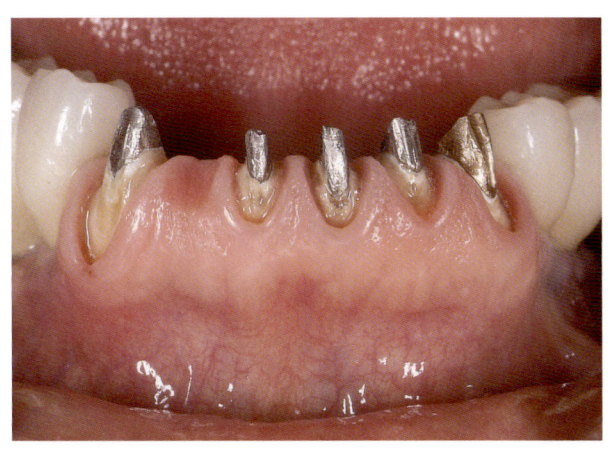

a：支台歯形成。

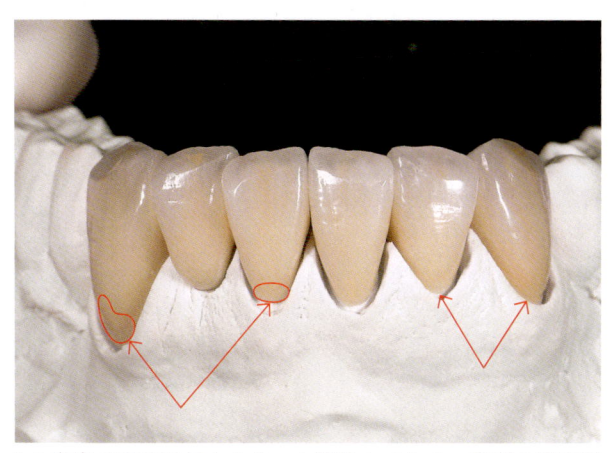

b：歯肉の変化は最も大きいと判断すべきで、模型の歯肉縁上約1mmは、歯肉縁下カントゥアになることを想定するとともに、アンダーに設定する。

第2章 治療のゴールを見極めるための鑑別診断と考慮事項

4-4. 条件が異なる臨床例における対応

4-4-1 支台歯周囲組織の審美性と予知性を高めるためのステップ

☞ 支台周囲組織の審美性獲得のためには、各治療ステップにおける考慮事項も症例の条件と治療目標によって変えねばならない。

　修復治療の難易度は、歯周組織の性状、歯根近接の度合いなどによって大きく異なる。当然、支台歯周囲組織の審美性を獲得するためには、各治療ステップ(支台歯形成、歯肉圧排、印象採得)における考慮事項も症例の条件と治療目標によって変えなければならない。本項では、ここまでに解説したまとめとして、歯周組織と支台歯の条件に基づいた修復物の選択を十分に考慮したうえで、条件が異なる症例における各治療ステップのポイントを詳細に解説する。

症例1　歯の位置は不正、歯肉はThin Scallop (図2-91a～z)

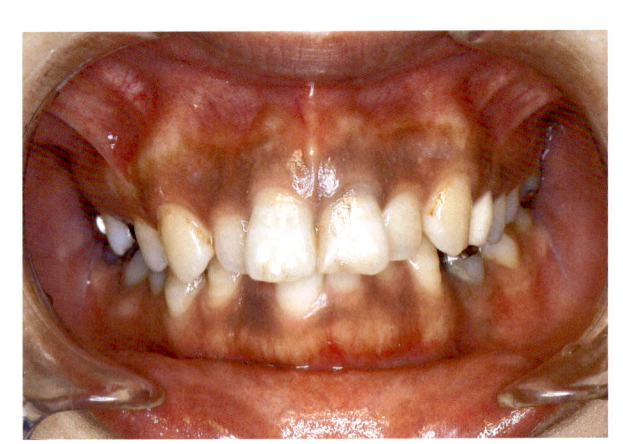

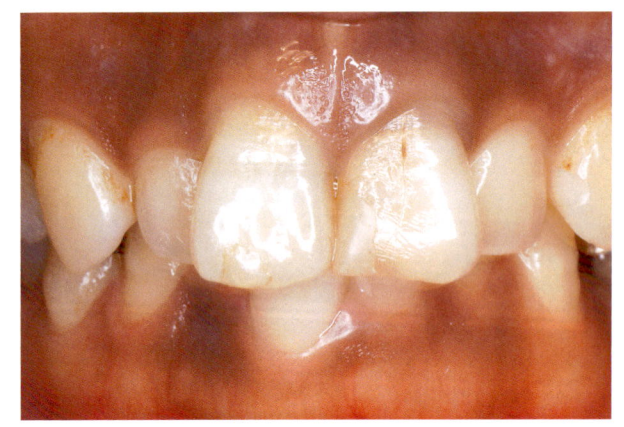

a、b：初診時。歯列不正で歯肉レベル・歯軸の相違、歯根近接、歯冠形態と色調など審美修復のためには多くの問題点を有する。

a|b

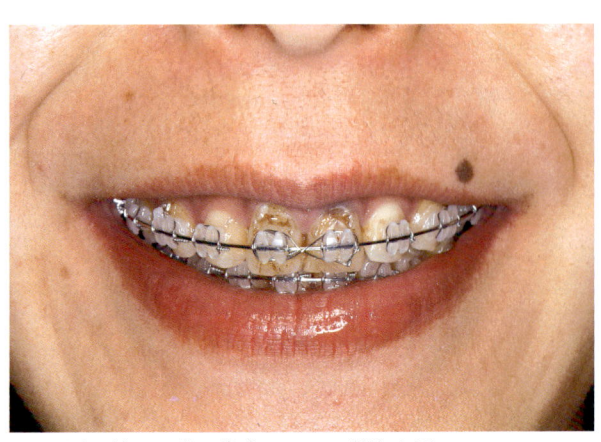

c：口唇に対する歯と歯肉レベルの調和を図る。

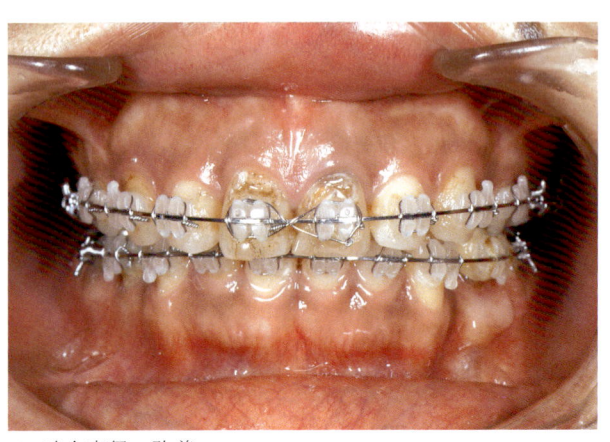

d：咬合高径の改善。

さまざまな症例への対応

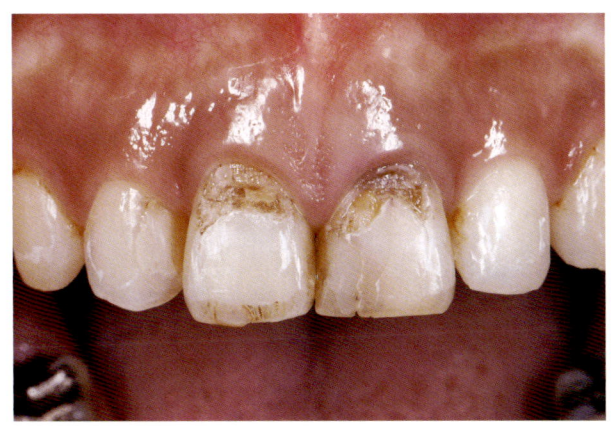

e：矯正治療終了時。審美修復治療を行うために適切な歯間距離と歯肉レベルが回復された。

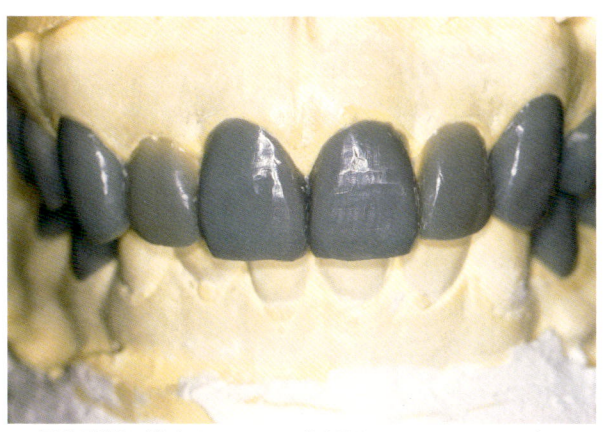

f：最終形態を決定するための診断用ワックス・アップ。

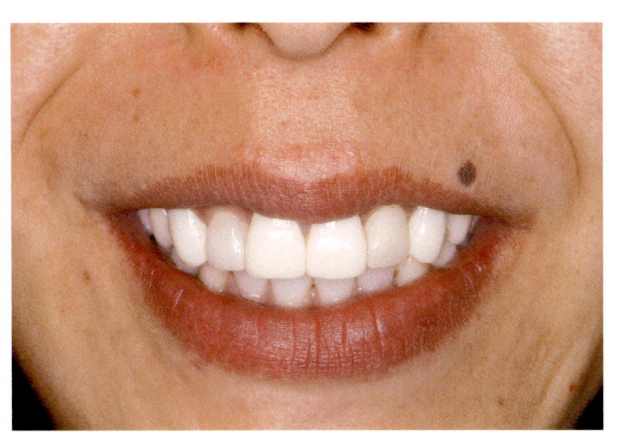

g：診断用ワックス・アップに基づいたプロビジョナル・レストレーション。口唇に対する正中線、切縁線などの評価。

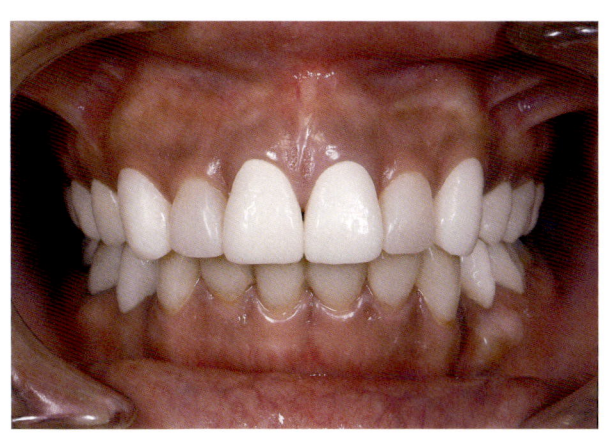

h：前処置の終了によって審美的、および機能的な修復治療の条件が整ったことになる。

グロス・プレパレーション

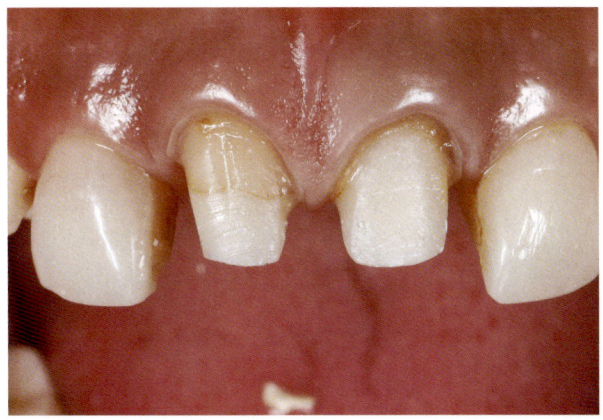

i：圧排コードを使用せずにフィニッシュ・ラインを歯肉縁に設定した中切歯のグロス・プレパレーション。

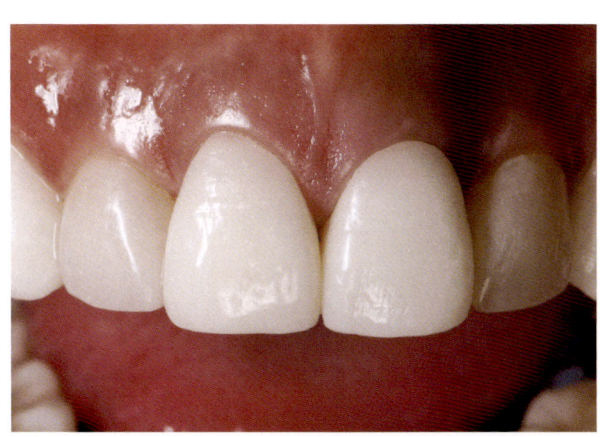

j：プロビジョナル・レストレーション装着（側切歯はポーセレン・ラミネート・ベニアのプロビジョナル・レストレーション）。

173

第2章　治療のゴールを見極めるための鑑別診断と考慮事項

最終支台歯形成とプロビジョナルの調整

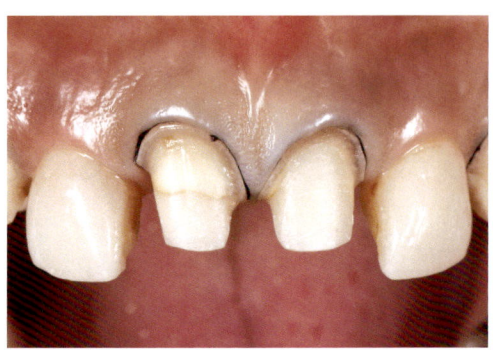

k：次回予約時。最終支台歯形成のために、太さ0.5mmの圧排糸の挿入。歯肉辺縁形態は変化し、約1.0mm根尖方向に移動している。この辺縁歯肉形態が唇面の歯槽骨、そして上皮付着形態を示していると考えられるため、この形態に相似してフィニッシュ・ライン形態を設定する。

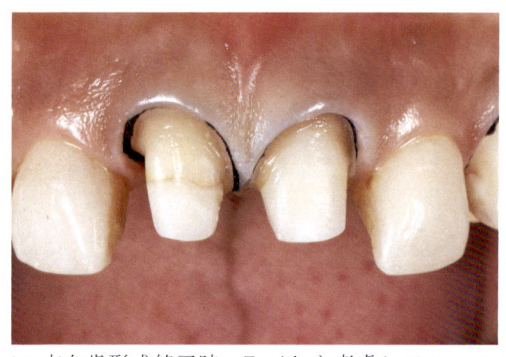

l：支台歯形成終了時。Zenithを考慮してフィニッシュ・ライン形態の最下点は歯冠中央部にならないことと、その左右対称性を考慮する。

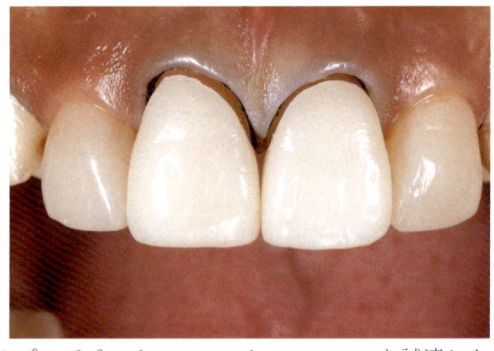

m：lにjのプロビジョナル・レストレーションを試適した状態。この歯肉レベルにあわせて、歯肉縁上カントゥアとエマージェンス・プロファイルを設定してしまうと、歯肉は腫脹、または退縮してしまう。

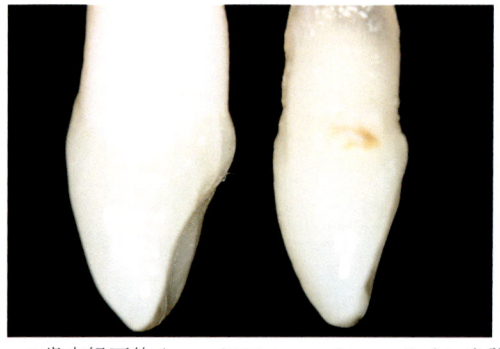

n：歯肉縁下約1mmにフィニッシュ・ラインを設定しているため、プロビジョナル・レストレーションには、歯肉がクリーピングしてくることを想定した歯肉縁下カントゥアの付与が必要となる。中切歯(左)と側切歯(右)では歯肉縁下カントゥアとエマージェンス・プロファイルの豊隆度合いが大きく異なる。

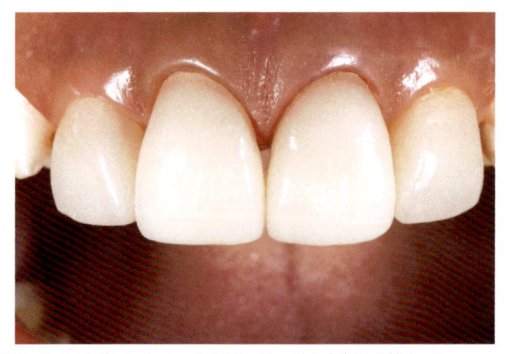

o：歯頸部のやや変色している部分が、形成終了後にリマージニングが行われた部分。コンタクト・ポイントの位置は、歯間乳頭部が再生してくることを予測して形成前の位置(j)のままにする。

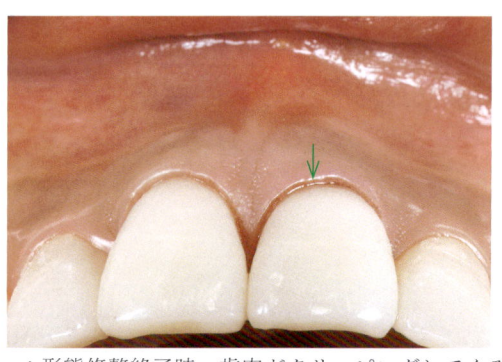

p：形態修整終了時。歯肉がクリーピングしてくることを想定した歯根面からストレートな歯肉縁下カントゥアが歯肉縁上に設定されている。

さまざまな症例への対応

再評価

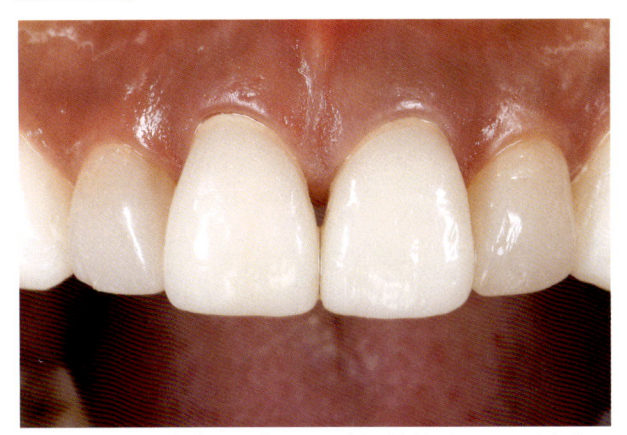

q：1週間後。歯肉の回復は、唇側・隣接面ともに不十分である。

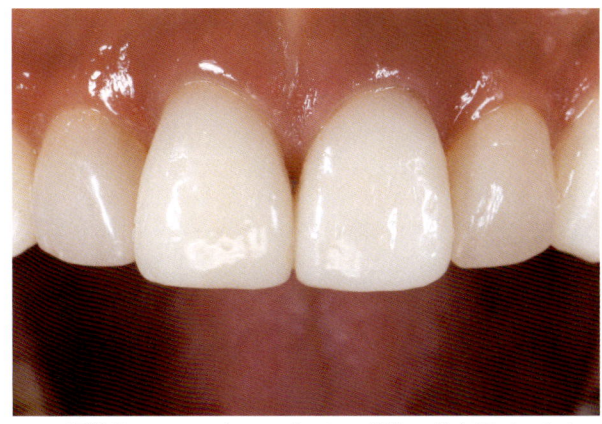

r：2週間後。リマージニングされた部分は歯肉縁下に入り、形成前（j）とほとんど同じレベルまで歯肉が回復している。フィニッシュ・ラインの位置と修整されたプロビジョナル・レストレーションが歯周組織と生物学的に調和していることが確認できる。この状態は、再現性があると考えられ、最終補綴形態に移行すべきである。

歯肉圧排時の注意事項

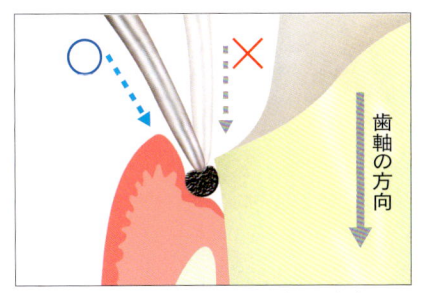

s-①：インスツルメントの挿入方向は、根尖方向とする。

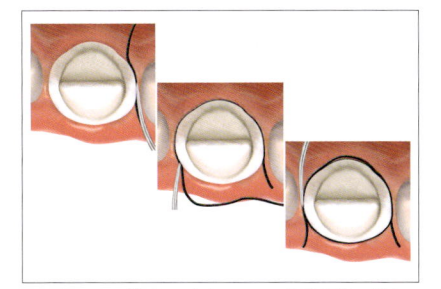

s-②：圧排糸の挿入は、歯周溝が深い隣接面からとする。

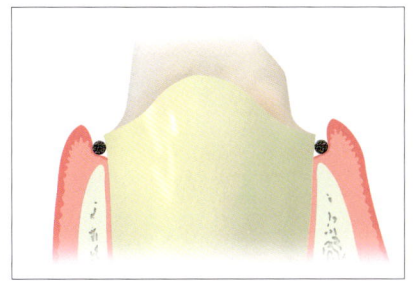

s-③：圧排糸が直視できる状態に位置させる。

歯肉圧排と印象採得

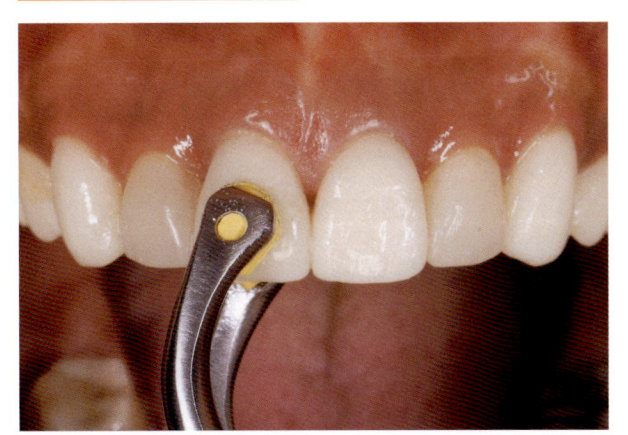

t：歯肉辺縁を傷つけないために、プロビジョナル・レストレーションの除去には、リムーバル・プライヤー（ジーシー）を使用。

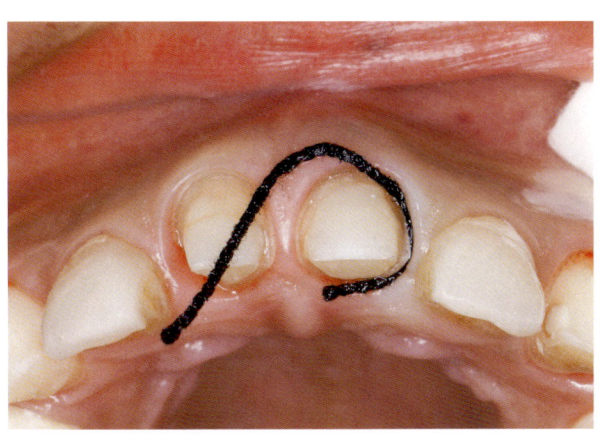

t-①：隣接面から挿入。

175

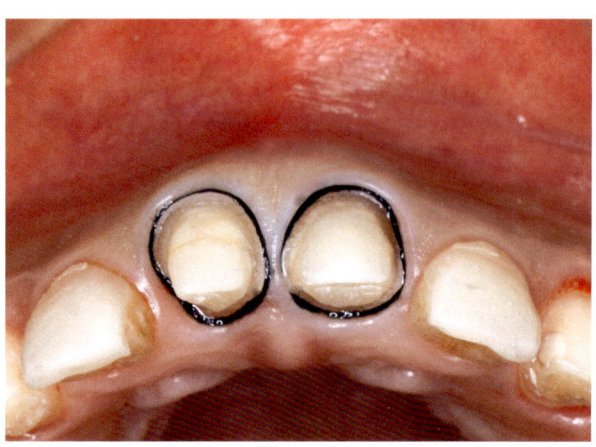

第2章 治療のゴールを見極めるための鑑別診断と考慮事項

t-②：1本目のコード挿入終了時。左側近心隣接面では、コードが直視できない。

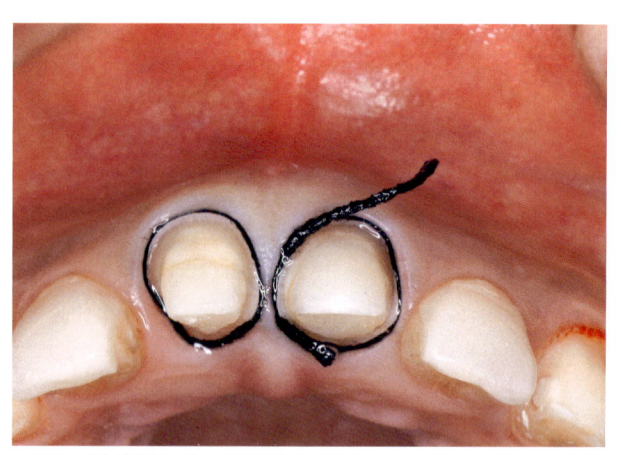

t-③：不足部には、部分的なダブルコード・テクニックを応用。歯肉と支台歯を湿潤状態で7分経過後に印象採得。

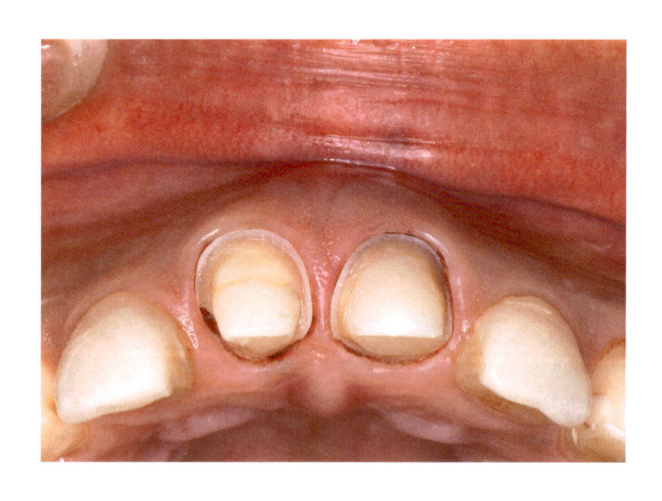

t-④：コード除去時。0.5mm以上の側方への圧排が全周にわたり確保できている。

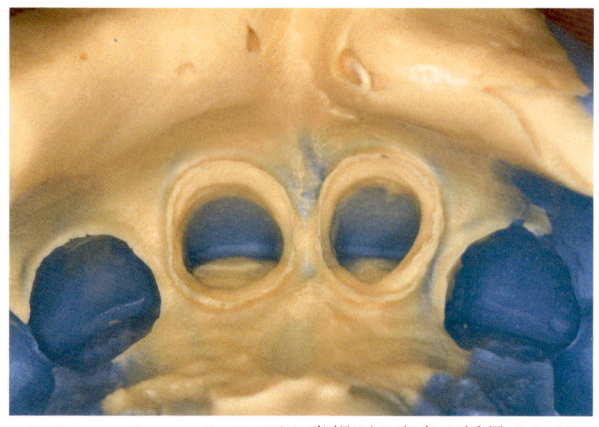

u：フィニッシュ・ライン下の歯根面の印象が採得されている。前回に支台歯形成を終了し圧排時間も短いため、歯肉が再生・回復する予知性は非常に高い。

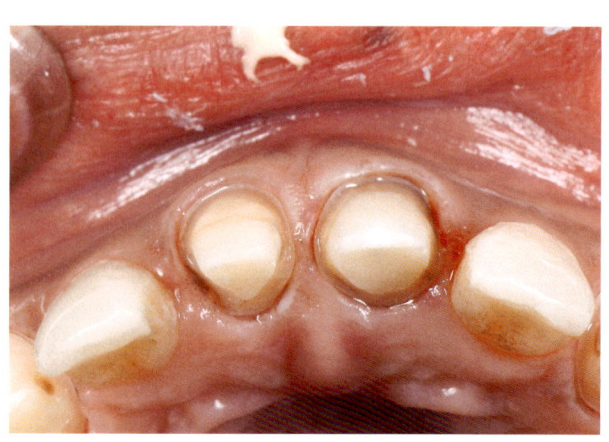

v：印象採得直後の状態。それでもコードによる機械的、化学的侵襲によって歯肉は侵襲を受けているため、1分間以上歯肉溝の中をスリーウェイ・シリンジで十分に洗浄する。

さまざまな症例への対応

w：マスター模型の状態。Procera Alumina オール・セラミック・クラウンにマージン・ポーセレンを応用するため、フィニッシュ・ラインはスロープド・ショルダー形成。

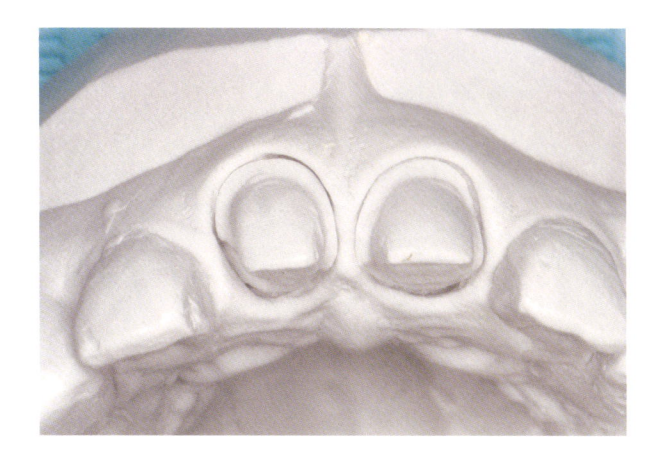

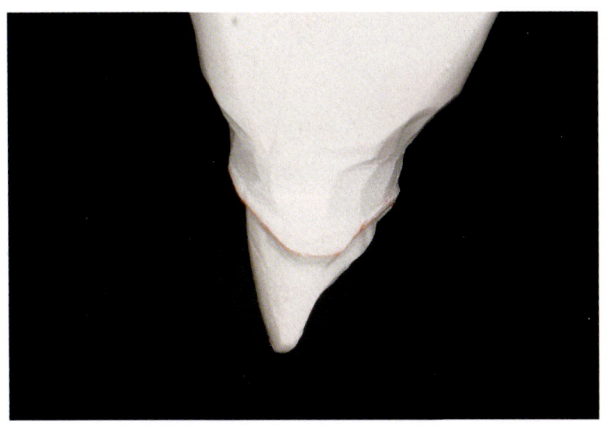

x-①：ダイ模型の状態。唇面そして隣接面に移行するScallop形態が付与されたフィニッシュ・ラインが明瞭に示されていることに注目。唇面は、補綴物の維持・形態・色調再現そして周囲組織との調和を図るための3面形成、舌面は維持に必要な第1面が形成されている。

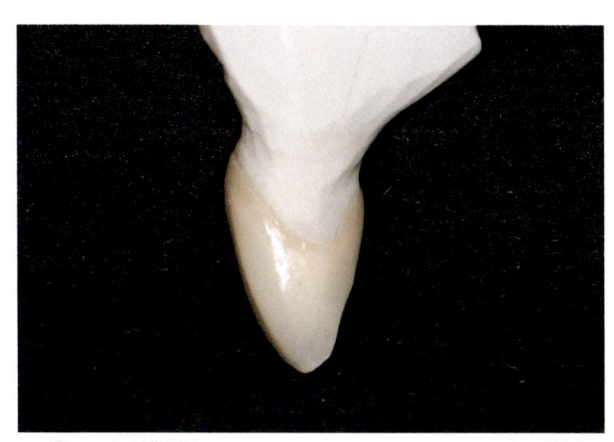

x-②：ダイ模型上では、フィニッシュ・ライン下の歯根面から移行的な歯肉縁下カントゥアが付与されている。

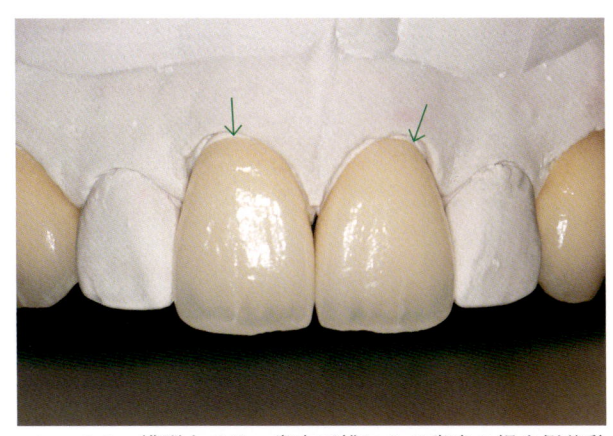

y：マスター模型上では、歯肉圧排による歯肉の根尖側移動を考慮し、歯肉縁下カントゥアが付与されていなければならない。

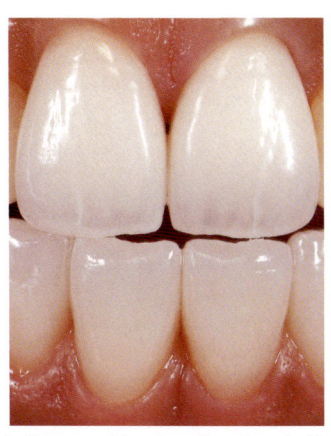

z：装着されたProcera Aluminaオール・セラミック・クラウン。適切な支台歯形成、プロビジョナル・レストレーションの調整がなされ、歯肉圧排と印象に伴うリスクを考慮したことにより、辺縁歯肉と歯間乳頭を侵襲しない歯周組織と調和した審美的なクラウンが装着されている。

第2章　治療のゴールを見極めるための鑑別診断と考慮事項

> 症例2　前処置としての矯正治療によるブラック・トライアングルへの対応（図2-92a～f）

a～f　矯正治療で近遠心スペースを狭め歯間乳頭を再生。

①歯間空隙が広い場合の前処置としての矯正治療。

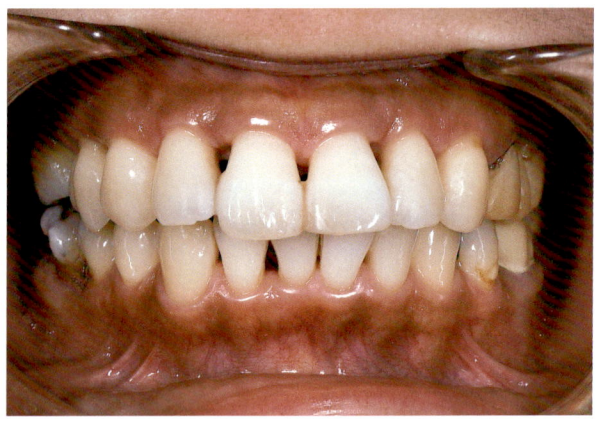

a、b：患者は28歳、女性。中等度の歯周病に罹患している。

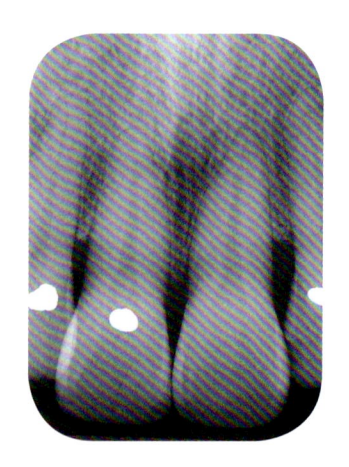

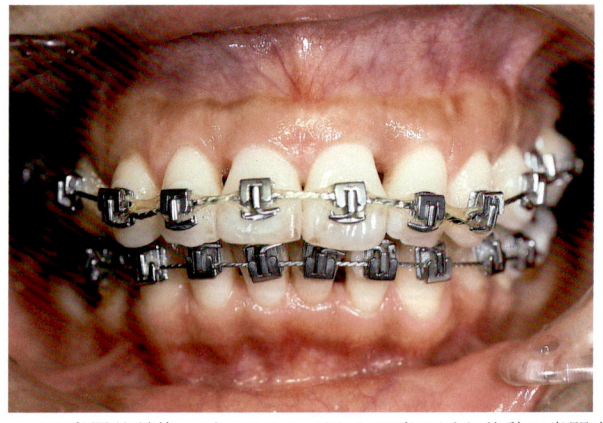

c、d：歯周外科後、ディスキングをして歯の近心移動で歯間空隙を狭め、歯間乳頭の再生を促す。

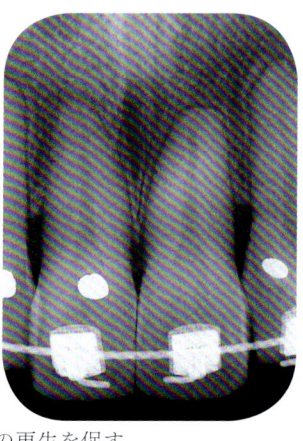

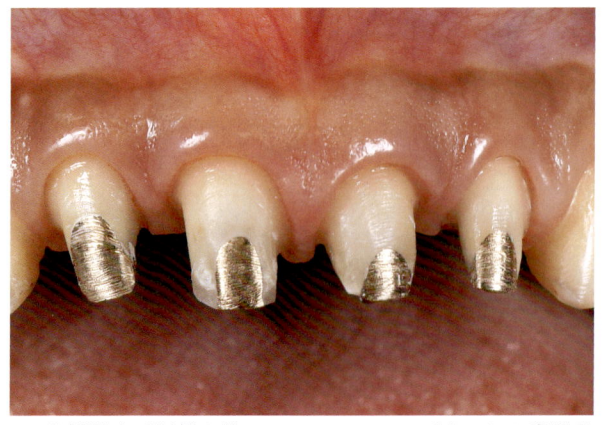

e：歯根間水平距離を狭めたことによって再生された歯間乳頭部歯肉。

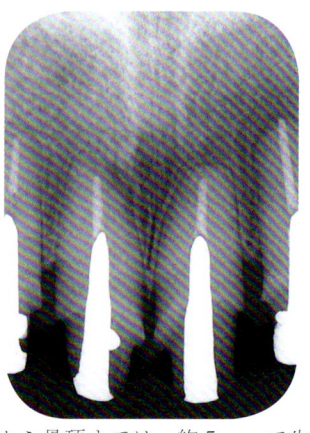

f：歯間乳頭頂から骨頂までは、約5mmで生理的関係を示している。

> 症例3　歯周外科処置後の補綴的なブラック・トライアングルへの対応（図2-93a～d）

a～d　歯周外科処置後の歯間乳頭部の再生。

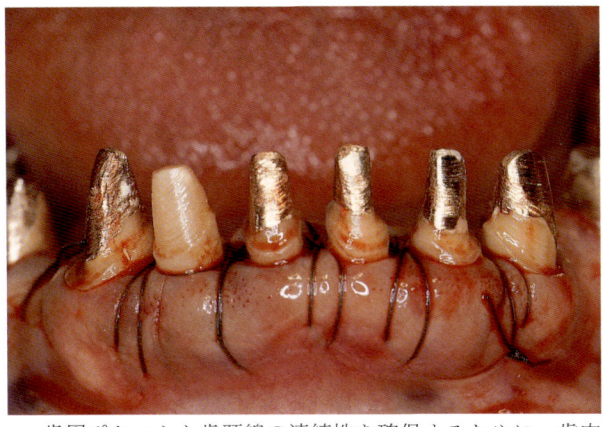

a：歯周ポケットと歯頸線の連続性を確保するために、歯肉および骨のScallop形態の保存に考慮した歯冠長延長術を行う。

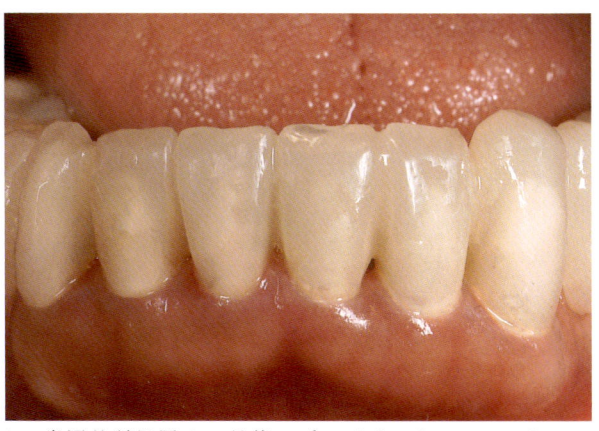

b：歯周外科処置4ヵ月後のプロビジョナル・レストレーション。

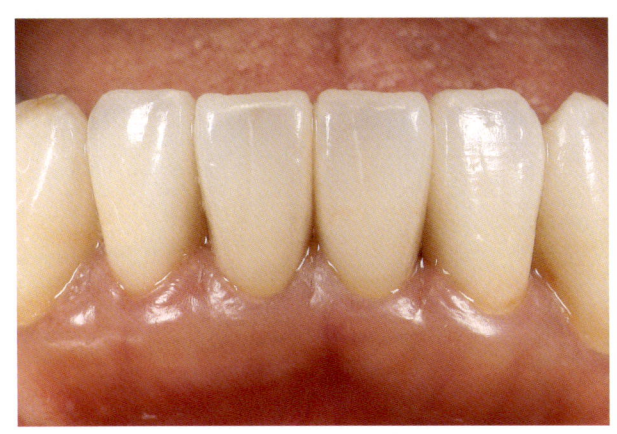

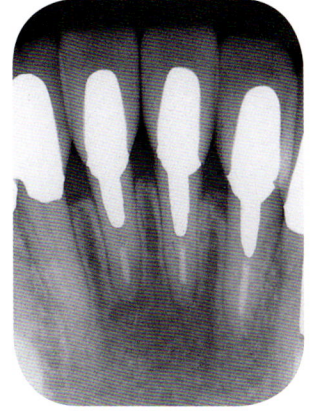

c、d：最終補綴物装着後1年経過時。歯間乳頭部の再生を認めるが、外科処置を行わなかった場合に比べて少ない。

☞ KEY POINT　歯周外科処置後の歯間乳頭部歯肉の再生

Van der Velden[37]は歯周外科処置後の歯間乳頭部歯肉の再生について述べ、3年後に歯肉溝は2.17mm、歯槽骨頂から歯間乳頭頂までは4.33mmまで回復すると報告している。これはTarnow Dのリサーチと比べて多少数値的には少ないが、再生の可能性があることを示唆している。しかし、ここで考慮しなければならないのは手術術式で、歯肉形態と歯槽骨形態は相似するわけであるから、歯の保存を優先してポケット除去を部分層弁で行った場合と、骨の平坦化が行われた場合はその限りではないということである。よって、このリサーチが臨床応用できるのは、歯頸線の連続性を確保したい場合の歯冠長延長術と、中等度以下の歯周炎に対する処置を全層弁行った場合である。歯肉が薄い場合は、術後の再生にも限界が生じる。

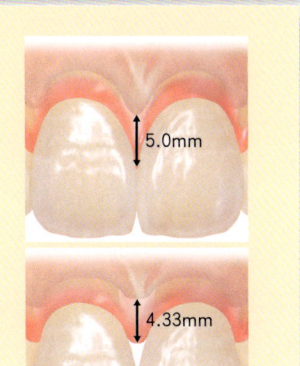

第2章　治療のゴールを見極めるための鑑別診断と考慮事項

症例4　補綴によるブラック・トライアングルへの対応（図2-94a〜k）

a〜k　補綴的にハーフ・ポンティックとロング・コンタクトで閉鎖した症例。

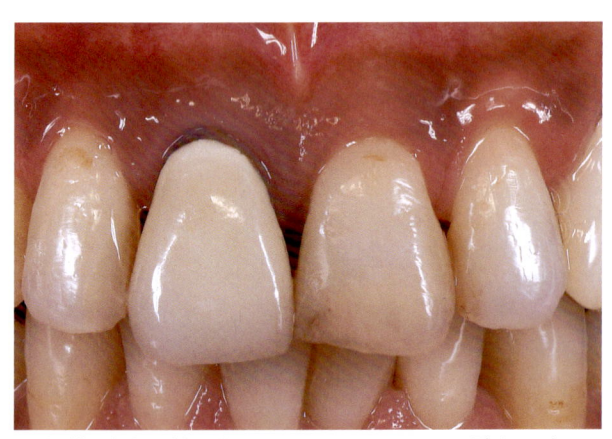

a：術前。歯肉退縮に伴うクラウン・マージンの露出とブラック・マージンそしてブラック・トライアングルが生じている。歯肉が退縮したことによって左右歯肉レベルは対称となっている。

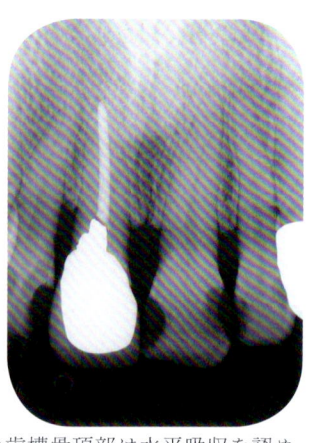

b：中切歯間の歯槽骨頂部は水平吸収を認め、ブラック・トライアングルを閉鎖するには、補綴的対応を必要とすることが読み取れる。

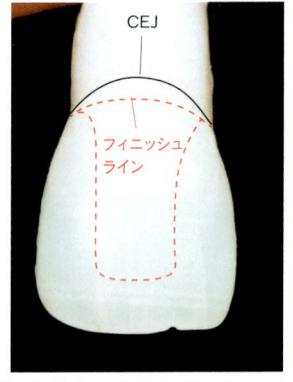

c：歯肉縁に設定した場合。トランジッショナル・ラインアングルの調整が不可能で、歯冠形態はスクエアにならざるを得なく、隣接歯との不調和を招く。

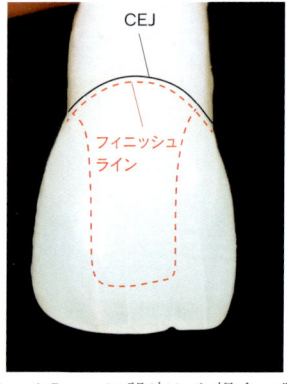

d：歯肉縁下1〜1.5mmに設定した場合。隣接面カントウアとトランジッショナル・ラインアングルの調整が可能になる。

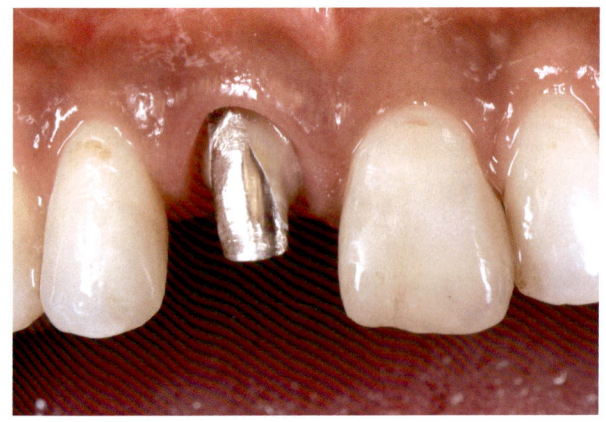

e：唇側は歯肉縁下1.0mmに反対側同名歯の歯肉ラインと対称的なScallop形態を付与し、隣接面ではハーフ・ポンティックを付与するために歯肉縁下1.5mmにフィニッシュ・ラインを設定。

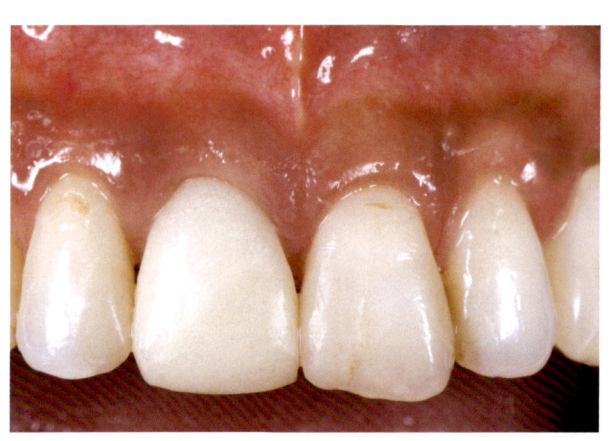

f：ハーフ・ポンティックを付与したプロビジョナル・レストレーション。

さまざまな症例への対応

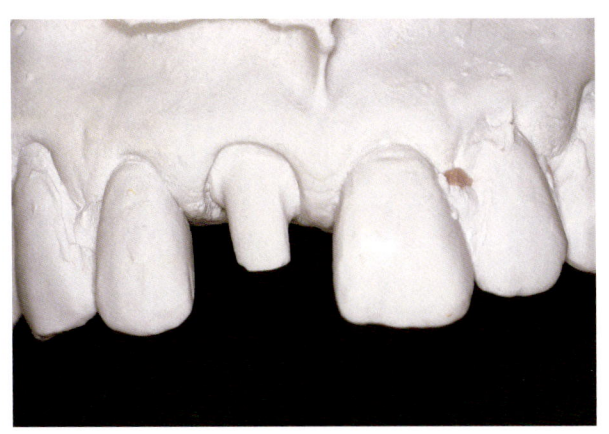

g：完成したマスター模型。唇側フィニッシュ・ラインの最下点は中央よりやや遠心寄りである。

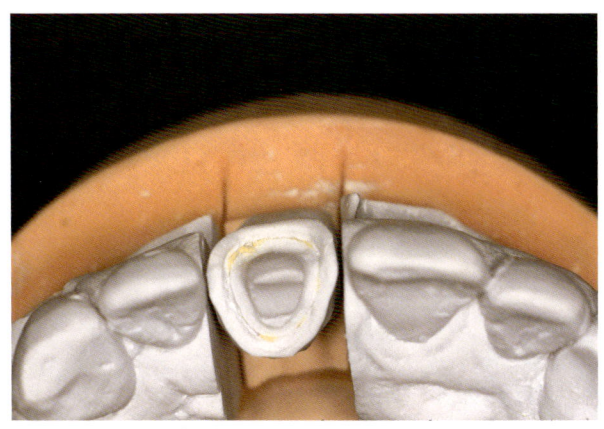

h：唇側の十分な削除量。

i：最終補綴物装着後1年経過時。歯肉レベルは一致し、ブラック・トライアングの発現もない。歯肉縁下から隣接面カントゥアを調整してハーフ・ポンティックを付与しているため、唇面のトランジッショナル・ラインアングルの調整が行え、隣接歯のScallop形態との調和を図ることが可能となる．ハーフ・ポンティックを付与した場合は、トランジッショナル・ラインアングルの設定を強調しないと隣接歯に調和しないスクエア形態になってしまう。

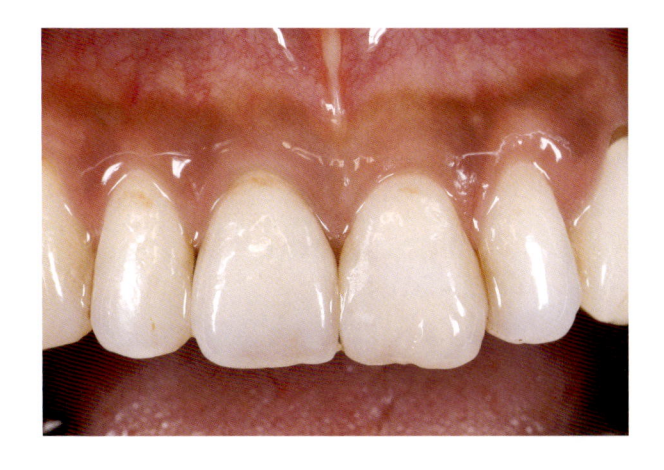

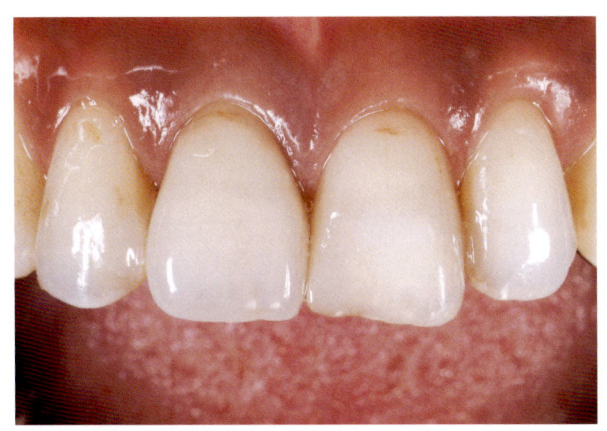

j、k：最終補綴物装着後5年経過時。

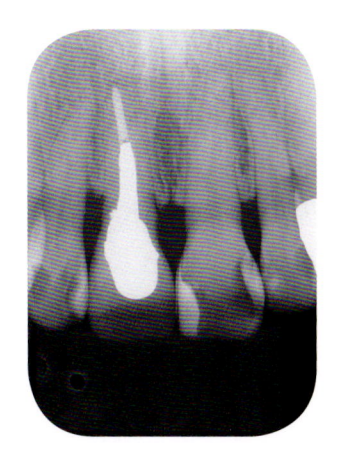

j | k

181

第2章 治療のゴールを見極めるための鑑別診断と考慮事項

症例5 歯根近接歯に対する対応（図2-95a〜o）

a〜o 歯根近接歯において適切な隣接面カントゥアを付与した症例。

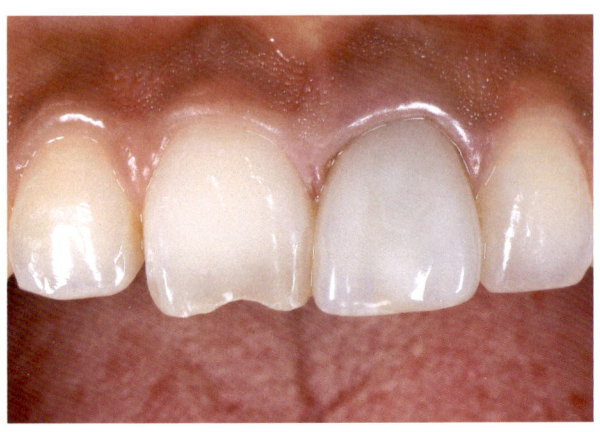

a：初診時。左側中切歯には、反対側同名歯と形態・色調が不調和な修復物を認める。歯間部には腫脹を認め、歯間乳頭頂再生の可能性がうかがえる。

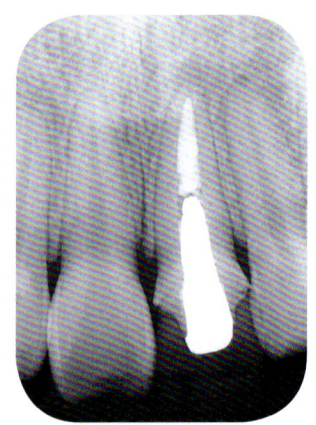

b：歯根が近接している。

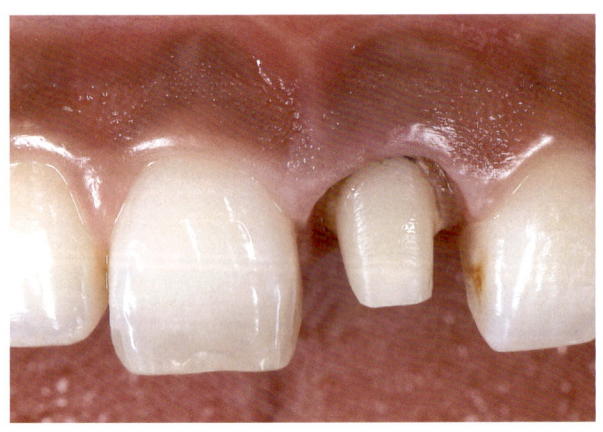

c：隣接面のフィニッシュ・ラインは、可及的に深い歯肉縁下1.5mmに設定する。

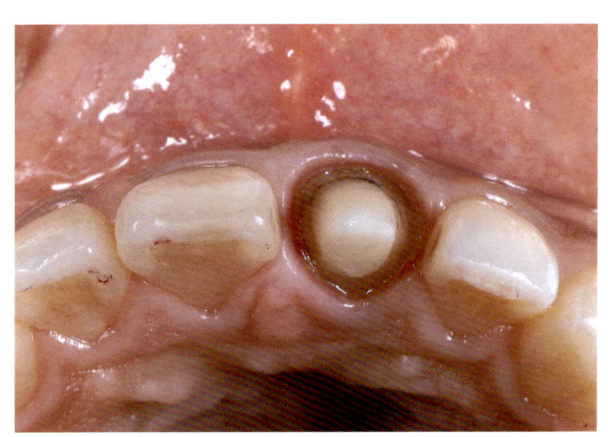

d：フィニッシュ・ラインの形態は、スロープド・ショルダー形成とし、カントゥア調整の自由度を与える。

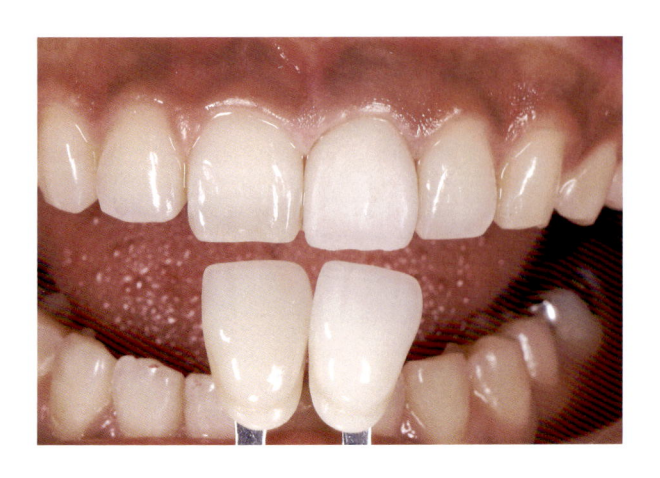

e：試適時。切縁部の透明感が不足しているとともに、明度が高く白すぎる。

さまざまな症例への対応

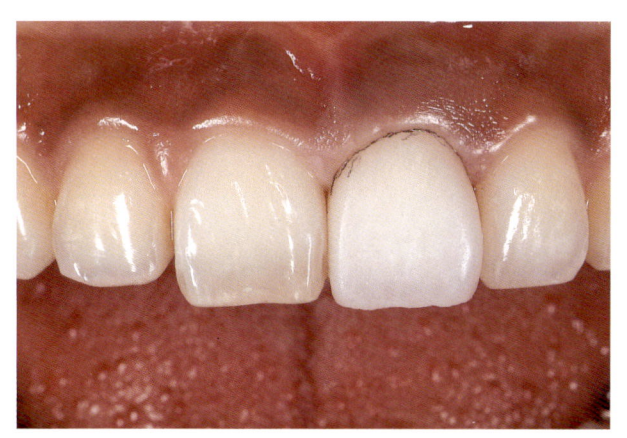

f：歯根近接によって生じた印象の歯肉変形量の想定が少なすぎたために、コンタクト・ポイントの位置が根尖側よりとなってしまった。さらに、それに起因して隣接面歯肉縁下カントゥアがオーバーなため、5分経過しても歯肉は圧迫され貧血状態を呈している。

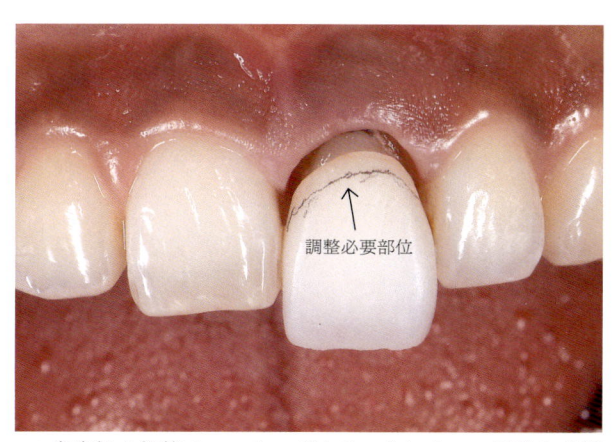

g：歯肉縁を鉛筆でマーキングすることによって調整を必要とする部分がわかる。

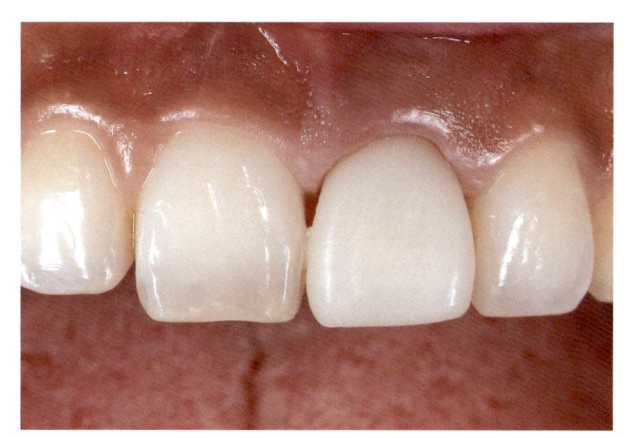

調整必要部位

h：装着されていたプロビジョナル・レストレーションを戻した状態。e、fで試適された修復物のコンタクト・ポイントの位置を歯冠側に移動する必要性がある。

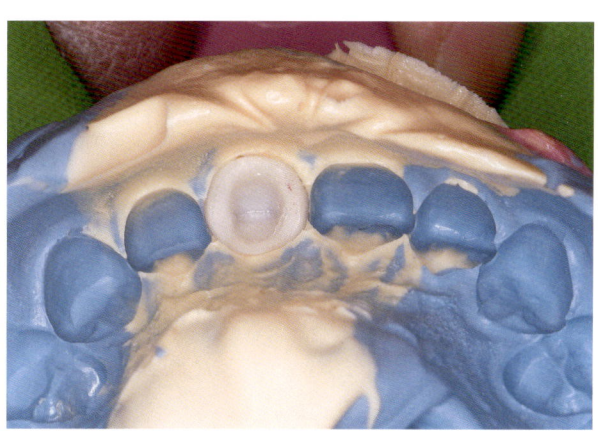

i：チェアサイドでコンタクト・エリアの調整後、ピック・アップ印象を行う。

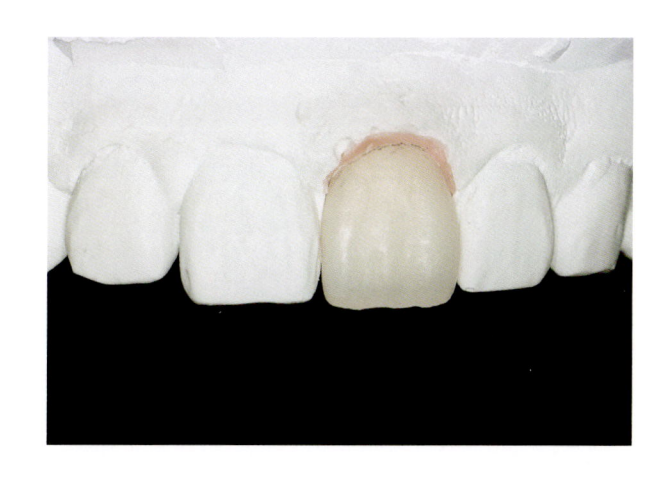

j：歯肉縁との移行部の把握と補綴物マージン部の破折を防ぐためにワックスでリリーフ後、石膏を注入して完成した模型。

183

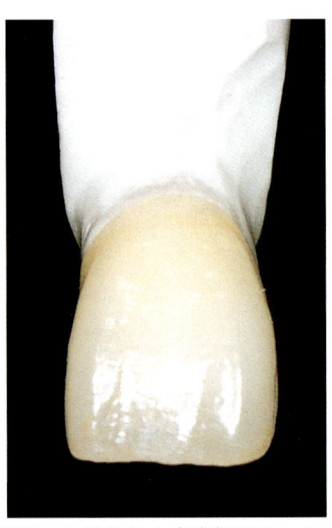

第2章　治療のゴールを見極めるための鑑別診断と考慮事項

k：唇側は歯根面から移行的な歯肉縁下カントゥアを付与。

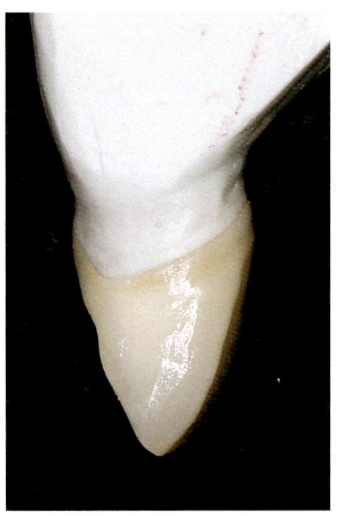

l：隣接面カントゥアとコンタクト・ポイントの位置を最終調整。ややアンダーぎみの隣接面歯肉縁下カントゥアに注目。

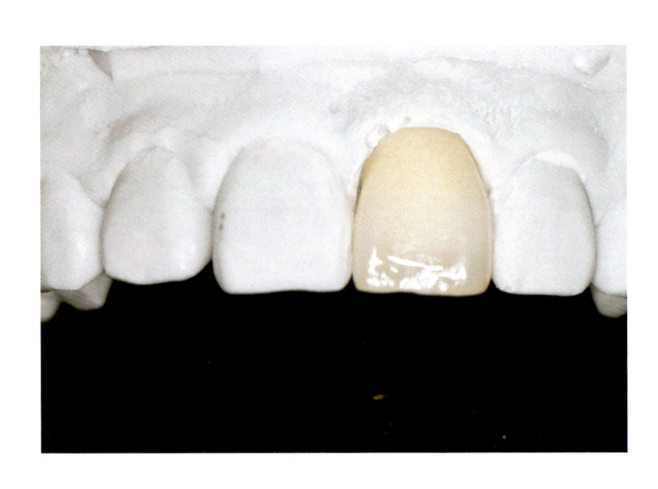

m：マスター模型上の最終調整された補綴物。

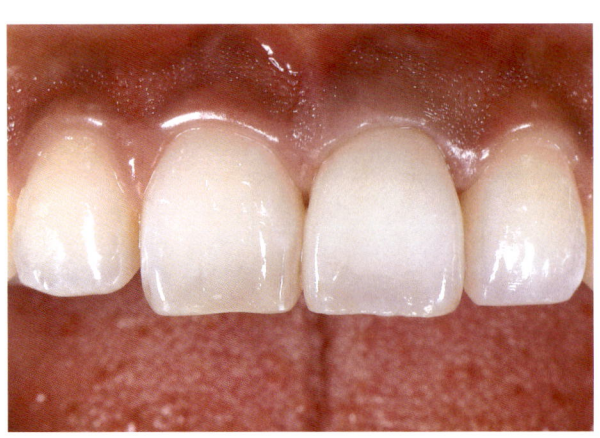

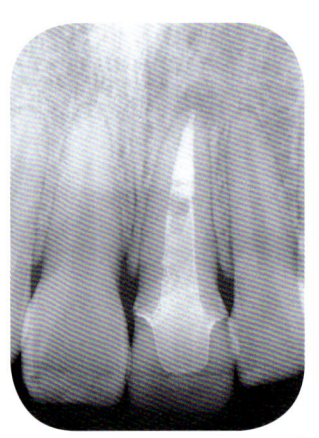

n、o：最終補綴物装着後1ヵ月経過時。辺縁歯肉と歯間乳頭頂形態が、適切に回復された歯冠形態によって良好に改善されている。Procera Alumina。

n|o

Summary

Summary-1 支台歯周囲組織の審美性を左右する因子

①歯肉の Bio Type（歯肉の性状・形態・色）。
②歯のポジション。
③ Dentogingival Complex。
④ディスカラレーション。

Summary-2 支台歯形成

基本形成が基準にはなるが、症例によってさまざまなアレンジメントを必要とする。臨床では、目標達成のためにそのような症例がほとんどである。

Summary-3 歯肉圧排と歯肉縁下カントゥア

歯肉の性状・形態、および歯根近接の度合いなどによって、歯肉圧排が歯肉形態の変化・回復に与える影響が異なることを考慮して、歯肉縁下カントゥアとコンタクト・ポイントの位置を設定する（表2-7）。

表2-7 歯肉圧排時の歯肉形態の変化と選択すべき歯肉圧排法およびクラウン・カントゥア。

	辺縁歯肉形態の変化	歯肉圧排法	歯肉縁下カントゥア
歯肉が Thin Scallop	大きい	シングル 選択的ダブル	ノーマル（隣接面） ノーマル、アンダー（唇面）
歯肉が Thick Flat	少なく、回復早い	ダブル 選択的ダブル	オーバー、ノーマル（隣接面） ノーマル（唇面）
歯根近接	大きく、回復遅い	シングル 1歯ごと印象	ノーマル、アンダー（隣接面）

第2章 治療のゴールを見極めるための鑑別診断と考慮事項

Summary-4 隣接面歯冠形態の決定要素（DGC、歯肉のBiotype、歯根近接）に基づくコンタクト・ポイントの設定位置

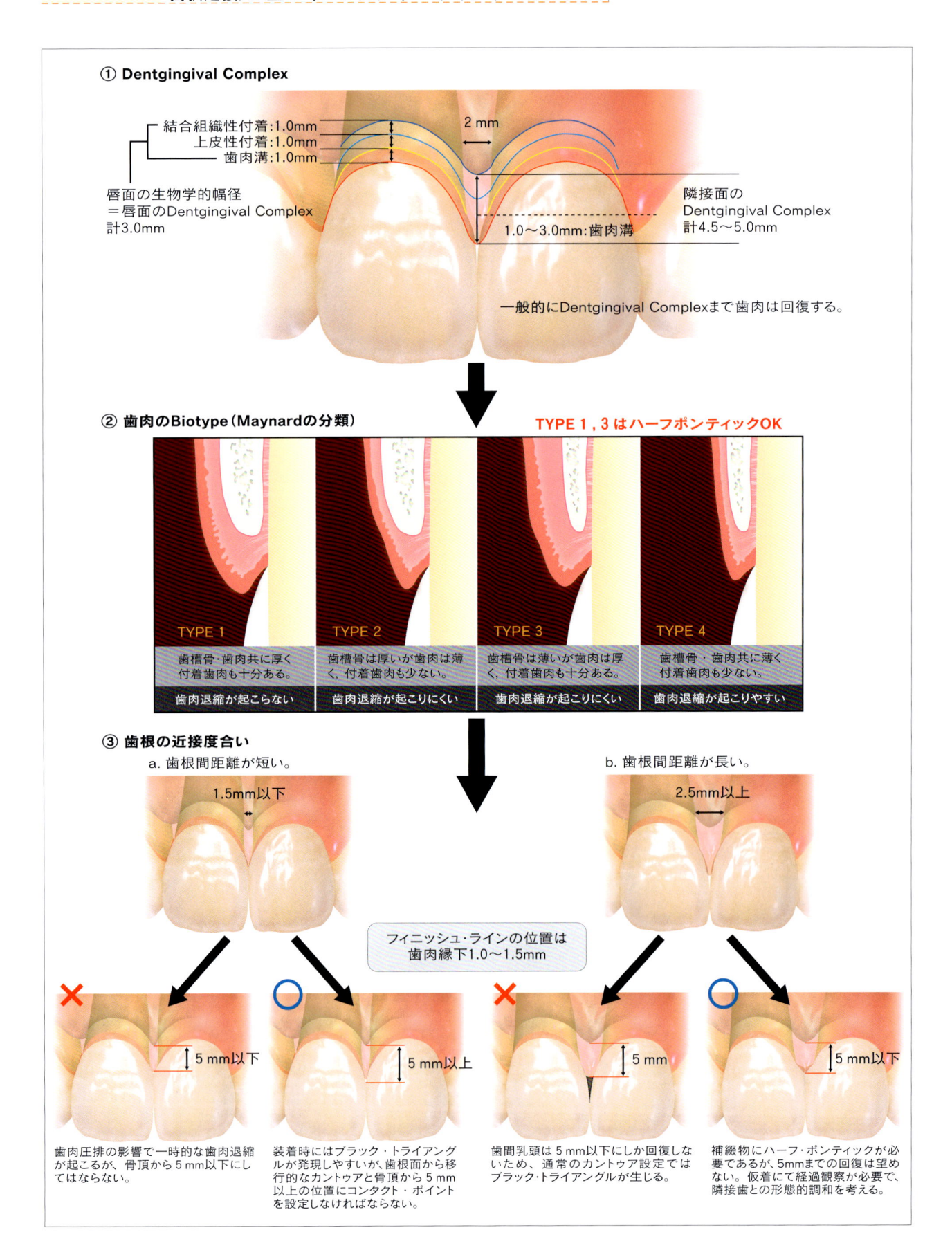

① Dentgingival Complex

- 結合組織性付着：1.0mm
- 上皮性付着：1.0mm
- 歯肉溝：1.0mm

唇面の生物学的幅径
＝唇面のDentgingival Complex
計3.0mm

2 mm

1.0〜3.0mm：歯肉溝

隣接面の
Dentgingival Complex
計4.5〜5.0mm

一般的にDentgingival Complexまで歯肉は回復する。

② 歯肉のBiotype（Maynardの分類）

TYPE 1，3 はハーフポンティックOK

TYPE 1	TYPE 2	TYPE 3	TYPE 4
歯槽骨・歯肉共に厚く付着歯肉も十分ある。	歯槽骨は厚いが歯肉は薄く、付着歯肉も少ない。	歯槽骨は薄いが歯肉は厚く、付着歯肉も十分ある。	歯槽骨・歯肉共に薄く付着歯肉も少ない。
歯肉退縮が起こらない	歯肉退縮が起こりにくい	歯肉退縮が起こりにくい	歯肉退縮が起こりやすい

③ 歯根の近接度合い

a. 歯根間距離が短い。　1.5mm以下

b. 歯根間距離が長い。　2.5mm以上

フィニッシュ・ラインの位置は
歯肉縁下1.0〜1.5mm

✕　5mm以下

○　5mm以上

✕　5 mm

○　5mm以下

歯肉圧排の影響で一時的な歯肉退縮が起こるが、骨頂から5mm以下にしてはならない。

装着時にはブラック・トライアングルが発現しやすいが、歯根面から移行的なカントゥアと骨頂から5mm以上の位置にコンタクト・ポイントを設定しなければならない。

歯間乳頭は5mm以下にしか回復しないため、通常のカントゥア設定ではブラック・トライアングルが生じる。

補綴物にハーフ・ポンティックが必要であるが、5mmまでの回復は望めない。仮着にて経過観察が必要で、隣接歯との形態的調和を考える。

Column 1

ハーフ・ポンティック

　歯冠形態回復の基本は、天然歯を模倣することである。しかし、歯冠スペースが2.5mm以上と広い場合や、歯間部歯槽骨頂に吸収が生じている場合に天然歯形態を付与すると、ブラック・トライアングルが発現することになる。

　このような場合に、Kois, Jによって提唱されたTissue Supporting Contourの概念を応用して、隣接面に限り歯肉縁下に生理的に許容されるオーバー・カントゥアとロング・コンタクトを付与して補綴的にブラック・トライアングルを解消する方法をハーフ・ポンティック・テクニックと呼ぶ。この方法を応用する場合は、隣接面フィニッシュ・ラインを最低1〜1.5mmに設定することが基本原則となる。

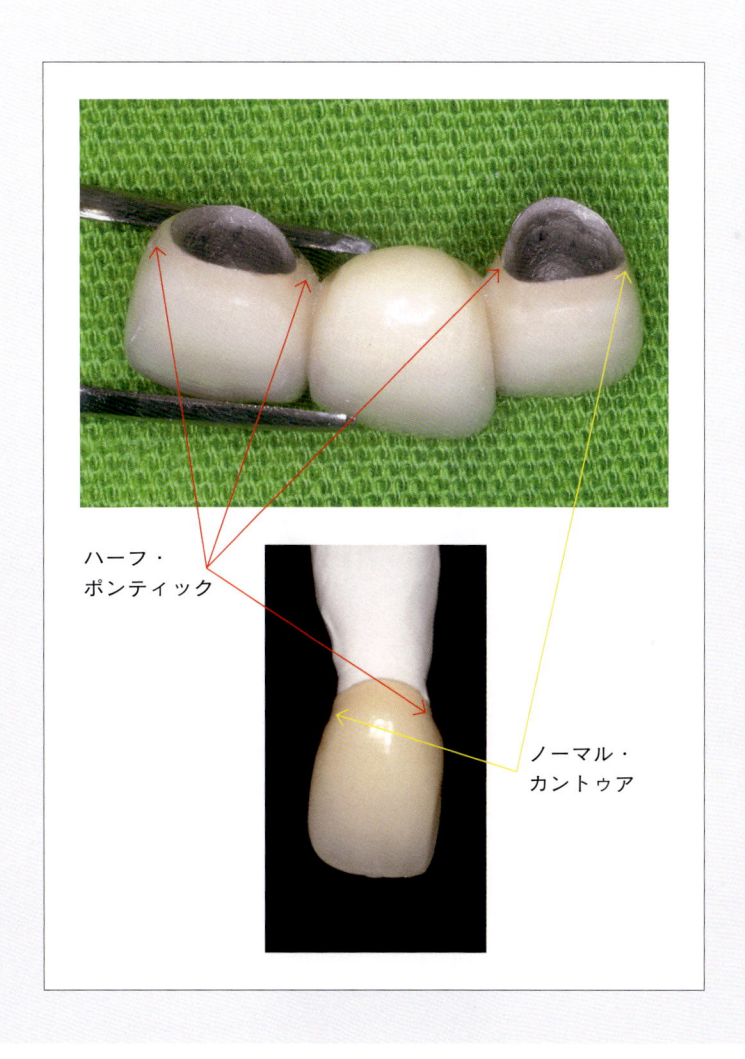

ハーフ・ポンティック

ノーマル・カントゥア

第2章　治療のゴールを見極めるための鑑別診断と考慮事項

参考文献

1. Chiche GJ, Pinault A. シーシェの審美補綴. 東京：クインテッセンス出版, 1995.
2. 山崎長郎. 審美修復治療 複雑な補綴のマネージメント. 東京：クインテッセンス出版, 1999.
3. Saadoun AP,LeGall M,Touati B. Selection and Ideal Tridimentional Implant Position For Soft Tissue Aesthetics. PPAD 1999；11(9)：1063‒1072.
4. Weisgold, A. Biologic width and its relation to periodontal biotypes. J Esthe Dent 1998；10(3)：157‒63.
5. Goaslind GD, Robertson PB, Mahan CJ, Morrison WW, Olson JV. Thickness of facial gingiva. J Periodontol 1977 Dec；48(12)：768‒71.
6. Maynard JG Jr, Wilson RD. Physiologic dimensions of the periodontium significant to the restorative dentist. J Periodontol 1979 Apr；50(4)：170‒4.
7. Gurgiulo AW,Wents FM,Orban B. Dimension and relations of the dento-gingival junctions in humans. J Periodontol 1961；32：261‒7.
8. Vacek JS, Gher ME, Assad DA, Richardson AC, Giambarresi LI. The dimensions of the human dentogingival junction. Int J Periodontics Restorative Dent 1994 Apr；14(2)：154‒65.
9. Sanavi F, Weisgold AS, Rose LF. Biologic width and its relation to periodontal biotypes. J Esthet Dent 1998；10(3)：157‒63.
10. Kois j. Altering gingival levels. The restorative connection. part1：Biological variables. J Esthet Dent 1994；6：3‒9.
11. Tarnow D, Magner A. Fletcher P. The effect of the distance from the contact point to the crest of bone on the presence or absence of the interproximal papila. J Perio 1992；63(12)：995‒6.
12. 山崎長郎, 小濱忠一, 瀬戸延泰. コンベンショナルレストレーション，4クラウンプレパレーション. 東京：医歯薬出版, 2004.
13. 小濱忠一, 上林健. 歯周組織を考慮した審美修復のための基礎知識 審美修復治療を成功に導くための治療概念とその対応方法. QDT 2001；26(6)：42‒58.
14. JORGENSEN KD. The relationship between retention and convergence angle in cemented veneer crowns. Acta Odontol Scand 1955 Jun；13(1)：35‒40.
15. 山本 眞, 大畠一成 , 西村好美. 特別座談会 オールセラミック・レストレーションの可能性（後編）―"白いメタル"の登場で，何が変わるか―. QDT 2004：29(2)：16.
16. 山本 眞, 大畠一成 , 西村好美. 特別座談会 オールセラミック・レストレーションの可能性（中編）―"白いメタル"の登場で，何が変わるか―. QDT 2003；28(12)；1593.
17. 山本 眞, 大畠一成 , 西村好美. 特別座談会 オールセラミック・レストレーションの可能性（前編）―"白いメタル"の登場で，何が変わるか―. QDT 2003；28(11)：40.
18. Magne P, Perroud R, Hodges JS, Belser UC. Clinical performance of novel-design porcelain veneers for the recovery of coronal volume and length. Int J Periodontics Restorative Dent 2000；20(5)：440‒57.
19. Gunay, H. Placement of the Preparation Line and Periodontal Health-A Prospective 2Year Clinical Study. PRD 2000；8(3)：60‒8.
20. Ottl P, Lauer HC. Temperature response in the pulpal chamber during ultrahigh-speed tooth preparation with diamond burs of different grit. J Prosthet Dent 1998 Jul；80(1)：12‒9.
21. Gardner FM, Tillman-McCombs KW, Gaston ML, Runyan DA. In vitro failure load of metal-collar margins compared with porcelain facial margins of metal-ceramic crowns. J Prosthet Dent 1997；78：1‒4.
22. Vence BS. Sequential tooth preparation for aesthetic porcelain full-coverage crown restorations. Pract Periodontics Aesthet Dent. 2000 Jan-Feb；12(1)：77‒84；quiz 86.
23. 小濱忠一. MONTHLY FOCUS 支台歯形成を極める－ラボワークに及ぼす影響とテクニカルサンプル－ プロローグ. QDT 2006；31(1)：29.
24. 小濱忠一. CLINICAL FEATURE 前歯部に対する審美性のマネージメント 修復物周囲のシャドウのコントロールについて. the Quintessence 2002；21(12)：2577.
25. Kopp FR. Esthetic principles for full crown restorations. Part I：Tooth preparation. J Esthet Dent 1993 Jan-Feb；5(1)：25‒8.
26. Kopp FR. Esthetic principles for full crown restorations. Part II：Provisionalization. J Esthet Dent 1993；5(6)：258‒64.
27. 馬目昌嗣, 寺門正徳, 小濱忠一. 操作時ならびにセラモメタルクラウン装着後にも良好な歯周組織を維持するために歯肉圧排時にはどのような要素を考慮したらよいか. 補綴臨床 2000；33(6)：632‒37.
28. Linde J, T. Karring, P Lang. Linde 臨床歯周病学とインプラント 第3版 臨床編.東京：クインテッセンス出版, 1999.
29. Donovan TE, Chee WW. Current concepts in gingival displacement. Dent Clin North Am 2004 Apr；48(2)：vi, 433‒44.
30. Jokstad A. Clinical trial of gingival retraction cords. J Prosthet Dent 1999 Mar；81(3)：258‒61.
31. Perakis N, Belser UC, Magne P. Final impressions：a review of material properties and description of a current technique. Int J Periodontics Restorative Dent 2004 Apr；24(2)：109‒17.
32. Kurtzman GM, Strassler HE. Identification and correction of common impression concerns：protocol and considerations. Pract Proced Aesthet Dent 2004 Jun；16(5)：377‒82；quiz 384.

33. Shavell HM. The periodontal-restorative interface in fixed prosthodontics : tooth preparation, provisionalization, and biologic final impressions. Part I. Pract Periodontics Aesthet Dent 1994 Jan-Feb ; 6(1) : 33-44 ; quiz 46.

34. Shavell HM. The periodontal-restorative interface in fixed prosthodontics : tooth preparation, provisionalization, and biologic final impressions--Part II. Pract Periodontics Aesthet Dent 1994 Apr ; 6(3) : 49-60 ; quiz 62.

35. Kois JC. The restorative-periodontal interface : biological parameters. Periodontol 2000, 1996 Jun ; 11 : 29-38.

36. Lee EA. Predictable elastomeric impressions in advanced fixed prosthodontics : a comprehensive review. Pract Periodontics Aesthet Dent 1999 May ; 11(4) : 497-504 ; quiz 506.

37. Van der Velden U. Regeneration of inter dental soft tissue following denudation procedures. J Clin Perio 1982 ; 9(6) : 455-9.

5. 支台歯周囲組織とポンティックとの調和

☞ 現在のポンティックには審美・機能的要件と生理的要件が具備されていなければならない。

　従来のポンティックは、清掃性、支台歯の負担軽減などが第一に考慮され、設計されていた[1,2]。一方、現在の審美修復治療においては、ポンティックと隣接する支台歯、または天然歯との歯頚線の連続性と形態的調和を図ることによる審美的・機能的要件と、歯周組織に対して為害作用を及ぼさない生理的要件をも具備すべきとの目標の設定がなされている[3-5]。

　その背景には、現在のメインテナンス時に行われるPMTC（Professional Mechanical Tooth Cleaning）を含めた歯周治療が確立してきたこと、また、患者の要望の面からも、形態回復に際しては、発音・咀嚼そして装着感なども十分に考慮すべきであろうという修復治療自体の変遷が基盤となっている。

　そこで、本項では欠損部歯槽堤と調和したポンティック形態を付与するための治療概念とさまざまな臨床対応について解説する。

5-1. 生理的・審美的・機能的なポンティック製作において考慮すべき事項

5-1-1 ポンティック基底面の選択

　欠損補綴後のポンティック基底面の形態が適切でない場合には、さまざまな問題が生じる。歯槽堤粘膜が適度に加圧されていないと、基底面にプラークが付着して炎症が誘発されるとともに、歯槽骨は廃用萎縮を引き起こし、経年的には吸収が進行する(図2-96)。逆に、接触が強すぎる場合は、直接的に粘膜面に炎症・潰瘍、そして歯槽骨の吸収を引き起こし、それらは支台歯周囲の辺縁歯肉や歯間乳頭部にも波及する(図2-97)[6-13]。

　一方、生理的範囲内で適度な加圧がなされた場合には、経年的な歯槽堤の吸収をも軽減できることが臨床例からも実証されている(図2-98)。

　このような観点から、天然歯形態の再現が比較的やさしく、審美的にも優れ、かつメインテナンスも容易であるオベイト・ポンティックを基本形態として選択すべきである。これはAbrams L[14]、Garber DA、Rosenberg ES[15]らが20年前以上に提唱したポンティック基底面の分類の1つである。

☞ オベイト・ポンティックが天然歯形態の再現、メインテナンスの観点から基本形態として推奨される。

第2章 治療のゴールを見極めるための鑑別診断と考慮事項

図2-96 機能圧が不足した場合に生じる問題点。

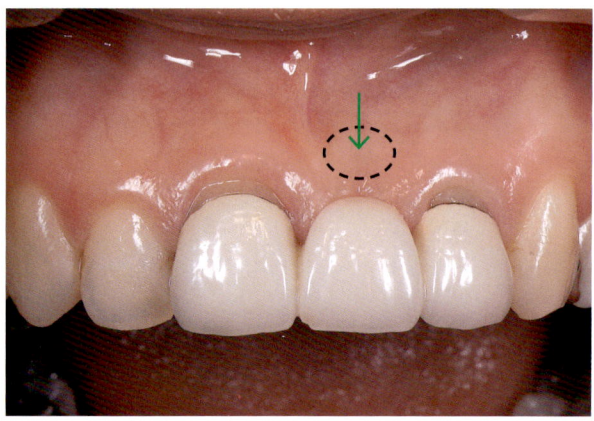

プラークが付着しやすく、また、歯槽骨の廃用萎縮を生じて歯槽骨の吸収を引き起こしやすい。

図2-97 機能圧が強すぎる場合の問題点。

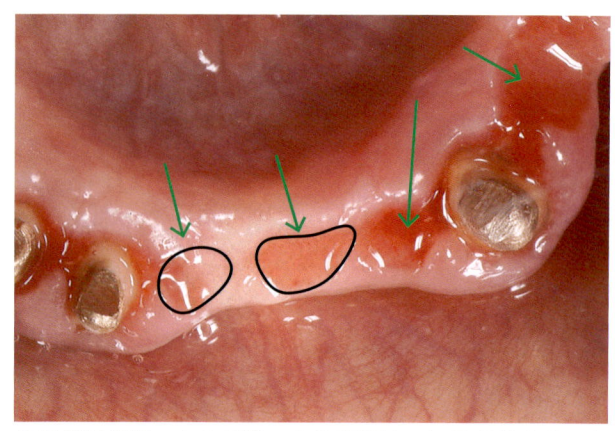

左側側切歯部、および第一小臼歯部は、加圧が強すぎるために歯槽堤粘膜に著しい炎症が生じている（↑）。右側中切歯部においても接触が均等ではない。また、左側中切歯は生理的な加圧を考えるとポンティック基底面の圧は適正であるが、その接触形態に問題を認める。

図2-98 適切な機能圧が加わった場合①。

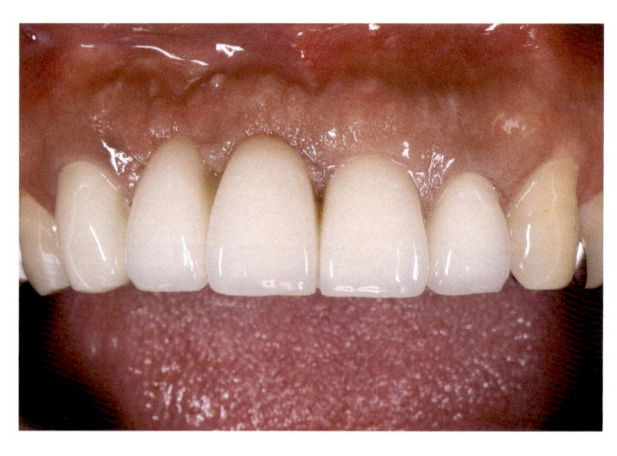

最終補綴物装着12年後。歯頚線の不ぞろいなどの問題はあるが、右側中切歯と側切歯の生理的範囲で加圧されたポンティック部の歯槽堤、および歯槽骨には吸収がみられない。

図2-99a、b 適切な機能圧が加わった場合②。

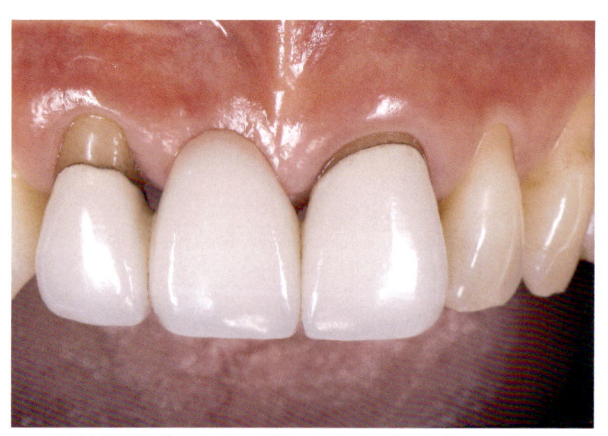

a：最終補綴装着10年後。薄い支台歯周囲組織には歯肉退縮を認めるが、適切に加圧されたポンティック部歯槽骨には吸収がほとんど生じていない。

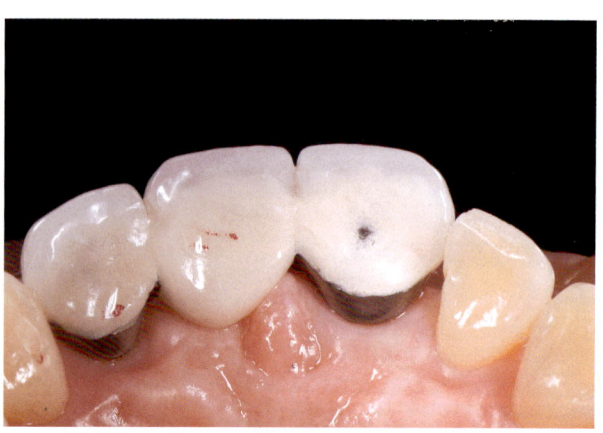

b：唇側同様、舌側にも吸収は認められない。

5-1-2 ポンティック製作にあたっての治療目標

ポンティックの治療目標を以下にあげる。

①審美性：歯間乳頭部の保存と隣接歯、同名歯との歯頚線の調和を図る（図2-100）[16,17]。
②生理的：生理的な機能圧を欠損部歯槽堤に与えることによって歯槽堤粘膜の廃用萎縮、経年的な顎堤の吸収を防ぐ。ポンティック基底面形態は、清掃性に優れメインテナンスを容易にするためにできる限り卵型（オベイト）に設定する（図2-101）[18-22]。
③機能性：歯列との調和を図り、発音を障害せず、頬粘膜、舌などの軟組織との均衡を保つために、歯が欠損する以前の形態を付与する（図2-102）[16,17]。

図2-100a、b　審美的要件：歯間乳頭部の保存と隣接歯、同名歯との歯頚線の調和。

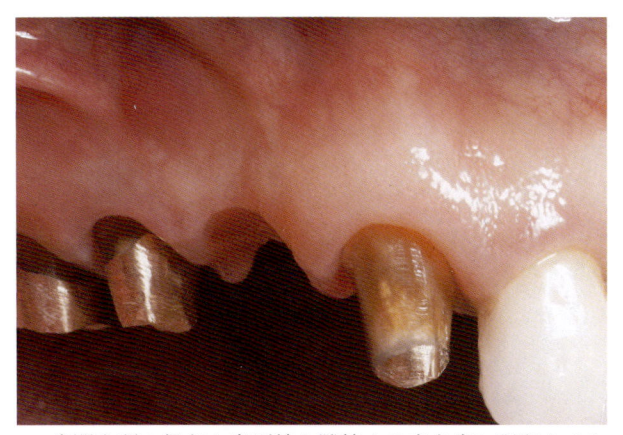

a：歯間乳頭の保存と歯頚線を隣接する支台歯に調和させたポンティック・デザイン。

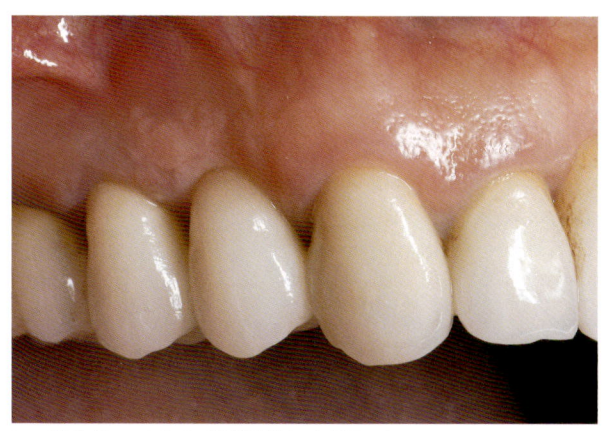

b：審美性のみならず清掃性にも優れる。

図2-101a、b　生理的要件：生理的な機能圧とメインテナンスしやすい形態。

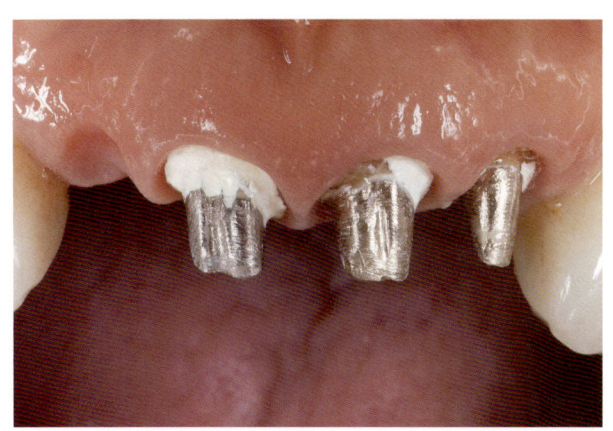

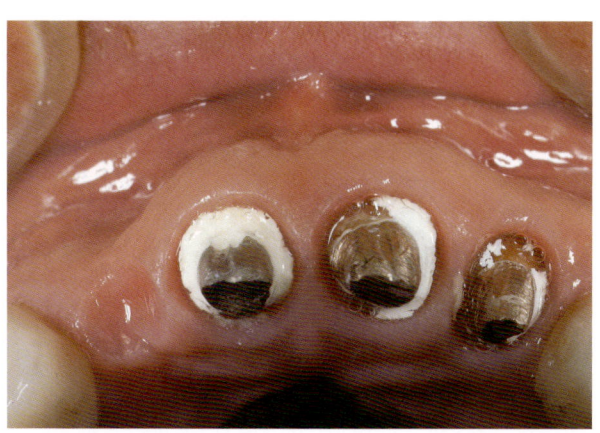

a、b：仮着後の評価。オベイト・ポンティック基底面は、生理的範囲で適度に加圧されている。　　a｜b

第 2 章　治療のゴールを見極めるための鑑別診断と考慮事項

図 2 - 102a〜d　機能的要件：天然歯形態にできる限り近づける。

> 　　従来、ポンティック咬合面形態は、支台歯に対する負担軽減の観点から、咬合面を 2/3 または70％〜90％まで縮小し、展開角を緩くすることが推奨されていた。しかし、このような設計は、逆に機能面に加えて、清掃性や周囲組織に対しての装着感を低下させることになる。しかしながら、適切な前処置としての歯周治療、矯正治療、および支台歯数の選択とプロビジョナル・レストレーションによる再評価などを行うことで、それらの問題への対応は可能である。筆者自身、20年来、咬頭間距離のみをわずかに狭めるものの、天然歯を模倣した形態を付与することで、機能面のみならず、審美性、清掃性においても良好な経過を得ている。

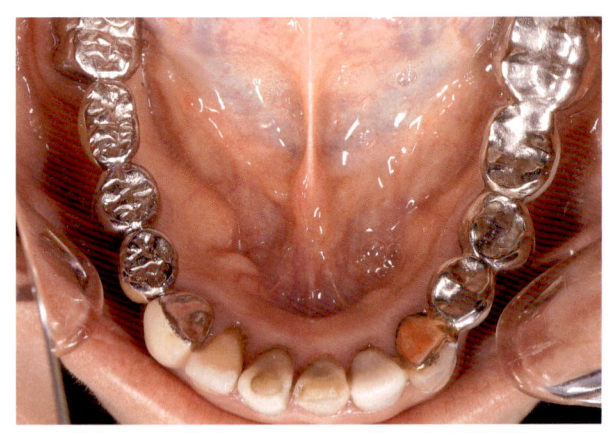

a：初診時。臼歯部ブリッジの咬合面は、頬舌径が狭い。

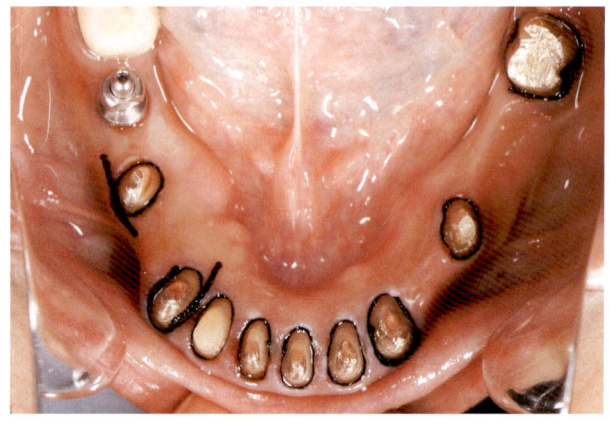

b：最終印象採得時。

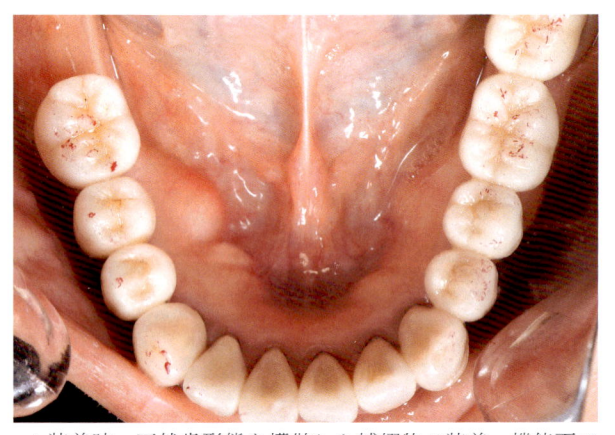

c：装着時。天然歯形態を模倣した補綴物の装着。機能面での回復のみならず、歯列の調和が図られ、頬粘膜・舌などの軟組織との均衡を保つことができる。側方運動時のディスクルージョンとポイント・セントリックの付与は、支台歯に対する負担を軽減するうえでも有効である。

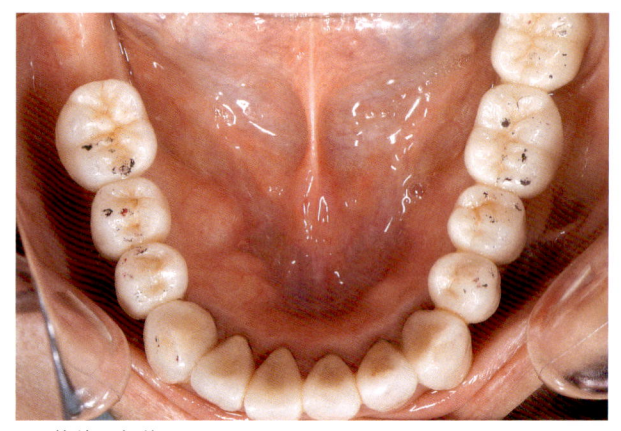

d：装着 5 年後。

5-1-3 欠損部歯槽堤と調和したポンティック形態を得るための対応

　欠損部歯槽堤は、欠損に陥った過程、欠損後の経過時間などによって多様な状態を呈している。そこで、前述した3つの治療目標を達成するためには、補綴的・技工的な知識・技術に加え、周囲組織の診査とそれに基づいた前処置が必要となる。また、支台歯や歯列の印象を目的として印象採得された作業模型上で理想的なポンティック形態を再現することは不可能である[16,17]。本項では、筆者が望ましいと考え、臨床に用いている診査内容と前処置、そして製作手順について解説する。

☞ 欠損部歯槽堤に対応するには、補綴、技工的な知識のみでは不十分である。適切なポンティック形態を作るための診査、前処置、製作手順を知るべきである。

〈治療の流れ〉

1. 歯槽堤粘膜と支台歯および周囲組織の診査診断。

2. 前処置：歯槽堤の増大または歯冠幅径の改善。
   ①歯周外科による対応[23-25]。
   ②抜歯後の対応。
   ③矯正的対応。

3. プレ・インプレッション・テクニック（チェアサイドにおける最終印象前の欠損部歯槽堤の形態修整）。

4. ポスト・インプレッション・テクニック（作業模型上のラボサイドにおける模型修整）。

5. ウォッシュ＆プレッシャー・テクニック（試適時のチェアおよびラボサイドの修整）。

6. 仮着による再評価。

7. 装着。

第2章　治療のゴールを見極めるための鑑別診断と考慮事項

> ### Step 1：診査、診断

> 欠損部歯槽堤の骨頂から歯肉頂までの距離を、デンタルエックス線とボーン・サウンディングにより測定するとともに（図2-103a〜c）、隣接歯および同名歯との連続性を図ることができるかどうか（図2-103d、e）を診断する。

診査項目

①欠損部歯槽堤歯肉粘膜の厚み、被圧縮度、可動粘膜との関係。
②欠損部歯槽堤の高さ・幅。
③歯槽骨の吸収状態。

①歯槽堤の粘膜の厚みと歯頸線の連続性の診査（図2-103a〜e）。

図2-103a〜c　歯槽堤粘膜の厚みと幅の測定。

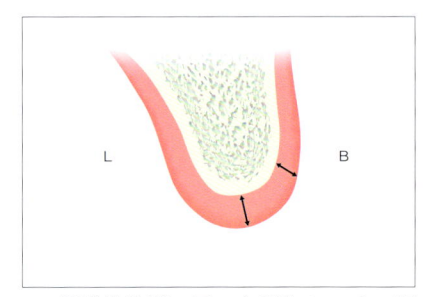

a：歯槽堤粘膜の厚みを測定し、その距離に応じて削除量を決定する。

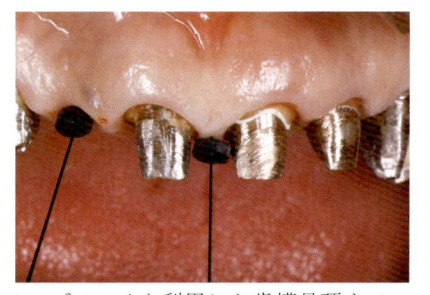

b：ブローチを利用した歯槽骨頂までの測定。最低1mm以上の距離が必要である。

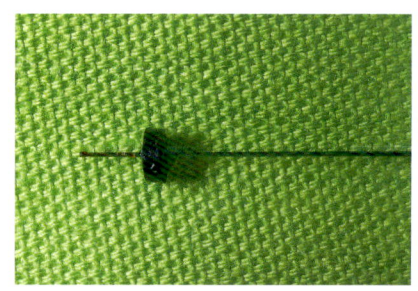

c：骨頂までの距離は3mmである。

図2-103d、e　歯槽堤の高さを診査して歯頸線の連続性が図れるかを診断。

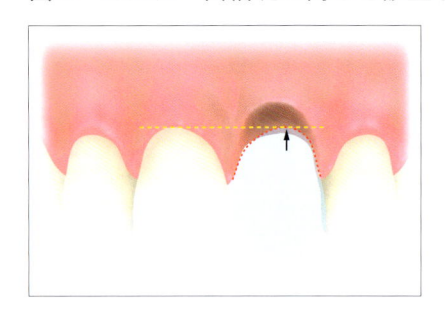

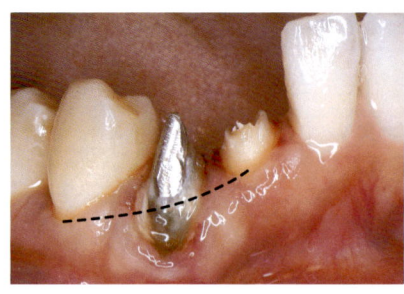

d｜e

d：矯正・歯周外科など仮想の歯頸線を超える範囲まで欠損が及ぶ場合は前処置が必要である。
e：技歯予定の犬歯は歯頸線の連続性は確保できないため、前処置が必要である。

196

Step 2：前処置

さまざまな欠損部歯槽堤に対して、補綴的のみで対応すること自体は不可能なことではない。しかし、そのような状態のままで装着された補綴物は、審美的のみならず、清掃性においても大きな障害が生じる場合が多い(図2-104)。

歯槽堤の欠損状態を診断するには、Seibertの分類[24](図2-105)が有効である。一般的に、Class Iは補綴的対応のみで調和を図ることが可能であるが、垂直的吸収を伴うⅡ、Ⅲでは、歯周外科によって硬・軟組織の造成後にプレ・インプレッション・テクニックを行われなければならない[25](図2-106)。また、舌側転位歯など位置異常があった場合の欠損部近遠心スペースは、反対側同名歯に比べて狭い場合が多く、矯正的対応をも必要となる(図2-108)。

一方、抜歯予定部位の唇側歯槽骨の吸収が最小限であり、歯頸線の連続性が確保できる場合は、抜歯と同時にプロビジョナル・レストレーションのポンティックを抜歯窩に挿入して唇側歯肉レベルと歯間乳頭を保存することでプレ・インプレッション・テクニック抜歯後の審美的な歯槽堤を作り上げることも可能である(図2-107)[15,18]。

図2-104　ピンク・ポーセレンの応用は、審美的、清掃的問題を惹起する。

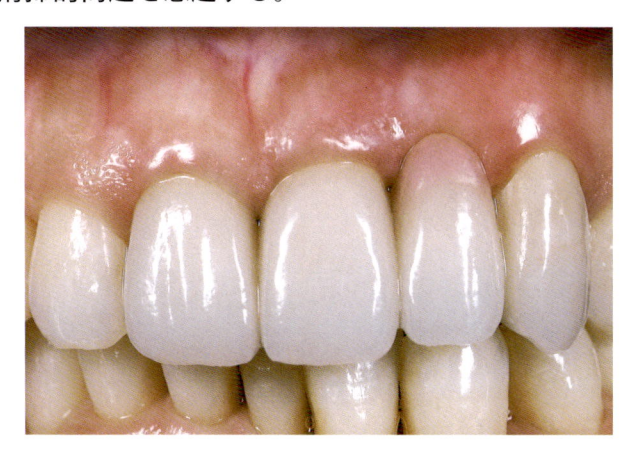

図2-105a、b　歯槽堤の欠損状態の診断に用いるSeibertの分類。

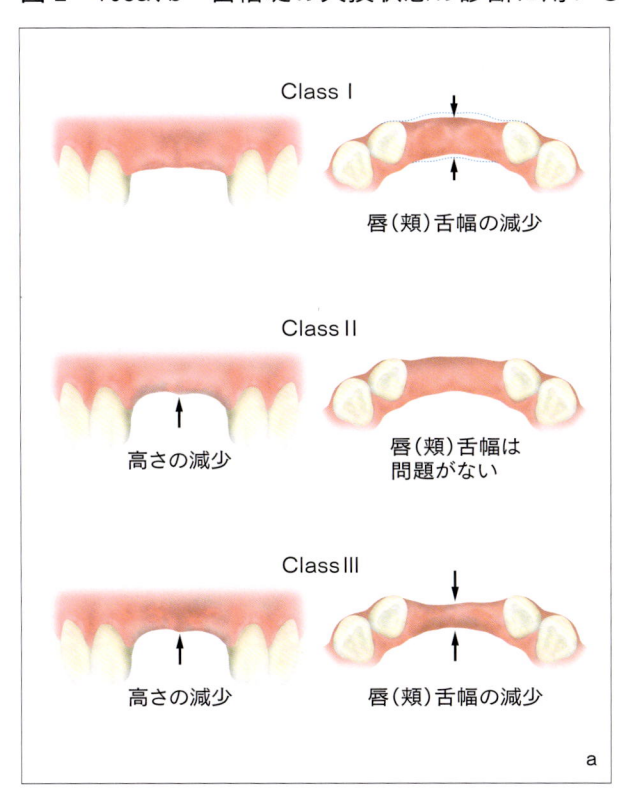

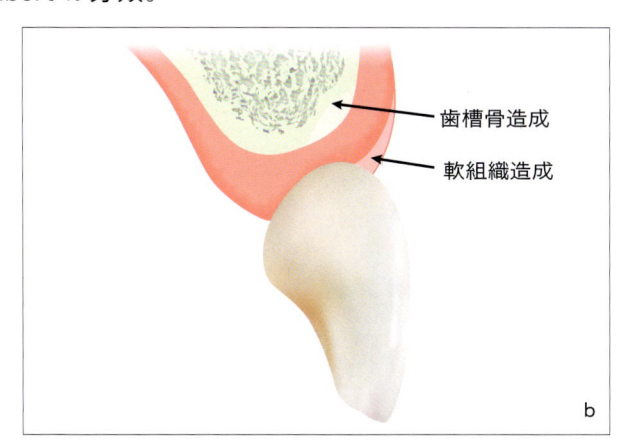

第2章　治療のゴールを見極めるための鑑別診断と考慮事項

図2-106a〜f　歯周外科による対応：歯頸線の連続性を確保するための歯周外科の応用。

欠損部歯槽堤に垂直吸収、または比較的大きな水平的吸収を認める場合には、歯肉移植、結合組織移植、GBR法、骨移植などを併用して歯槽堤を造成後に補綴的対応（プレ・インプレッション・テクニック）を行う[23-25]。

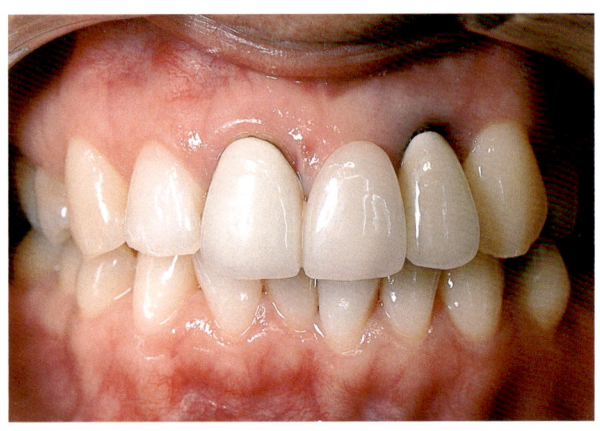

---

a：初診時。左側中切歯〜側切歯の歯頸線の連続性がすでに失われている。

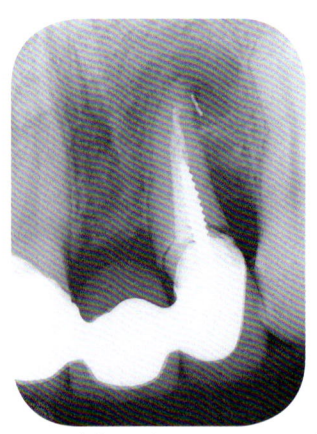

b：同時期のデンタルエックス線。抜歯予定部位の側切歯の遠心側の骨欠損が大きい。

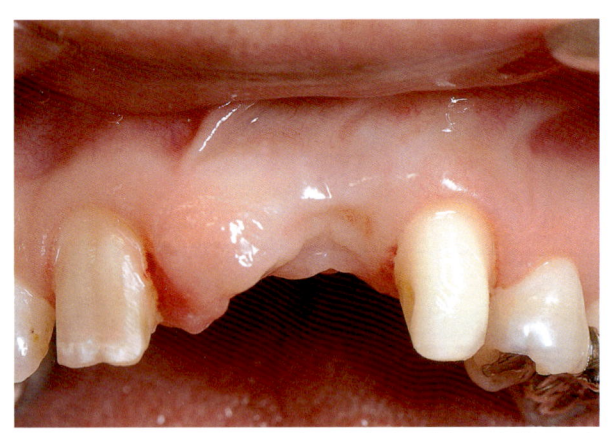

c：骨吸収が著しかった側切歯を抜歯後の状態。歯槽堤の水平および垂直性吸収を認める。

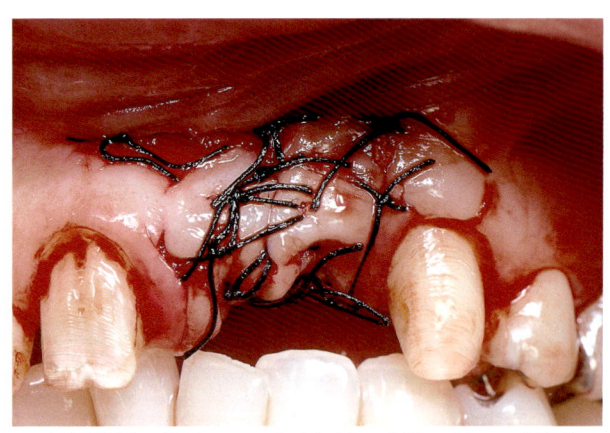

d：骨補填材を併用して、結合組織の移植を行い、歯槽堤の垂直および水平的な造成を行う。

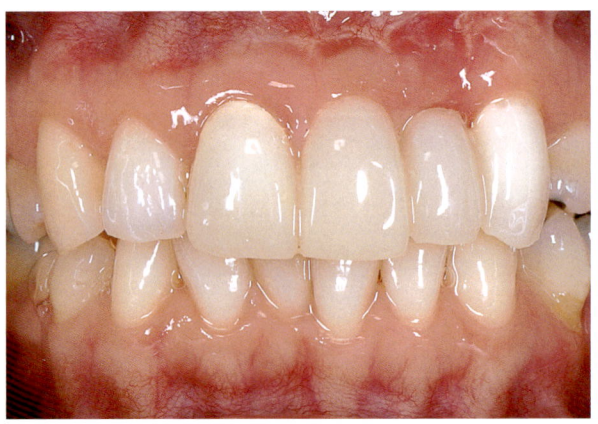

e：同名歯との歯頸線の連続性を目標にプロビジョナル・レストレーションの調整を行う。

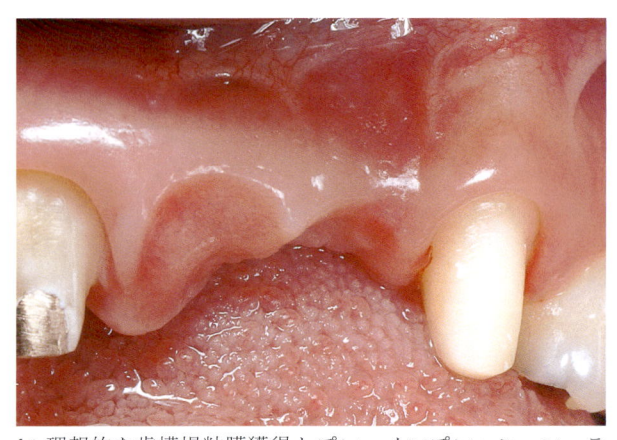

f：理想的な歯槽堤粘膜獲得とプレ・インプレッション・テクニックによって、歯間乳頭部の再現とエマージェント・サイト（歯頸線の連続性の確保）作製が可能になった。

図2-107a〜d　抜歯後の対応：抜歯と同時に行うプレ・インプレッション・テクニック。

> 抜歯と同時の補綴的対応：抜歯と同時に、あらかじめ作製しておいたプロビジョナル・レストレーションのオベイト・ポンティック基底面を抜歯窩辺縁歯槽骨頂よりも1mm骨縁上で、かつ抜歯窩周囲の歯肉を圧迫しない範囲で設定する方法[26]。

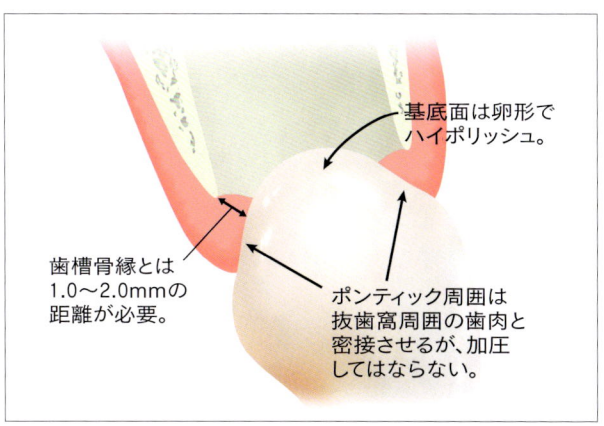

a：抜歯と同時に行うプレインプレッションテクニック。
- 基底面は卵形でハイポリッシュ。
- 歯槽骨縁とは1.0〜2.0mmの距離が必要。
- ポンティック周囲は抜歯窩周囲の歯肉と密接させるが、加圧してはならない。

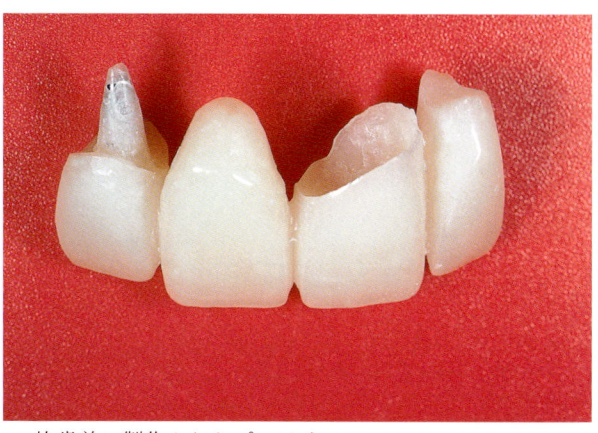

b：抜歯前に製作されたプロビジョナル・レストレーション。ポンティックは、オベイト状に設定する。

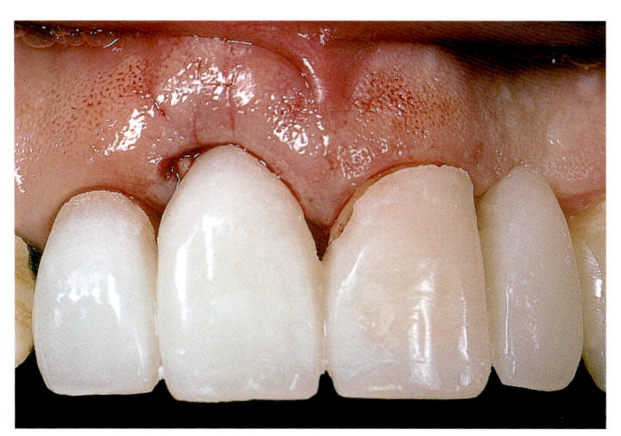

c：唇側歯槽骨を破壊しないように慎重な抜歯後に、前もって製作しておいたプロビジョナル・レストレーションを装着する。この際に、唇側歯肉を圧迫してはならない。

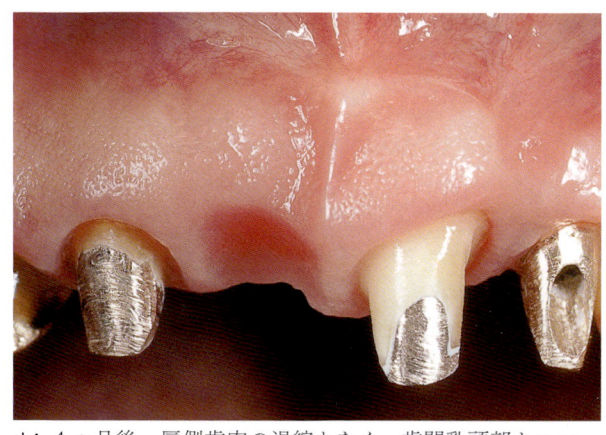

d：4ヵ月後、唇側歯肉の退縮もなく、歯間乳頭部とエマージェント・サイトが保存されている。

図2-108a、b　その後の矯正的対応。

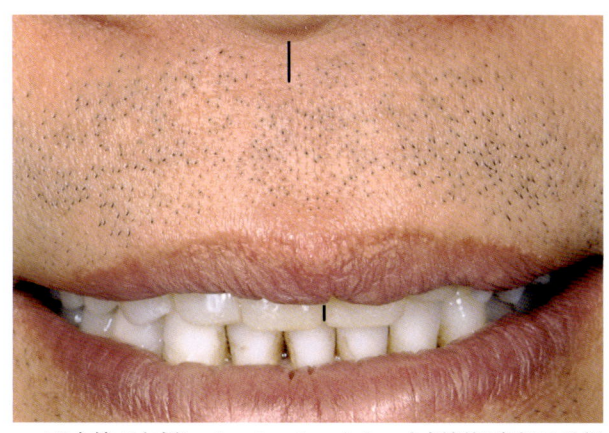

a：正中線が左側にズレている。また、左側側切歯部は舌側転位歯を抜歯したためポンティック・スペースの近遠心は狭く、反対側同名歯との調和がとれていない。

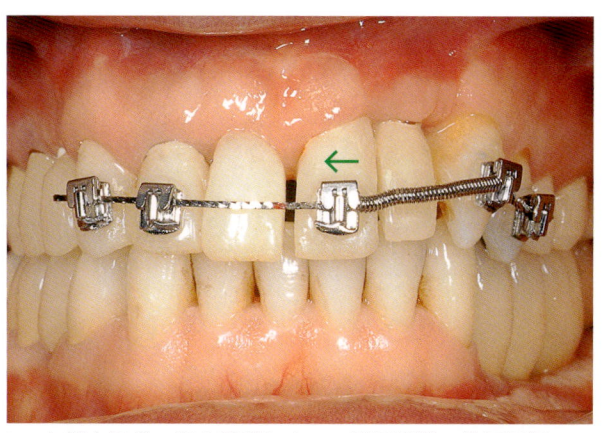

b：左側中切歯の近心移動によって側切歯間の歯冠幅径のバランスを確保した後に最終印象に移行する。

第2章　治療のゴールを見極めるための鑑別診断と考慮事項

図2‐109a〜d　抜歯と同時のポンティック設定における注意事項：抜歯と同時のインプレッション・テクニック。

抜歯当日にポンティック基底面の設定を行うことは、歯槽骨の吸収防止、歯肉縁形態と歯間乳頭の維持などの審美的観点からは、非常に有効な方法である。しかし、その適応症の診断やポンティックの設定範囲を誤った場合は、逆に隣接歯との歯肉レベルの調和を確保することができなくなってしまう。ここでは、その設定における注意事項について解説する。

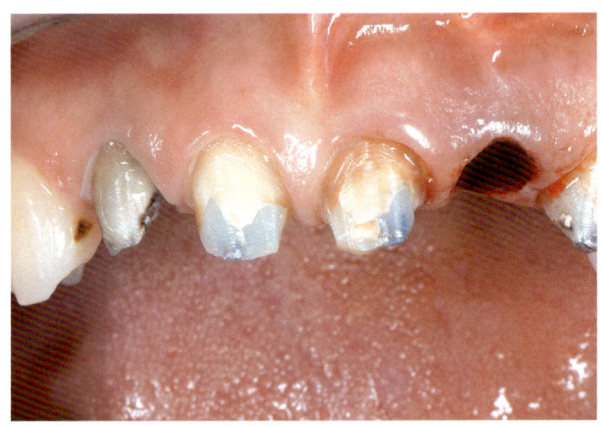

a：唇側歯槽骨を破損しない慎重な抜歯を行った後に唇側骨のレベルを確認する。

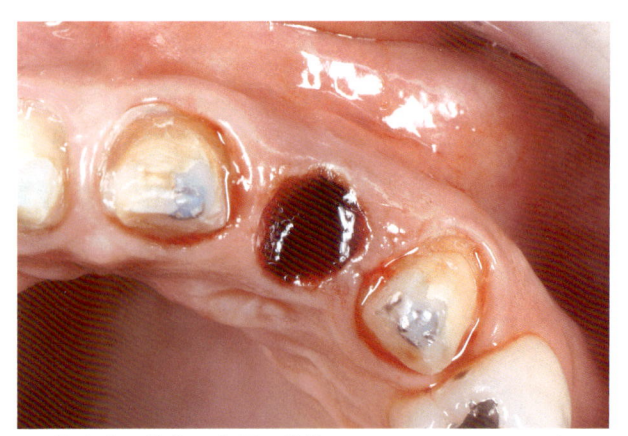

b：抜歯窩の状態。血餅を維持するためにCO_2レーザーで凝固させる。

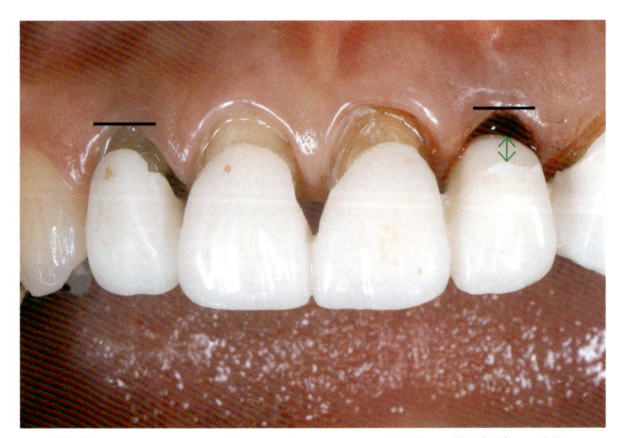

c：装着されていたプロビジョナルの調整。抜歯窩に対して最深部約2〜3mm(↕)のオベイト・ポンティックを作り上げて挿入する。

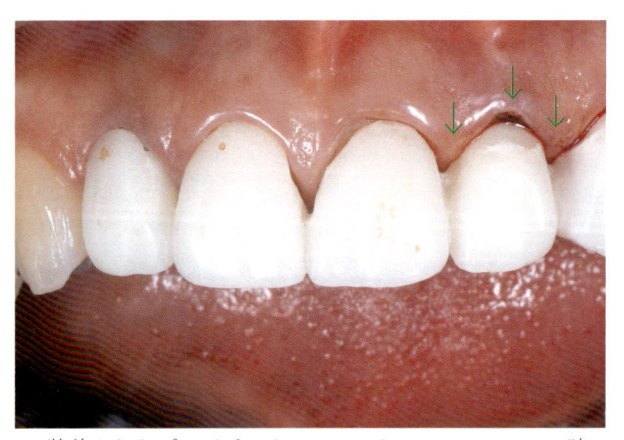

d：装着されたプロビジョナル・レストレーション。この時、歯間乳頭部および唇側歯肉は圧迫されてはならない(↓)。また、同名歯との唇側歯頸線を必ずチェックする。

図2-110a～h　各種インプレッション・テクニックの流れ。

```
診査、診断(a)
     ↓
プレ・インプレッション・テクニック(b)
     ↓
     ←最終印象(c、d)
     ↓
ポスト・インプレッション・テクニック(e)
     ↓
ウォッシュ＆プレッシャー・テクニック(f、g)
     ↓
仮着、装着(h)
```

a：診査診断。

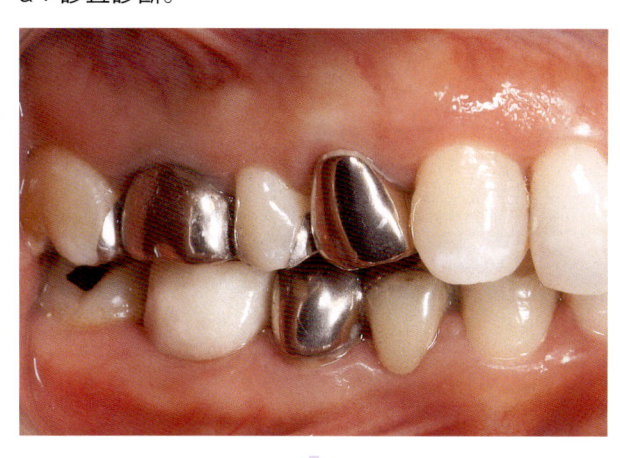

　プロビジョナル・レストレーションのポンティック基底面を調整し、歯槽堤粘膜の形態修整を行う方法。方法としては、麻酔下で骨頂から最低1mm以上の距離を残すようにオベイト状の形態を付与し、その調整面に密接するようにプロビジョナル・レストレーションのポンティック基底面を調整するか、プロビジョナル・レストレーションのみで加圧、調整し、歯槽堤粘膜の形態を修整する方法がある。この際、ポンティック基底面は付着歯肉内に設定するとともに、歯頸線の連続性を確保しなければならない。

b：プレ・インプレッション・テクニック。

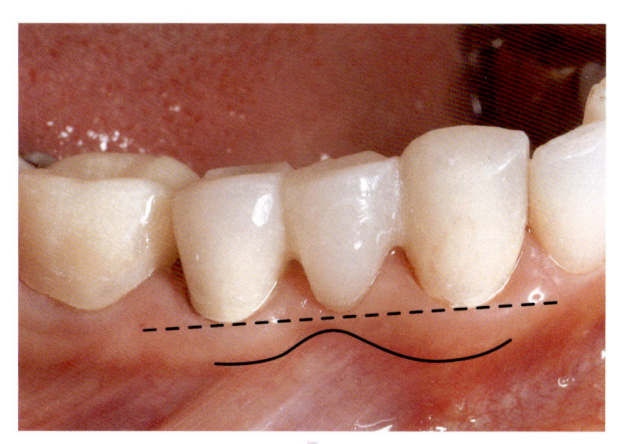

c：最終印象直前。

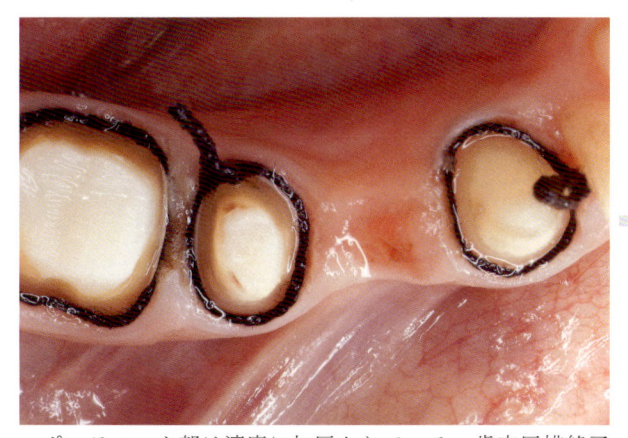

　ポンティック部は適度に加圧されている。歯肉圧排終了後、プロビジョナル・レストレーションを口腔内に戻して、修正された歯槽堤粘膜の戻りを最小限に防ぐ。

d：最終印象採得。

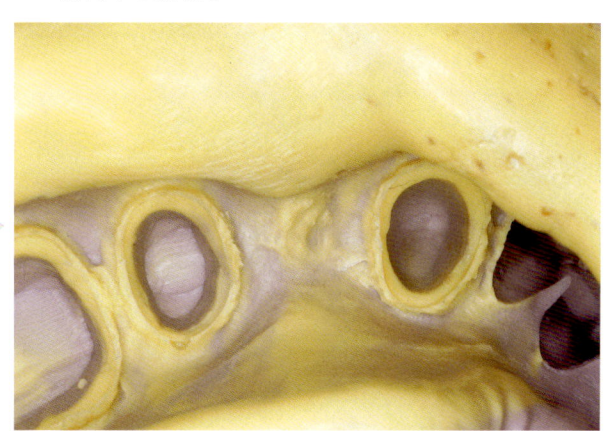

　ポンティック部の形態が印記されている。

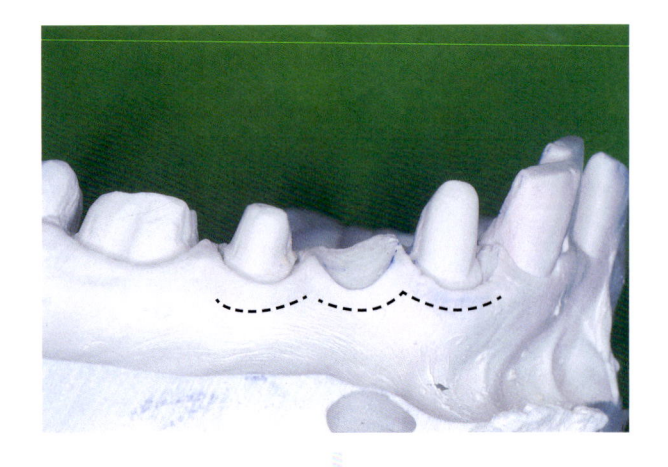

第2章 治療のゴールを見極めるための鑑別診断と考慮事項

e：ポスト・インプレッション・テクニック。

　プレ・インプレッション・テクニックにおいて形態修整されたポンティック部歯槽堤であるが、最終印象採得操作中の時間経過、粘膜面の圧縮度の違いを補正するために、作業模型上でさらに審美的エマージェント・サイト（頬側歯頸線の調和）の設定と、歯間乳頭部の保存を考慮して、欠損部歯槽堤を約0.5〜1.0mm卵円形に削合する方法。

f、g：試適時のウォッシュ＆プレッシャー・テクニック。

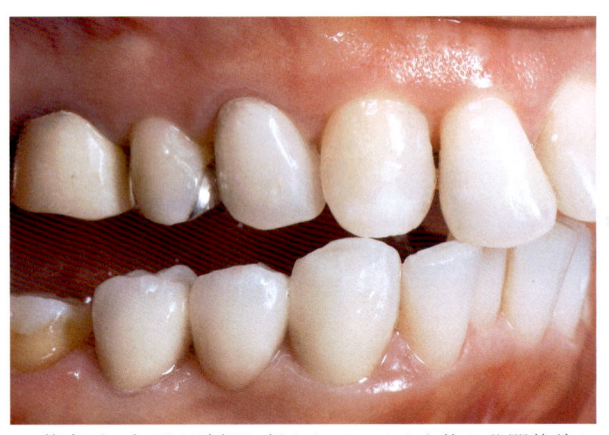

f：基底面の加圧が適切に行われているかを約5分間装着してチェックする。

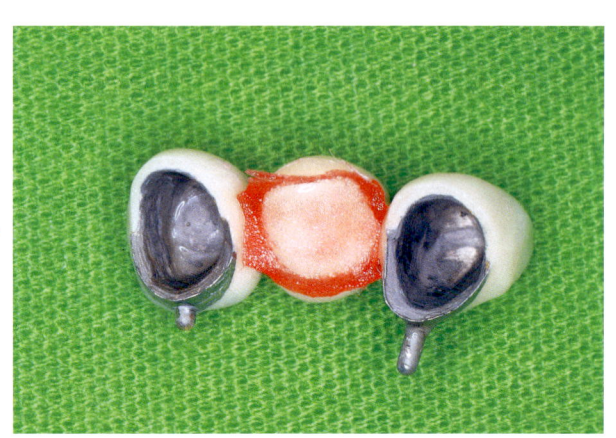

g：試適・調整時に、技工作業の補正をするための方法。均等に加圧されていない場合は、基底面をパターン・レジン（ジーシー）で加圧印象。

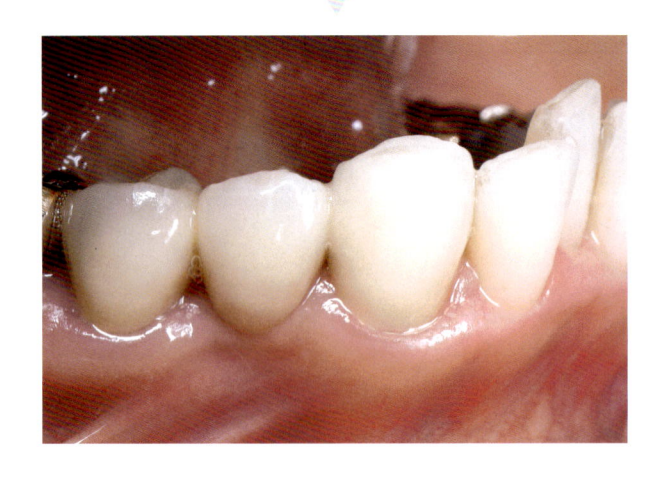

h：装着。

5-2. 欠損部歯槽堤と調和したポンティック形態を得るための基本症例 - 補綴処置のみで対応可能な場合

補綴的処置のみで欠損部歯槽堤の形態修正が可能な条件としては、

① 歯槽堤の状態が良好な場合。
② 軽度の水平吸収を認めるが、補綴物で欠損を補うことによって隣接歯、反対側同名歯と歯頸線の調和を図ることが可能な場合。

図2-111a、b　初診時。

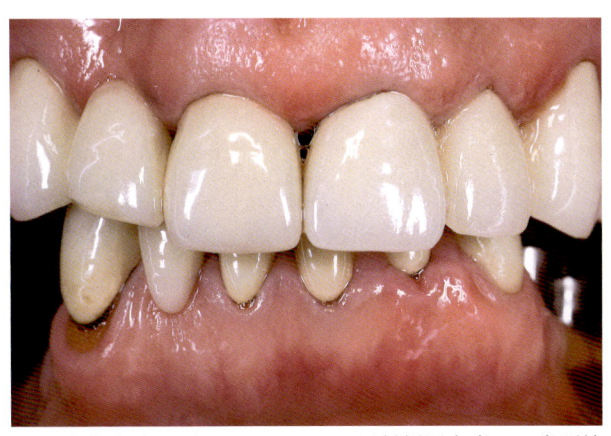

a：右側側切歯のポンティックは、反対側同名歯との歯頸線の不ぞろい、そして形態的不調和を認める。

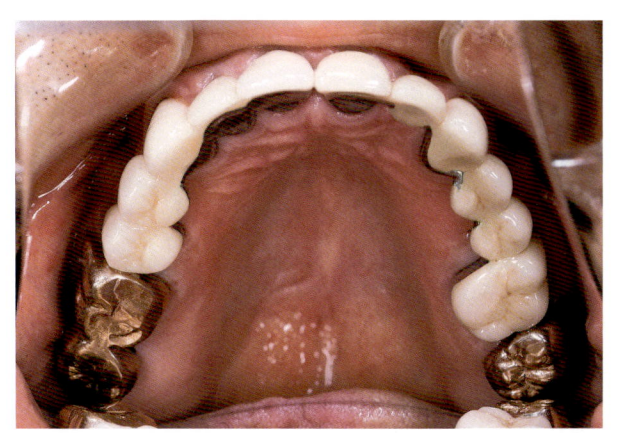

b：左右小臼歯部のポンティックは、咬合面が狭く、機能性と清掃性ともに劣る形態である。

図2-112a、b　歯槽堤粘膜の診査・診断。

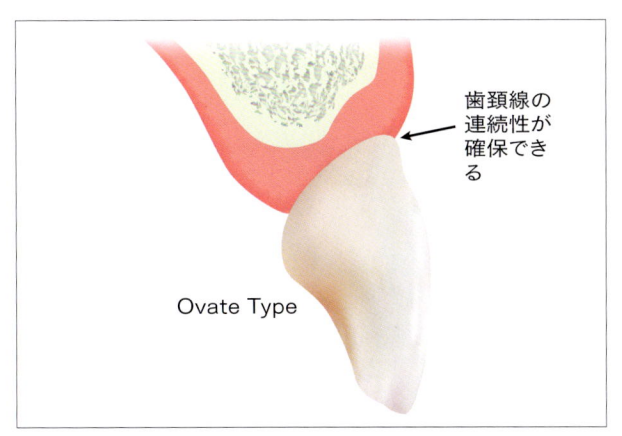

a：唇側歯槽骨にはわずかな水平吸収（Seibert ClassⅠ）を認めるが、補綴的対応のみで審美的、生理的回復が可能である。欠損部歯槽頂から骨頂までは2〜3mmある。

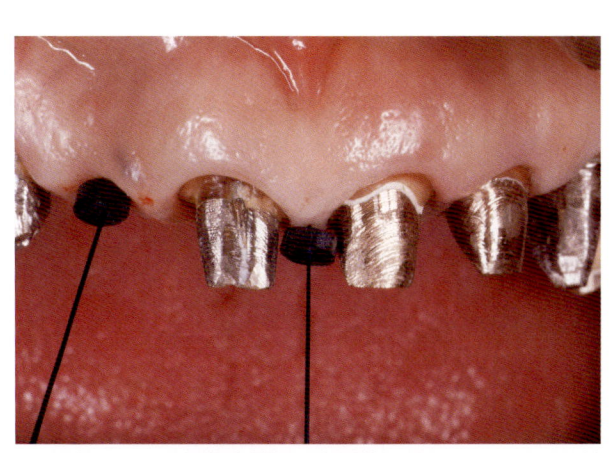

b：吸収している唇側歯槽堤に歯頸線を延長することで反対側同名歯との調和を獲得することが可能である。

第2章 治療のゴールを見極めるための鑑別診断と考慮事項

図2-113a、b　プレ・インプレッション・テクニック。

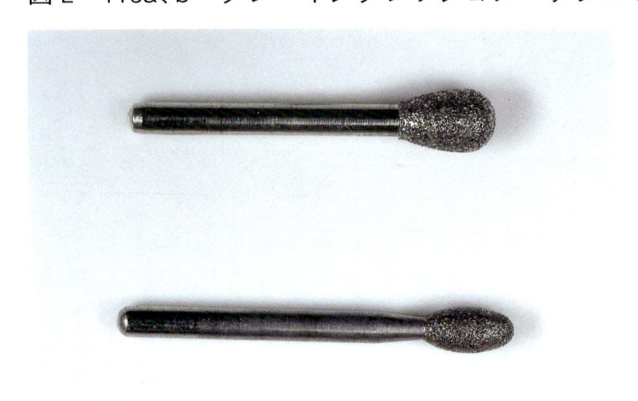

a：歯槽堤の形成に用いる砲弾型ダイヤモンドバー。

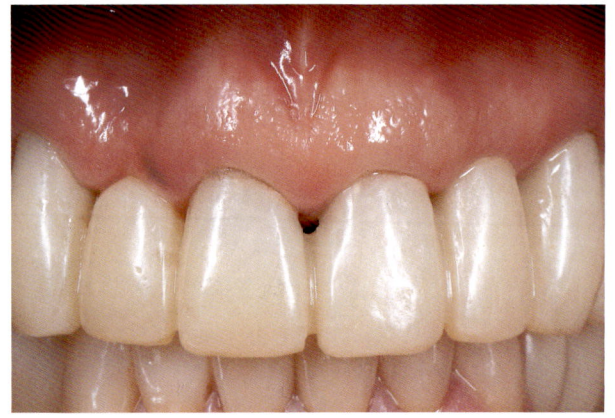

b：骨頂から最低1mm以上を残し、歯槽堤をオベイト状に削合後、プロビジョナル・レストレーション基底面を調整する。

図2-114　再評価時。

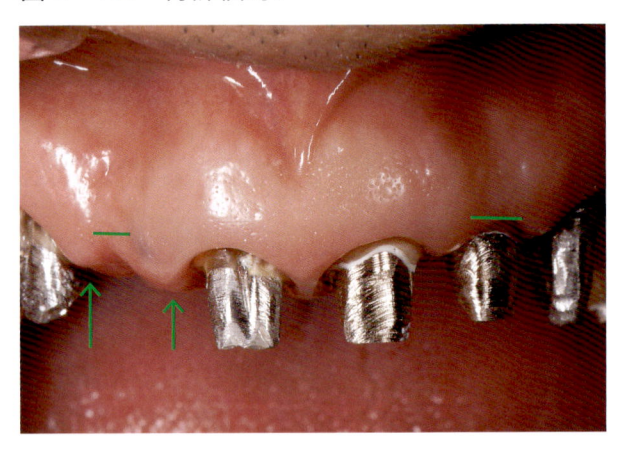

プレ・インプレッション・テクニックにより、両側切歯の歯頚線の連続性と歯間乳頭が維持されてきている。

図2-115a、b　最終印象採得。

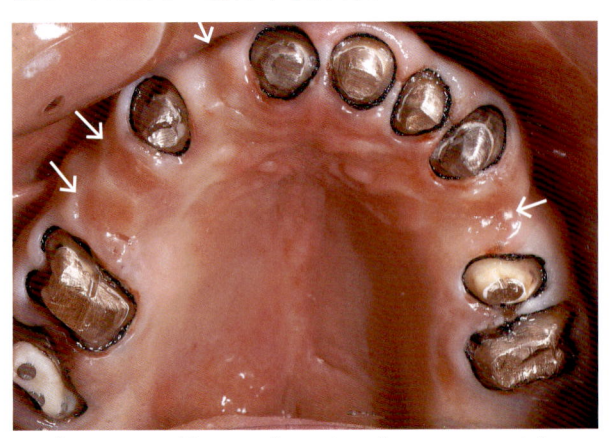

a：ポンティック部には、プレ・インプレッション・テクニックによる歯槽堤の形成を認める。圧排糸の挿入後は、プロビジョナル・レストレーションを支台歯に戻し、粘膜の戻りを防ぐ。

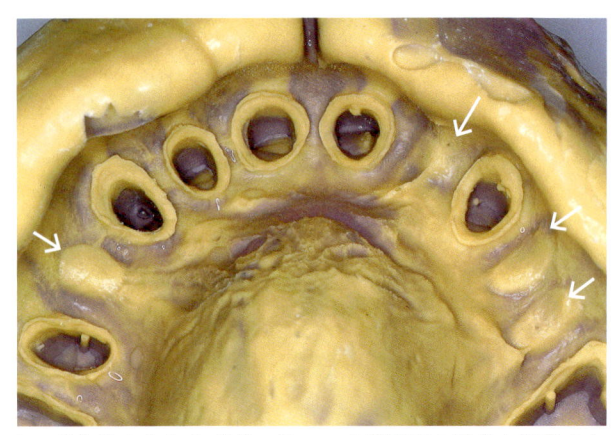

b：支台歯のみならずポンティック基底面の印象も採得されている。

図2-116a～e　ポスト・インプレッション・テクニック（ラボサイドにおける模型調整）と試適。

　プレ・インプレッション・テクニックを経て最終印象が採得されたら、粘膜面の戻りを補正するために、歯間乳頭を維持し、エマージェント・サイト（歯頸線の連続性）に注意を払いながら欠損部粘膜面を約0.5mm～1.0mm削合する。

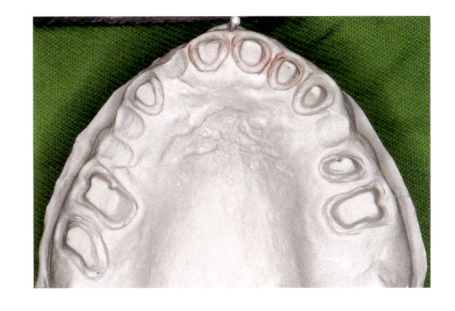

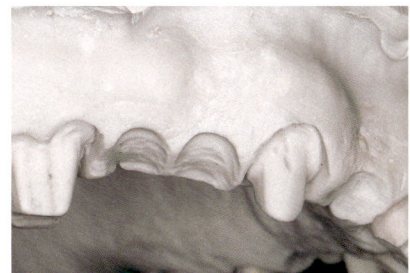

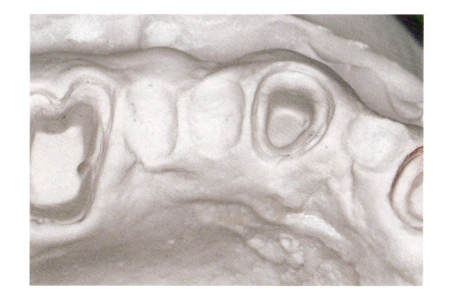

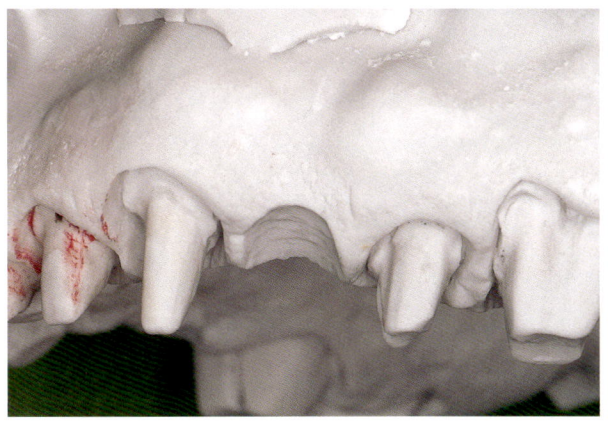

a～e：ラボサイドにおける模型調整。

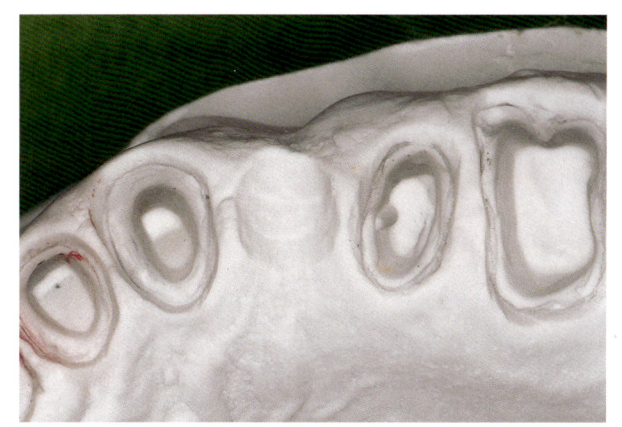

a|b|c
d|e

図2-117a、b　試適。

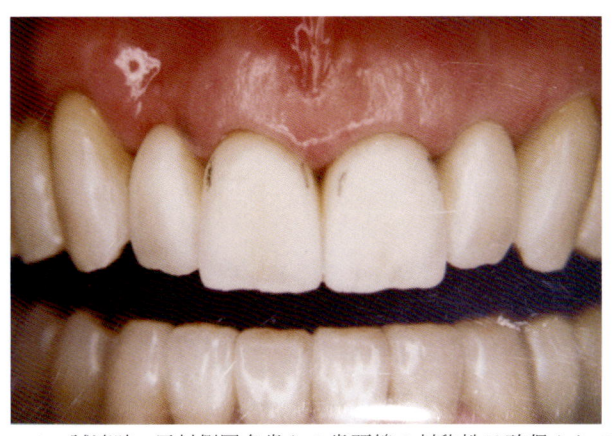

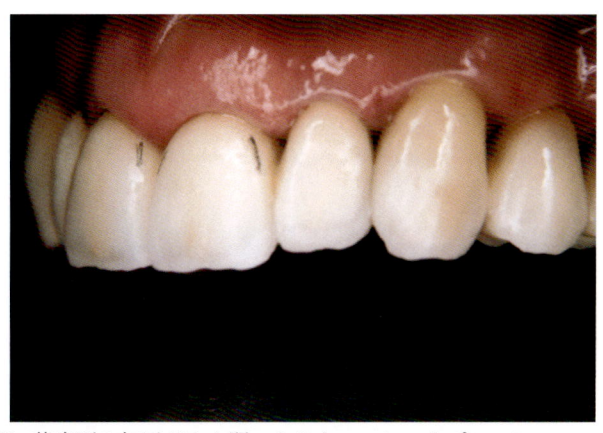

a、b：試適時。反対側同名歯との歯頸線の対称性は確保されているが、基底面の加圧がやや弱いためウォッシュ＆プレッシャー・テクニックを行う（ポラロイド写真）。

a|b

第2章 治療のゴールを見極めるための鑑別診断と考慮事項

図2-118a〜f 試適・調整後の完成した補綴物。

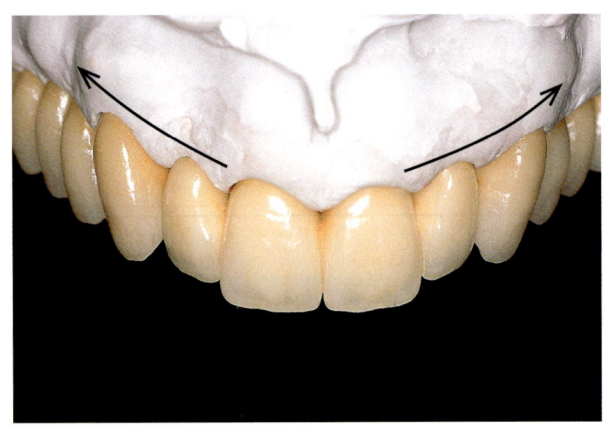

a：前歯部から臼歯にわたり、歯頸線の連続性が獲得されている。

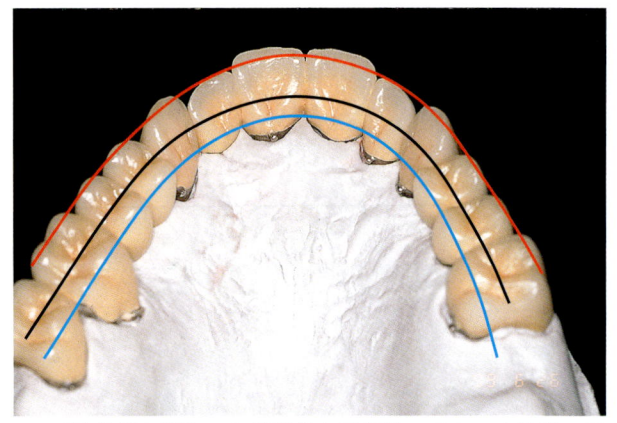

b：天然歯部と調和した機能性と清掃性、そして自浄性の要件を満たしたポンティック形態によって、歯列の整合性が回復されている。

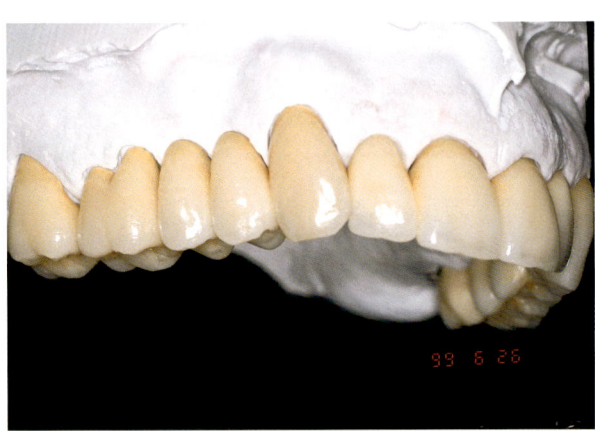

c、d：切縁線から咬頭頂の連続性の回復。

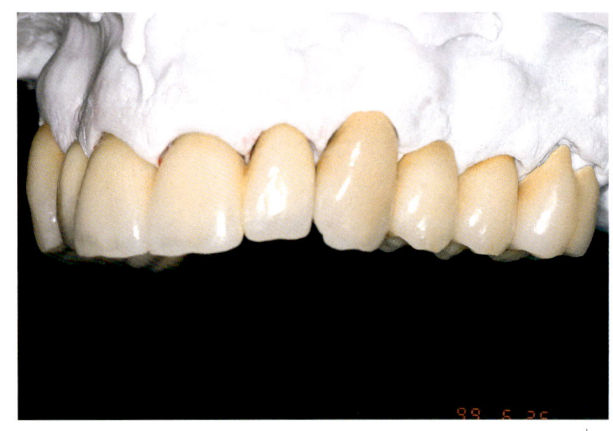

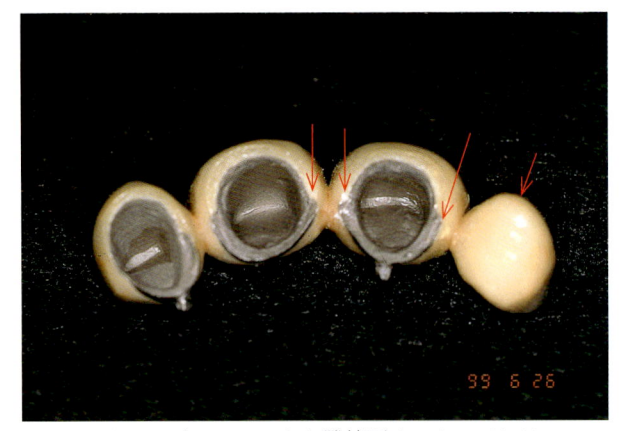

e：オベイト・ポンティックと隣接面カントゥアには、ハーフ・ポンティックが付与されている。

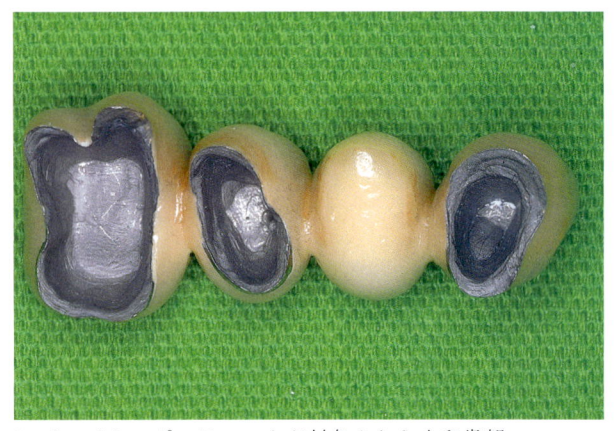

f：オベイト・ポンティックが付与された小臼歯部。

図2-119a～c　仮着。

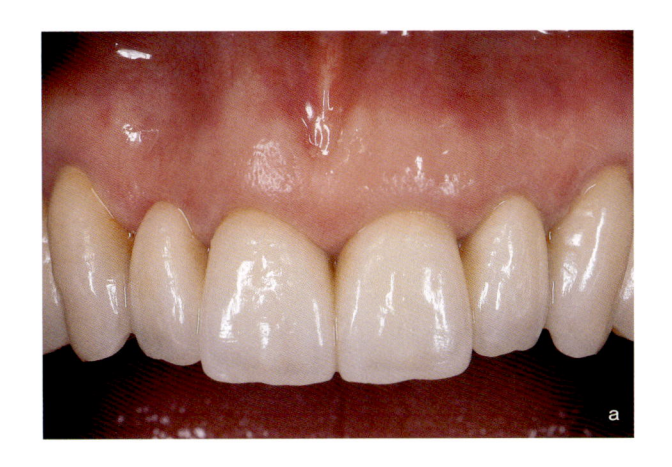

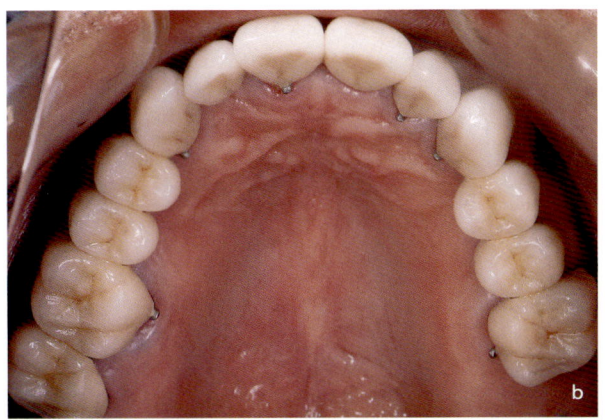

a、b：術後の軟組織の反応を観察しなければならない場合や、咬合のチェックが必要な大がかりな症例では、必ず仮着し必要があれば調整を行う。つまり、このような場合は仮着ができる補綴物を選択すべきである。

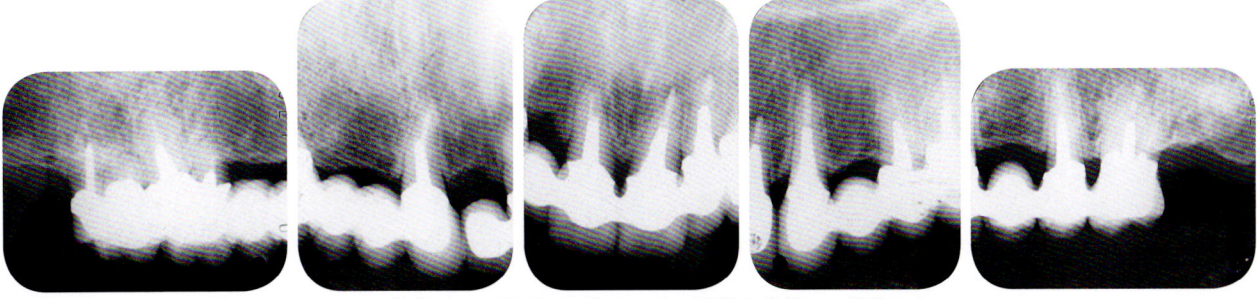

c：デンタルエックス線。ポンティック基底面は、骨頂まで約2mmの距離を確保して設定されている。

第 2 章　治療のゴールを見極めるための鑑別診断と考慮事項

図 2-120a、b　仮着後の評価。

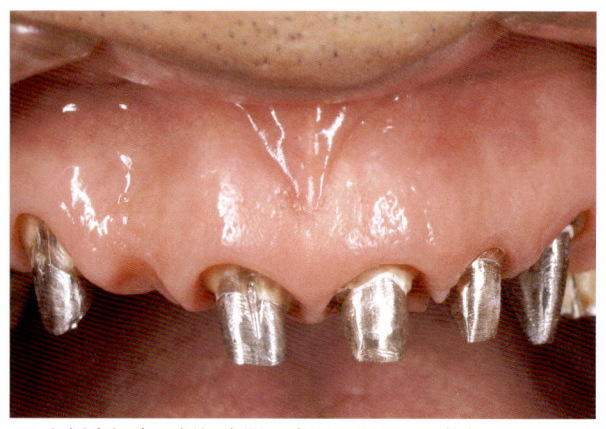

a：左側中切歯、側切歯間の歯間乳頭はコル状態で、コンタクト・ポイントの調整が必要である。他の部位の歯肉縁下カントゥアの設定は良好である。

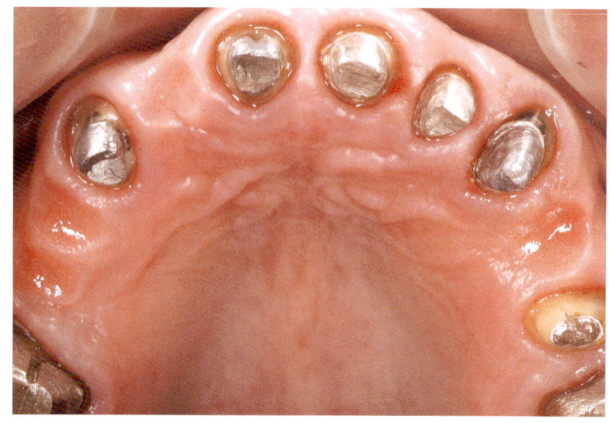

b：ポンティック基底面は、歯槽堤粘膜に対して生理的で適正な加圧がなされ、接触形態も良好である。

図 2-121a、b　最終補綴物装着後 2 年経過時。

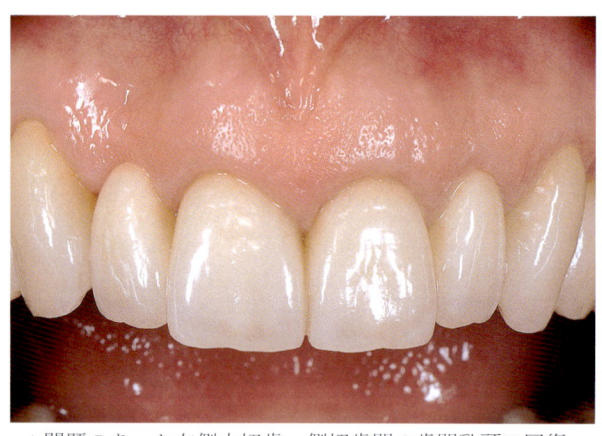

a：問題のあった左側中切歯、側切歯間の歯間乳頭の回復。

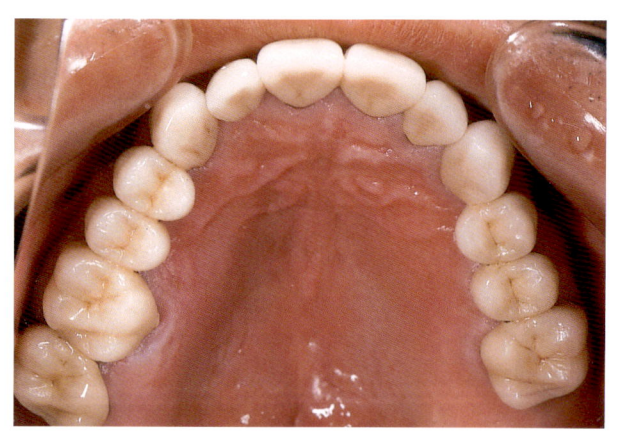

b：機能性に優れたポンティック形態。

図 2-122a〜c　最終補綴物装着後 5 年経過時。

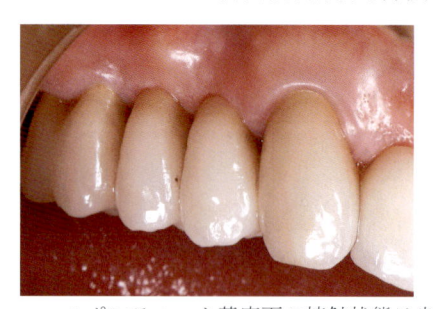

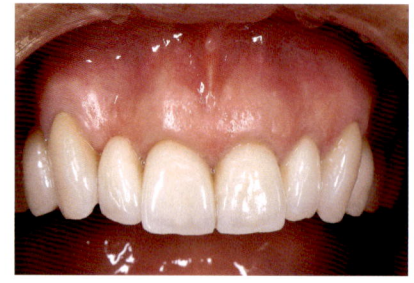

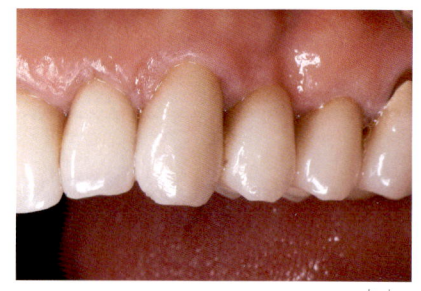

a〜c：ポンティック基底面の接触状態は良好である。

a|b|c

5-3. さまざまな欠損部歯槽堤への対応

ポンティックと歯槽堤の生理的、形態的な関係の基本を理解しておけば、審美的・機能的にも、またメインテナンスを行ううえでも調和のとれた欠損修復治療となる。本項では、欠損部歯槽堤の条件が異なる代表的な症例の術式の選択と対応方法について解説する（図123〜126）。

図2-123a〜f　術式の選択。

①ノーマルケース　　②造成ケース

a｜b

a：唇側歯槽骨の吸収のない歯槽堤。
b：唇側歯槽堤には水平および垂直的吸収を認める。

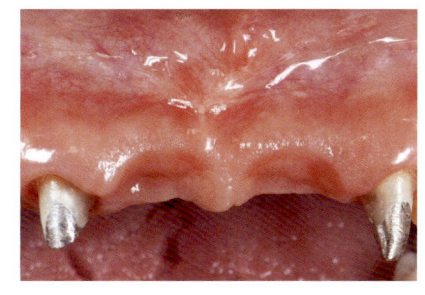

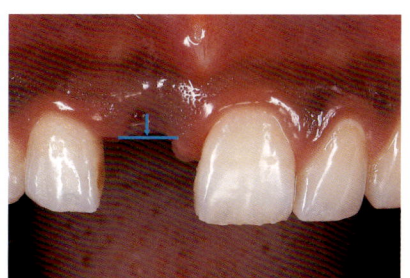

c｜d

c：隣接歯との歯頸線の連続性を確保することが可能である。
d：ポンティック部と反対側同名歯との調和を図ることはこの状態のままでは不可能である。

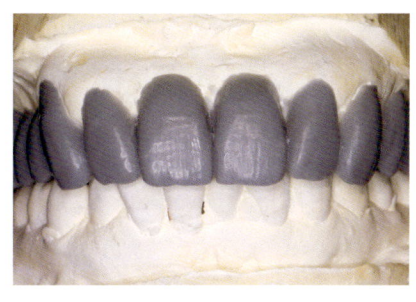

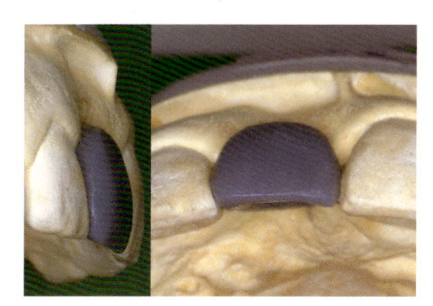

e｜f

e：cの状態であるならば、補綴的対応のみで対応が可能である。
f：dの状態の場合は、前処置を必ず必要とする。

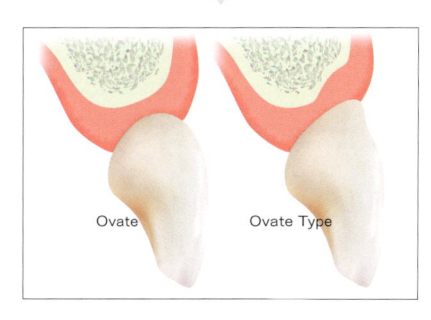

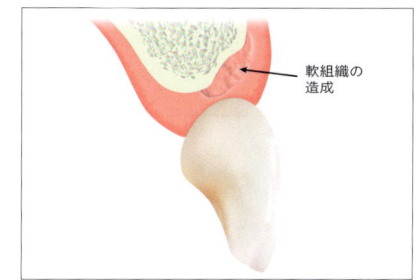

第2章　治療のゴールを見極めるための鑑別診断と考慮事項

5-3-1　補綴的処置のみで対応可能な場合

軽度の水平吸収を認めるが、隣接歯、反対側同名歯と歯頸線の調和を図ることが可能な場合→修復物で欠損を補うことによって隣接歯との調和が図れる場合は、前処置の必要がない（図2-124）。臨床的には最も頻度が高い。

図2-124a〜d　補綴的処置のみで対応できるケース。

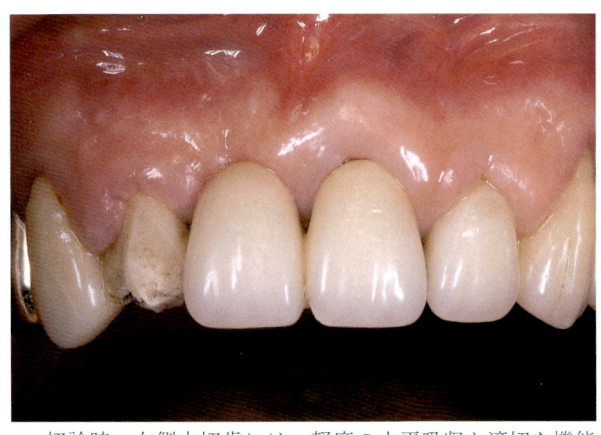

a：初診時。右側中切歯には、軽度の水平吸収と適切な機能圧が加えられていないポンティックを認める。

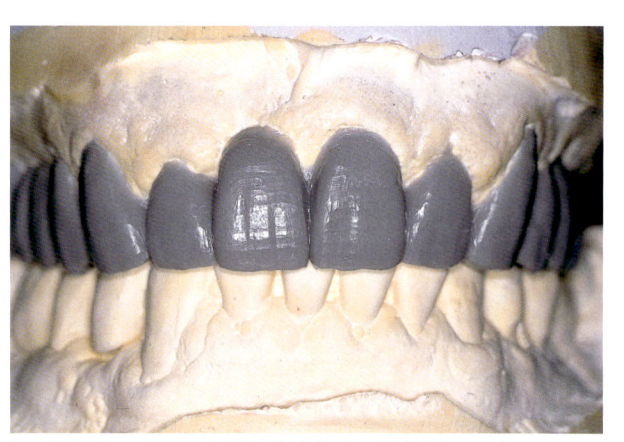

b：前処置の必要性を診断するための診断用ワックス・アップ。補綴処置のみで歯頸線の連続性が確保できる。

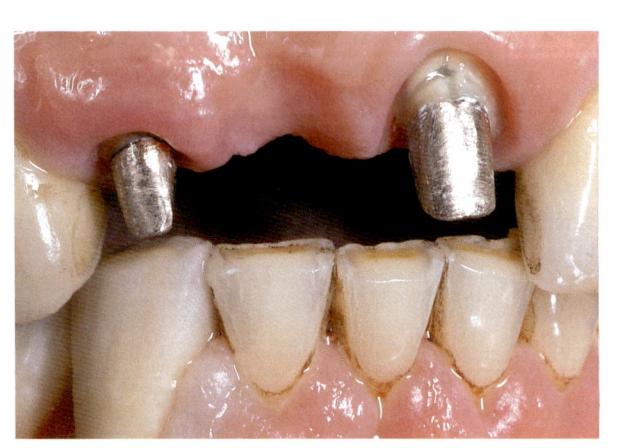

c：唇側にオベイト・ポンティックを設定。

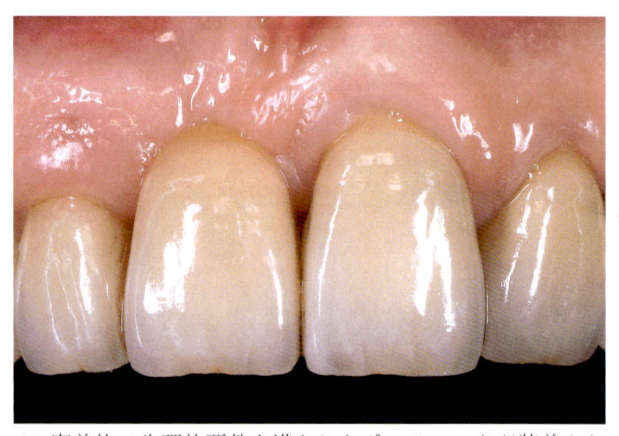

d：審美的で生理的要件を満たしたポンティックが装着されている。

5-3-2　前処置を必要とする場合

　欠損部歯槽堤に垂直および水平的吸収が認められる場合には、歯肉移植、骨移植、Guided Bone Regeneration 法（以下、本文内 GBR 法）などによって歯槽堤の造成後にプレ・インプレッション・テクニックを行う（図2-125）。また、抜歯予定歯の唇側歯槽骨が維持されて、歯頸線の連続性が確保できる場合には、抜歯と同時に、プレ・インプレッション・テクニックを行うことが可能である（図2-126）。

図2-125a～q　歯槽堤の造成後に補綴的対応を行った症例。

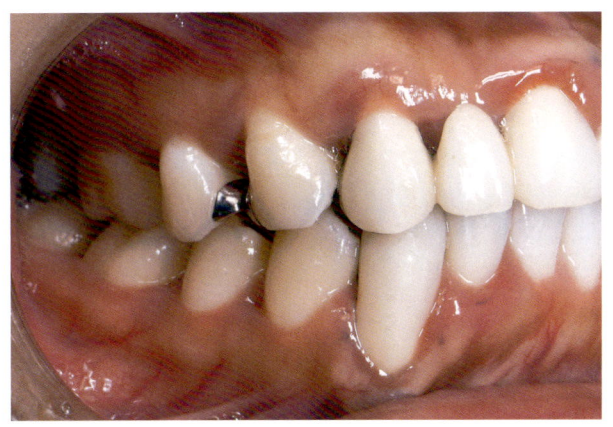

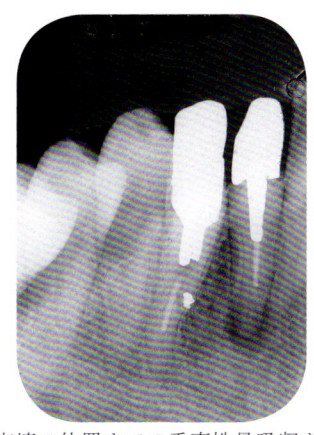

a、b：下顎右側犬歯は、パーフォレーションに対応したと考えられるアマルガム充填の位置までの垂直性骨吸収を認め、保存不可能である。付着歯肉の幅は少ない。

a|b

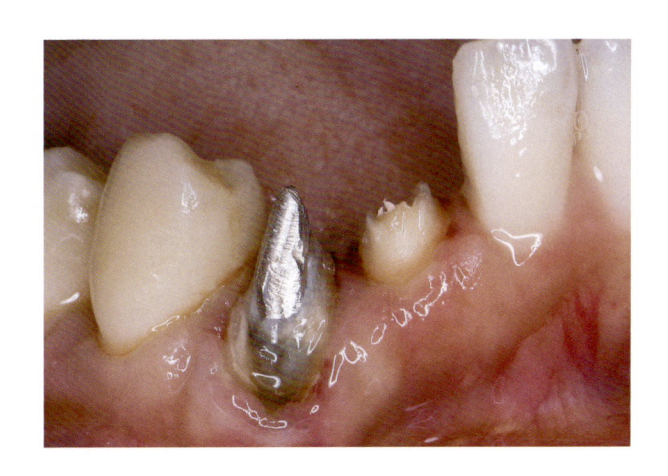

c：抜歯後には、唇側歯槽骨の吸収に伴う歯槽堤のかなりの吸収が予測される状態。

> **☞ KEY POINT　本例における歯槽堤の造成**
>
> 1．抜歯時には、抜歯窩の吸収を最小限にするために骨補填材を充填し、一度軟組織の治癒を待つ。
> 2．軟組織の治癒後、歯肉移植を行い、まず付着歯肉の増大を図る。
> 3．2回目の造成で、隣接歯および反対側同名歯との歯頸線の調和を図ることを目標とし、歯槽堤の水平および垂直的な造成を行う。

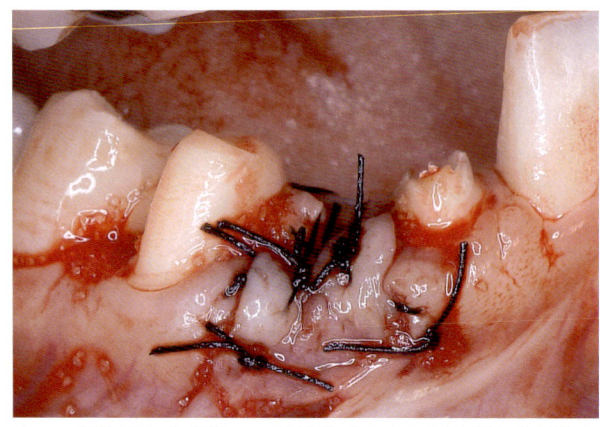

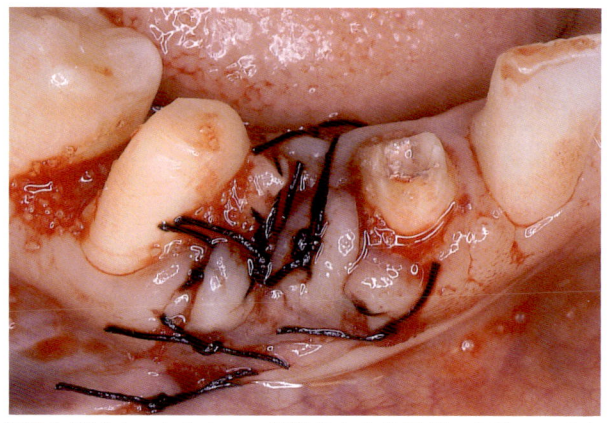

第2章 治療のゴールを見極めるための鑑別診断と考慮事項

d、e：2回目の造成術。水平的造成のために口蓋から採取した結合組織を移植するとともに、唇側歯肉を歯冠側に移動し、垂直的な造成を行った。術後の吸収を予測して、造成は30％多めに行う。

d|e

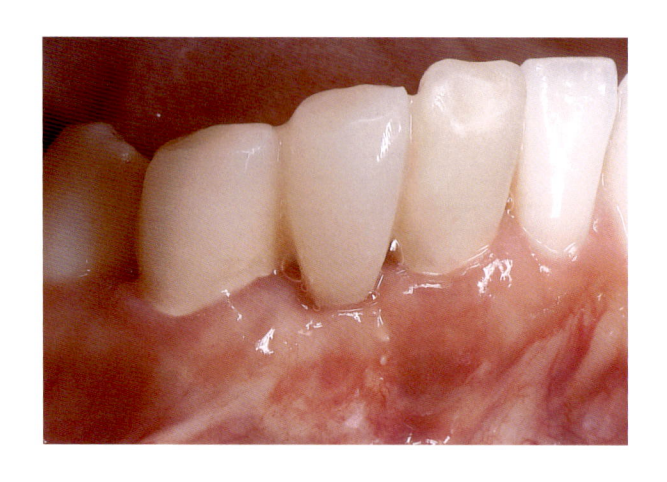

f：歯槽堤粘膜の調整後のプロビジョナル・レストレーションによるプレ・インプレッション・テクニック。

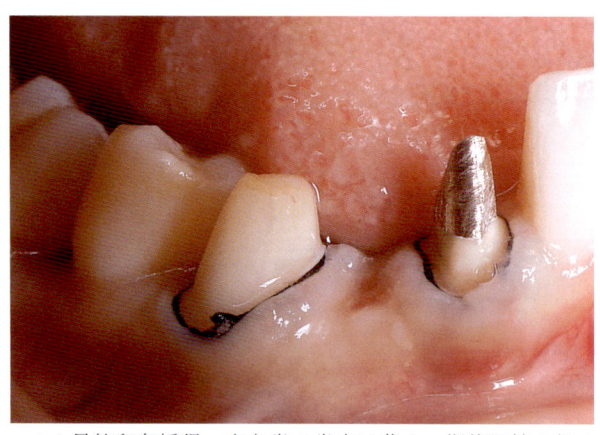

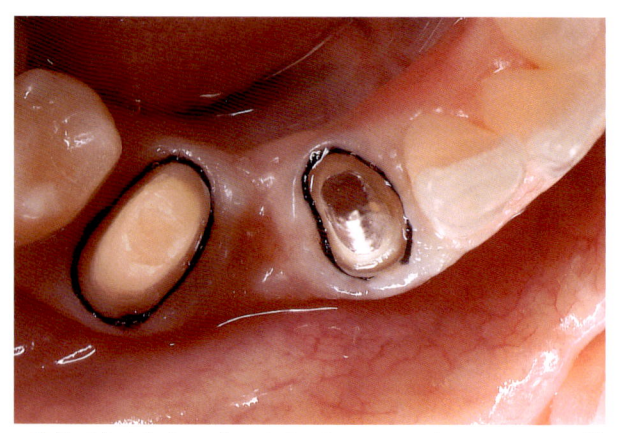

g、h：最終印象採得。支台歯の歯肉は薄く、術後退縮を起こしやすい条件であるため、プロビジョナル・レストレーションの段階で支台歯周囲組織と、ポンティック部の再評価を十分に行った後、印象採得に移行しなければならない。

g|h

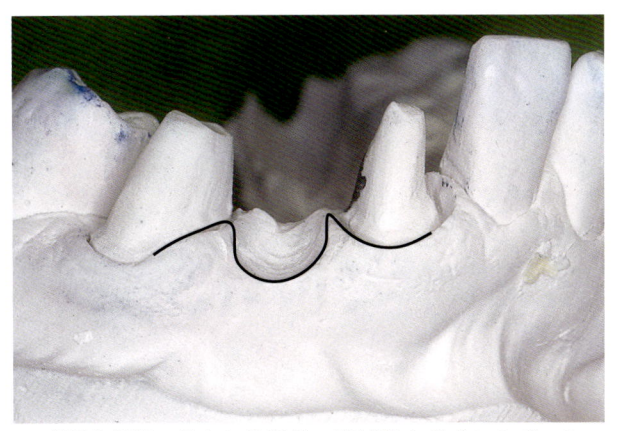

i：歯間乳頭部の保存と歯頸線の連続性を考慮したポスト・インプレッション・テクニック。

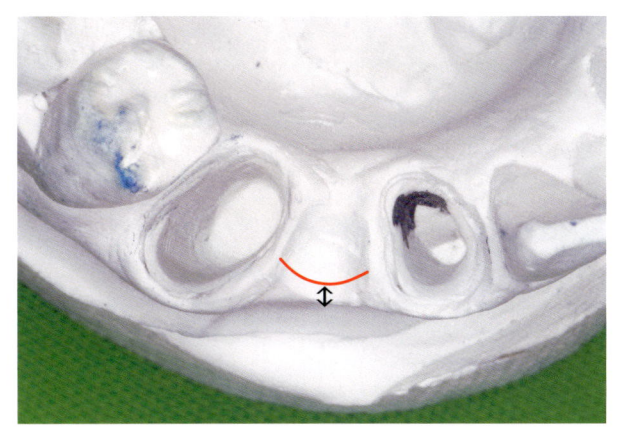

j：唇側には最低1mm以上の歯肉を温存しなければならないが、この状態では削合しすぎである。

k：フル・カントゥアのワックス・アップを行い、アレンジの必要性を確認し、歯冠形態とメタルフレームのカットバック・デザイン決定のために利用する。本例では、歯冠スペースが狭いため(↔)、乱排列にて幅径を改善し(↔)歯冠長のバランスを確保することに決定する。

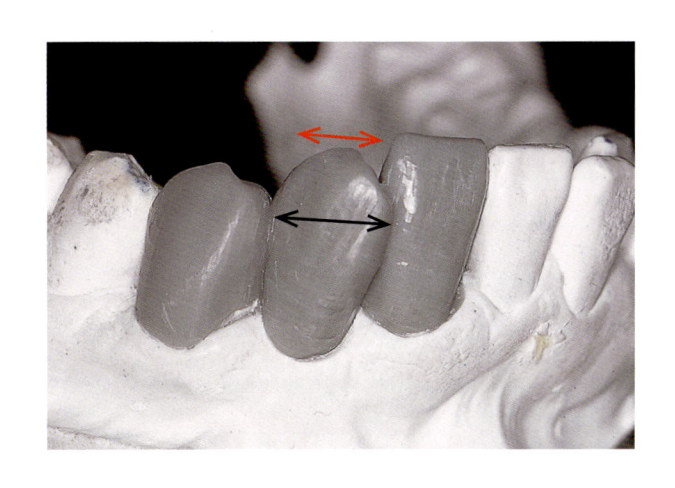

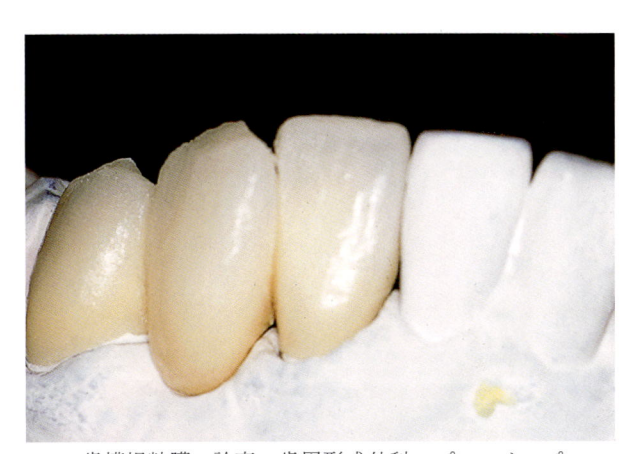

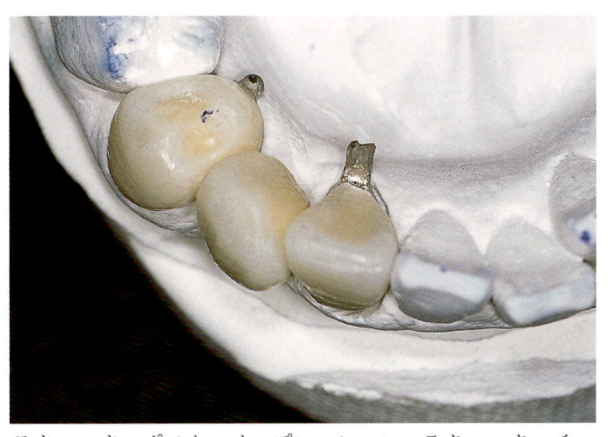

l、m：歯槽堤粘膜の診査→歯周形成外科→プレ・インプレッション・テクニック→ポスト・インプレッション・テクニック→チェアサイドとラボサイドにおける調整を経て完成した補綴物。ポンティック・スペースが狭く、反対側とのバランスがとりにくいために、機能性と舌面の清掃性を確保できる範囲で多少ラッピングさせた。

l│m

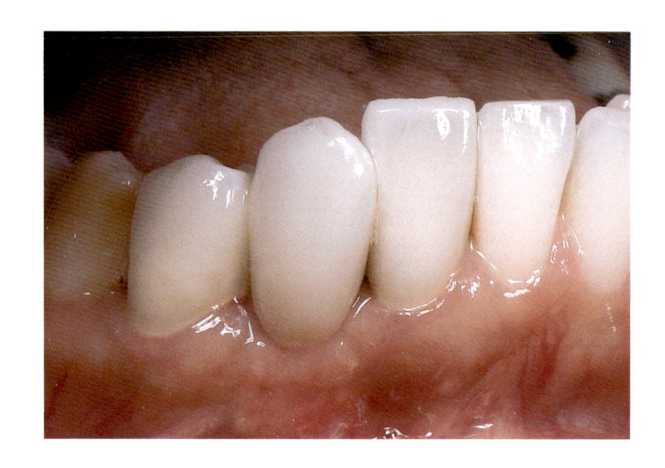

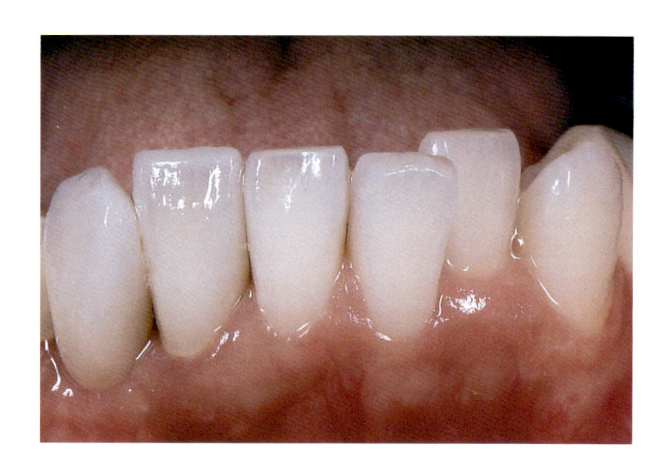

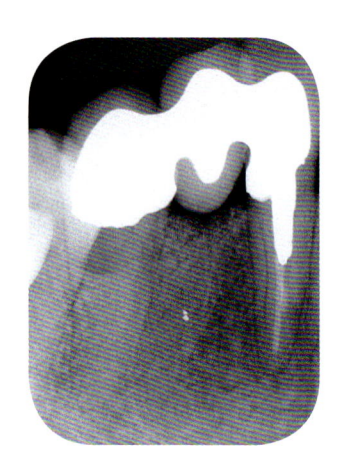

第 2 章　治療のゴールを見極めるための鑑別診断と考慮事項

n｜o
―――
p｜

n〜p：最終補綴物装着後 6 ヵ月経過時。隣接歯そして反対側犬歯との歯頸線の連続性が獲得され、審美的で清掃性に優れたポンティック形態である。適切な色調が再現され、患者の満足度は高い。側切歯の根尖病巣も治癒傾向にある。

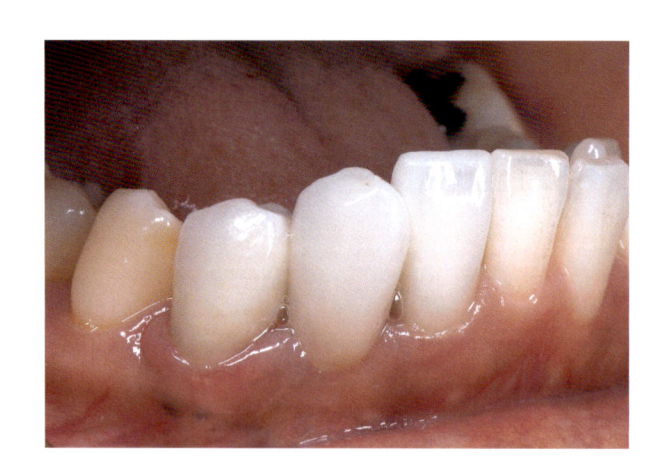

q：：術後 5 年。

図2-126a〜g　抜歯と同時にプレ・インプレッション・テクニックを行った症例。

a｜b

a、b：側切歯は、歯根破折により保存不可能であるため、抜歯と同時にオベイト・ポンティックでプレ・インプレッション・テクニックを行う計画を立案。

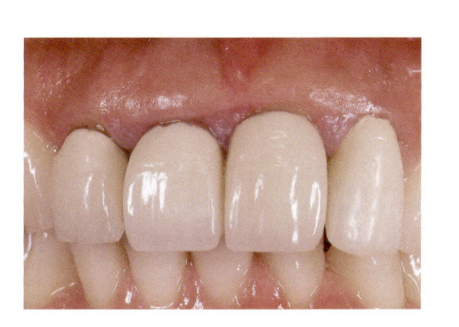

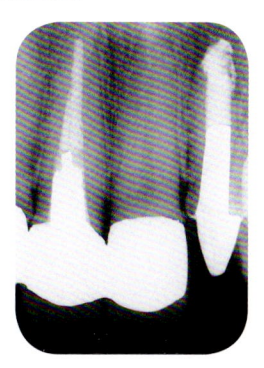

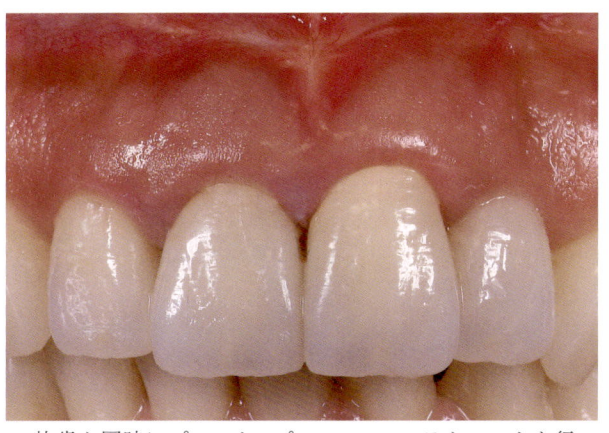

c：抜歯と同時にプレ・インプレッション・テクニックを行って1ヵ月後の状態。辺縁歯肉の形態は反対側と対称的であり、歯間乳頭部も保存されている。

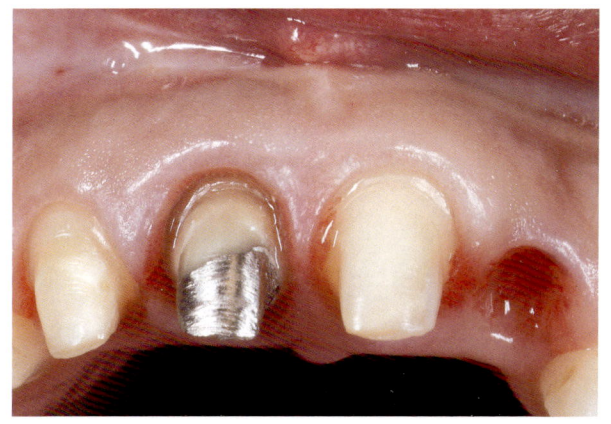

d：再評価時。支台歯隣接面の調整が必要である。唇側歯肉には約1mmの歯肉の厚みが維持されている。

e｜f

e、f：最終補綴物装着。反対側側切歯歯頸線との対称性も確保されている。

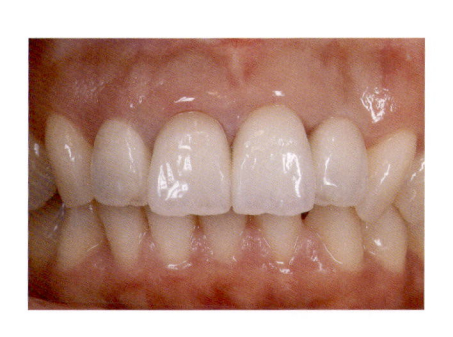

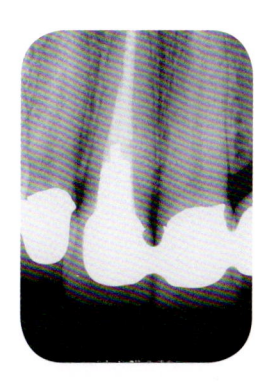

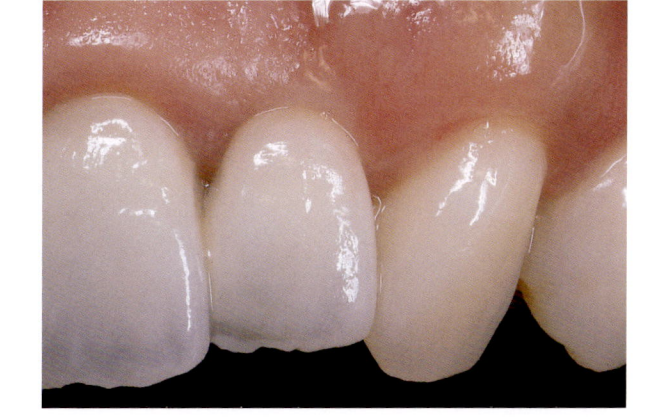

g：最終補綴物装着後1年経過時。抜歯窩内に設定されたポンティックは、歯槽堤粘膜との調和に優れている。

第2章　治療のゴールを見極めるための鑑別診断と考慮事項

Column2

長期的に安定したポンティック基底面設定のポイント

　試適時に生理的範囲で適度な機能圧が加わっているかの評価基準として、加圧された歯槽堤のブレンチングが5分以内に消失することが一般的に推奨されている。ブレンチング自体は、歯槽堤のどこかわずかの部分が加圧されているだけでも生じてしまうため、その加圧範囲の評価が不十分な状態で装着されたポンティック部には経年的に問題が生じることになる。ここでは、それらを回避するためのポイントを解説する。

a〜d：術後に問題が生じた症例の分析

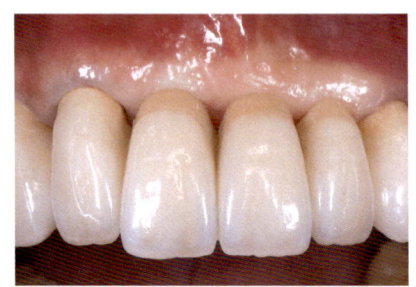

a：試適時：ポンティック歯槽堤には、ブレンチングを認める。

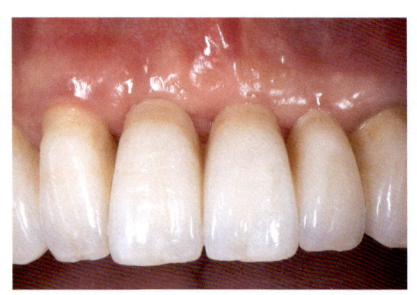

b：5分後に消失したので、適切な機能圧が負荷されていると評価して装着．

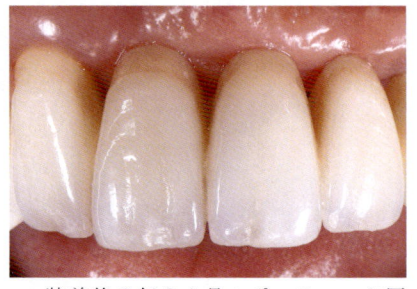

c：装着後6年8カ月：ポンティック唇側には間隙が生じ、生理的な問題と清掃時の困難が生じている。

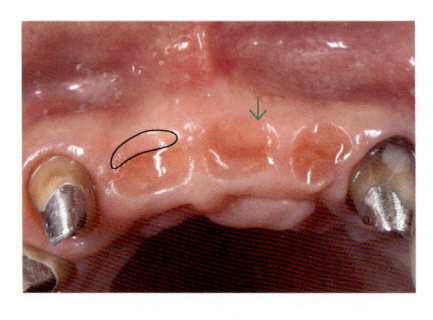

d：問題が生じた部分の装着直前の評価：口蓋側寄りに比べて唇側辺縁部から歯槽頂部の加圧が弱かったこと（丸印）、および設定が唇側寄りで外側に歯肉が保存できていない（矢印）。

e、f：術後のトラブルを回避するためのラボサイドにおける基底面設定のポイント

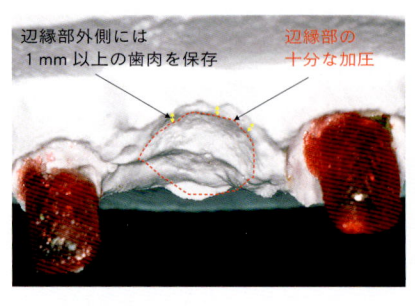

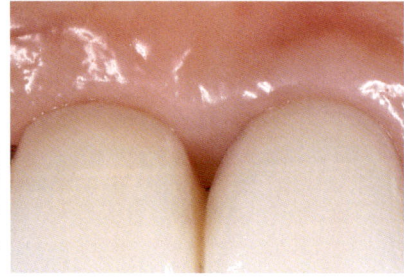

辺縁部外側には1mm以上の歯肉を保存
辺縁部の十分な加圧

e｜f

e：ウオッシュ＆プレッシャーテクニック後に製作された作業模型。
f：装着時：唇側辺縁歯肉外側を保存して、その内側に適切に加圧されたポンティックが設定されている．

5-4. 歯科技工士とのコラボレーションの実際

　審美修復を成功に導くためには、ここまでに解説してきた2章5のポンティックの設定と2章1～4の鑑別診断と治療戦略を理解することに加えて、ラボサイドとの十分な連携を図ることが必須である。そこで、実際の症例を呈示して、何時、何を、どのような連携をとっていくかを解説する。

初診時（図2-127a～c）　　**主訴**：前歯部歯肉の腫脹、および出血。**初診日**：2000年2月24日。**年齢、性別**：29歳、女性。

　歯肉は抵抗性が乏しいThin Type、色調は明るいピンク色である。既に修復治療が行われている支台歯周辺のみに限局して歯肉の発赤・腫脹が認められる。歯周ポケットは6mmで中等度の歯槽骨吸収も認める。右側中切歯の根管治療は不十分で根尖相当部歯肉にはフィステル形成、また、切縁線は直線的でスマイル・ラインとは調和していない。右側ポンティック部は、舌側転位歯を抜歯後にブリッジを装着したとのことであり、反対側同名歯とは幅径、歯冠長共に対称性に欠ける。また、患者本来の咬合は、叢生を伴う上顎前突であったことがうかがえる。

審美的問題点と対応

1. 口唇に対する切縁線の位置 - スマイル・ラインの回復
2. 歯肉の著しい発赤、腫脹と深い歯周ポケット - 初期治療後、歯周外科処置。
3. 歯周外科後のブラック・トライアングル・ハーフ・ポンティックとロング・コンタクト。
4. 失活支台歯のディスカラーと歯肉の性状（薄くピンク色）- 硬質レジン前装によるダウエル・コアと抵抗性のない薄く明るい歯肉にはモディフィケーション・マージン応用のメタル・セラミックス。

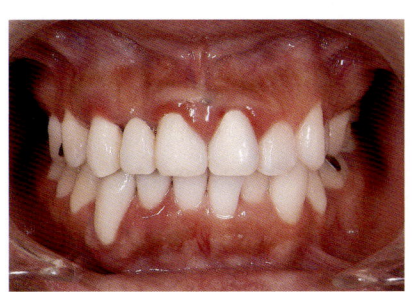

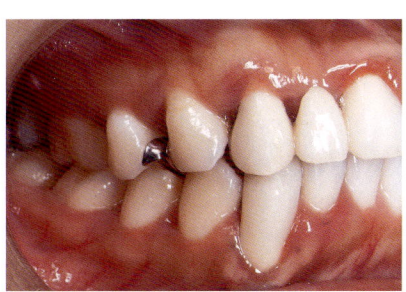

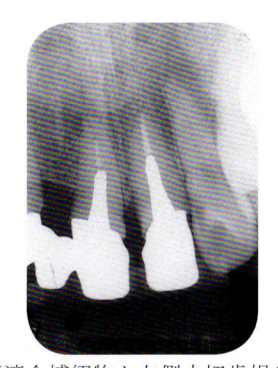

a、b：修復部位に限局した歯肉の著しい発赤、腫脹。

c：不適合補綴物と左側中切歯根尖病巣を認める。

第2章　治療のゴールを見極めるための鑑別診断と考慮事項

初期治療終了後の歯周外科処置（図2-128a、b）

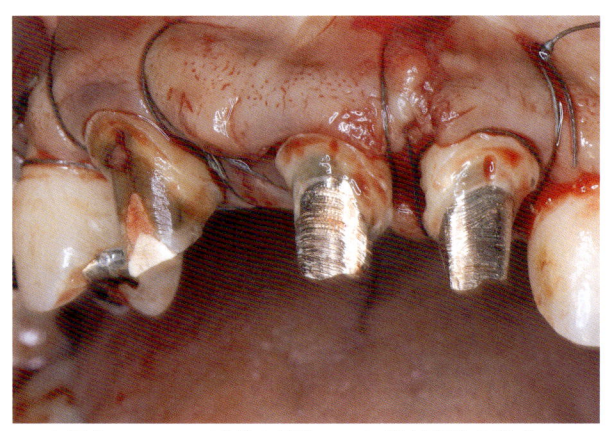

a：全層弁でScallop形態を維持した切開外形線を設定する。歯肉の厚みを維持することは、歯間乳頭再生の可能性が広げ、かつ術後の歯肉退縮にも対応できる。

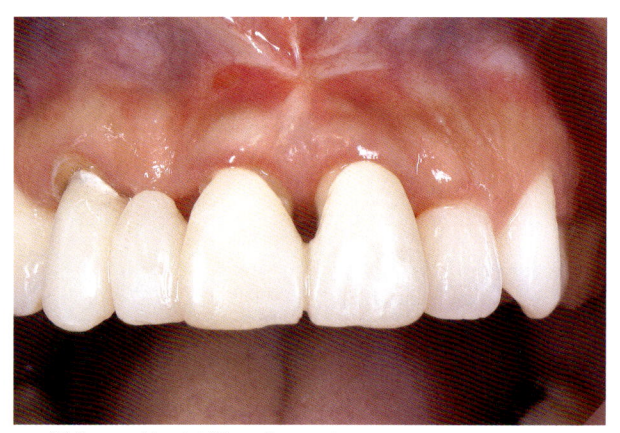

b：術後1ヵ月。早期にプロビジョナル・レストレーションを修整して歯肉縁下にフィニッシュ・ラインを設定してしまうと付着の問題が起こる。

プロビジョナル・レストレーションの評価（図2-129a、b）

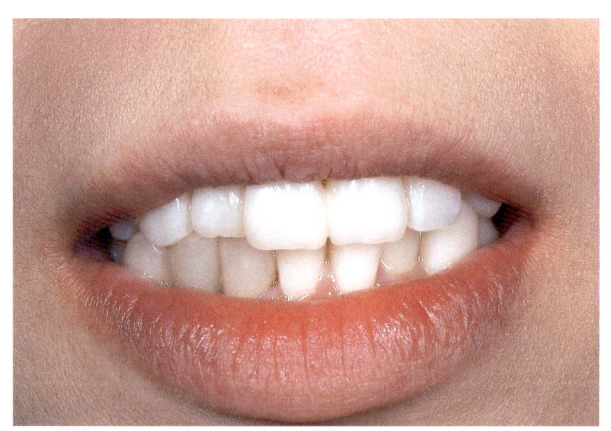

a：口唇との調和の評価。

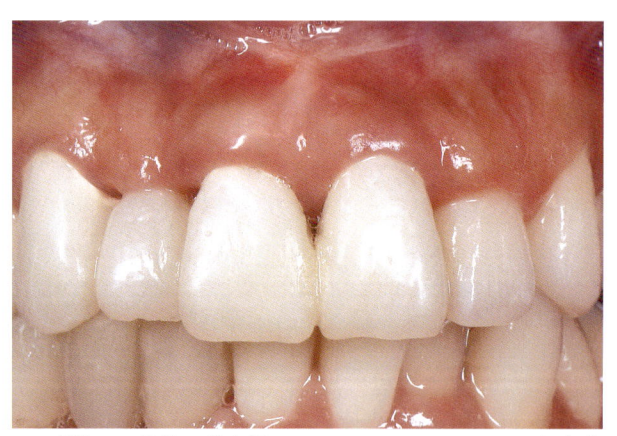

b：手術3ヵ月後に歯肉縁にフィニッシュ・ラインを設定後のプロビジョナル・レストレーション。

最終支台歯形成と印象採得（図2-130a、b）

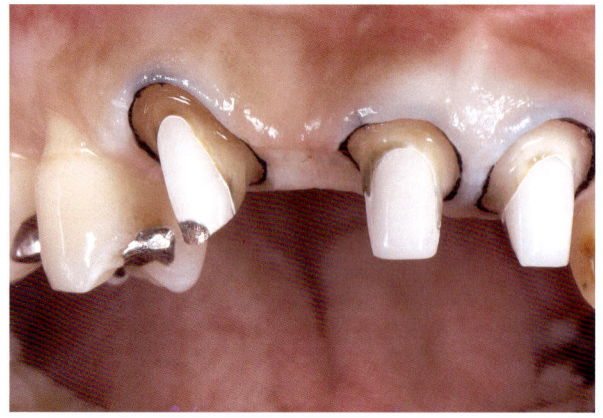

a：歯周外科処置4ヵ月後に歯肉圧排下で最終支台歯形成を行う。

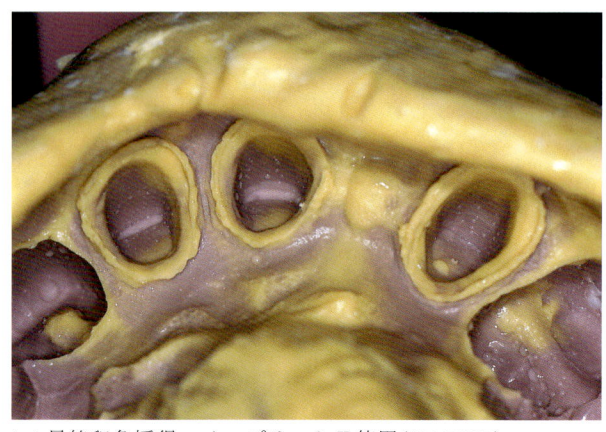

b：最終印象採得。インプリントII使用（3M ESPE）。

シェード・テイキング（図2-131a、b）

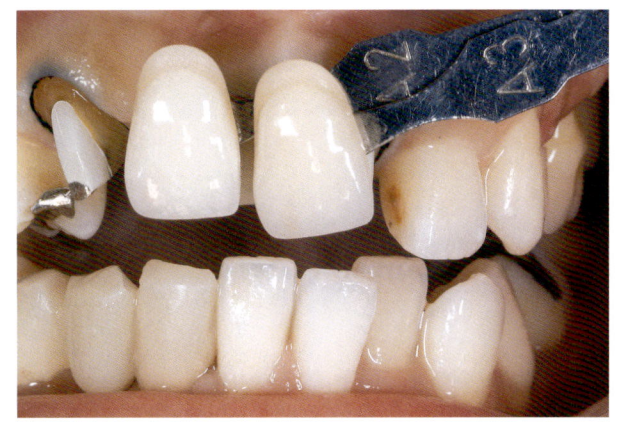

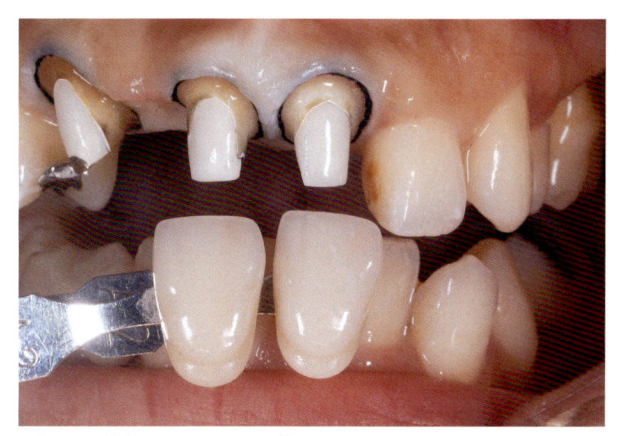

a、b：本症例では、上下顎残存歯の色調・形態に加えて、支台歯残存歯質の着色具合が異なる状態（特に変色の強い右側犬歯）をラボサイドに伝達することが重要である。

a|b

チェアサイドからラボサイドへの伝達、指示事項

①クロス・マウントを行い、プロビジョナル・レストレーションに付与された舌面形態再現のためのインサイザル・テーブルの製作。

②補綴物形態最終決定のための診断用ワックス・アップの製作。

③抵抗性が少ない唇側歯肉の健康を維持するために、歯肉圧排による歯肉の形態変化に注意を払いながら歯肉縁下カントゥアとエマージェンス・プロファイルを設定すること。

④中切歯間にはハーフ・ポンティック・テクニックを応用すること。

⑤シャドウを回避するためのモディフィケーション・マージンの応用。

⑥適切なポンティック部エマージェント・サイトの模型調整とポスト・インプレッション・テクニックによるオベイト・ポンティックの製作。

⑦できる限り左右側切歯幅径の不調和を避けること。

⑧患者が若々しく、白い健康的な色調と排列を希望していること。

第2章　治療のゴールを見極めるための鑑別診断と考慮事項

図2-131①〜⑧の指示事項に沿って調整された模型と製作された素焼き状態の補綴物（図2-132a〜f）

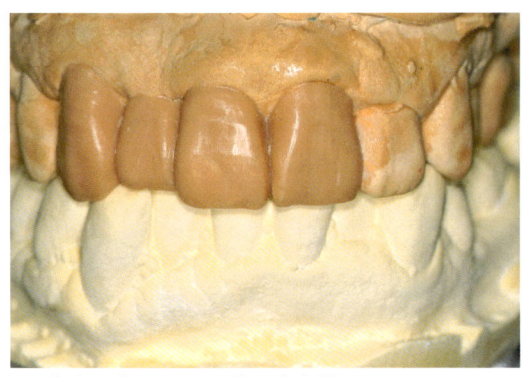

a：患者固有の下顎運動を咬合器にトランスファーするためにプロビジョナル・レストレーションの模型を咬合器にマウントし、インサイザル・テーブルを製作する。

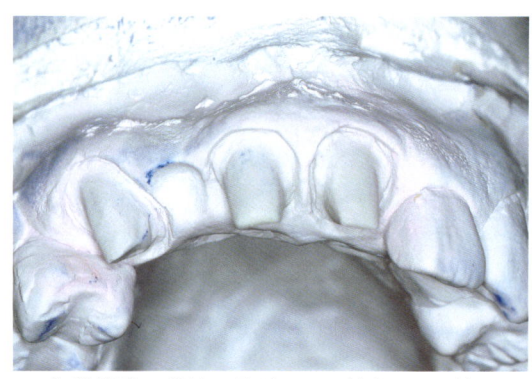

b：作業模型の調整。骨頂までの情報を必ず与えて基底面を削合。

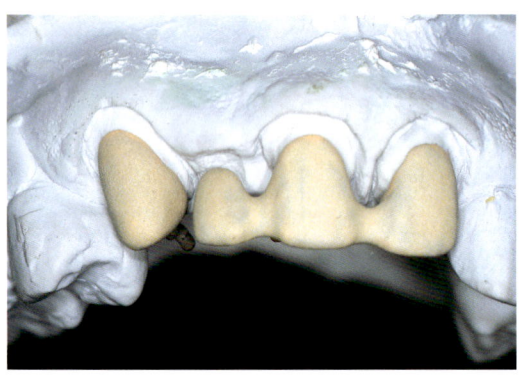

c：メタルを支台歯のフィニッシュ・ラインの上方約3mmまでカットバック後に、オペーク焼成。

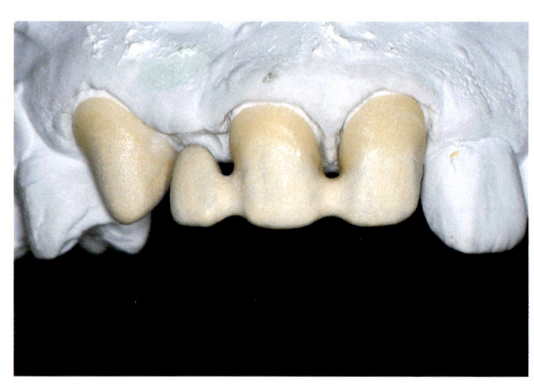

d：マージン・ポーセレンの焼成。

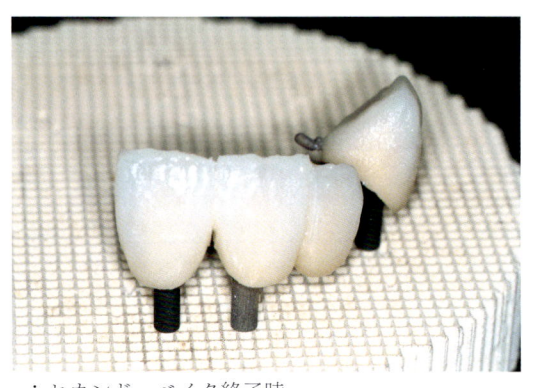

e：セカンド・ベイク終了時。

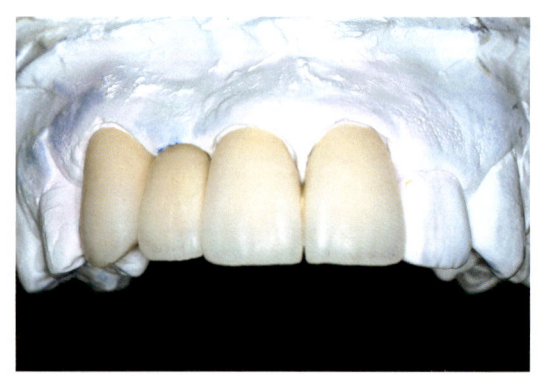

f：形態修整完了。

試適で納品される時のラボサイドからの伝達、指示事項

①正中線と歯軸の確認。

②スマイル・ラインと切縁線の位置の確認。

③側切歯の幅径が異なり、形態のバランスがとりにくい。

④ポンティック基底面の模型調整量とエンブレジャーの確認。

⑤中切歯・側切歯・犬歯の色調バランスの確認。

1回目の試適および形態修整（図2-133a〜c）

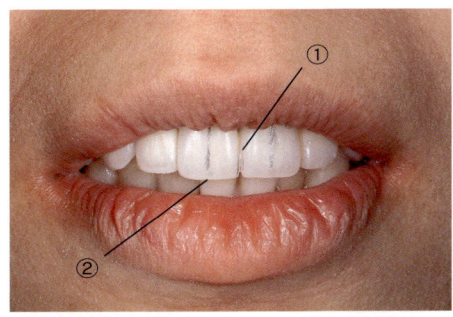

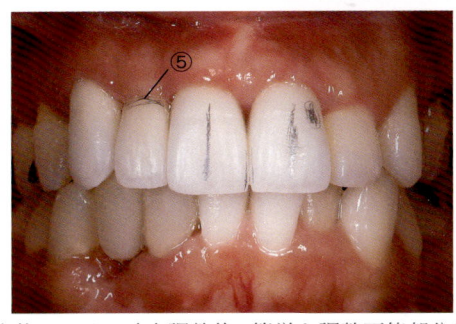

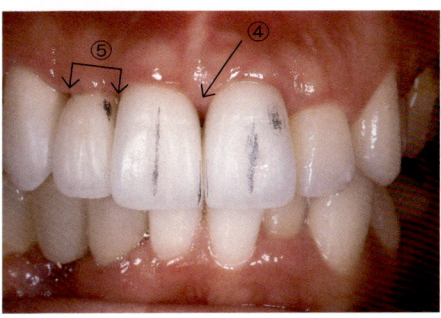

a〜c：中心咬合位における咬合調整後、簡単な調整可能部分は調整し、必要があれば鉛筆でラインなどを記入。bではポンティックは頚線が頬側よりで長いため、調整してcの状態になっている。

試適時のチェック事項（図2-133a〜c）と評価

①口唇に対する評価：
中切歯歯軸と正中線が切縁に向かうに従い徐々に左側に傾斜している。

②歯列のバランス：
右側前歯の歯冠長が長く、下口唇とのバランスが不良である。

③色調と形態の評価：
術者サイドの理想もあるが、この段階では、患者サイドの評価を第一優先として評価を聞くようにしている。色調に関しては、下顎前歯との調和が図れており、患者の満足度は高い。

④中切歯近心隣接面の歯肉縁下カントゥアの評価：
歯間乳頭部歯肉に対して生理的な範囲の加圧が加えられ、形態付与が適切であるかをブレンチングが5分以内で消失するかで確認する。ブラック・トライアングルが多少存在するが、これ以上のロング・コンタクトは残存歯（左側中切歯、犬歯）とのバランス不調和を招くことになるため、この状態で問題ないと判断する。

⑤ポンティック基底面の設定位置：
エマージェント・サイトの設定が頬側寄りで歯冠長が長い（図2-133b）ため調整する。また、両隣接歯とのエンブレジャーを閉鎖しすぎている（図2-133c）。

チェアサイドからラボサイドへの伝達、指示事項

①正中線の改善。

②左側中切歯と側切歯のラッピングを弱くする。

③口唇に対する右側前歯切縁線をわずかに短く改善。

④両側中切歯が平面的にみえるため、トランジッショナル・ラインアングルを強調する。

第2章　治療のゴールを見極めるための鑑別診断と考慮事項

2回目の試適および形態修整（図2-134a〜c）

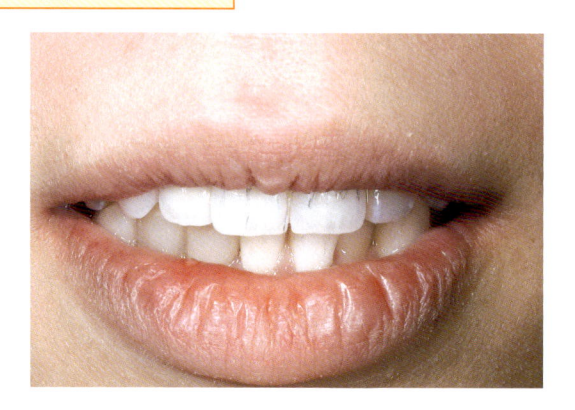

a
b | c

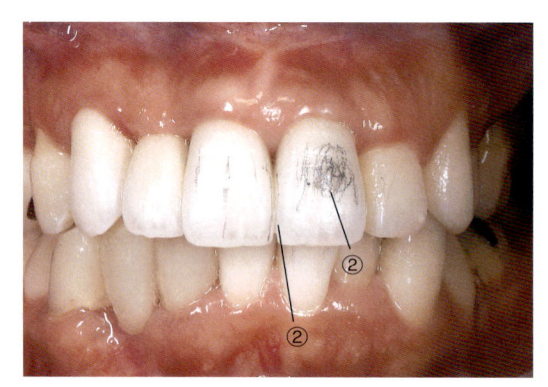

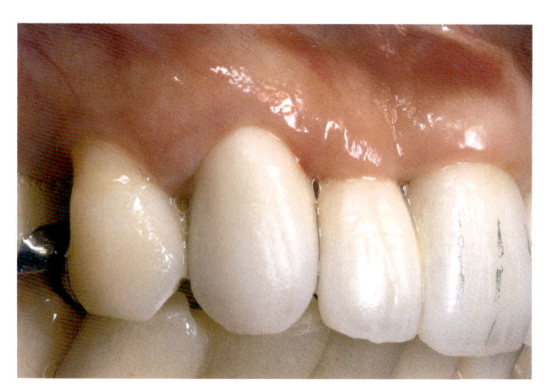

試適時のチェック事項（図2-134a〜c）と評価
①口唇に対する評価： 切縁線の位置は良好でスマイル・ラインと調和している。 ②歯冠形態に対する評価： 正中線を再度調整する必要がある。また、左側中切歯唇面のカントゥアが右側と調和していないため遠心傾斜しているように見えるのでチェアサイドで調整する。 ③シャドウ： ディスカラーが強い犬歯部ではシャドウが発現せず、モディフィケーション・マージンの技工操作が良好に行われている。

チェアサイドからラボサイドへの伝達、指示事項
①正中線と歯軸の再度の調整、改善。　②左側側切歯のステイニング。

修復物の仮着（図2-135a〜d）

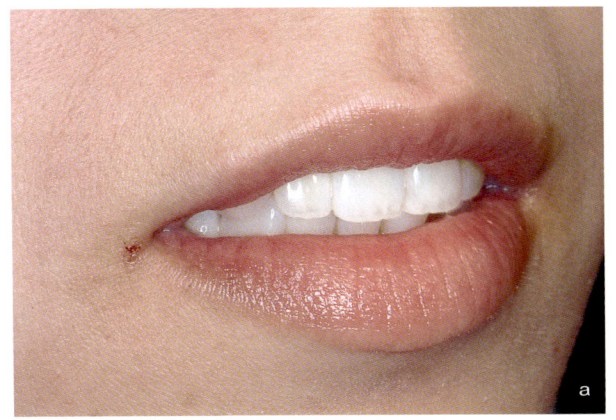

a、b：口唇との調和を図ることができている。

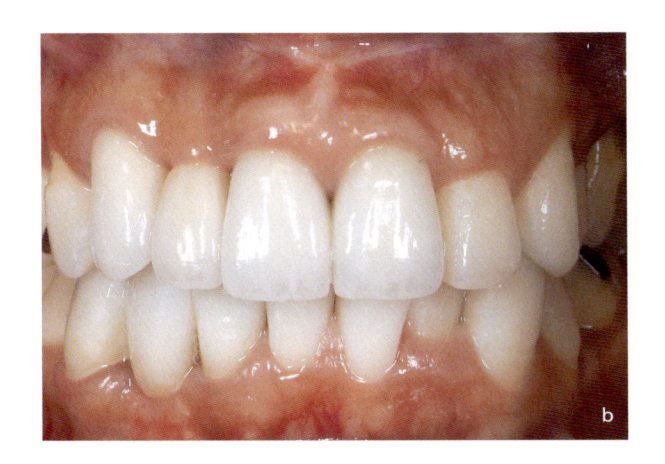

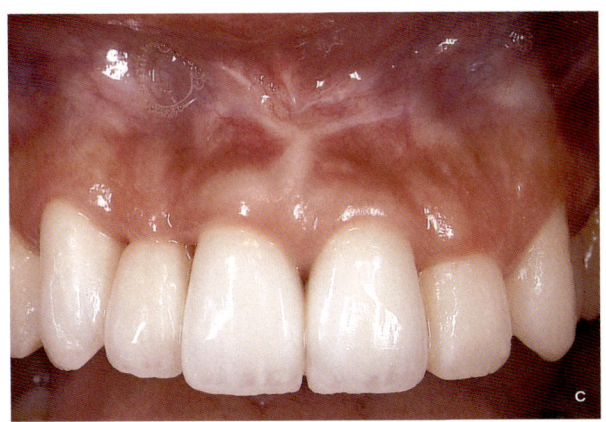

c、d：ポンティックの設定も良好でシャドウの発現を認めない。

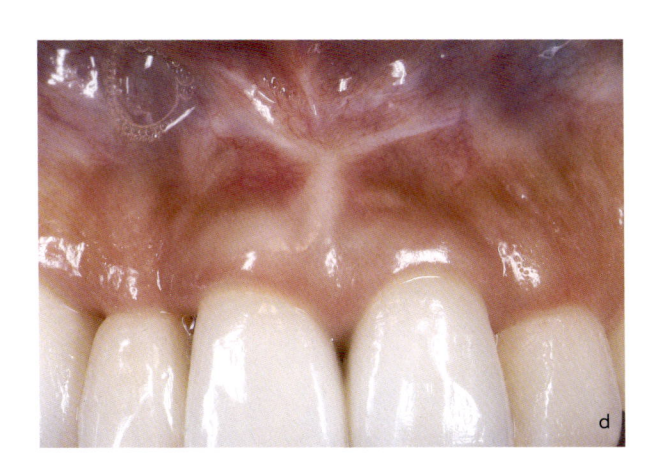

仮着後の評価（図2-136a、b）

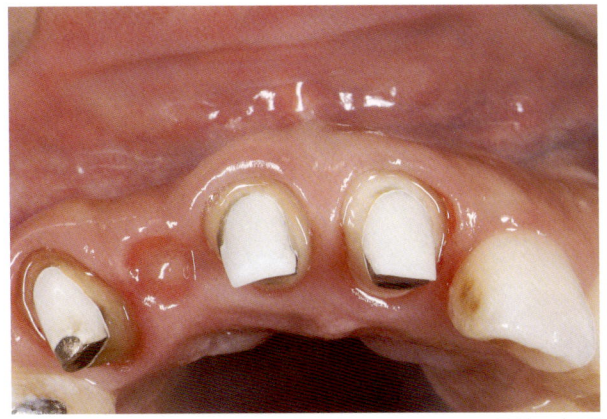

a：左側中切歯遠心と右側犬歯舌側カントゥアの調整が必要である。

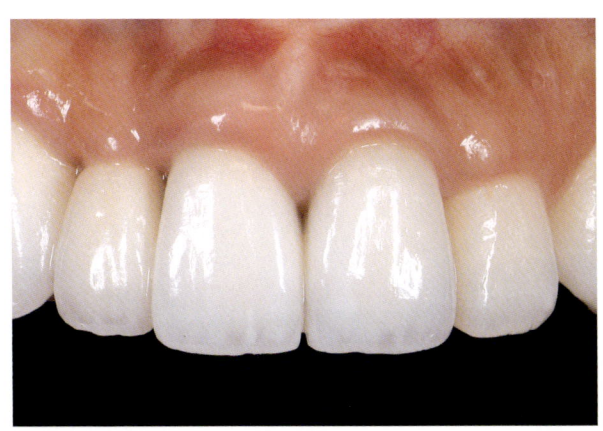

b：調整後に装着。

第2章 治療のゴールを見極めるための鑑別診断と考慮事項

術後2年の評価（図2-137）

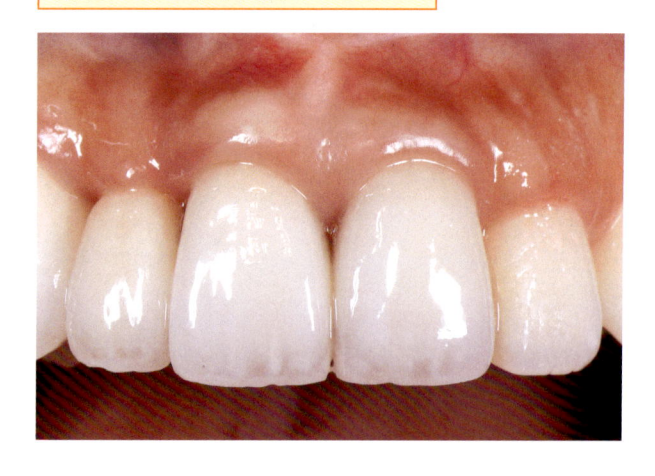

支台歯周囲組織およびポンティック基底面の状態が良好に維持されている。

術後5年6ヵ月とその間のエックス線写真（2006年7月）（図2-138a～e）

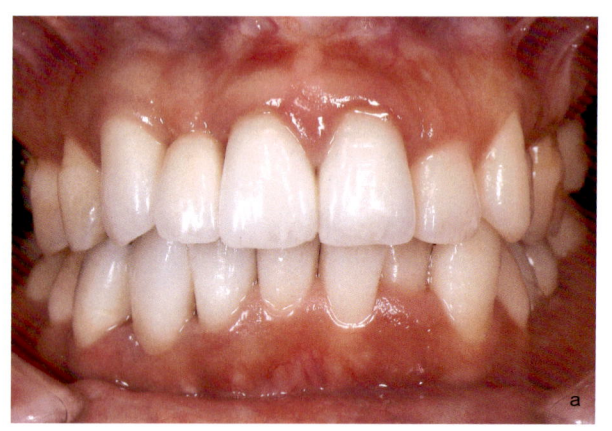

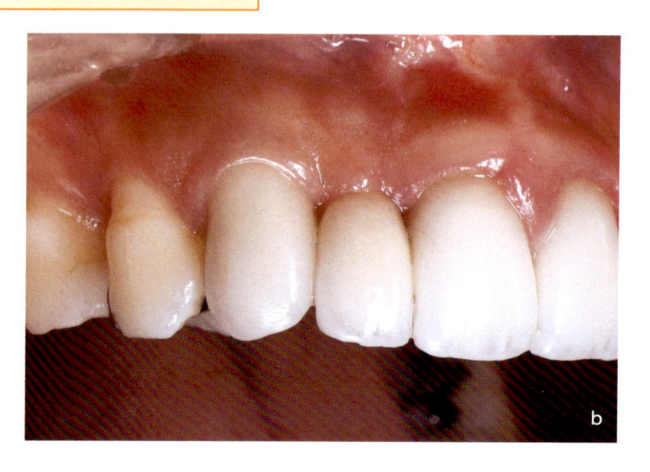

a、b：中切歯部歯間乳頭部および唇側に炎症を認める。

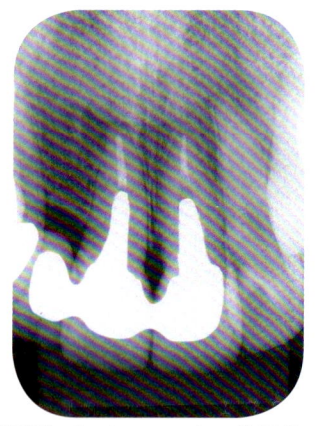

c：装着時デンタルエックス線写真。 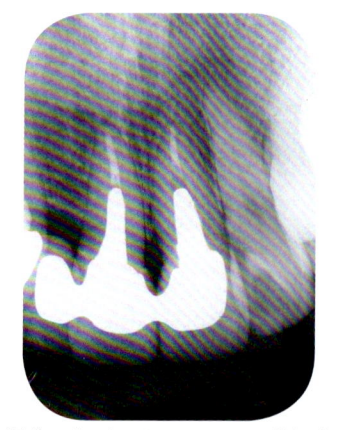　　d：術後2年デンタルエックス線写真。 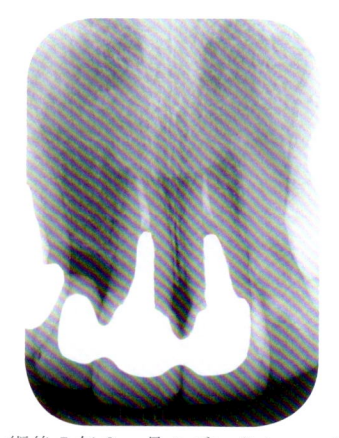　　e：術後5年6ヵ月のデンタルエックス線写真。根尖病巣は縮小し、経過は良好である。

☞ KEY POINT　治療過程、術後経過から

歯周外科から9ヵ月後に最終装着したが、歯周外科後のため通常よりは歯間乳頭の再生が劣る (4.33mm, Van der Velden 1982) と考え、歯肉縁下1mmにフィニッシュ・ラインを設定して、補綴物にはハーフ・ポンティック形態を付与した。

メインテナンスの間隔も開いてしまった術後2年以降に、歯間乳頭がコンタクト・エリアを圧迫し、辺縁歯肉も含めた発赤・腫脹が生じた。原因としては、ブラック・トライアングルの閉鎖にとらわれすぎて隣接面カントゥアをオーバーに設定したことである。

もともと唇側傾斜していた支台歯は骨幅も十分にあったため非外科と同じ再生の可能性 (5mm, Tarnow D) があると考えるべきであった。さらに歯根近接で歯間空隙が狭い条件下のため、加圧された歯間乳頭部は行き場を失ってしまったと考える。

現在では、特にThin Typeの場合は、隣接歯との調和を第一に考えた位置、すなわち歯根面から移行的な歯肉縁下カントゥアを付与するとともに、骨頂から5mm以上離した位置にコンタクト・エリアを設定している。インプラント間のカントゥアを除いては、隣接面は歯根面から移行的なストレート形態にしている。

さらには、ポンティック部の歯間乳頭の再建にも不満が残った。これには、歯槽堤の造成が不十分で、ポンティック近遠心の接触面が広すぎたことでの歯槽堤への圧迫が十分にされていなかったことが原因である。

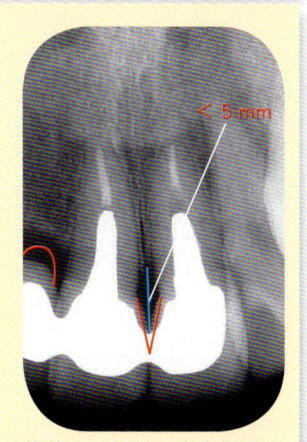

修整すべきは、歯肉縁下カントゥアの形態、コンタクト・エリア、ポンティック基底面の形態である。

参考文献

1. 石橋寛二，清野和夫，小田島正博，山森徹雄，木村緑．橋義歯ポンティクのあり方—歯肉および歯槽堤粘膜からのアプローチ—その4　歯肉および歯槽堤粘膜の条件．日本歯科評論 1985；510：68-76.
2. 石橋寛二ほか．橋義歯ポンティックのあり方　その3基底面と歯槽堤粘膜の接触関係．日歯評論 1985；507：45-52.
3. 山﨑長郎．審美修復治療　複雑な補綴のマネージメント．東京：クインテッセンス出版，1999.
4. Fradeani M. Esthetic Rehabilitation in Fixed Prosthodontics, Volume 1 Esthetic Analysis : A Systematic Approach to Prosthetic Treatment. Chicago : Quintessence, 2004.
5. 小濱忠一，土屋　覚，茂野啓示，千葉豊和，山﨑長郎．新春特集2　ポンティックに見える補綴の縮図〜どうすれば生理的・機能的・審美的なポンティック形態が付与できるか〜．歯科技工 1997；25(1)：45.
6. 石原寿朗，吉田恵夫，田端恒雄．ダミー（その3）ダミーの自浄性について．歯界展望　1963；21：1075-84.
7. 丸山剛朗．架工義歯ダミー下粘膜に対するダミーの接触状態による影響に関する実験的研究．補綴誌 1966；12：37-52.
8. Podshadley, AG. Rat connective tissue response to pontic materials. J. Prosthet. Dent 1966；16：110-18.
9. Stein RS. Pontic-residual ridge relationship. A research report. J. Proshet. Dent 1966；16(2)：251-85.
10. 古川良俊，水野富夫，清野和夫，塩山司，藤田亮，石橋寛二，高橋義和．橋義歯ポンティク基底面における歯垢付着について—歯槽堤粘膜との接触様相からみた検討—．補綴誌 1984；28：630-7.
11. 竹内操．ポンティクの接触条件が歯槽堤粘膜に及ぼす影響に関する研究．奥羽大歯誌　1992；19：116-136.
12. Tylman SD. Theory and practice of crown and fixed partial prosthodontics. (6th ed.). St. Louis C.V. : Mosby, 1970；661-2.

第2章　治療のゴールを見極めるための鑑別診断と考慮事項

13. Johnston L. Modern practice in crown and bridge prosthodontics(3rded.). Philadelphia : W. B. Saunders, 1971 ; 333-5.
14. Abrams L. Augmentation of the deformedresidual edentulous ridge for fixed prosthesis. Compend Coutin Educ Ger Dent 1980 ; 1(3):205-214.
15. Garber DA, Rosenberg ES. The edentulous ridge in fixed prosthodontics. Compend Contin Educ Dent 1981 ; Jul-Aug ; 2(4):212-23.
16. 茂野啓示，土屋覚．歯科技工別冊／ポンティク．東京：医歯薬出版，1998.
17. 小濱忠一，上林健．歯周組織を考慮した審美修復のための基礎知識―チェアーサイドとラボサイドにおける共通認識獲得のために―第5回　各種審美修復達成のための要件(ブリッジ編). QDT 2001 ; 26(10):46-59.
18. 行田克則，CLINICAL FEATURE：ポンティックの形態と基底面下の粘膜について―1．卵形の基底面を有するブリッジ・ポンティックの臨床応用．the Quintessenc 1998 ; 17(1):71.
19. Tripodakis AP. Constandtinides : Tissue response under hyperpressure from Convex pontics. Int J Periodontics Restorative Dent 1990 ; 10(5):408-14.
20. Orsini G, Murmura G, Artese L, Piattelli A, Piccirilli M, Caputi S. Tissue healing under provisional restorations with ovate pontics : a pilot human histological study. J Prosthet Dent 2006 Oct ; 96(4):252-7.
21. Edelhoff D, Spiekermann H, Yildirim M. A review of esthetic pontic design options : Quintessence Int 2002 Nov-Dec ; 33(10):736-46.
22. Zitzmann NU, Marinello CP, Berglundh T. The ovate pontic design : a histologic observation in humans. J Prosthet Dent 2002 Oct ; 88(4):375-80.
23. Seibert JS. Reconstruction of deformed, partially edentulous ridges, using full thickness onlay grafts. PartⅡ. Prosthetic/periodontal interrelationships. Compend Contin Educ Dent 1983 Nov-Dec ; 4(6):549-62.
24. Seibert JS, Cohen DW. Periodontal considerations in preparation for fixed and removable prosthodontics. Dent Clin North Am 1987 ; 31(3):529-555.
25. Seibert JS. Reconstruction of the partially edentulous ridge : gateway to improved prosthetics and superior aesthetics.：Pract Periodontics Aesthet Dent 1993 Jun-Jul ; 5(5):47-55 ; quiz 55.
26. Bichacho N, Magne M. Controlled restorative of compromised anterior dentition. PPAD 1998 ; 10(6):723-7.

第 3 章

複雑な症例の治療段階別解説

　本章では、口腔内の諸条件、治療目標、補綴物の選択が異なる代表的なケースを解説する。各段階での治療を行うための難易度鑑別の理解、そして必要な知識・技術・留意事項などに関する詳細な解説を行う。

第3章 複雑な症例の治療段階別解説

表3-1 第1、2章に基づく4つの治療目標。

顔貌・口唇との調和

①上顎前歯切縁の位置。
②歯列の正中と上顎前歯の左右対称性。
③スマイル・ライン。
④歯冠長と幅径。

適切な色調回復

①色調。
②質感。
③表面性状。

適切な歯冠形態の回復

①歯頸線の位置と連続性。
②カントゥアとエンブレジャー。
③トランジッショナル・ラインアングル。
④エマージェンス・プロファイル。
⑤コンタクト・エリア。
⑥排列とイリュージョン。

支台歯周囲組織との調和

①歯肉の健康。
②シャドウ。
③ブラック・トライアングル。
④ポンティック・デザイン。

表 3-2　難易度鑑別診断チャート。

	症例の難易度 低い ← → 高い	

1. 顔貌 - 口唇 - 歯の関係

①歯列の正中	Normal	Problem
②切縁線の位置	Normal	Problem
③スマイル・ライン	Normal	Problem
④スマイル・ライン時の歯肉レベル	Normal	Problem
⑤咬合高径，アンテリア・ガイダンス	Normal	Problem

2. 色調

①修復部位の対称性	Yes	No
②修復物の選択	Same	Different
③特徴のない色調	No	Yes
④複雑なカラー・バリエーション	No	Yes

3. 歯冠の形態

①歯冠幅径のバランス	Normal	Problem
②歯の位置	Normal	Problem
③歯肉レベル	No	Problem
④色調とキャラクターの応用	No	Need

4. 支台歯および周囲組織

①歯肉の Biotype		
Thickness	Thick	Thin
Form	Flat	Scallop
Color	Normal	Bright
② Dentogingival Complex	Normal	Problem
③ディスカラレーション	No	Yes
④歯根の近接度合い	Normal	Problem

第3章　複雑な症例の治療段階別解説

症例1　支台歯周囲組織の審美性を獲得するための基本症例(図3-1〜10)。

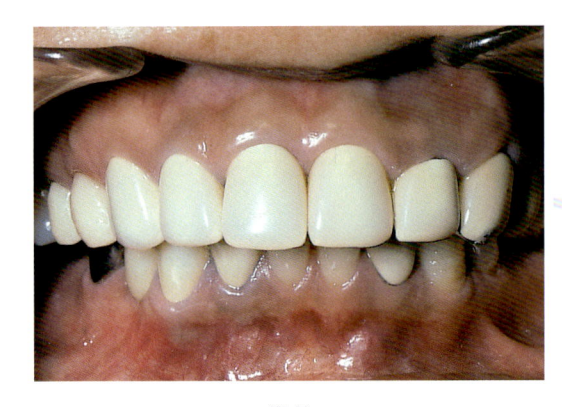

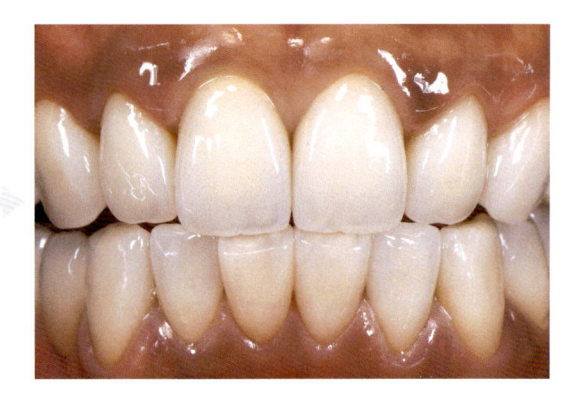

術前　　　　　　　　　　　　　　　　　術後

●難易度鑑別診断。

	症例の難易度 低い　　→　　高い	
1. 顔貌-口唇-歯の関係		
①歯列の正中	Normal	Problem
②切縁線の位置	Normal	Problem
③スマイル・ライン	Normal	Problem
④スマイル・ライン時の歯肉レベル	Normal	Problem
⑤咬合高径，アンテリア・ガイダンス	Normal	Problem
2. 色調		
①修復部位の対称性	Yes	No
②修復物の選択	Same	Different
③特徴のない色調	No	Yes
④複雑なカラー・バリエーション	No	Yes
3. 歯冠の形態		
①歯冠幅径のバランス	Normal	Problem
②歯の位置	Normal	Problem
③歯肉レベル	No	Problem
④色調とキャラクターの応用	No	Need
4. 支台歯および周囲組織		
①歯肉のBiotype		
Thickness	Thick	Thin
Form	Flat	Scallop
Color	Normal	Bright
② Dentogingival Complex	Normal	Problem
③ディスカラレーション	No	Yes
④歯根の近接度合い	No	Yes

初診時（図3－1 a～f）

主訴：自然観のある形態と色調回復。　　初診日：1997年10月。　　年齢、性別：41歳、女性。

本症例の Key Point

①顎機能に調和した咬合再構成。
②口唇に調和した歯冠形態の回復。
③プロビジョナル・レストレーション応用による支台歯周囲組織の回復。

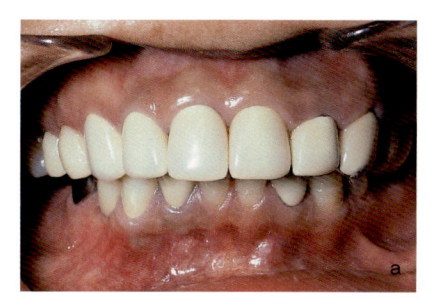

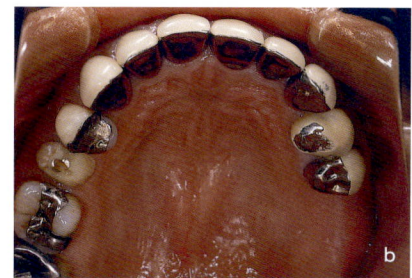

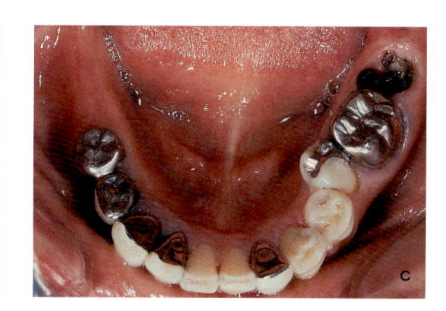

a～e：補綴物の変色・破損による著しい審美障害が認められる。上顎前歯部の歯肉は厚く Scallop が大きいが、左右同名歯の歯冠形態と歯肉レベルは対称性を欠いている。さらに、下顎右側大臼歯部、および上顎左側大臼歯部の欠損部放置などによる咬合高径の低下と、下顎位の後退に起因したと考えられる顎関節症状を呈している。

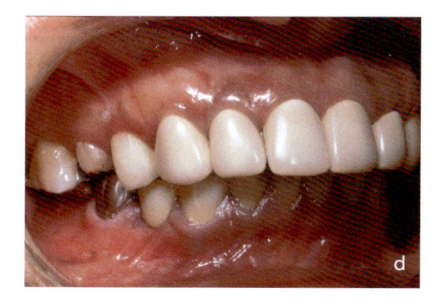

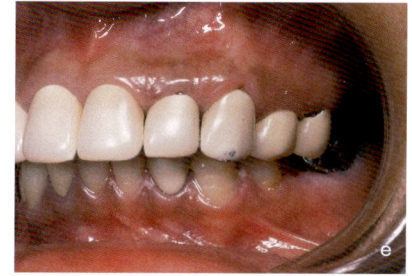

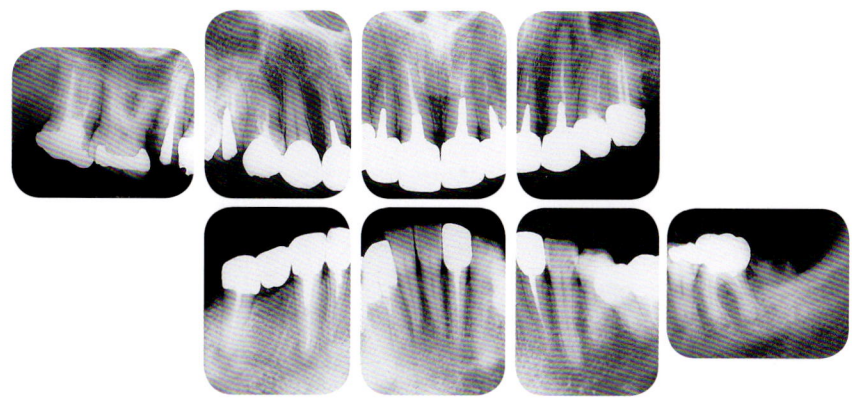

f：術前のデンタルエックス線。歯槽骨の吸収はなく、歯冠歯根比は良好であるが、補綴物が装着されている部位は、補綴物マージンと骨頂までの距離が近接しており、Dentogingival Complex が侵襲されている。また、再根管治療を必要とする歯が多い。

第3章 複雑な症例の治療段階別解説

プロビジョナル・レストレーションを応用した機能改善後の審美的診断（図3-2a～c）

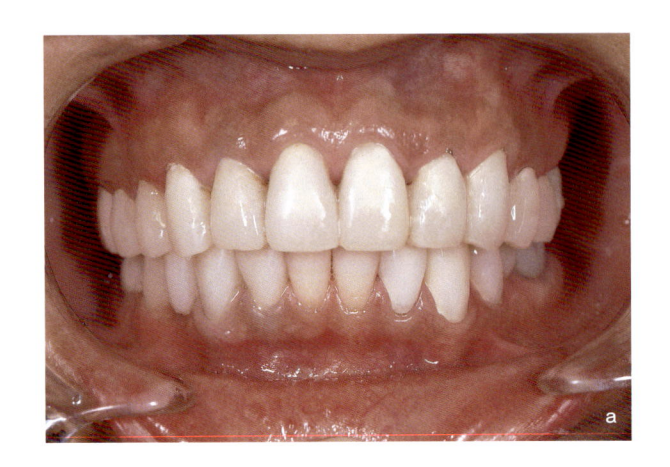

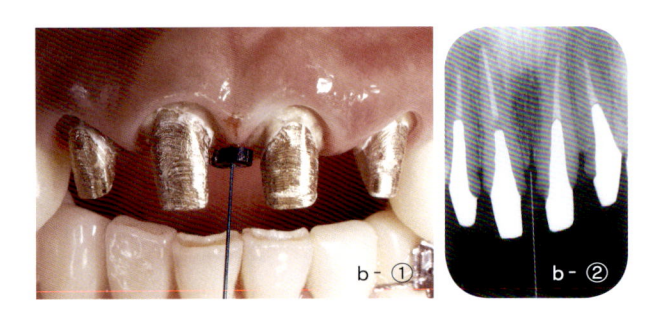

上顎最終支台歯形成（図3-3a～c）

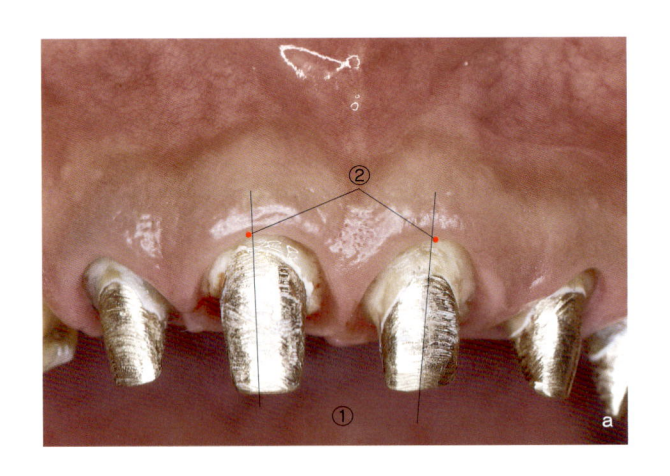

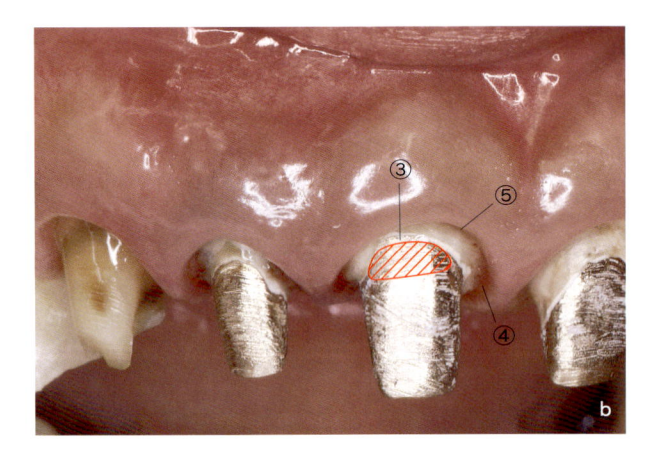

3週間後に最終印象採得（図3-4a～c）

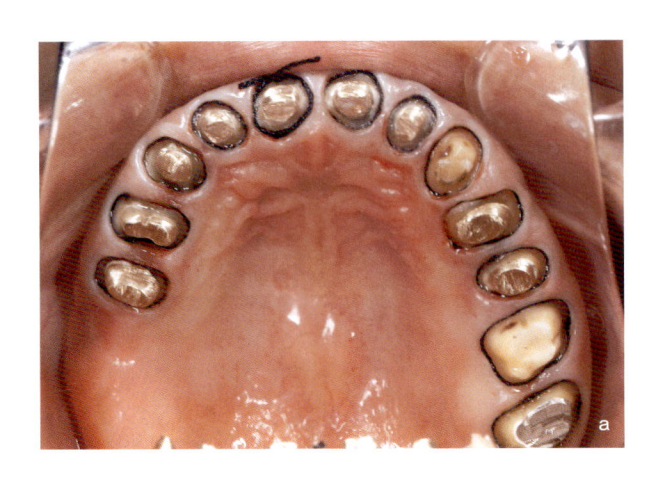

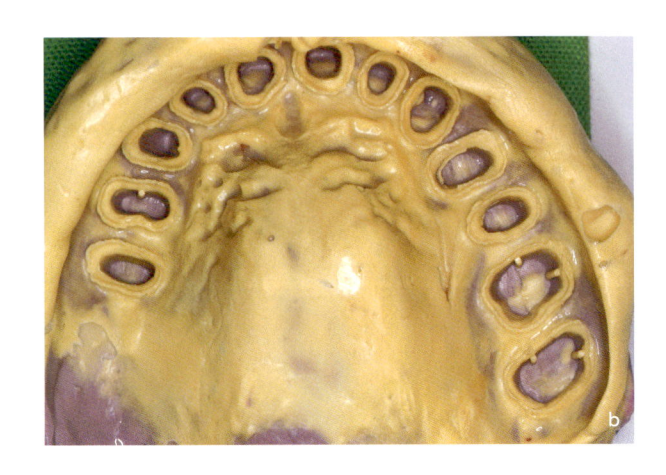

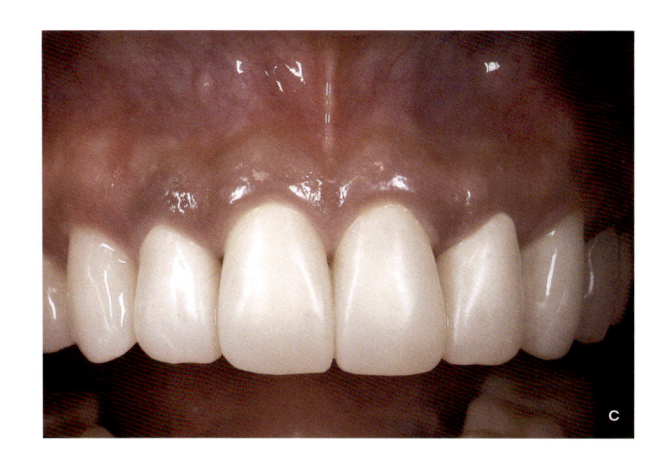

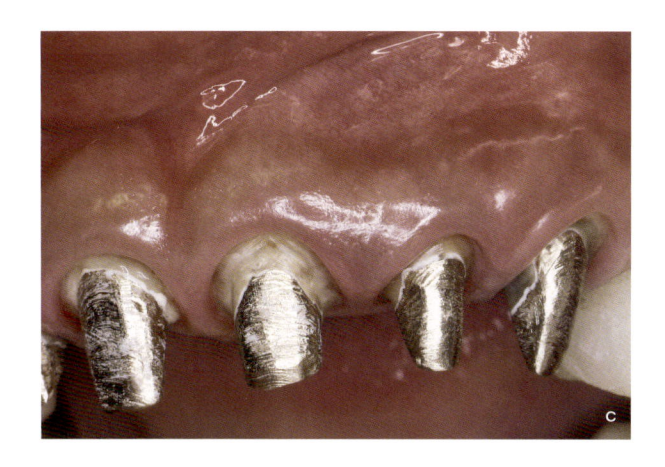

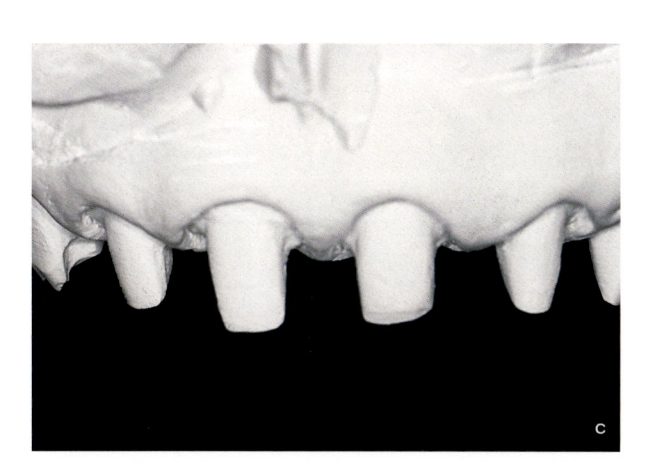

図3-2a〜c

a：中心位を採得し、適正顎位を模索・決定するために、プロビジョナル・レストレーションと併せてスプリントを装着する。アンテリア・ガイダンスとバーティカル・ストップの確立を図り、顎機能との調和を得るための調整を繰り返す。また、不適合修復物により圧迫されていた歯肉の回復・再生を促すために、エンブレジャーは広めに開放する。

b-①：歯間乳頭部に回復がみられたので浸潤麻酔下でプローブとブローチを使用してDentogingival Complexの評価を行う。

b-②：5.0mmであるため、歯間部は歯肉で埋まることが予測できる。

c：回復した歯間乳頭に調和したプロビジョナル・レストレーションを装着後の再評価の状態。

図3-3a〜c

a〜c：同名歯の対称性、①歯軸と②Zenithの位置に注意を払う。③Scallopが大きい唇面中央最下点部は、削除量が不足しやすいため、バーの方向に注意を払いながら十分量の軸面(第1面)形成を必要とする。④の隣接面は歯肉縁下約1.5mm、⑤の唇面はブラック・マージンを考慮して約1.0mmに最終設定する。形態は、ポーセレン・マージンの破折・収縮に対応するために、スロープド・ショルダー形成とする。

図3-4a〜c

a：厚めの歯肉であるため、2重圧排法を選択。コードが全周直視できる状態である。

b：歯肉と支台歯を湿潤状態で保ち、7分後に印象採得。インプリント2(3M)使用。歯根面まで明瞭に印象採得されている。

c：マスター模型で正確に再現されているのは、支台歯形態のみである。歯肉圧排による変形を伴っているため、歯-歯肉の水平・垂直的位置関係は再現されていない。

第3章　複雑な症例の治療段階別解説

試適とラボ・コミュニケーション（ポラロイド写真）（図3-5a～c）

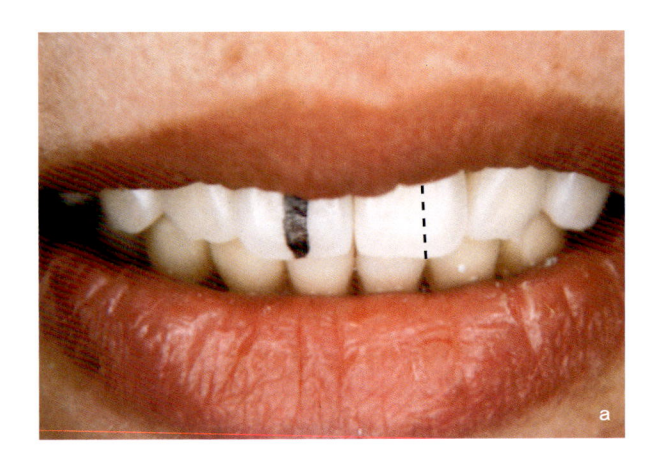

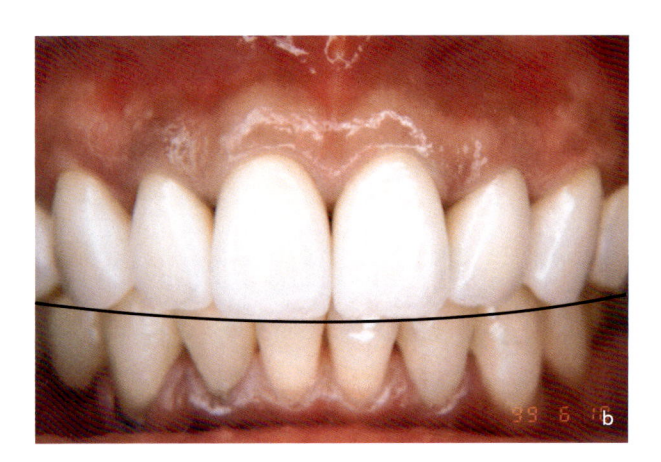

ラボサイドの修整（図3-6a～c）

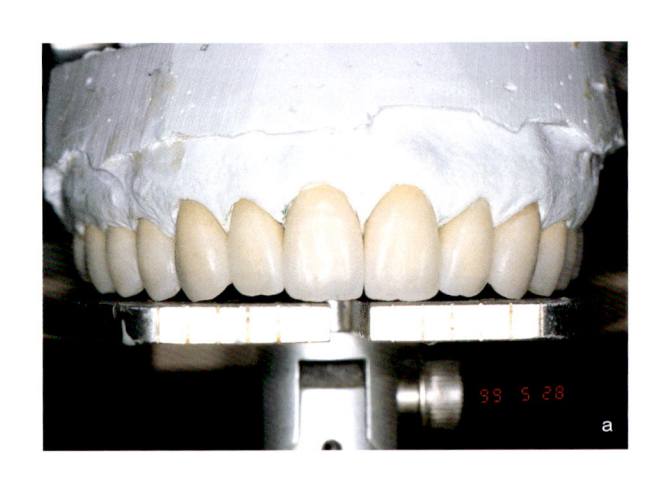

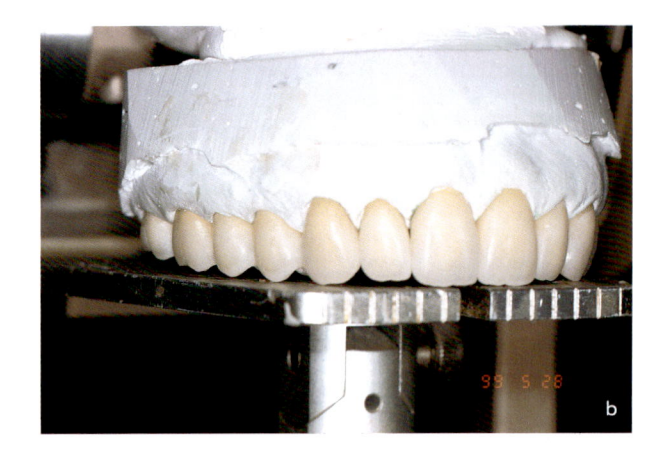

下顎支台歯の評価（図3-7a～c）

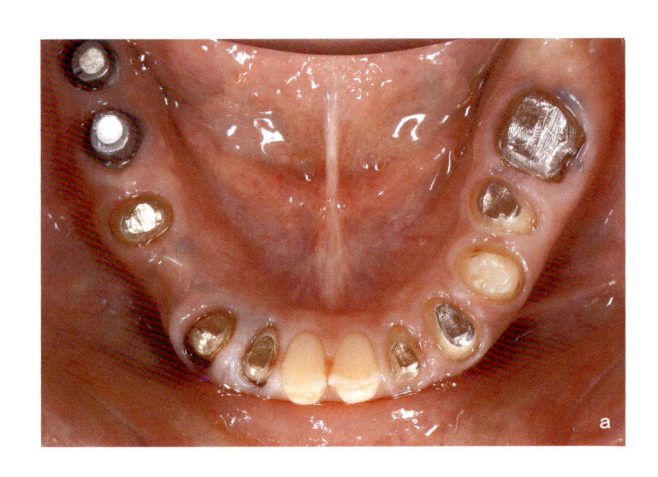

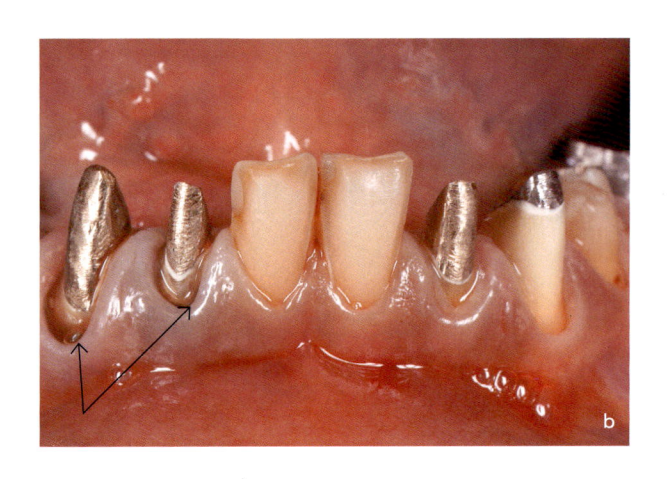

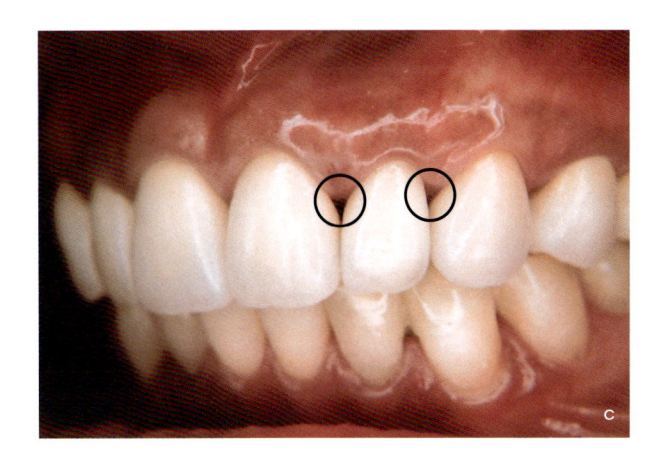

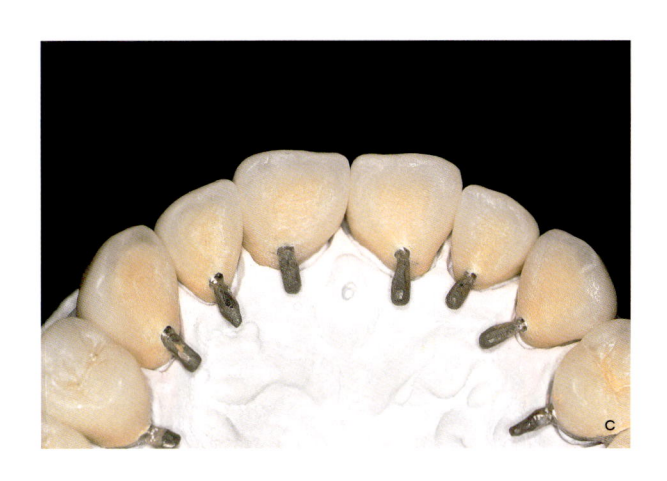

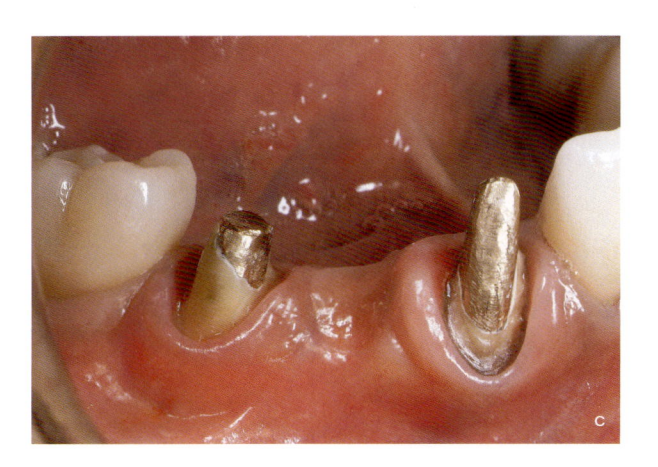

図 3 - 5 a～c

a～c：歯肉の根尖移動を考慮したモディフィケーション・マージンを応用したメタル・セラミックス素焼きの状態。咬合調整終了後の最初のチェック事項は、歯列の正中と切縁線の位置、そしてそれに伴う歯軸の評価である。全体的な形態と色調はその後に評価する。

a：口唇‐歯の関係。歯の露出範囲は問題ないが、中切歯の正中線と歯軸が多少左側に傾斜している。

b：切縁線もわずかに左上がりである。

c：ブラック・トライアングルが生じているが、歯肉はプロビジョナル・レストレーション装着時点までさらに回復するはずである。

図 3 - 6 a～c

a、b：修整された歯軸を基準に、Shilla System を応用して正中線・切縁線・咬合平面を再設定する。連続歯そして歯肉のスキャロップが大きいため、歯肉の変形量は1mm 以上と大きいことを想定して、カントゥア、コンタクト・エリアなどを設定しなければならない。いかなる場合でも、これらの要件は、模型上ではアンダーになっていなければならない。

c：舌面には、機能的形態を付与するとともに、メタルの露出部分はノブのみとする。

図 3 - 7 a～c

a：支台歯の状態。

b：右側側切歯、犬歯のディスカラレーション部の削除量は多くする。

c：試適後のポンティック基底面の評価。

235

第3章　複雑な症例の治療段階別解説

完成した修復物（図3-8a～c）

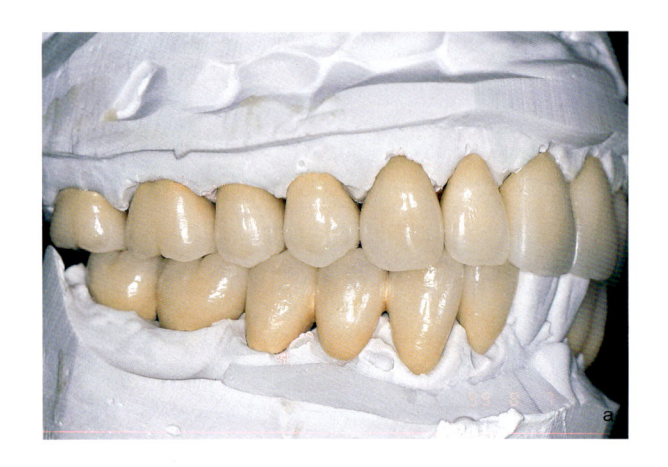

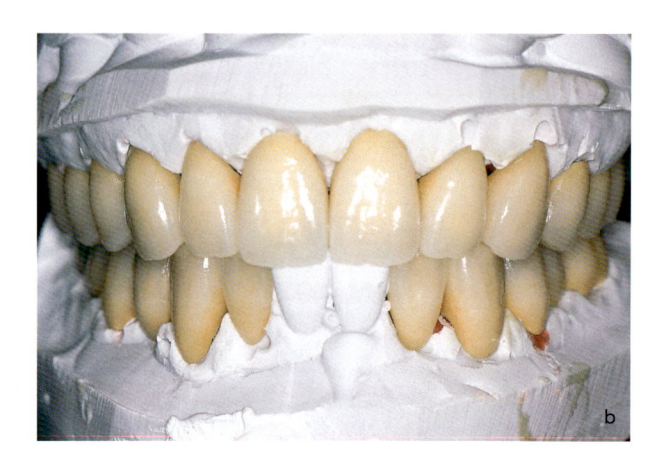

仮着（1999年6月）（図3-9a～f）

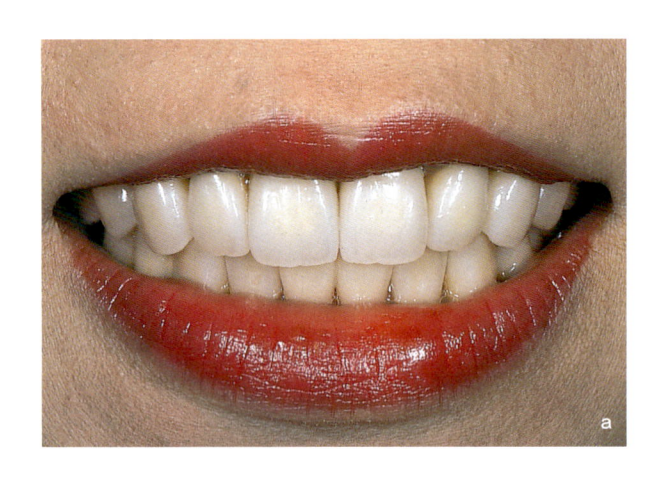

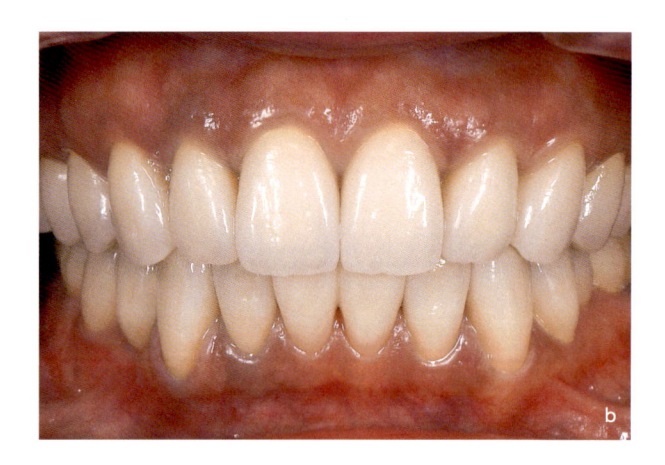

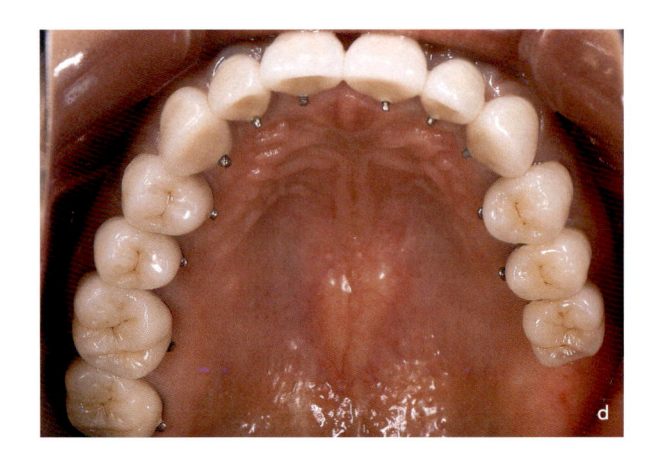

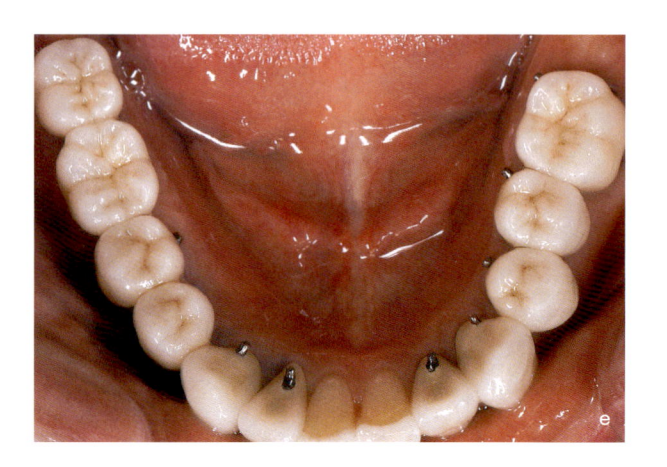

236

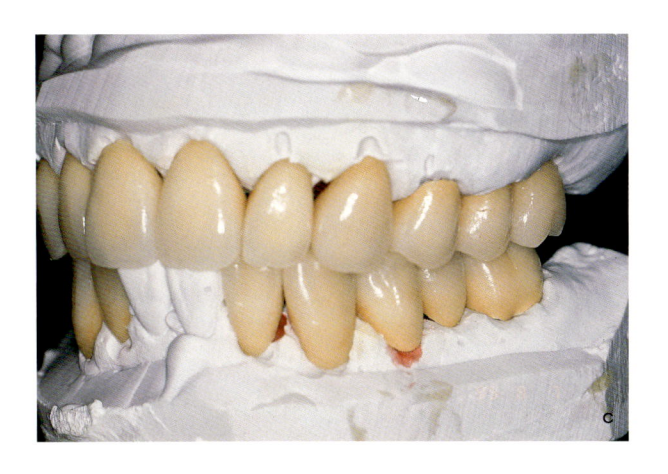

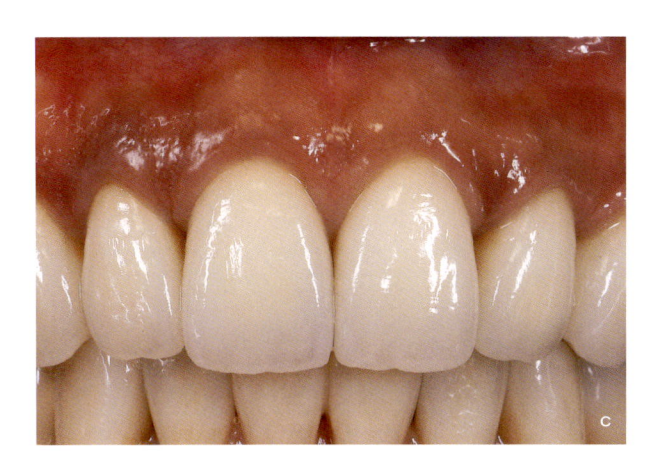

図3-8 a〜c

a〜c：顔貌と調和した歯列の正中に対する切縁線と、それに移行的な臼歯部の咬頭頂、および咬合平面が設定されている。

図3-9 a〜f

a：スマイル時。切縁線と下口唇のバランスも良好である。

b、c：天然歯形態を模倣した自然な歯冠形態が付与され、歯頸線の連続性も回復できている。40代の女性らしさを表現するために、トランジッショナル・ラインアングルは弱めで、丸みを与える。

d、e：上下顎咬合面観。歯列弓が保全され、機能性・清掃性に優れた修復物の完成。下顎中切歯はラミネート・ベニア、他の部位はメタル・セラミックス、陶材はクリエーション。

f：術後のデンタルエックス線写真。

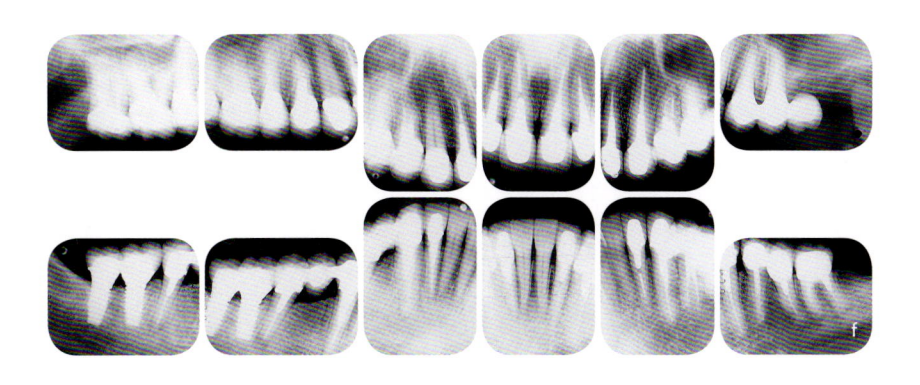

第3章 複雑な症例の治療段階別解説

仮着後の評価と装着（1999年8月）(図3-10a〜s)

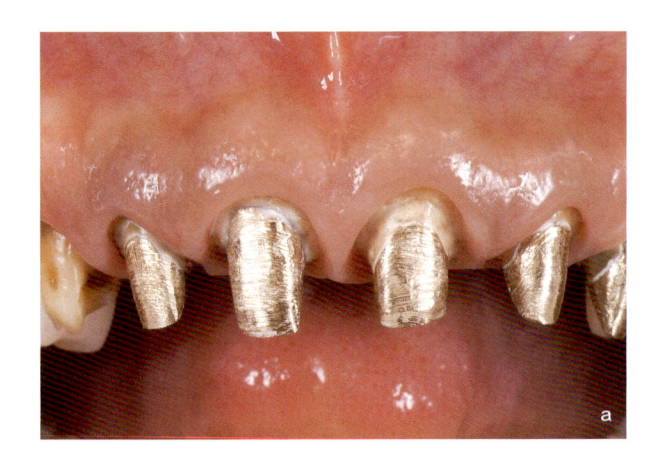

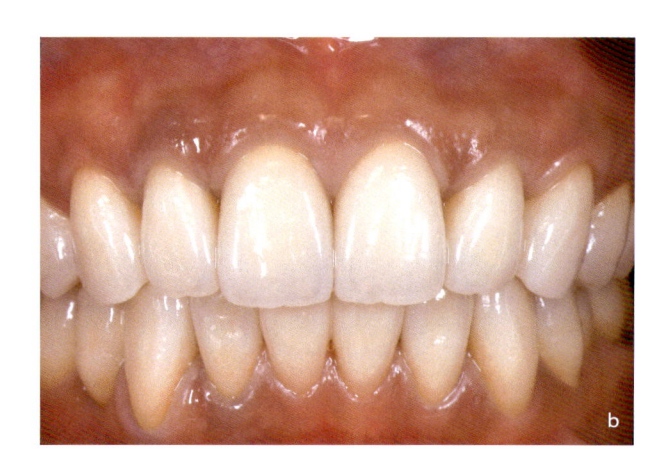

術後3年（2002年8月）

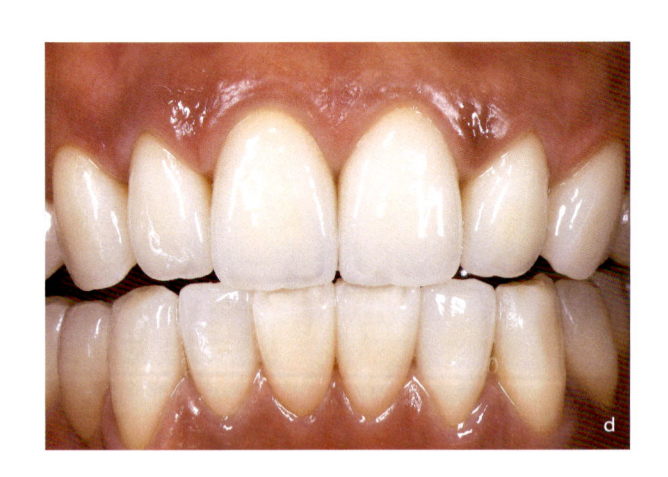

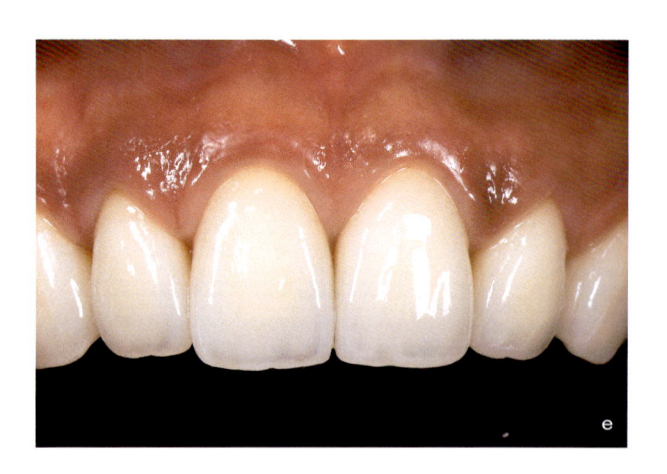

術後3年5ヵ月（2003年1月）

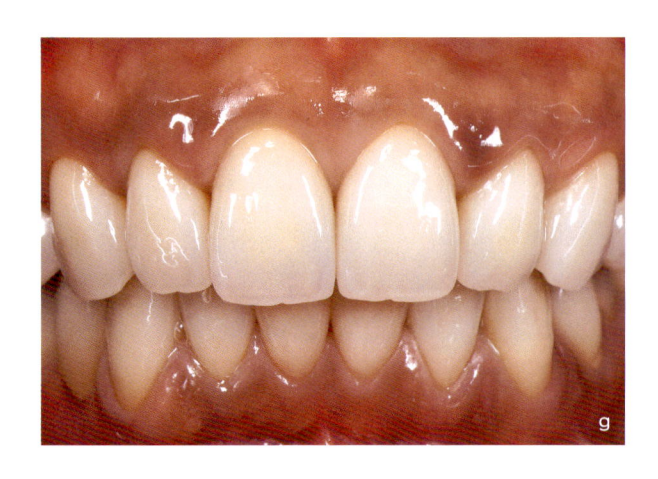

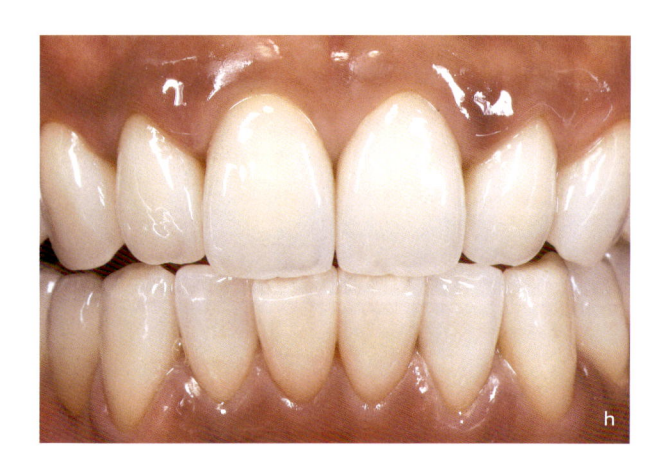

238

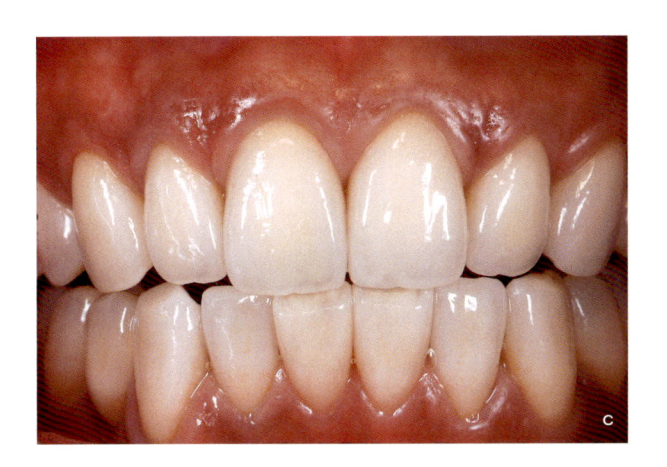

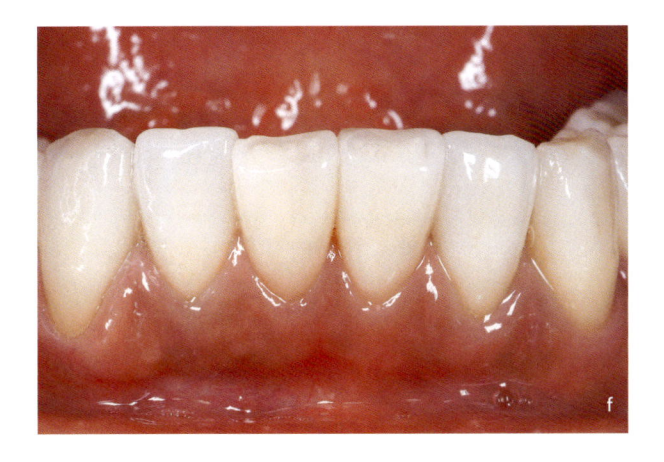

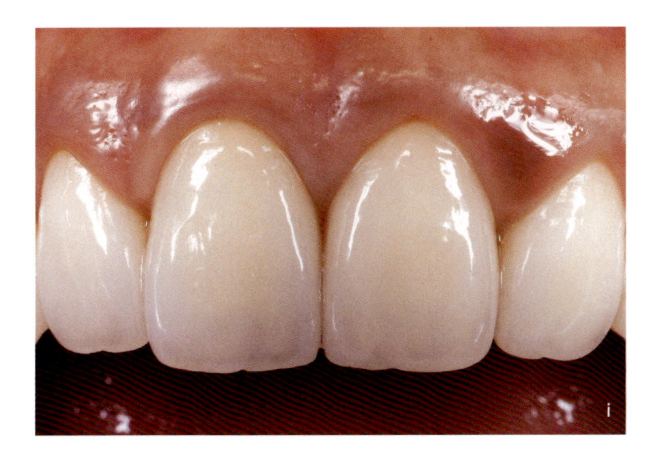

図3-10a〜i

a：歯間乳頭部は、修復物によって生理的範囲内で圧迫を受けているが、炎症は認められない。

b、c：術後1年8ヵ月（2001年4月）。支台歯周囲組織の状態は健康に維持されている。歯冠形態の決定が良好であったことがうかがえる。

d〜f：術後3年（2002年8月）。

g〜i：術後3年5ヵ月（2003年1月）。

第3章　複雑な症例の治療段階別解説

術後6年2ヵ月（2005年10月）

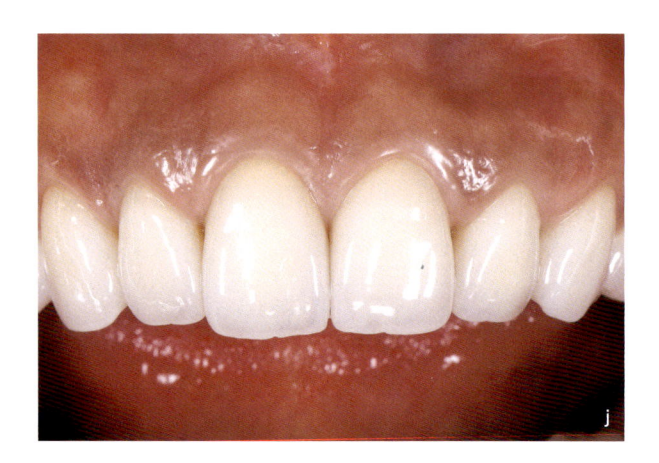

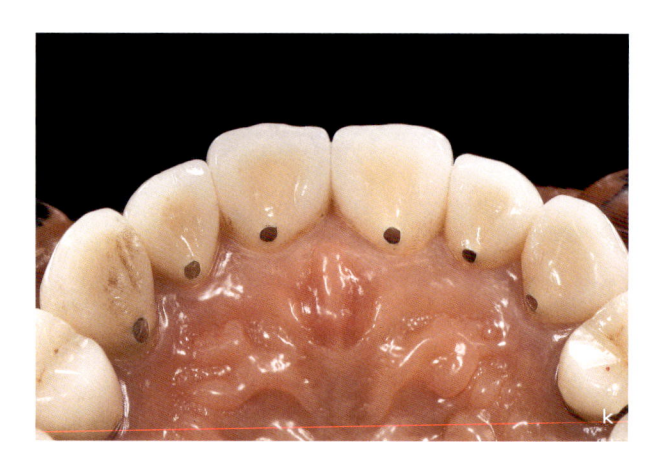

術後7年（2006年8月）

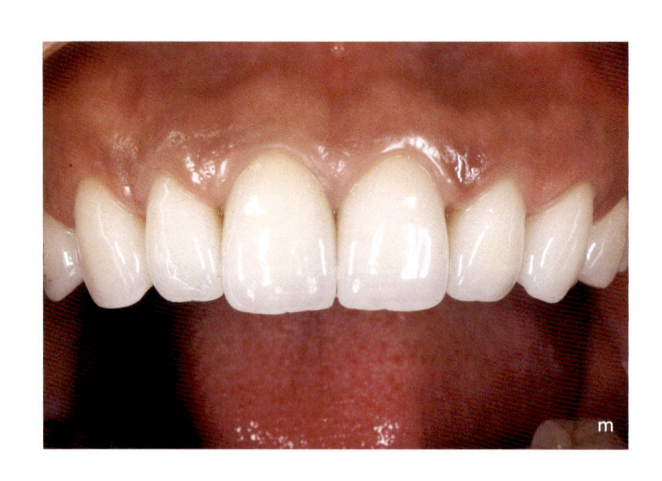

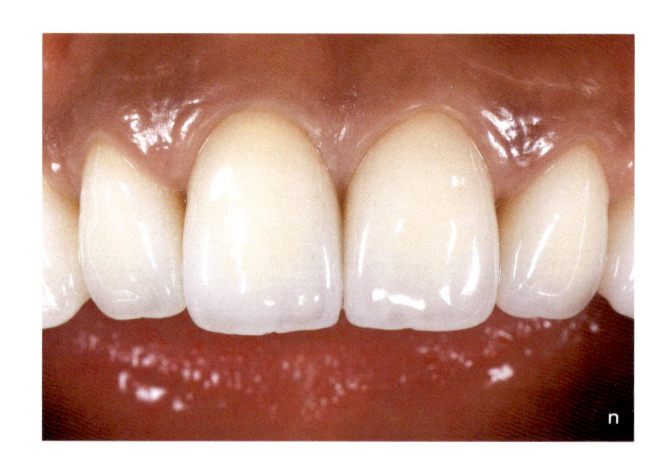

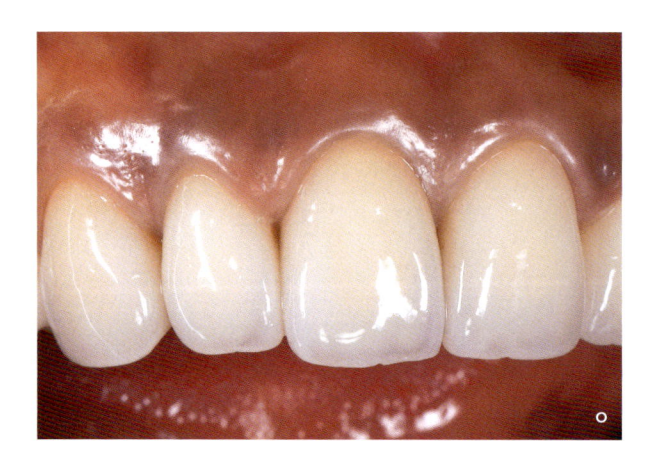

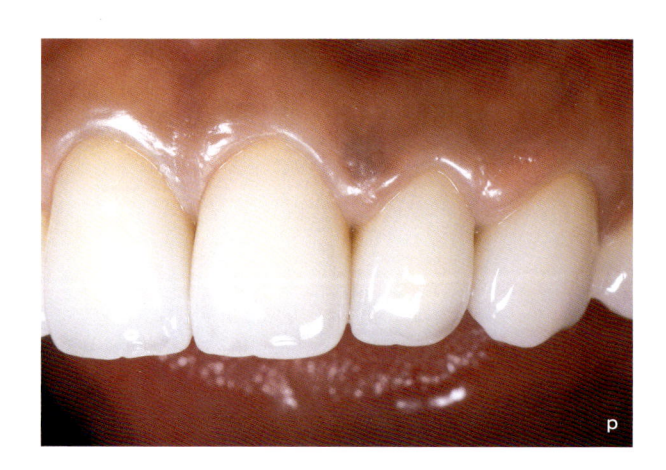

240

図 3 -10j〜s

j〜l：術後 6 年 2 ヵ月（2005年10月）。

m〜s：術後 7 年（2006年 8 月）。

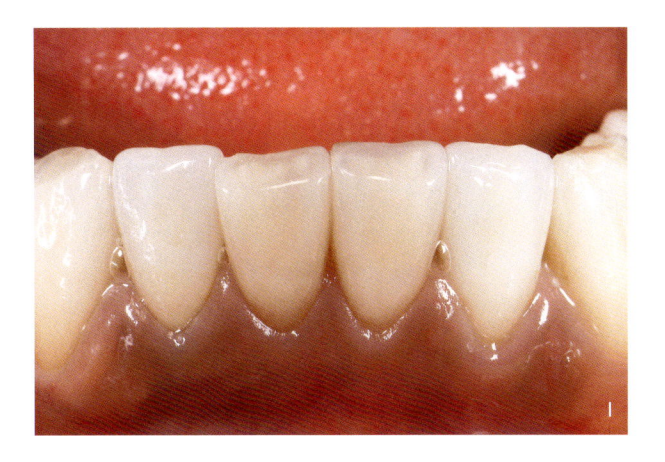

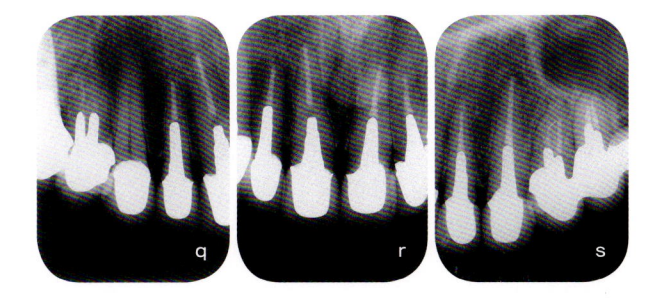

第 3 章　複雑な症例の治療段階別解説

> 症例 2　歯周形成外科を応用してスマイル・ラインを改善した症例（図 3 - 11〜20）

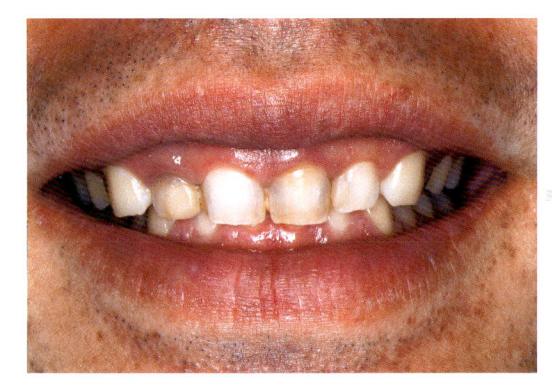

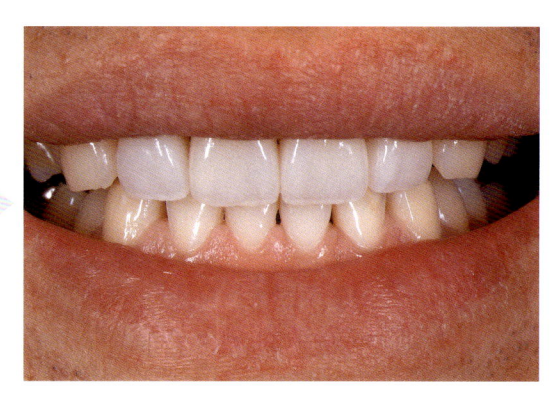

術前　　　　　　　　　　　　　　　術後

● 難易度鑑別診断。

	症例の難易度 低い　　　　→　　　　高い	
1．顔貌 - 口唇 - 歯の関係		
① 歯列の正中	Normal	Problem
② 切縁線の位置	Normal	Problem
③ スマイル・ライン	Normal	Problem
④ スマイル・ライン時の歯肉レベル	Normal	Problem
⑤ 咬合高径，アンテリア・ガイダンス	Normal	Problem
2．色調		
① 修復部位の対称性	Yes	No
② 修復物の選択	Same	Different
③ 特徴のない色調	No	Yes
④ 複雑なカラー・バリエーション	No	Yes
3．歯冠の形態		
① 歯冠幅径のバランス	Normal	Problem
② 歯の位置	Normal	Problem
③ 歯肉レベル	No	Problem
④ 色調とキャラクターの応用	No	Need
4．支台歯および周囲組織		
① 歯肉の Biotype		
Thickness	Thick	Thin
Form	Flat	Scallop
Color	Normal	Bright
② Dentogingival Complex	Normal	Problem
③ ディスカラレーション	No	Yes
④ 歯根の近接度合い	No	Yes

初診時（図3-11a～c）

主訴：歯肉の露出と歯の変色。　初診日：2002年4月。　年齢、性別：26歳、男性。

本症例のKey Point

①ガミー・スマイルに対する歯周形成外科の応用。
②根管治療歯（変色歯）の漂白によって支台の色調を整えてPLVを応用。

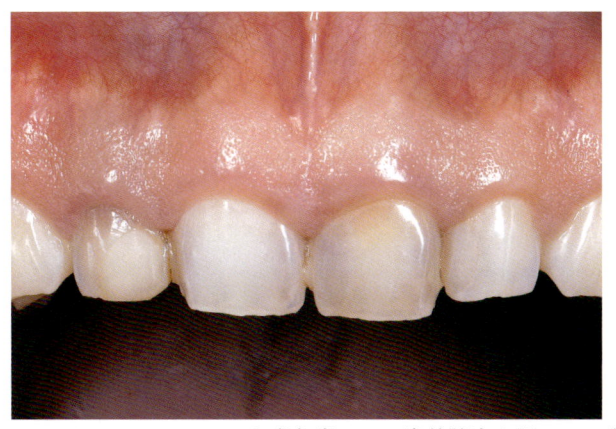

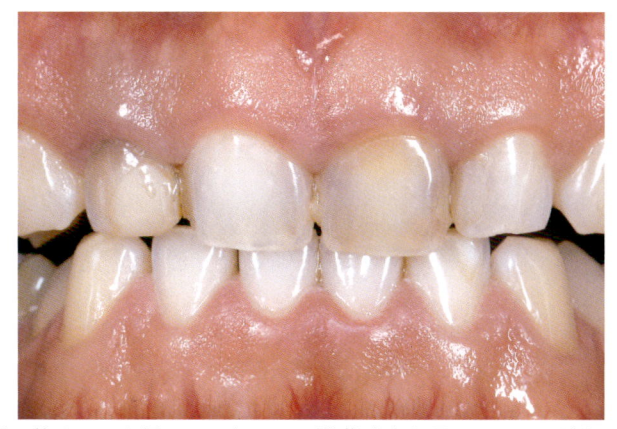

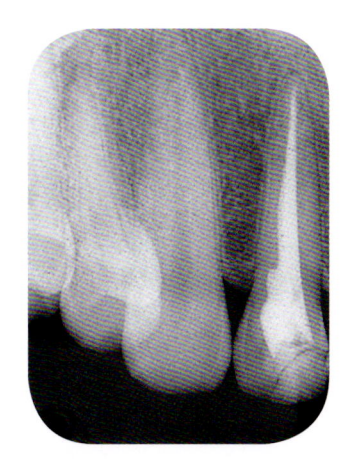

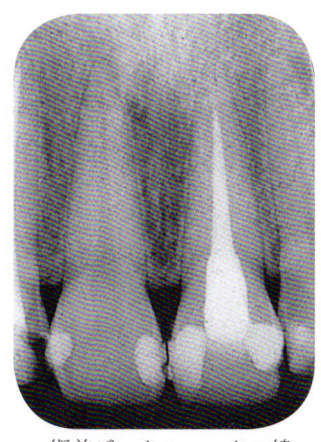

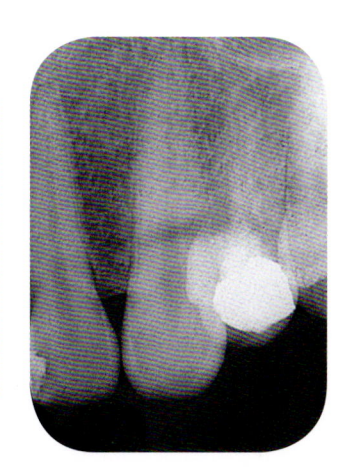

a、b：ガミー・スマイルと変色歯による審美障害を認める。歯冠長が約8mmと短いのに加えて、過蓋咬合を呈している。適切なスマイル・ラインとアンテリア・ガイダンスを獲得するには、歯肉レベルを約3mm根尖側へ移動し、切縁線を短縮（中切歯－約1.0mm、側切歯－0.5mm）することが必要になる。そのためには、矯正治療による圧下か、歯周形成外科が適応となるが、患者は後者を選択した。また、左右同名歯は生活歯と根管治療歯で色調が大きく異なるとともに歯の唇舌径が薄いため、クラウンを選択した場合には、支台歯形成時の舌面のクリアランスを得ることが難しいと想定される。そこで、変色歯にはインターナル・ブリーチを応用して4前歯の支台歯色を合わせた後に、ラミネート・ベニアを選択した。

c：術前デンタルエックス線。

第3章　複雑な症例の治療段階別解説

審美的、機能的歯冠形態の決定（図3-12a〜c）

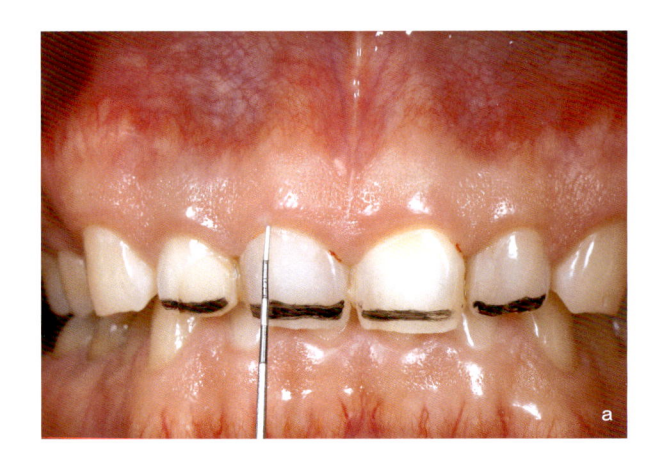

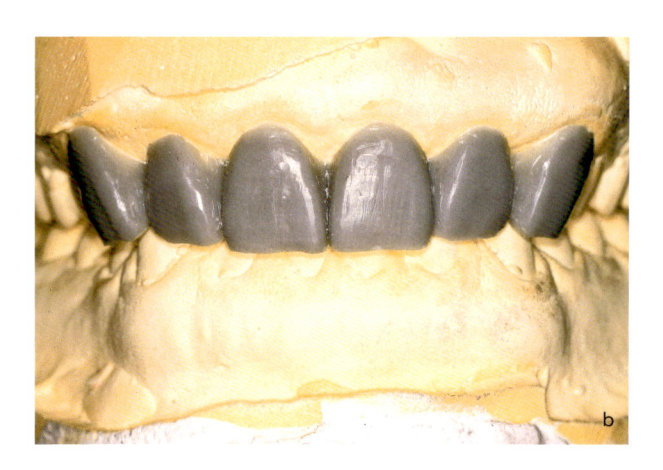

歯冠長延長術（図3-13a〜c）

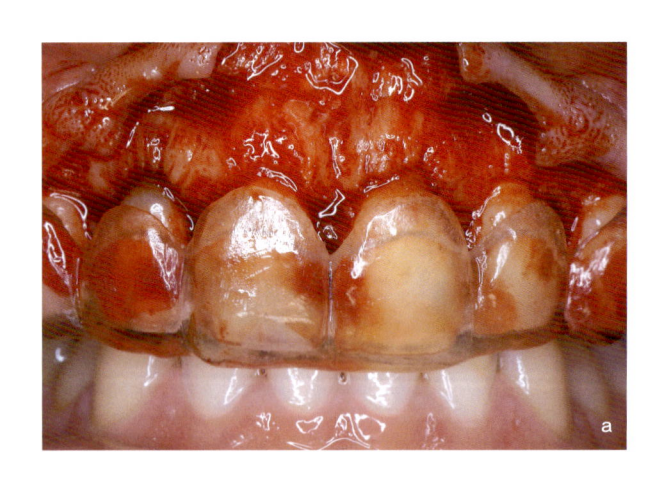

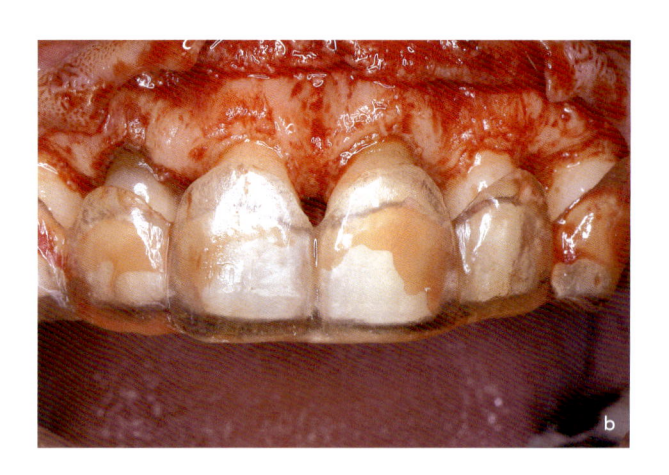

骨整形と術後評価（図3-14a〜c）

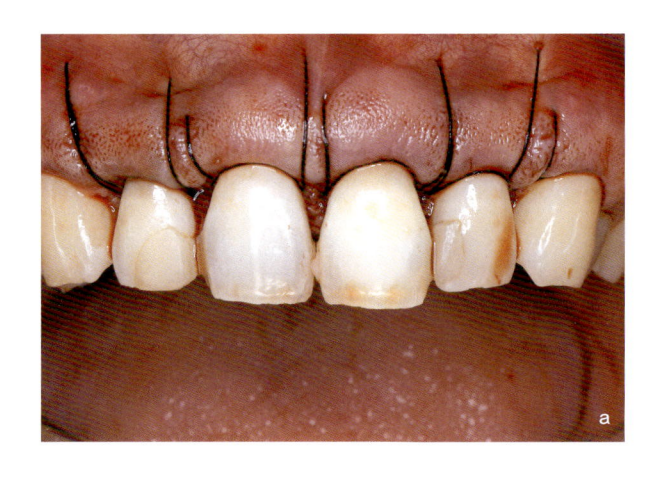

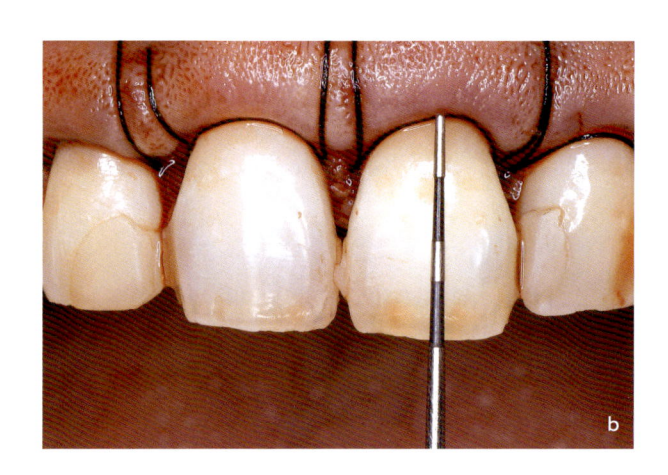

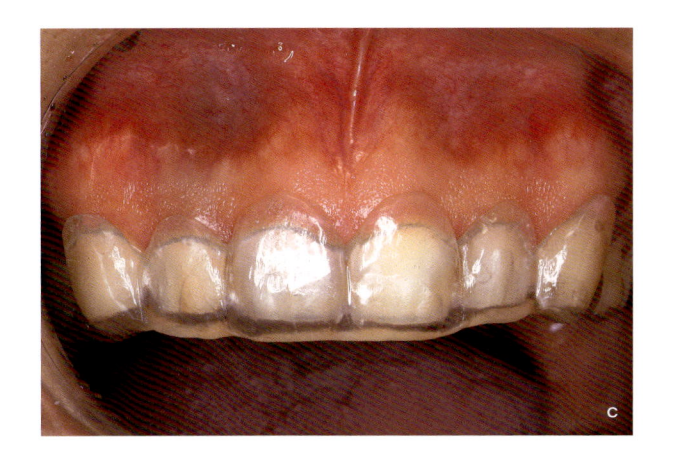

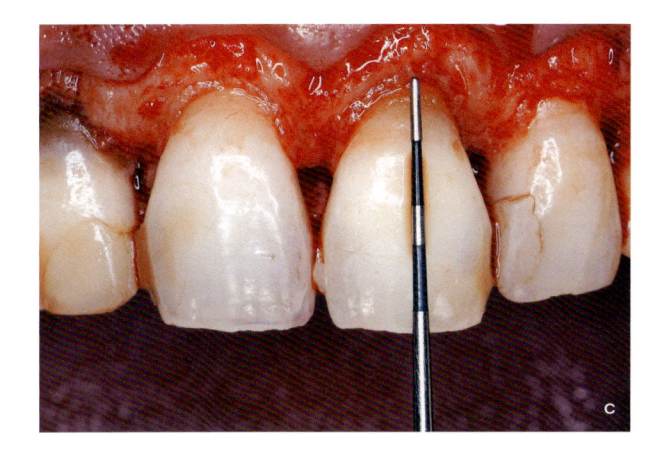

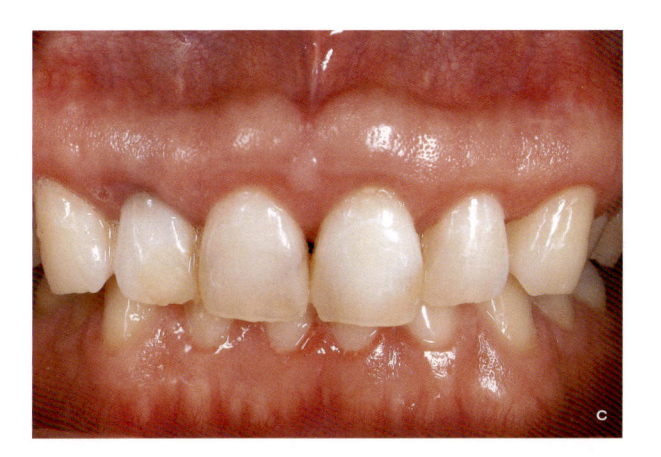

図3-12a～c

a：口唇に対する適切な切縁線の決定。

b：中切歯で10mmの歯冠長を確保したポーセレン・ラミネート・ベニアのワックス・アップを行う。

c：bをデュープリケートして製作されたサージカル・テンプレート。歯肉のスキャロップ形態を維持しながら3mm以上根尖側に移動する必要がある。

図3-13a～c

a：全層弁で歯肉剥離後、サージカル・テンプレートを装着。目標とする歯肉レベルに対して残存する骨レベルが近接しているため、生物学的幅径が確保できない状態である。

b：生物学的幅径を確保するために、隣接歯槽骨頂はそのままで、そこから移行的な唇側のスキャロップを付与しながらテンプレートの辺縁から3mmまでの骨整形を行う。

c：骨整形の評価。臨床的歯冠長10mm＋生物学的幅径3mmを確保するには、切縁が1mm長いことを加味すると約14mmが必要である。切縁から骨頂までは12mmであり、外科処置後の骨吸収を1mmと考えてもさらに1mmの骨整形が必要である。

図3-14a～c

a：骨整形後の連続懸垂縫合終了時。

b：約11mmの臨床歯冠長が回復された。

c：歯周形成外科処置1ヵ月後。10mm以上の臨床歯冠長と歯肉のスキャロップ形態が確保されている。

第3章　複雑な症例の治療段階別解説

診断用ワックス・アップとプロビジョナル・レストレーションの製作（図3-15a～c）

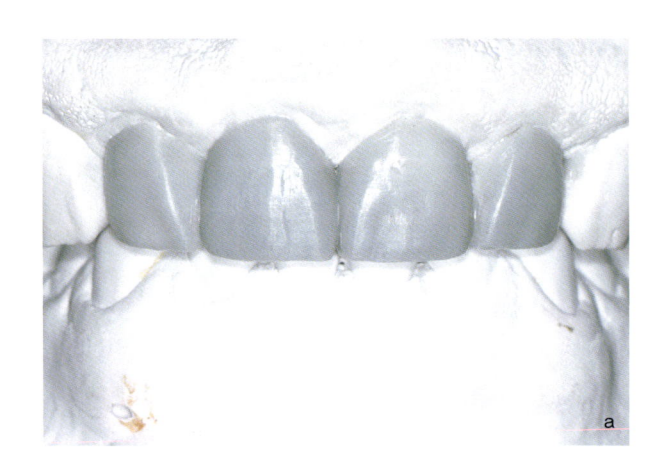

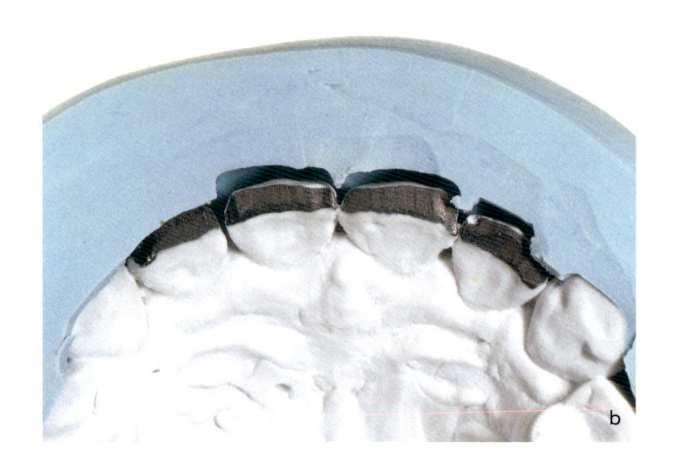

プロビジョナル・レストレーションの装着（図3-16a～c）

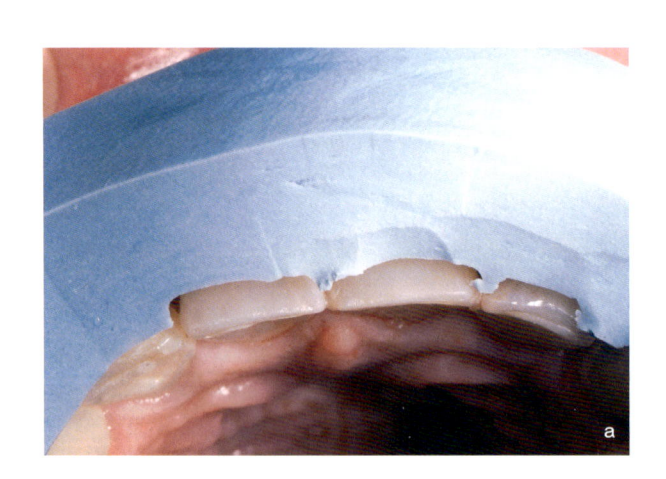

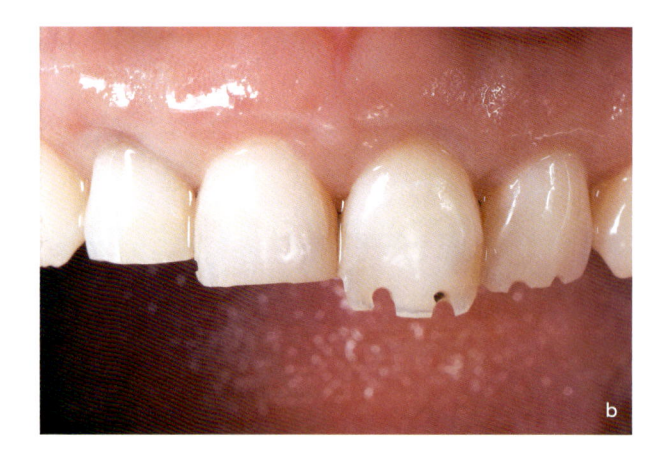

支台歯形成と試適（図3-17a～c）

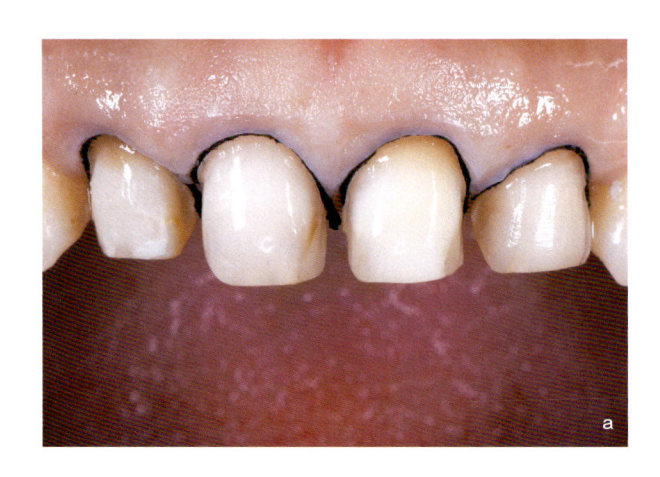

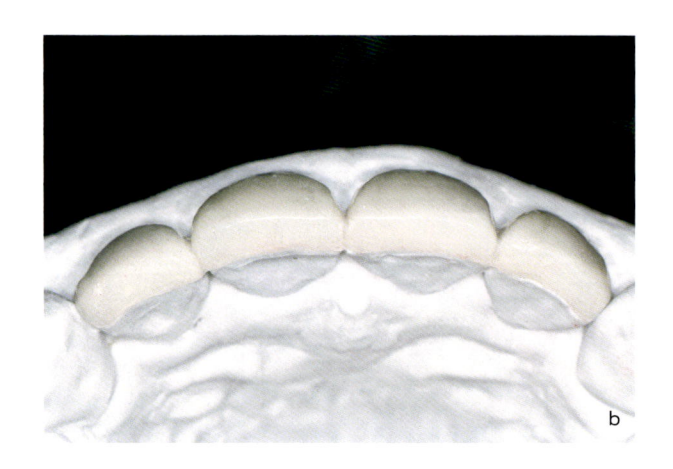

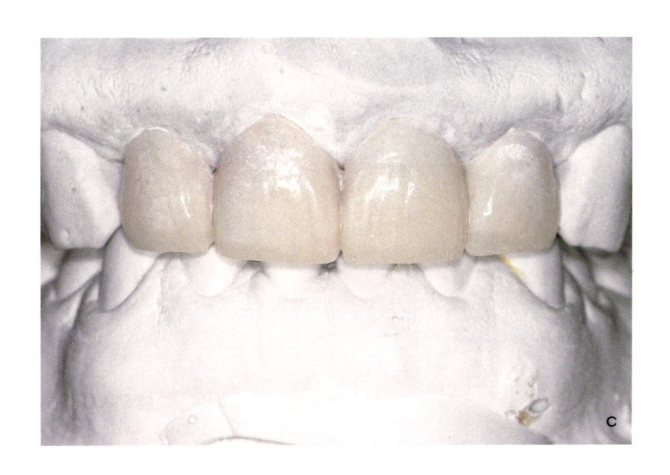

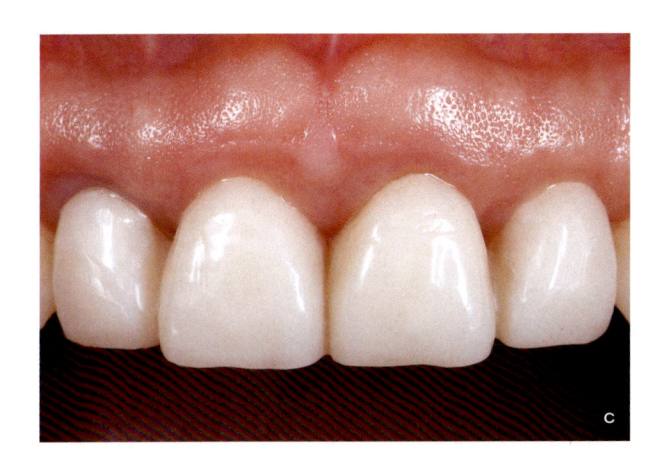

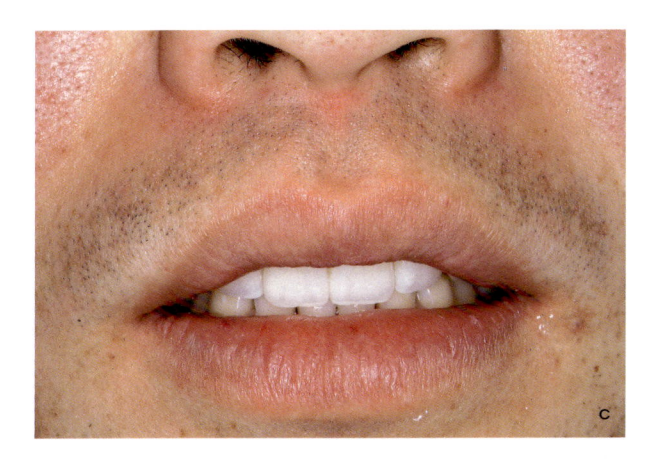

図3-15a〜c

a：PLV修復を想定した診断用ワックス・アップ。

b：aをシリコン・パテでデュープリケート後、模型に試適。切端部のクリアランスが約1.5mmは確保できるまで、模型を調整する。

c：さらに仮想の支台歯形成後に、プロビジョナル・レストレーションを製作。

図3-16a〜c

a：図3-15bのシリコーン・ガイドを支台歯に試適。中切歯切縁は、2mm〜3mmの削除が必要である。

b：ガイド・グルーブを付与後に、切端部の形成を行う。

c：診断用ワックス・アップと相似したプロビジョナル・レストレーションの装着。

図3-17a〜c

a：歯周外科4ヵ月後に最終印象採得。右側側切歯のフィニッシュ・ラインは、ディスカラレーション部のマスキングを可能にするために歯肉縁下1mmに深く，そして多めに形成する。

b：適切なアンテリア・ガイダンスの回復を考慮したラミネート・ベニアの舌面形態。

c：試適時。口唇との調和を確認。

第3章 複雑な症例の治療段階別解説

装着（2002年11月）（図3-18a～d）

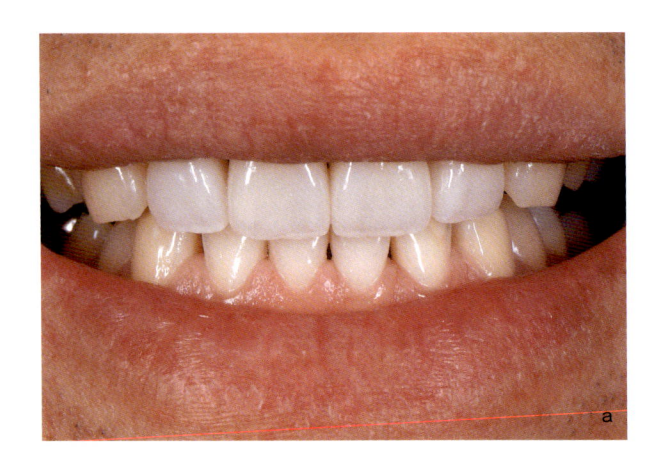

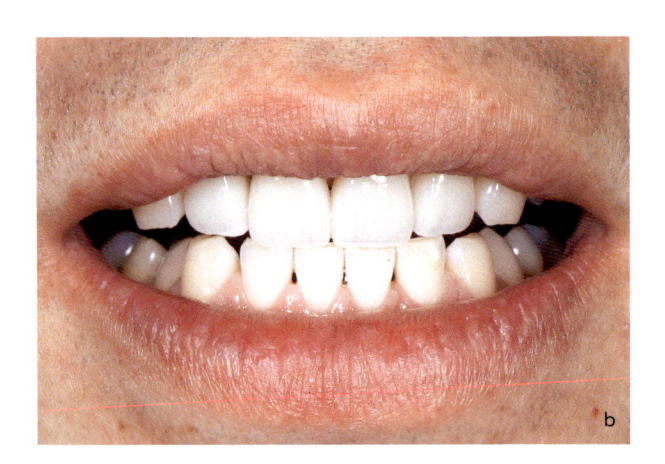

装着後の評価と再外科（図3-19a～c）

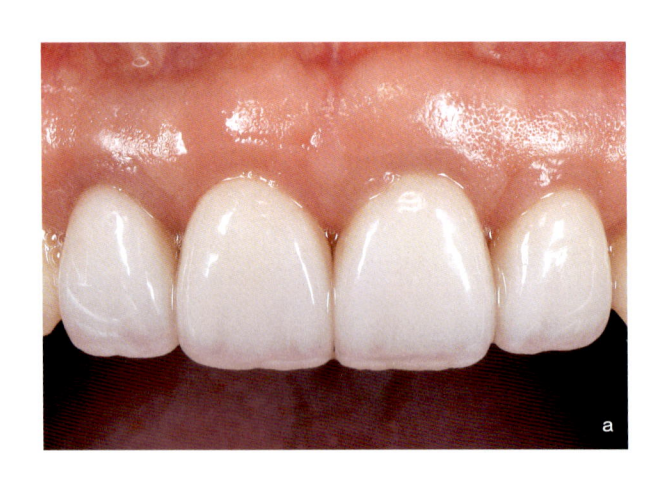

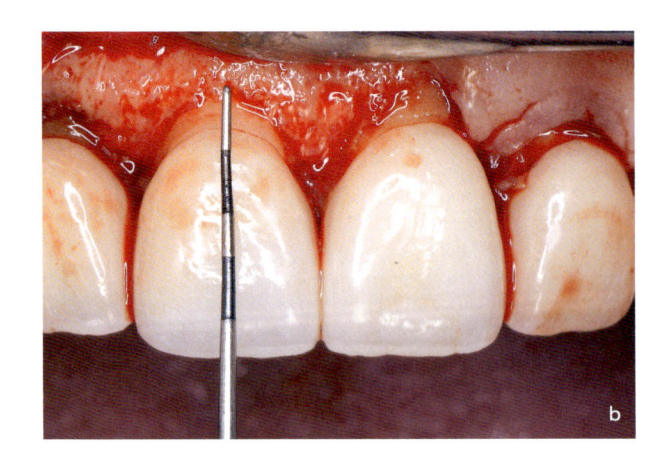

再評価（図3-20a～c）

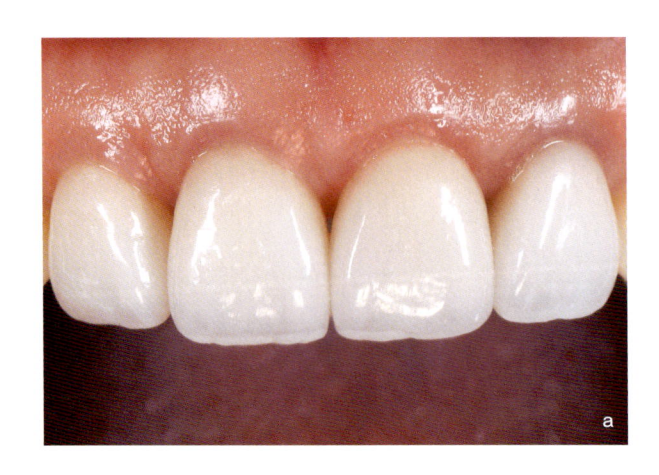

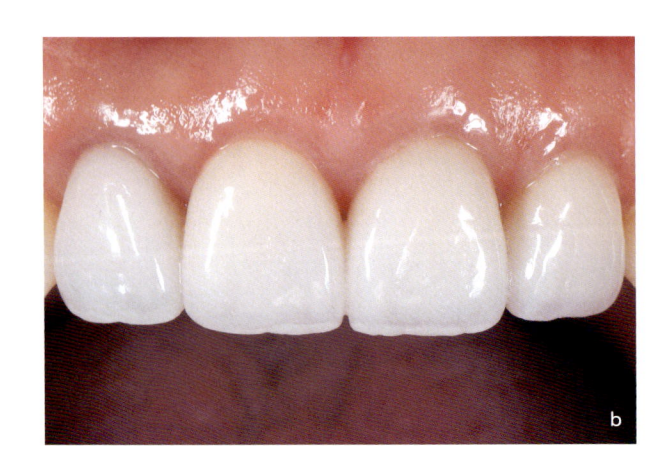

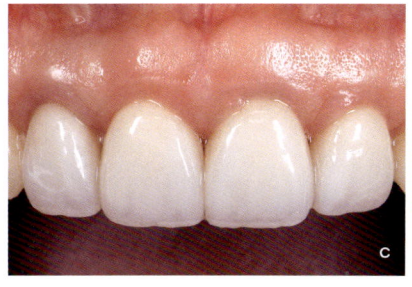

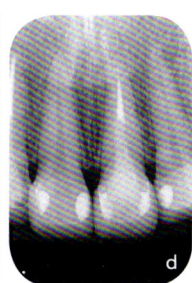

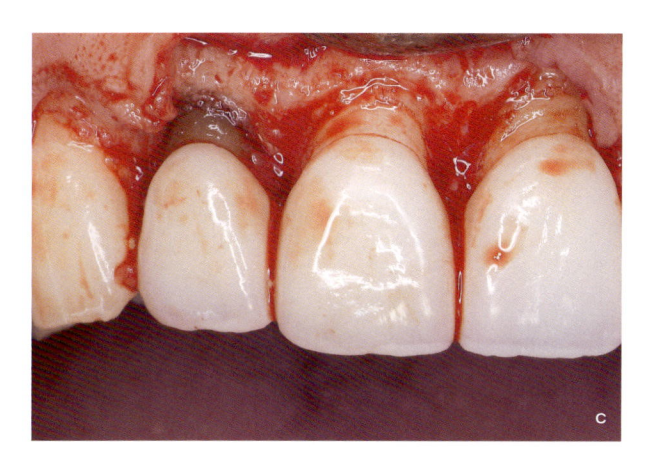

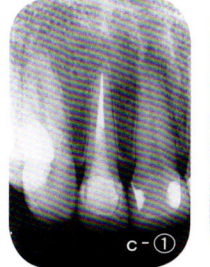

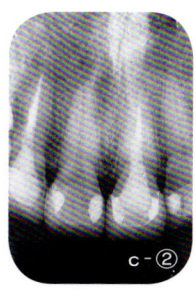

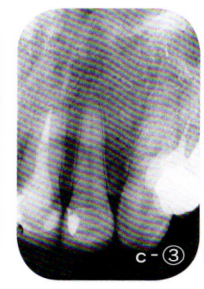

図3-18a～d

a：審美的なスマイル・ラインの回復。

b：アンテリア・ガイダンスの付与。

c：装着直後。歯肉には炎症を認める。ポーセレン・ラミネート・ベニアはd-SIGN（イボクラ）、装着はVariolink II（イボクラ）、トランスペアレントを使用して接着。

d：術後のデンタルエックス線写真。デンタルエックス線ではDentogingival Complexが確保されているようにみえるが……。

図3-19a～c

a：装着1ヵ月後。生物学的幅径の侵襲が疑われる。

b：歯肉弁の剥離時。骨頂までの距離は約2mm以内で、生物学的幅径が確保できていない。

c：骨整形終了時。修復物マージンから3mmの距離を確保。

図3-20a～c

a：2003年4月。

b：2006年10月。

c：術後のエックス線。

249

第3章　複雑な症例の治療段階別解説

症例3　口唇との調和を図るための歯冠形態の決定（図3‐21～30）

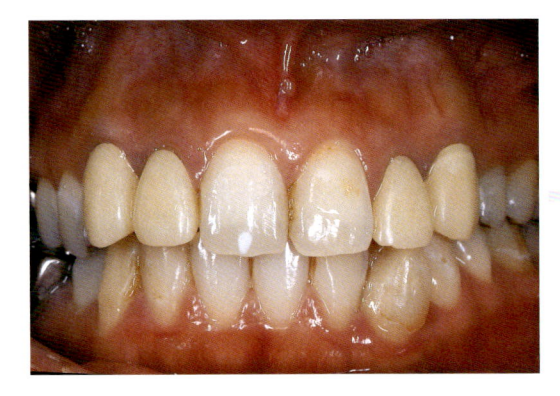

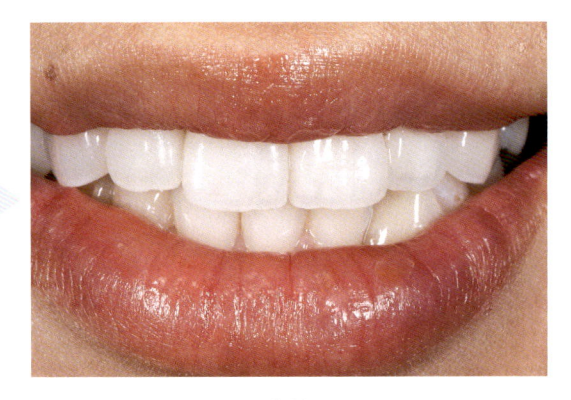

術前　　　　　　　　　　　　　　　　術後

●難易度鑑別診断。

	症例の難易度 低い → 高い	
1．顔貌‐口唇‐歯の関係		
①歯列の正中	Normal	Problem
②切縁線の位置	Normal	Problem
③スマイル・ライン	Normal	Problem
④スマイル・ライン時の歯肉レベル	Normal	Problem
⑤咬合高径，アンテリア・ガイダンス	Normal	Problem
2．色調		
①修復部位の対称性	Yes	No
②修復物の選択	Same	Different
③特徴のない色調	No	Yes
④複雑なカラー・バリエーション	No	Yes
3．歯冠の形態		
①歯冠幅径のバランス	Normal	Problem
②歯の位置	Normal	Problem
③歯肉レベル	No	Problem
④色調とキャラクターの応用	No	Need
4．支台歯および周囲組織		
①歯肉の Biotype		
Thickness	Thick	Thin
Form	Flat	Scallop
Color	Normal	Bright
② Dentogingival Complex	Normal	Problem
③ディスカラレーション	No	Yes
④歯根の近接度合い	No	Yes

初診時（図3-21a〜f）

主訴：前歯部の審美障害を主訴として来院。患者は明るく白い歯を希望。**初診日**：2004年7月。**年齢、性別**：23歳、女性。

本症例のKey Point

①透明感のある色調回復とThin Scallop、明るい歯肉で支台歯周囲に術後トラブルが生じやすいため、ブリーチング後にメタル・フリー補綴物を選択。

②正中線の問題点に対する前処置が不可能であるため、補綴物の形態・色調のアレンジメントによって口唇との調和を図る。

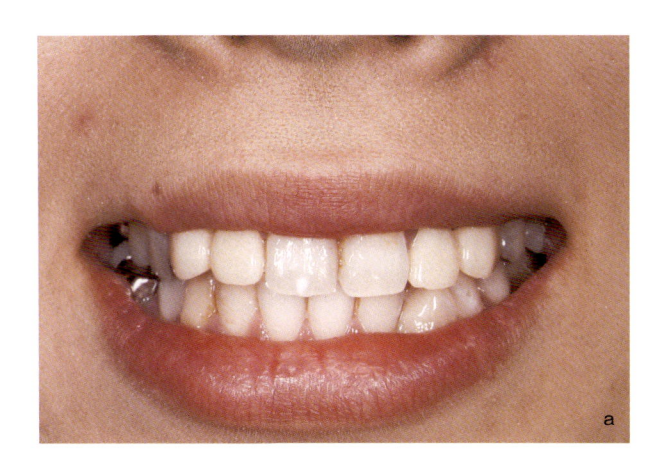

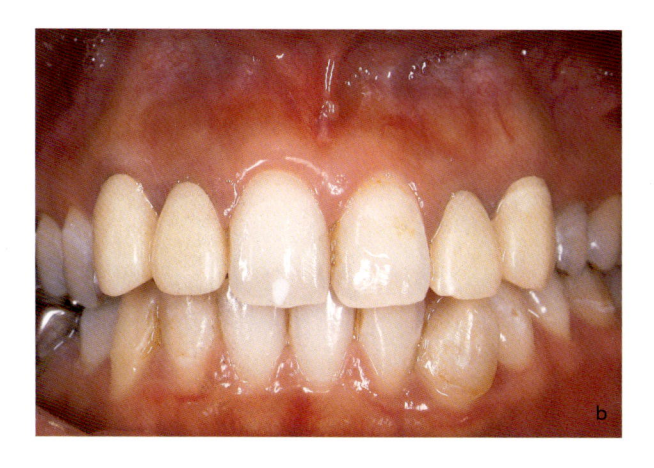

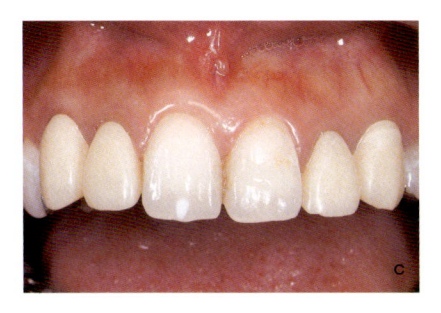

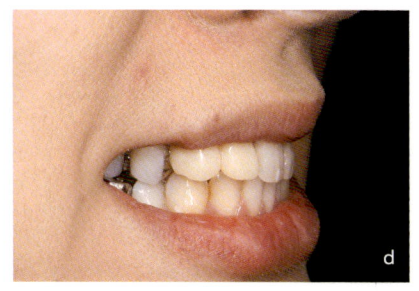

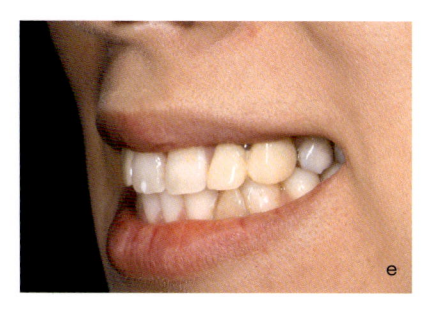

a〜e：両側側切歯および犬歯には、形態不良と変色を伴う不適合修復物が装着されている。さらに、両側中切歯隣接面には、変色を伴うコンポジット・レジンが充填されているとともに、患者が審美障害と訴えている白濁と変色、そして右側切縁部には比較的大きな白斑が認められる。歯肉のBiotypeは、シャドウと歯肉退縮が発現しやすいThin Scallopで、希望する自然観のある色調を再現するためにはメタル・フリー修復物が適応と考えられる。

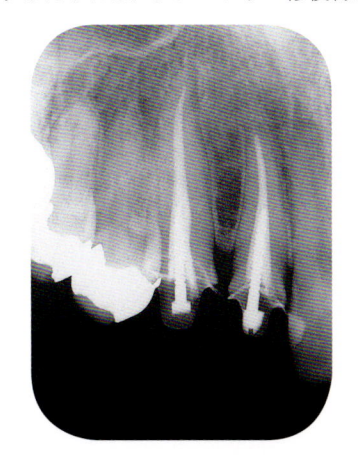

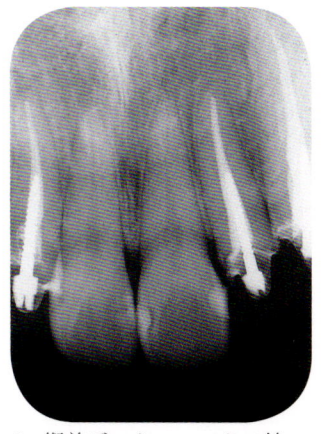

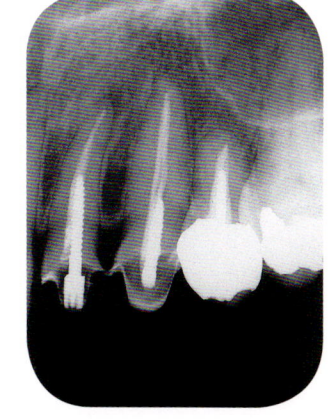

f：術前デンタルエックス線。

第3章　複雑な症例の治療段階別解説

正中を決定するための診断（図3-22a〜c）

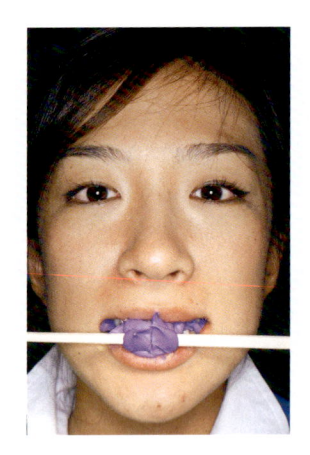

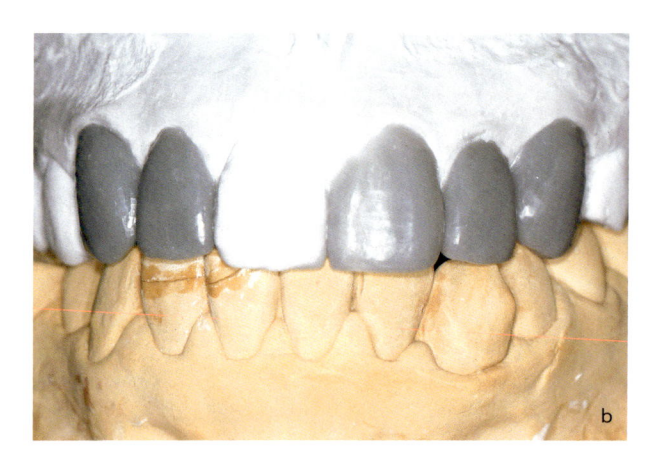

支台歯形成（図3-23a〜c）

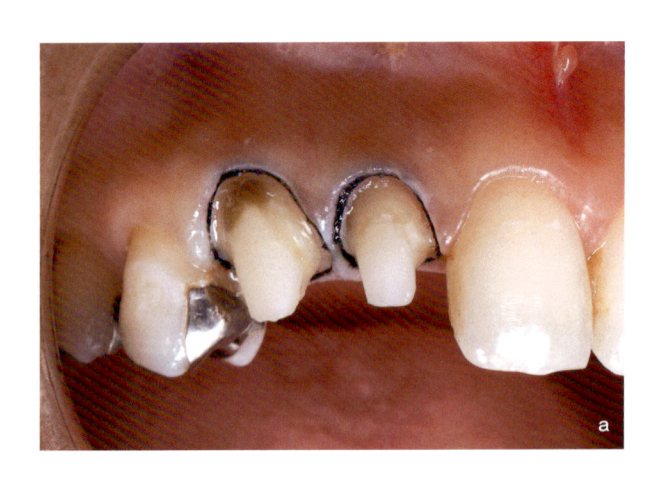

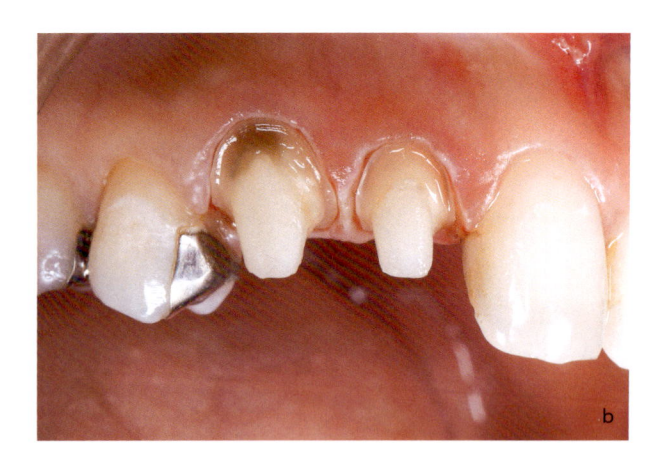

プロビジョナル・レストレーションの装着（図3-24a〜c）

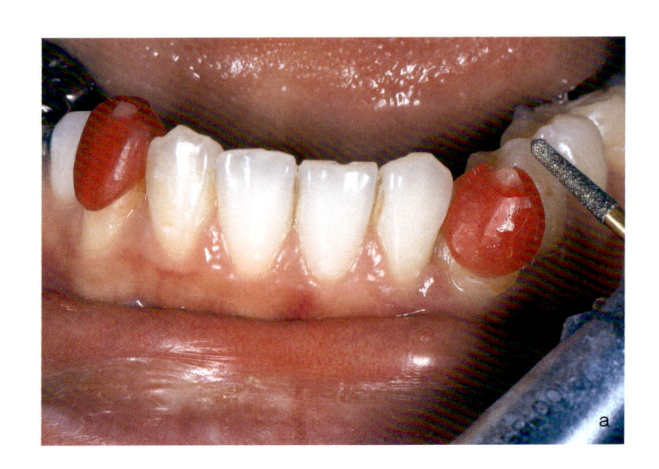

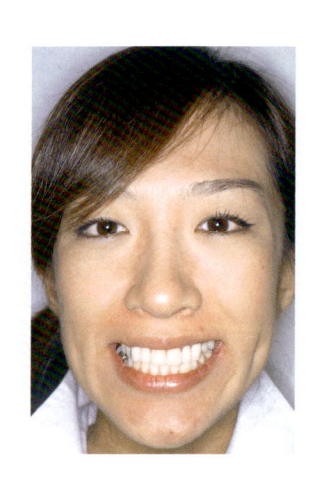

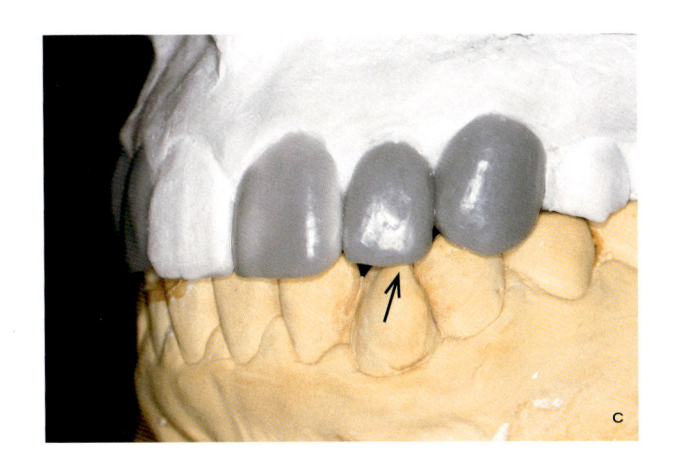

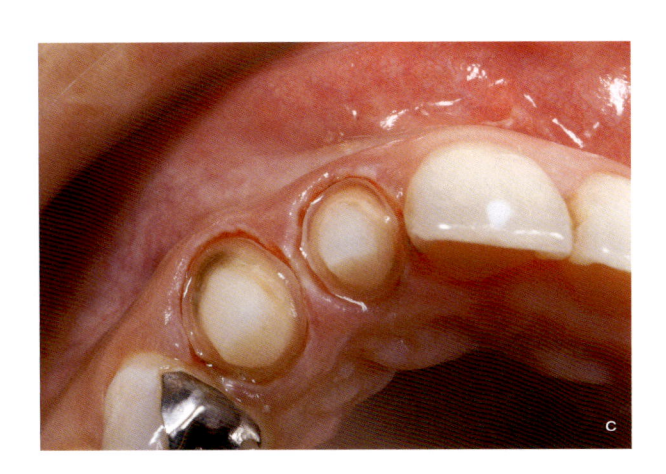

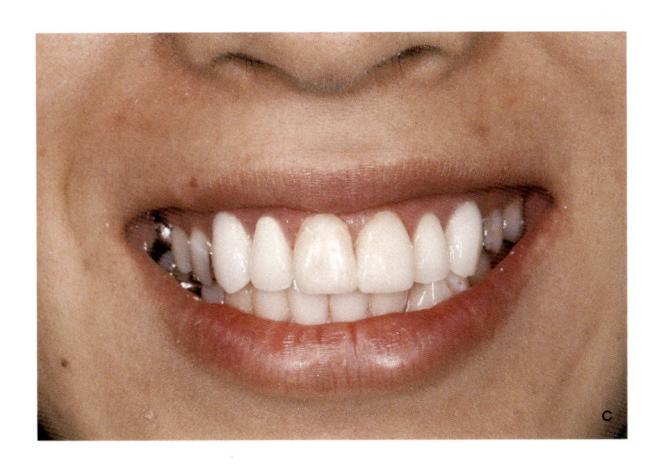

図 3 - 22a〜c

a：顔貌に対する正中線と切縁線を決定するためのエステテック・マウント。

b：歯冠幅径、排列のバランスを考慮した診断用ワックス・アップ。

c：上顎左側切歯と下顎犬歯間には、ガイドとクリアランスの問題を認めるため、下顎犬歯尖頭頭部削合の必要性を認める。

図 3 - 23a〜c

a：薄く抵抗性のない歯肉に対しては、慎重な対応が必要である。本例では、1重圧排法を選択。形成では、Zenith の位置に注意するとともに、着色部は多めに削除する。

b、c：歯肉縁下 1 mm にフィニッシュ・ラインを設定。歯肉圧排後の侵襲が大きいため、歯肉を圧迫しないプロビジョナル・レストレーションによる歯冠形態を付与しなければならない。

図 3 - 24a〜c

a：診断用ワックス・アップに基づいた咬合調整用のジグを製作し、上顎の歯冠形態を左右する両側犬歯を調整。

b、c：上顎中切歯と下顎小臼歯間のブリーチング後にコンポジット・レジン充填を行い、プロビジョナル・レストレーションを装着。顔貌、および口唇に対する評価を行う。

第 3 章　複雑な症例の治療段階別解説

最終支台歯形成、印象採得、シェード・テイキング（図 3 - 25a～f）

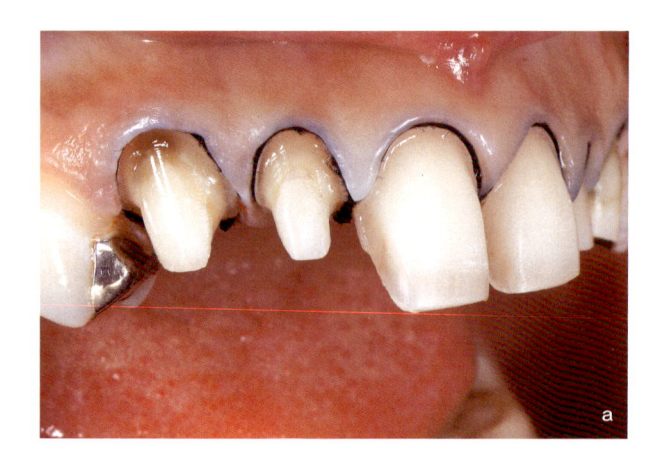

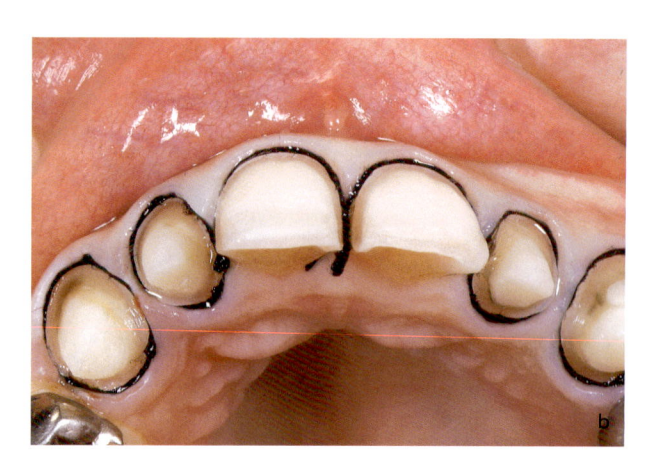

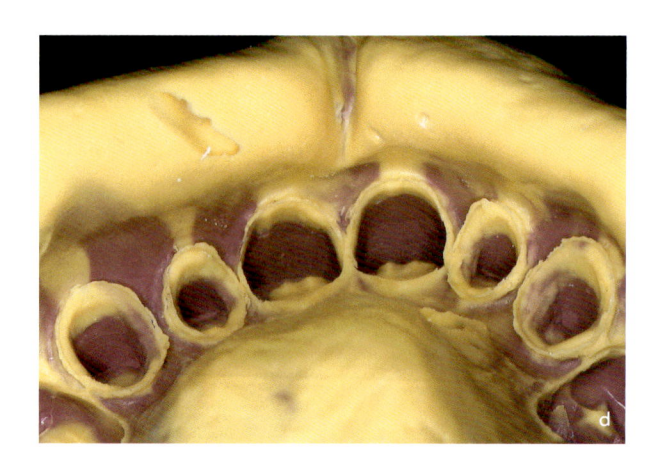

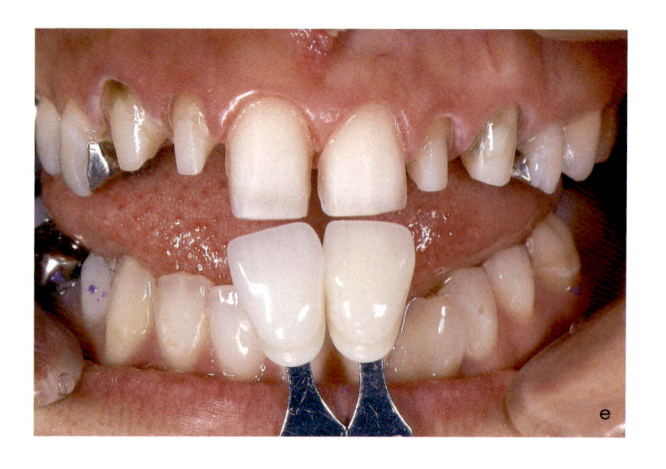

試適（図 3 - 26a～c）

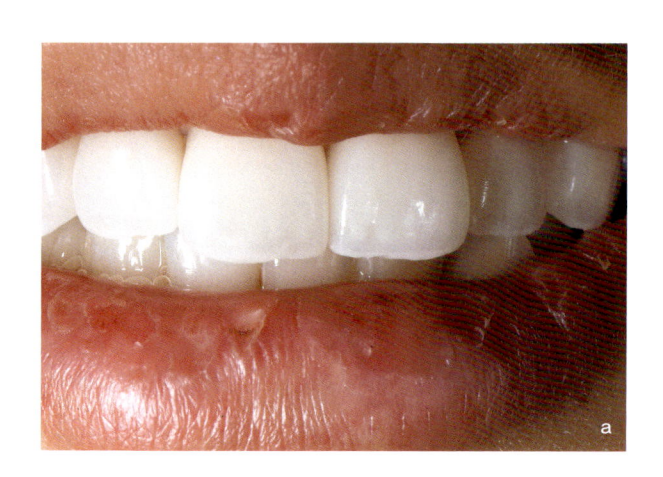

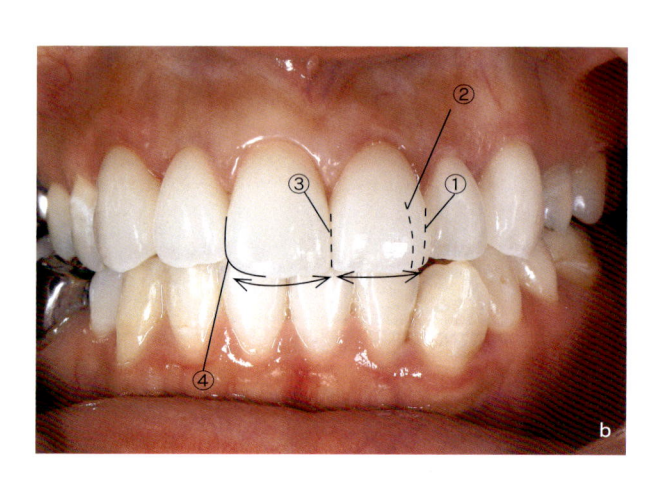

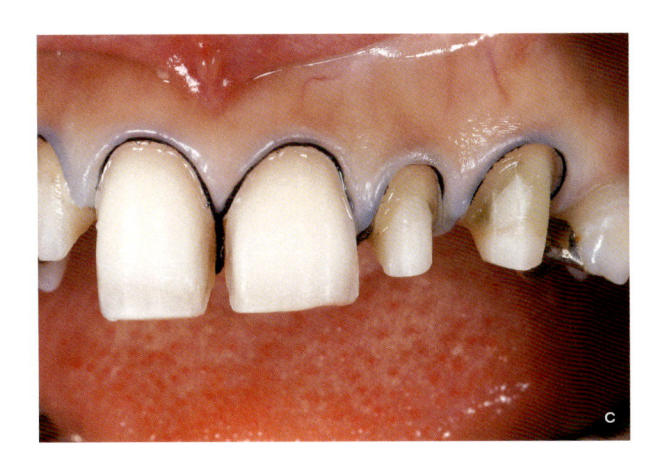

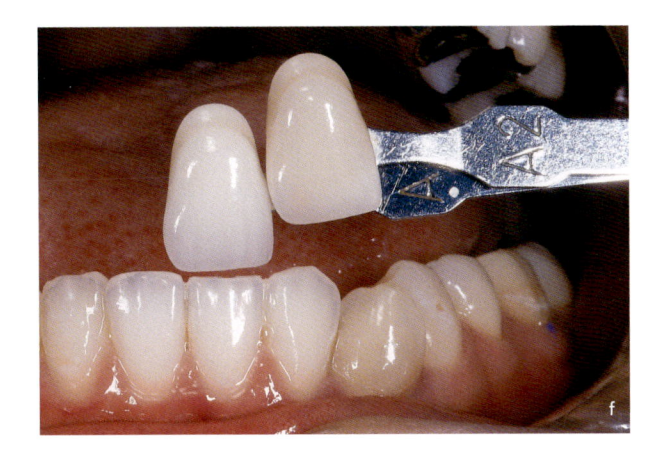

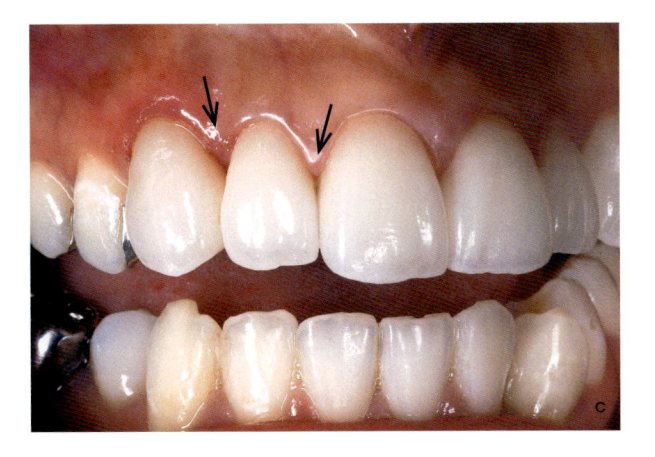

図 3 - 25a～f

a～c：最終支台歯形成。

d：1重圧排法によって歯肉縁下カントゥアを決定する歯根面の鮮明な印象が採得されている(インプリント2，3M ESPE)。

e：シェード・タブは、支台歯と同一面になるように設定。PLV部は支台歯の色情報が重要である。

f：下顎の色情報も必須である。

図 3 - 26a～c

a：一見、全体のバランスは良さそうにみえるが……。

b：中切歯はSquareで男性的であり、顔貌とは不調和である。①遠心を削除して幅径を狭めるとともに、②トランジッショナル・ラインアングルを中央寄りに移動して幅径を狭くみせる。さらに、③正中線が歯冠側に移動するにつれ、左側に曲がっている。そのほか、④左右中切歯の色調・幅径が違うこと、同遠心隅角部が角張っていることがわかる。特に右側は遠心切縁が長く、湾曲している。

c：右側中切歯 - 側切歯 - 犬歯間のエンブレジャーを閉じすぎている。

第3章　複雑な症例の治療段階別解説

補綴物の修整および前処理（図3-27a〜d）

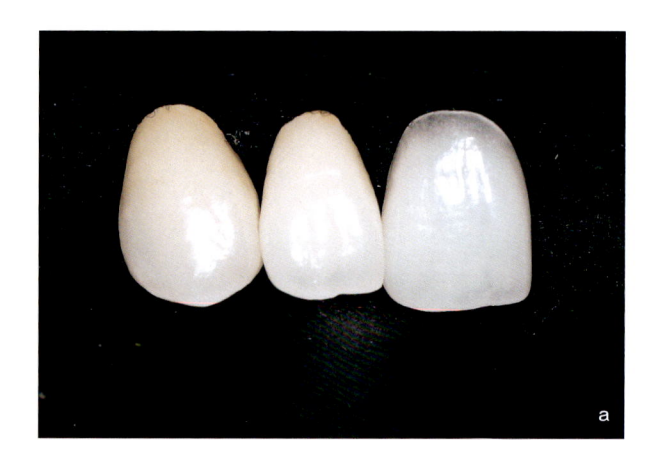

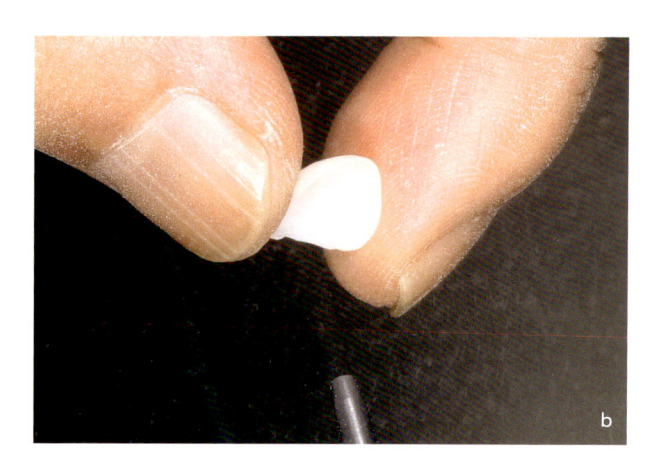

最終補綴物装着および仮着（2004年12月）（図3-28a〜f）

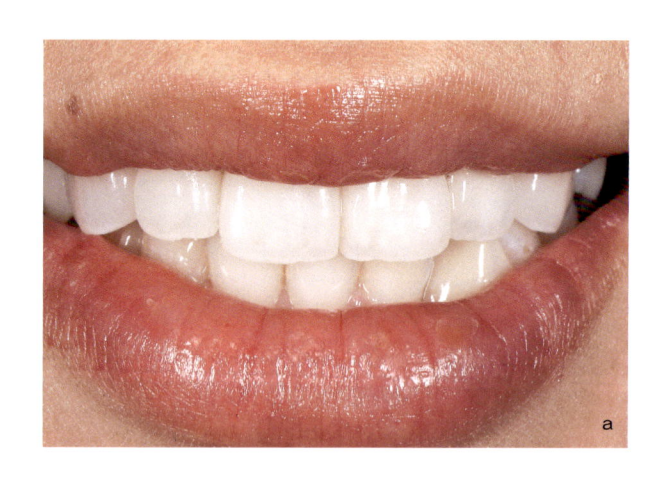

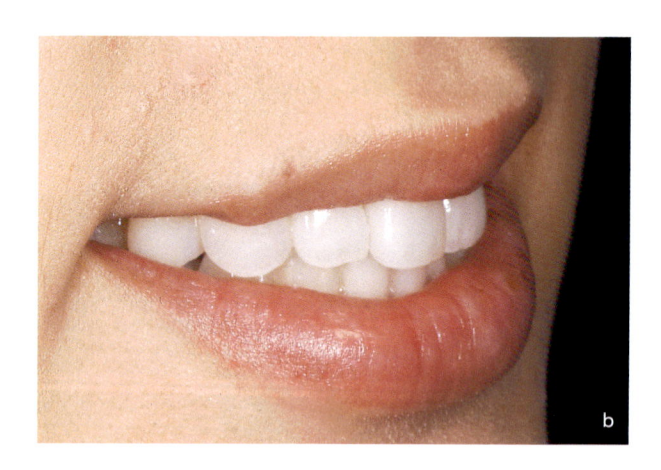

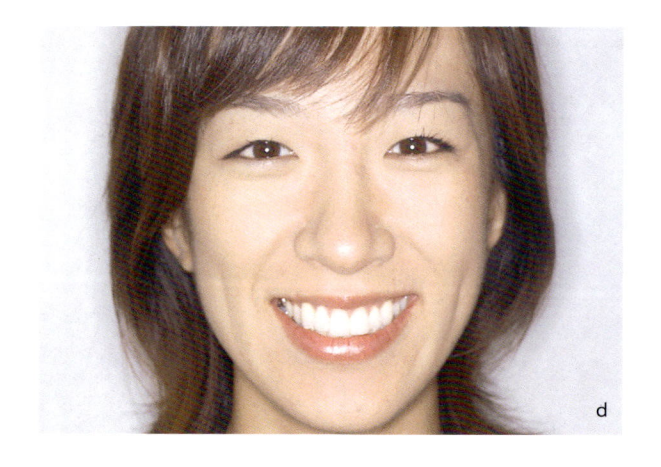

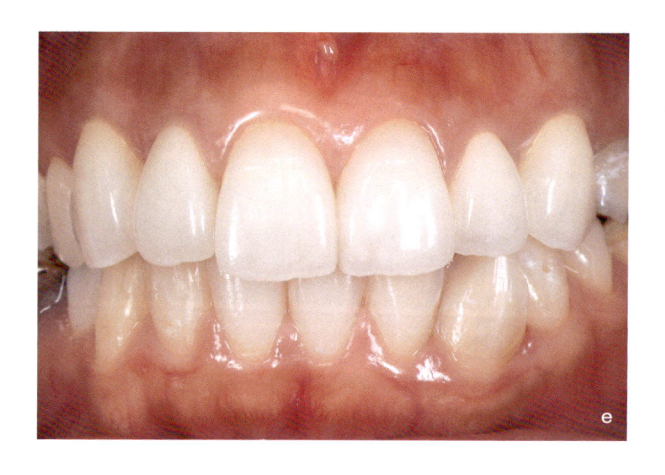

256

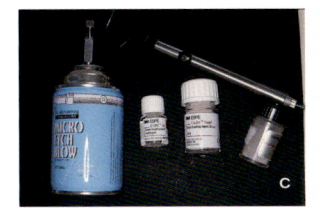

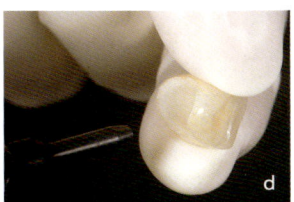

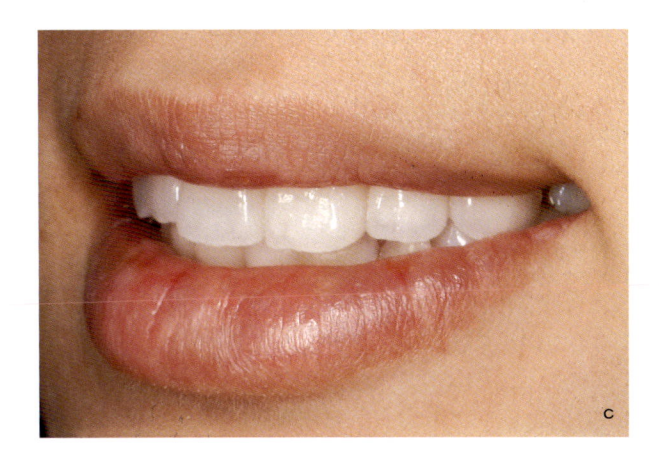

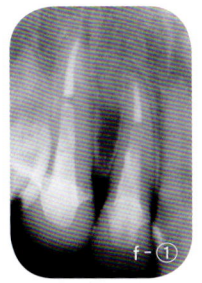

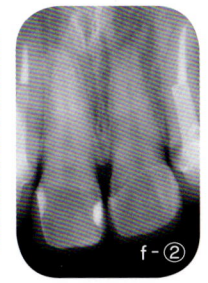

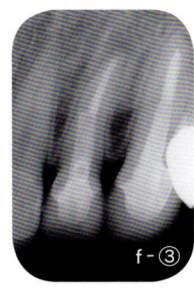

図3-27a～d

a：Scallop形態が付与された歯冠形態と歯種のカラー・バリュエーションを再現。

b：接着のための前処理。PLVはアルミナ・サンドブラスト後ポーセレン・プライマーを塗る。

c：酸化アルミニウムを母材としたオールセラミックスの内面処理は、シリカ含有のコジェットサンド（3M ESPE）を使用後、エスペジル（ポーセレン・プライマー）を塗布。

d：PLVは通常のアルミナ処理後、ポーセレン・プライマーを塗布。

図3-28

a～d：顔貌および口唇との調和。

e：正中線を修整し、ラインアングルを中央寄りに移動したことによって、女性らしさが強調された。PLVはd-SIGN（イボクラ）、ホール・セラミックスはProcera Alumina使用。

f：術後のデンタルエックス線写真。

257

第3章 複雑な症例の治療段階別解説

仮着後の評価(図3-29a～c)

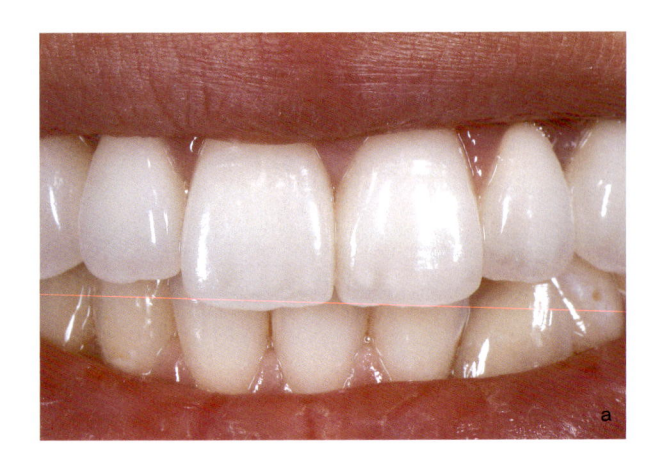

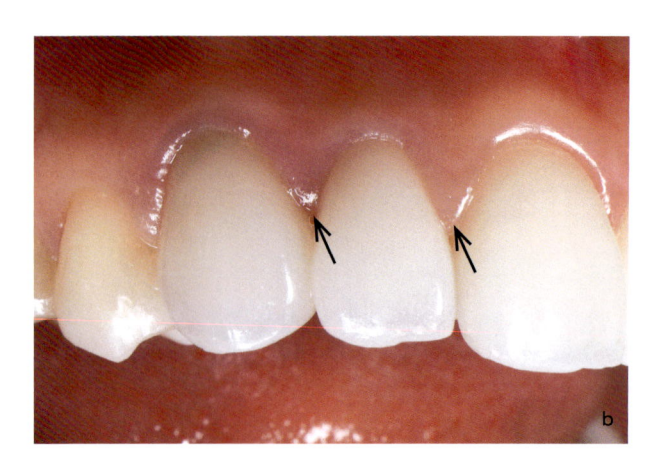

術後1年(図3-30a～c)

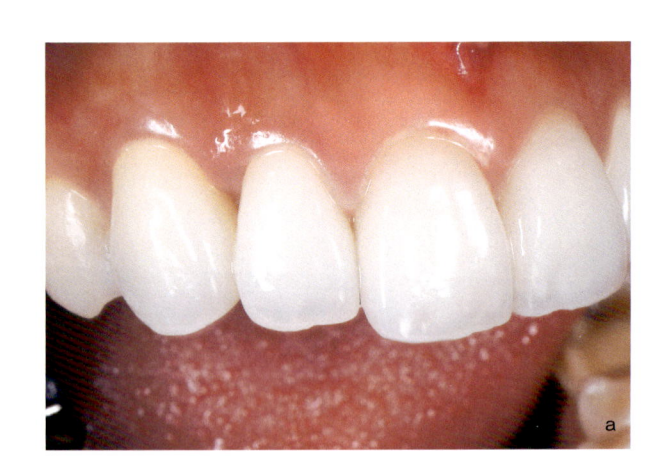

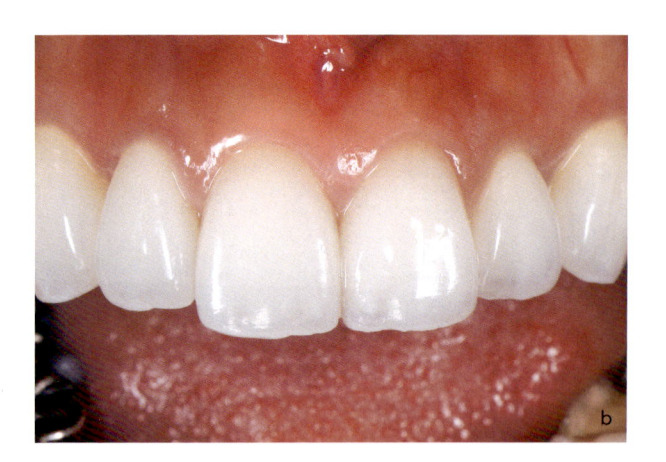

258

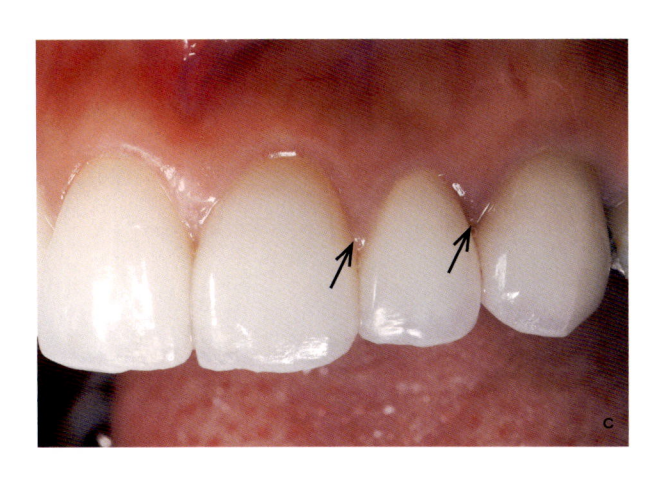

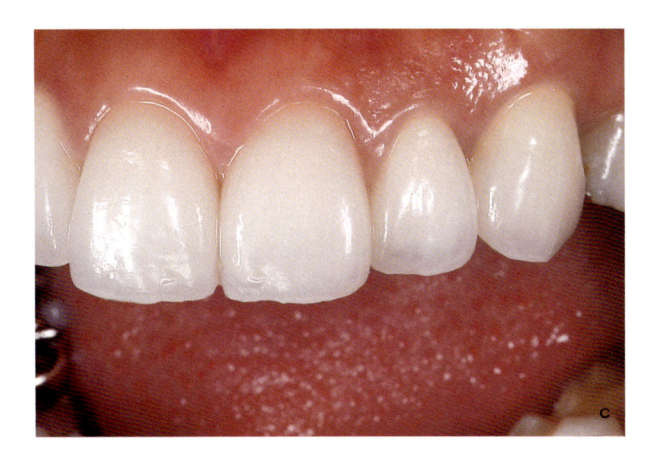

図3-29a〜c

a〜c：歯間乳頭部の腫脹を認める。仮着可能なProceraは、撤去して隣接面カントゥアの調整を行う。

図3-30a〜c

a〜c：術後1年。歯間乳頭部の形態は良好に維持されている。

第3章　複雑な症例の治療段階別解説

> 症例4　咬合再構成後の適切な色調と歯冠形態の回復（図3 - 31～42）。

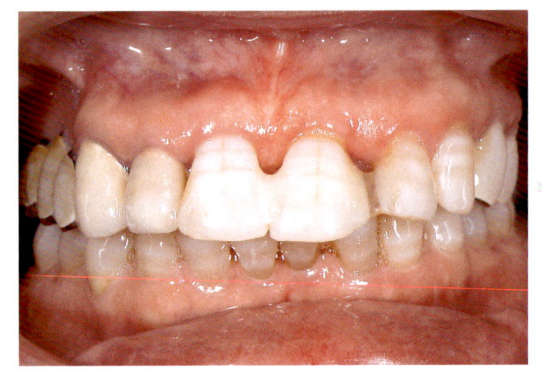

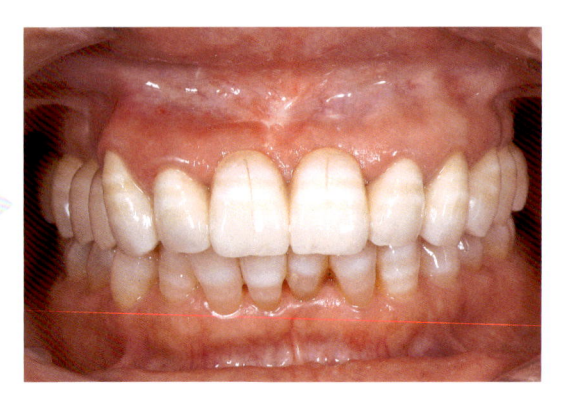

術前　　　　　　　　　　　　　　　　術後

●難易度鑑別診断。

	症例の難易度 低い → 高い	
1．顔貌 - 口唇 - 歯の関係		
①歯列の正中	Normal	Problem
②切縁線の位置	Normal	Problem
③スマイル・ライン	Normal	Problem
④スマイル・ライン時の歯肉レベル	Normal	Problem
⑤咬合高径，アンテリア・ガイダンス	Normal	Problem
2．色調		
①修復部位の対称性	Yes	No
②修復物の選択	Same	Different
③特徴のない色調	No	Yes
④複雑なカラー・バリエーション	No	Yes
3．歯冠の形態		
①歯冠幅径のバランス	Normal	Problem
②歯の位置	Normal	Problem
③歯肉レベル	No	Problem
④色調とキャラクターの応用	No	Need
4．支台歯および周囲組織		
①歯肉の Biotype		
Thickness	Thick	Thin
Form	Flat	Scallop
Color	Normal	Bright
② Dentogingival Complex	Normal	Problem
③ディスカラレーション	No	Yes
④歯根の近接度合い	No	Yes

術前（図3-31a～d）

主訴：咬合不調和。初診日：1998年12月。年齢、性別：57歳、女性。

本症例のKey Point

①ポステリア・バイト・コラプスに対して、インプラントを応用した咬合再構成を行い、歯列弓を保全し、機能を回復。
②口唇に調和した歯冠形態とスマイル・ラインの回復。
③特異な色調に対して多色築盛によるバリエーションを応用。
④アンバランスな歯冠幅径を形態のアレンジメントによって回復。薄く明るい歯肉に対し、歯肉の健康を維持しつつ、補綴物と支台歯周囲組織との調和を図る。

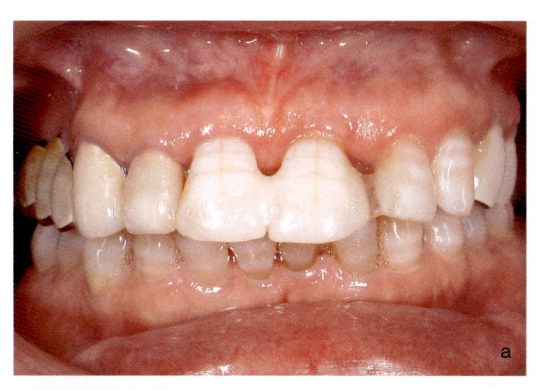

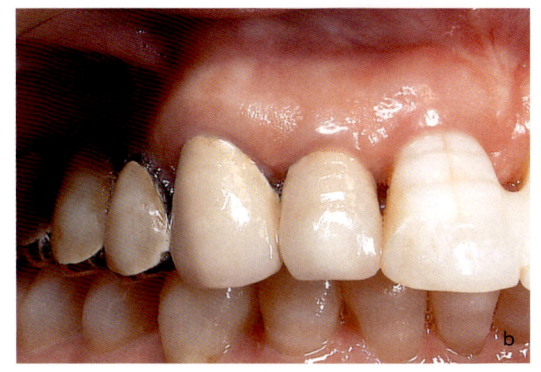

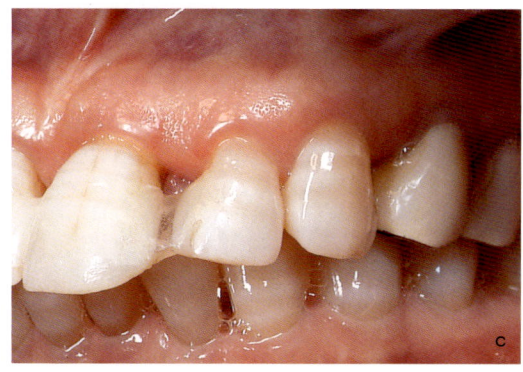

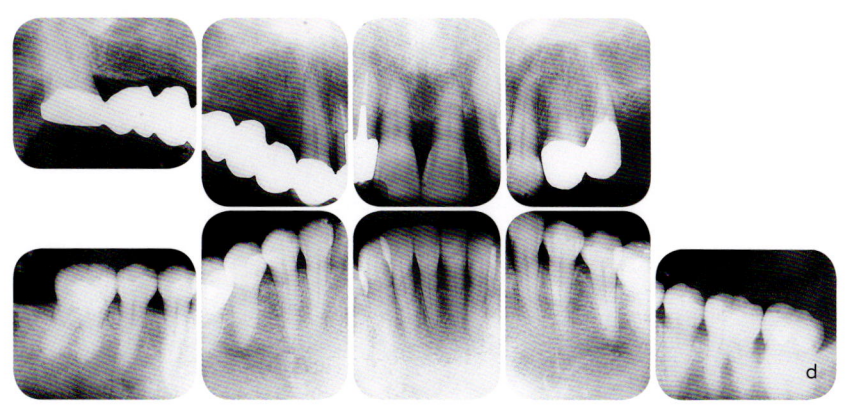

a～d：ポステリア・バイト・コラプスによる咬合高径の低下、上顎側切歯間の唇側移動を認める。上顎左右中切歯は歯周病、左側第二小臼歯は歯根破折で保存不可能である。そして残存歯は負担過重により動揺が生じている。歯肉は薄く、抵抗性に乏しいが、抜歯予定部位以外は歯冠歯根比も良好である。審美と機能に大きな問題を抱え、臼歯部機能回復による残存歯の保存と下顎に調和した審美的回復が要求される症例である。

第3章 複雑な症例の治療段階別解説

適正顎位の模索（図3-32a〜c）

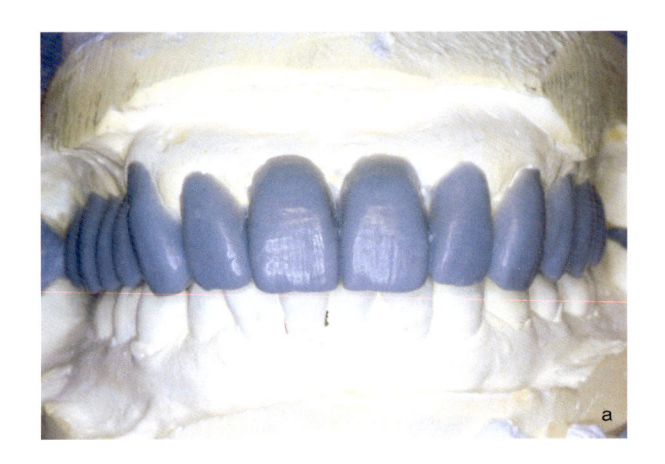

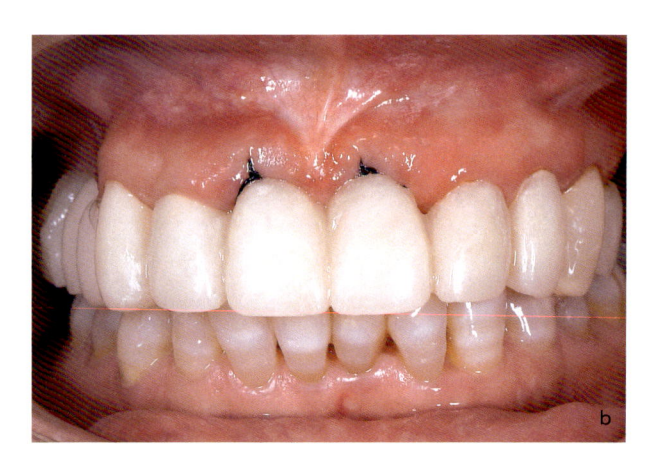

2回目のプロビジョナルによる審美的歯冠形態の設定と顎位の決定（図3-33a〜c）

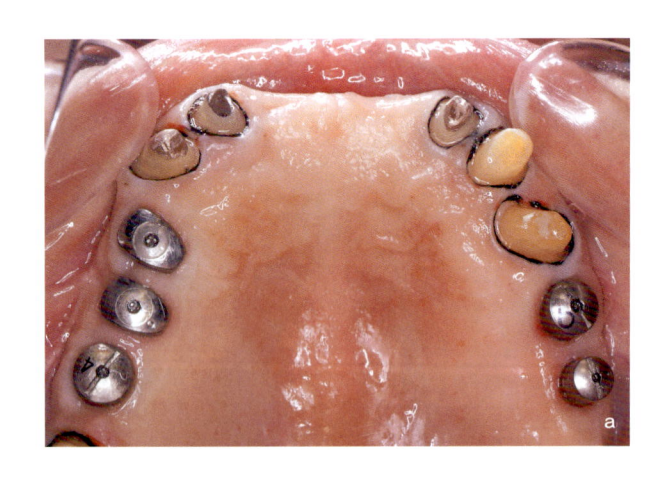

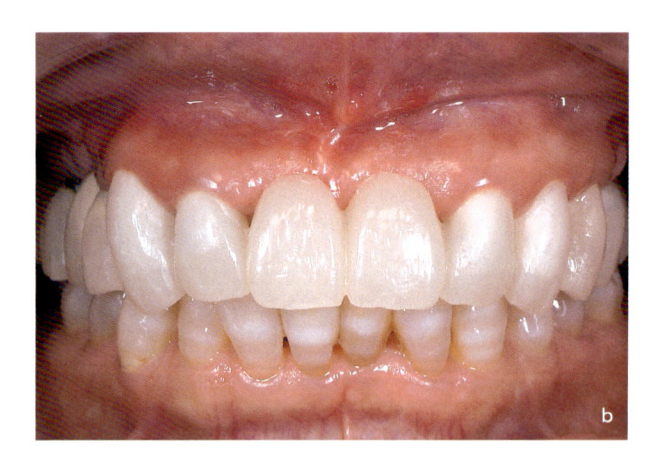

最終印象採得（図3-34a〜c）

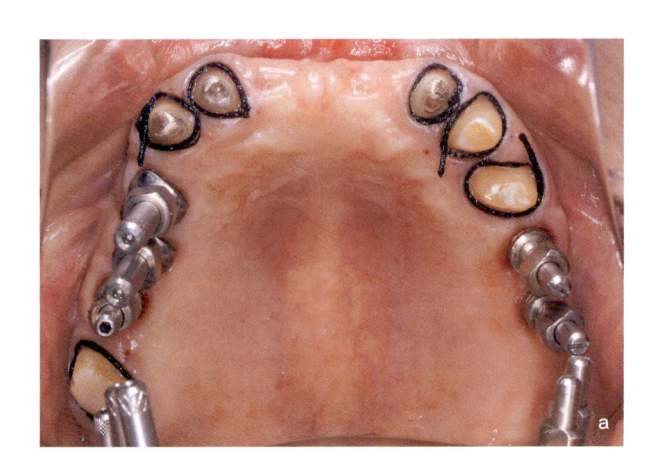

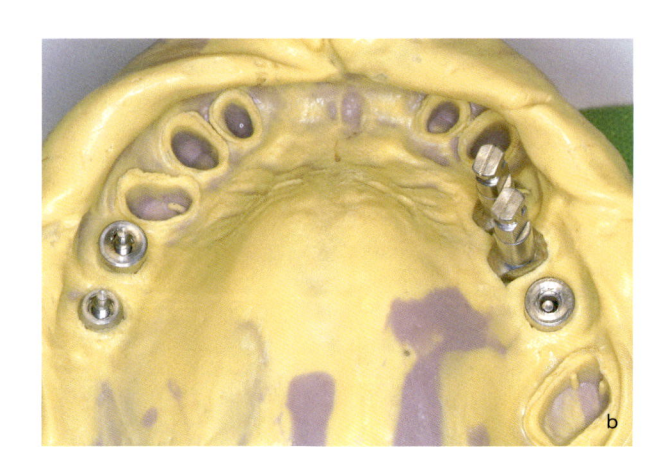

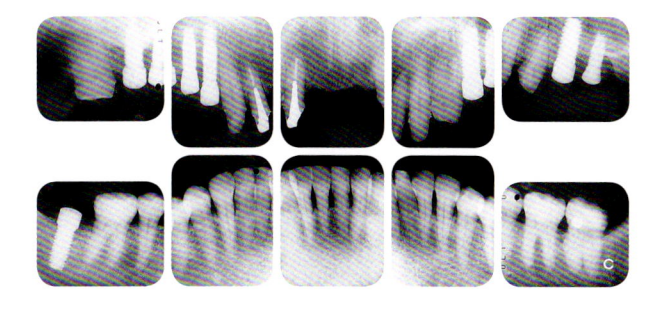

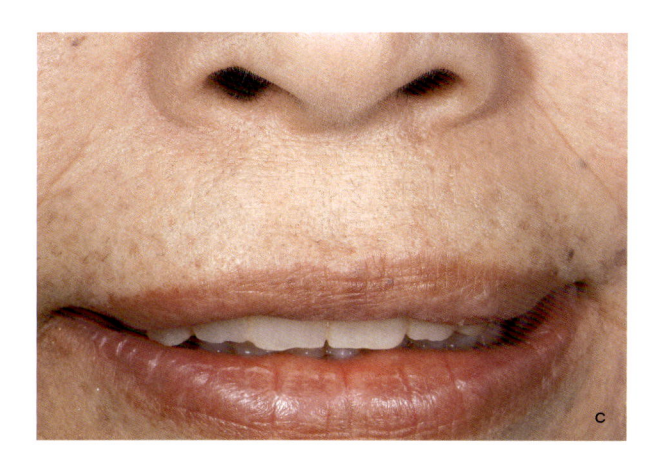

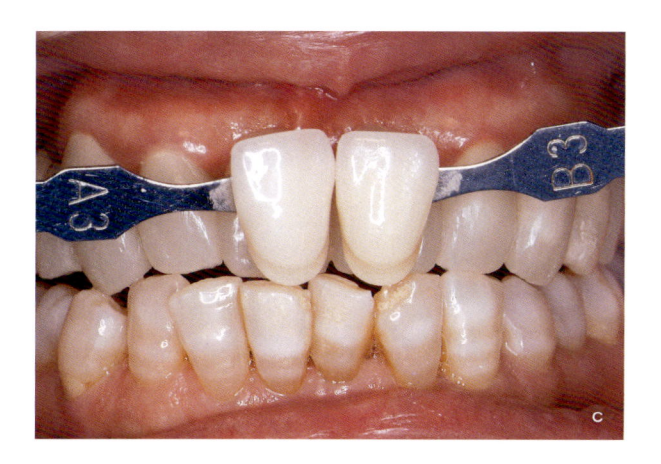

図3-32a～c

a：中心位採得後の診断用ワックス・アップ。口唇との関係、安静位空隙、発音などを考慮して前歯部で咬合高径を約2mm挙上。

b：左右中切歯と左側第二小臼歯の抜歯と同時にプロビジョナル・レストレーションを装着。少数歯残存になるので咬合の安定とプロビジョナル・レストレーションの強度に注意を払う。この時点の顎位は、テスト位置である。

c：インプラント埋入部の二次外科終了後のデンタルエックス線写真。

図3-33a～c

a：最終支台歯形成終了後、プロビジョナル・レストレーションの印象採得を行う。

b：プロビジョナル・レストレーションの装着。咬合関係に加えて、6前歯の長さと幅径・排列のバランス、そしてポンティックを含めた歯頚線の連続性などの評価を行う。ポンティック基底面は、6前歯の審美的な歯頚線の連続性を確保するために、唇側の骨吸収を補うオベイトタイプ・ポンティックとした。

c：口唇との関係も良好である。

図3-34a～c

a：圧排糸挿入とインプレッション・コーピング装着時の状態。圧排コードは0.5mmを選択し、部分的にダブルコードを挿入。

b：インプリント2（3M ESPE）を使用した最終印象採得。本印象材は、硬度が非常に高いため、インプレッション・コーピングの連結固定を行わなくても、その精度は非常に優れている。

c：シェード・テイキング。下顎前歯の色調は、中切歯・側切歯より犬歯のほうが明度・色相・彩度が高く、側切歯が暗い。また透明感もあり、白帯・オレンジ帯を呈しゼブラ状である。犬歯をベースにシェード・テイキングを行い、中切歯・側切歯はやや明るめに設定する。白帯やオレンジ帯も各歯微妙に色調差があり、その位置にも注意を払う必要がある。さらに切縁の透明感も複雑で、エナメル質は飴色を呈している。

第3章 複雑な症例の治療段階別解説

補綴物の製作①：クロス・マウント後の診断用ワックス・アップ（図3-35a〜c）

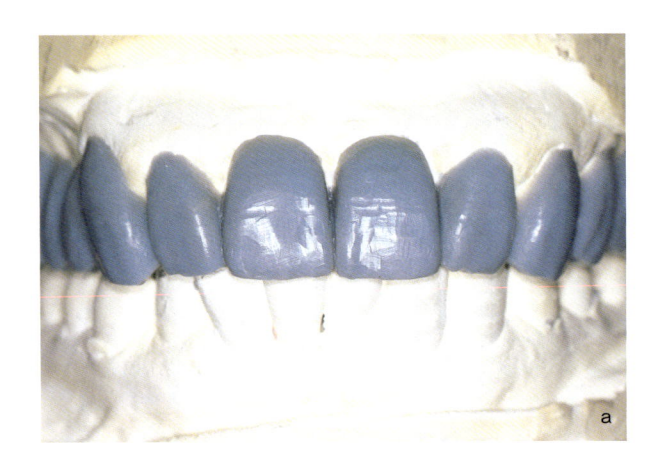

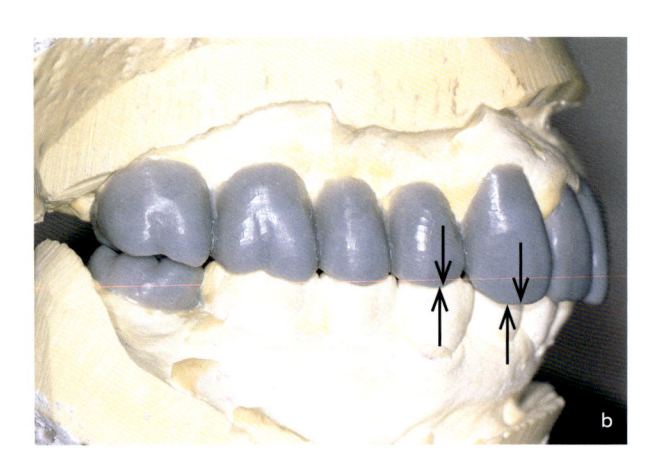

補綴物の製作②：ラボワーク（図3-36a〜c）

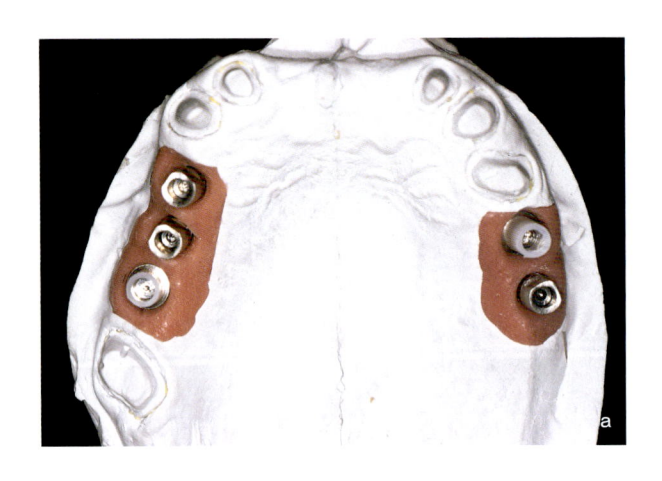

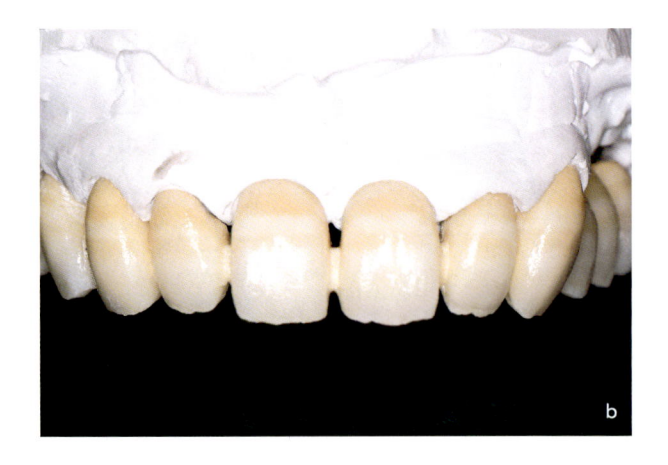

試適（図3-37a〜c）

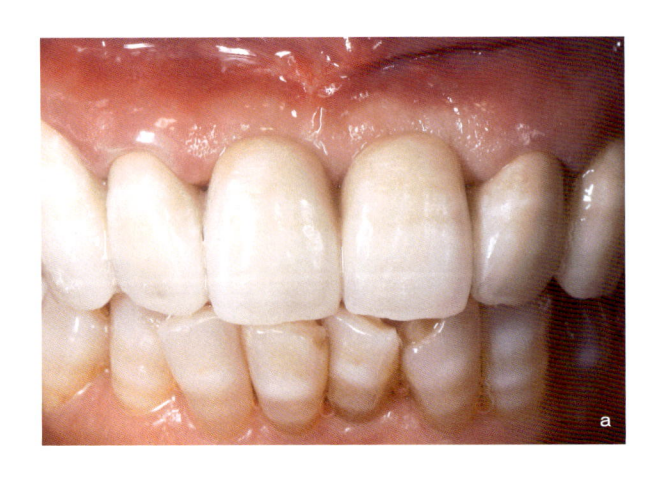

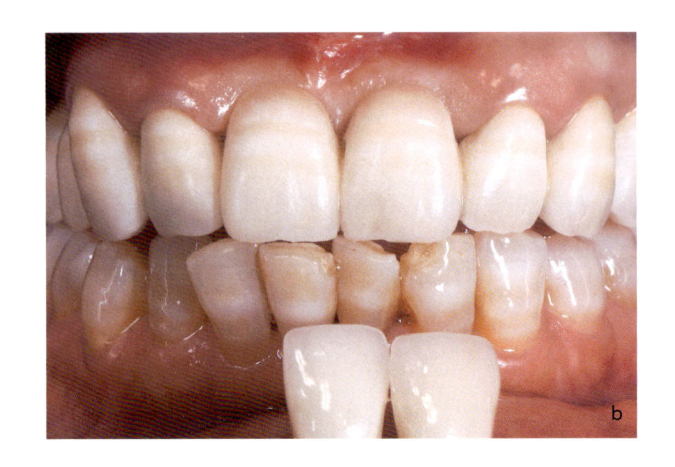

264

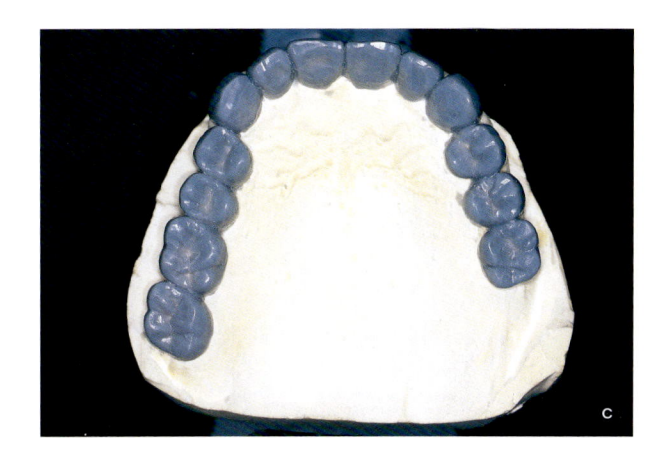

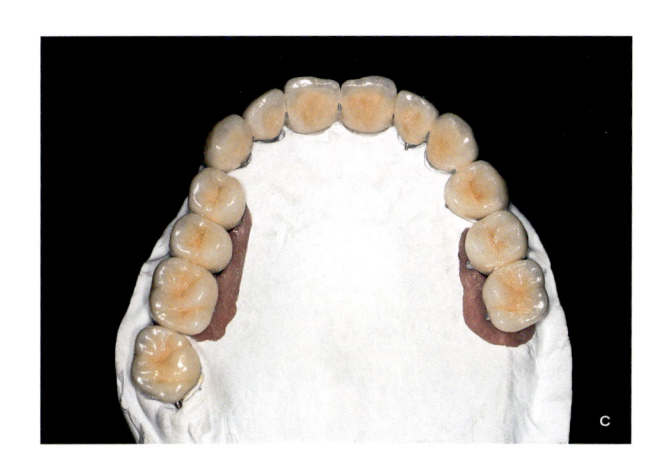

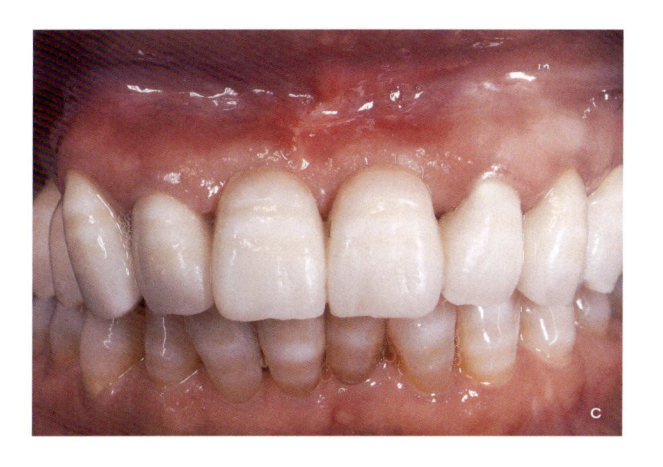

図3-35a〜c

a〜c：クロス・マウント後にプロビジョナル・レストレーションの模型をリファインする。これは、最終補綴形態のみならず、ブリッジのフレームワークとアバットメント形態を決定するための基準となる。アングルⅡ級に起因する1歯対1歯咬合の偏心運動時のディスクルージョンを付与するためには、犬歯の長さと舌面形態そして臼歯部頬側咬頭の位置と高さが重要となる。

図3-36a〜c

a：アバットメントの選択と調整。

b：ポンティック部のポスト・インプレッション・テクニック後に複雑な色調に対するファースト・ベイク終了時。

c：臼歯部歯列の歯軸、エンブレジャー、頬側咬頭の位置などの改善を必要とする。

図3-37a〜c

a：1回目の試適。全体的に暗く、キャラクターも弱い。色調はオペーキーで深みがない。患者との相談の結果、通常とは逆に上顎の明度・彩度を下顎に比べて上げることに変更する。

b：2回目の試適。明度と彩度を修整後の再試適の状態。

c：ポンティックの評価。試適直後には、ブレンチングが発現しているが(b)、5分後には消失している(c)。これにより、生理的な機能圧が付与されていることが評価できる。色調は、この状態で患者の了解を得て、最終的には両中切歯にヘア・ラインを入れて歯冠を多少長くみせることに決定する。

第3章　複雑な症例の治療段階別解説

仮着（2000年5月）（図3-38a〜i）

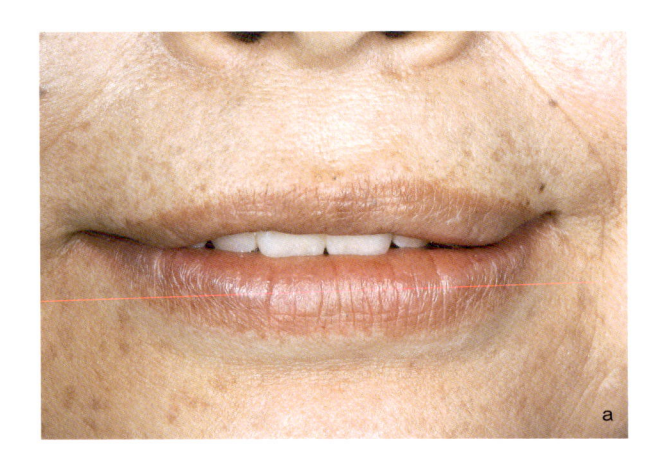

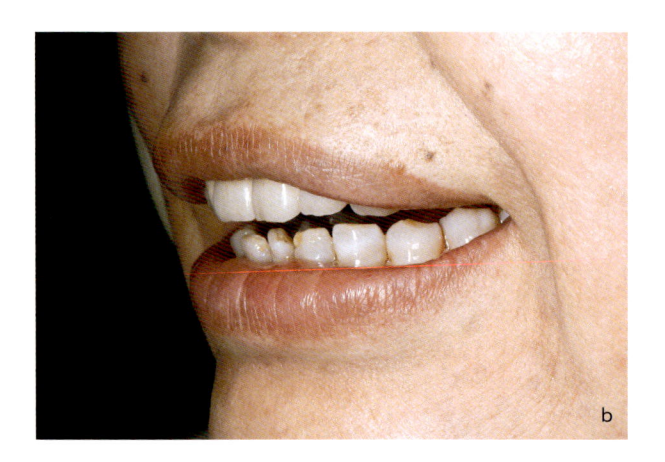

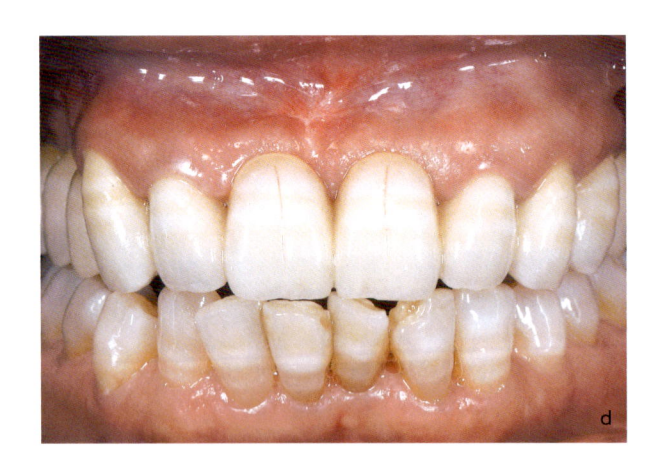

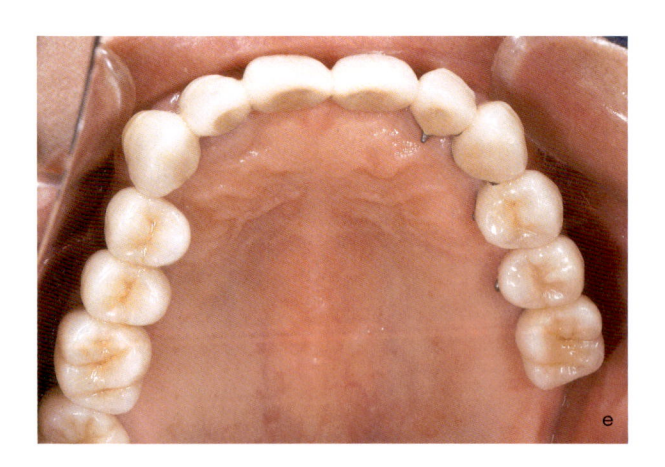

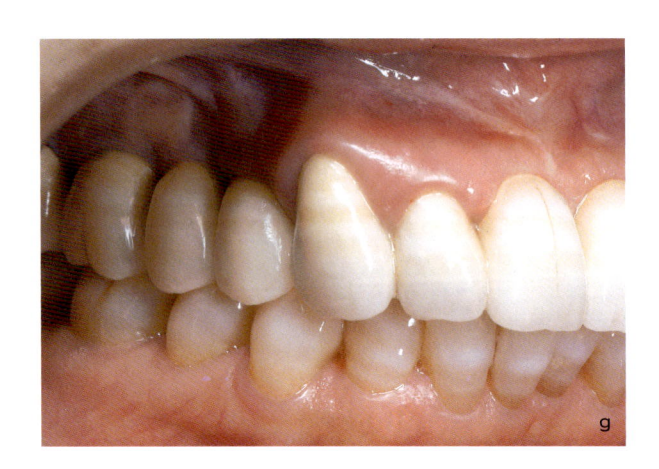

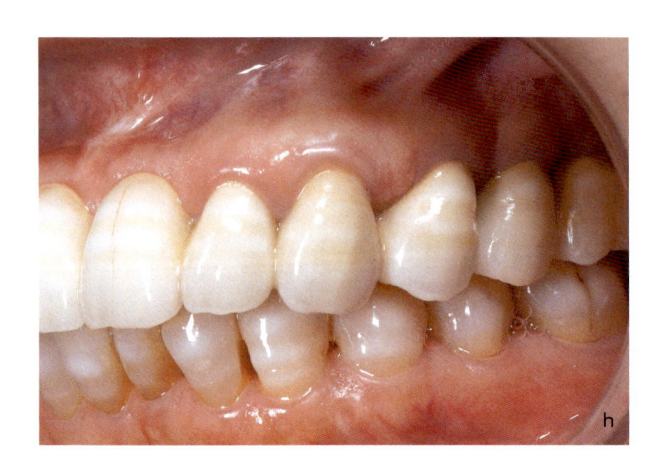

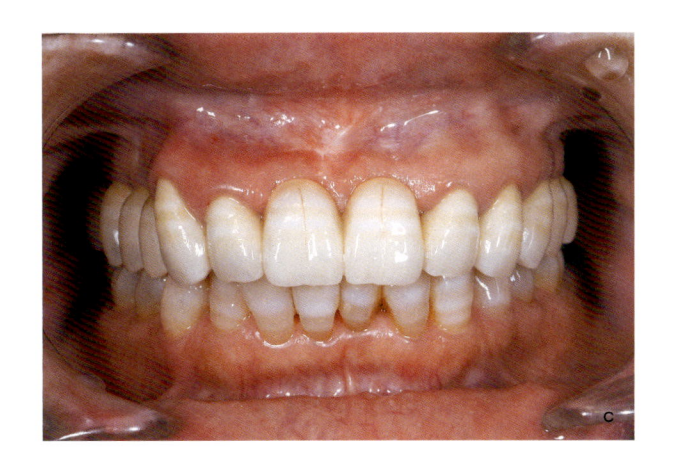

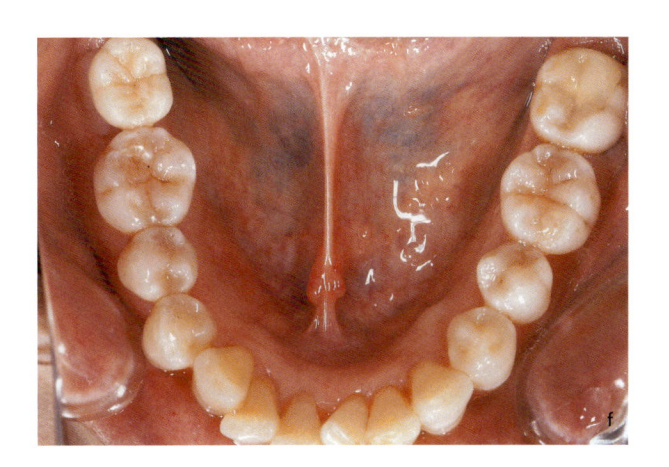

図3-38a〜i

a：安静時の口唇との調和。

b：スマイル時の口唇と歯の関係も良好である。

c：咬合再構成によって、機能性のみならず審美性の回復も得られている。切縁線と咬頭頂のラインも移行的で良好である。

d：適切なアンテリア・ガイダンスの回復。下顎との色調の調和も良好である。側切歯の近心形態をハーフ・ポンティックにしたことで、切歯間の歯冠幅径のバランスが回復できた。

e、f：インプラント部には、機能的な咬合面形態が付与され、天然歯と調和した歯列弓の保全が達成されている。

g、h：側方面観。

i：仮着時のデンタルエックス線写真。

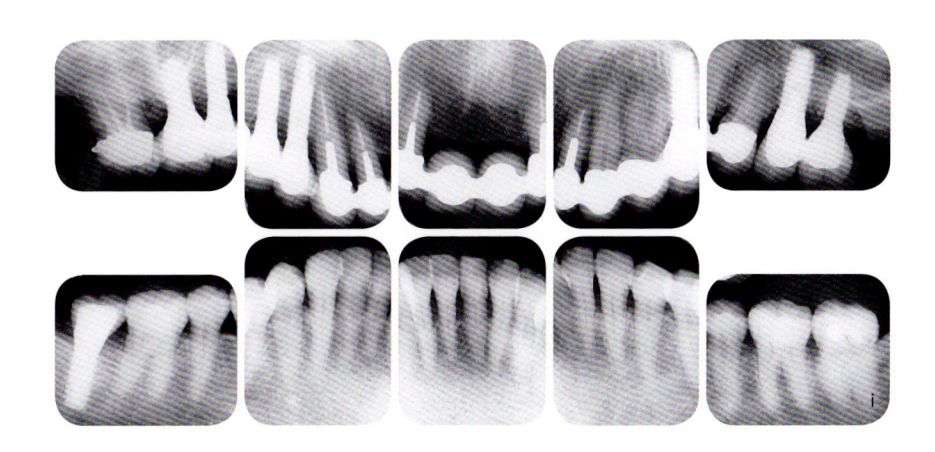

第3章 複雑な症例の治療段階別解説

仮着後の評価(図3-39a~c)

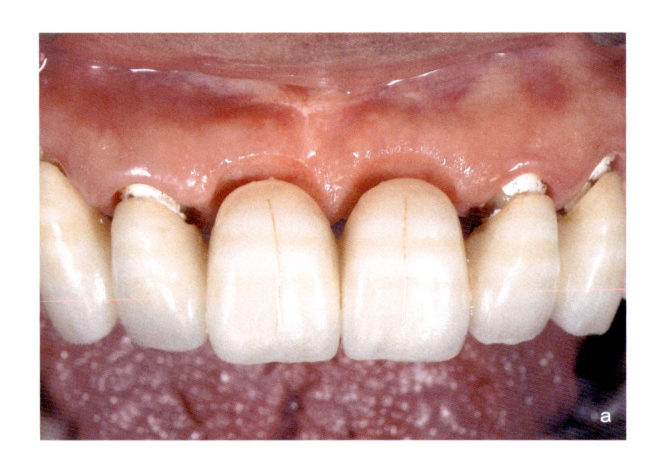

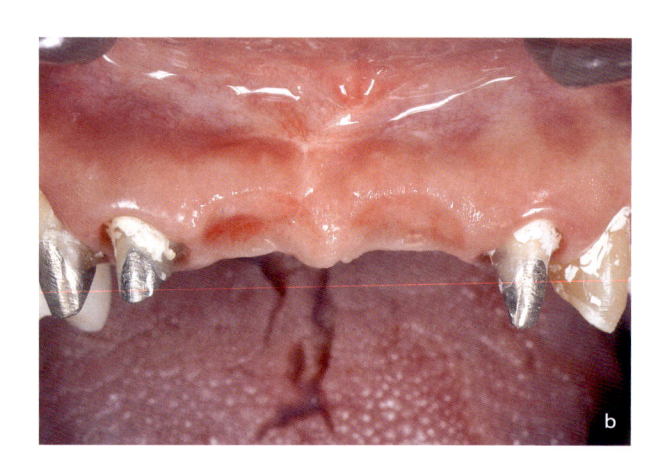

装着後の評価(図3-40a~c)

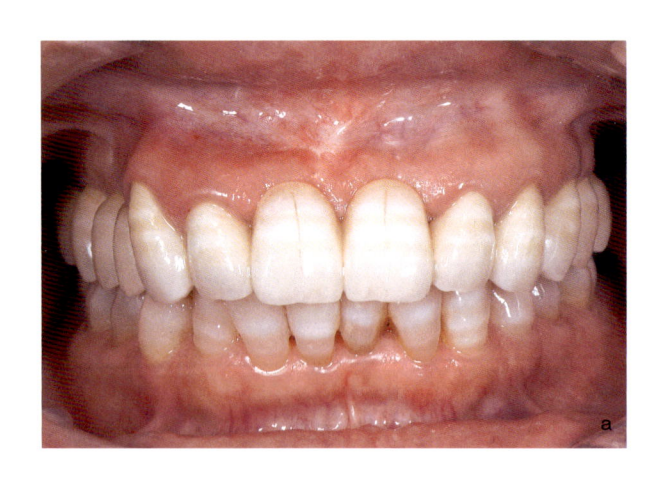

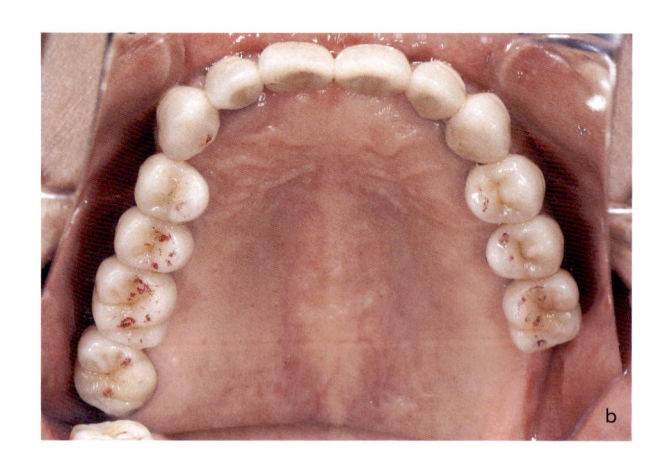

臼歯部インプラントの評価(図3-41a~c)

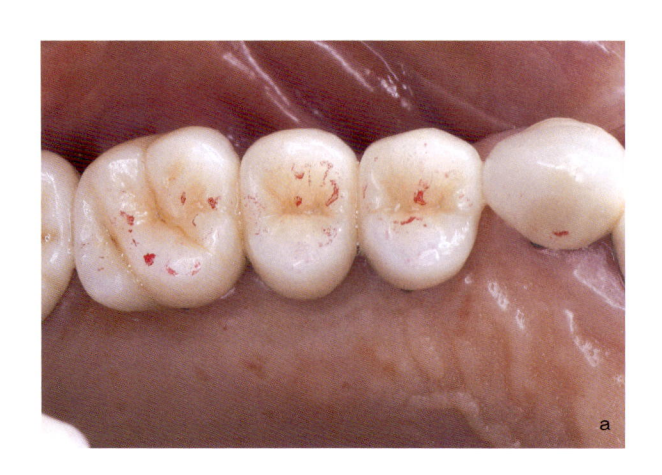

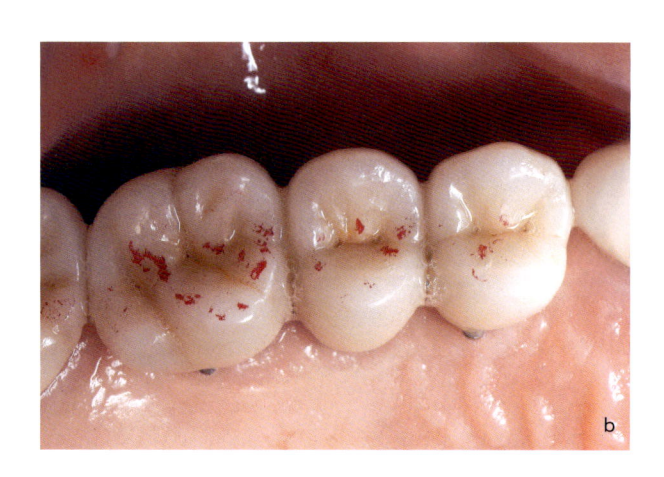

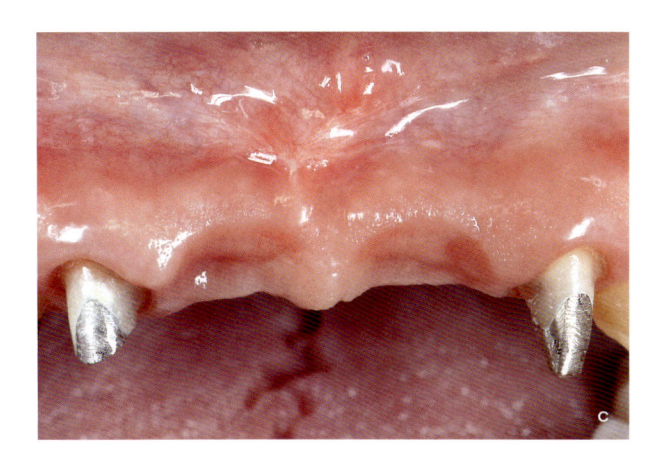

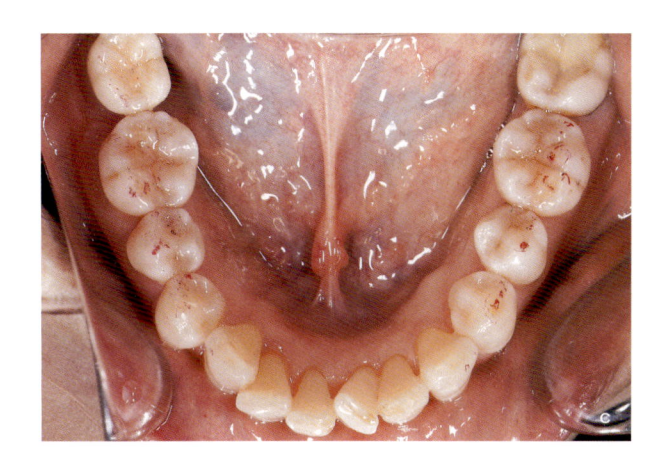

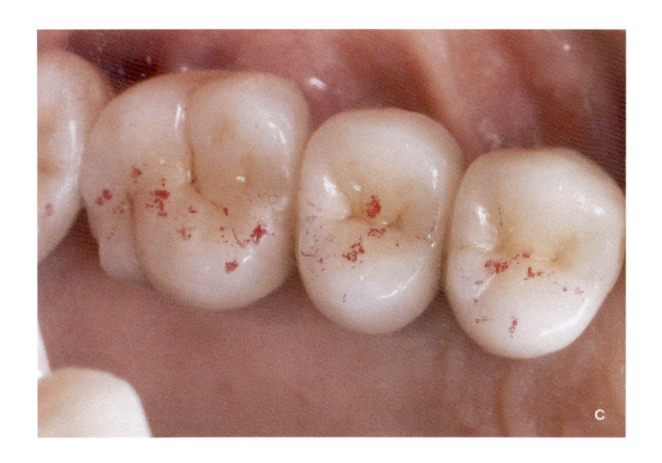

図3-39a〜c

a：ポンティック基底面および支台歯周囲組織の評価。

b：右側の加圧が強い部分を調整後、再仮着する。

c：再評価。適切な生理的範囲の加圧がなされているので、最終装着を行う。

図3-40a〜c

a〜c：装着1年6ヵ月後。審美修復治療の治療目標である審美性・機能性そして歯周組織の健康維持が達成されている。患者によるセルフ・クリーニングも十分に行われており、良好な状態が維持されている。

図3-41a〜c

a：装着時。

b：装着1年。

c：装着2年。メタル・フレームの形態不備によるポーセレンの破折（詳細はインプラント編で解説）。

第3章 複雑な症例の治療段階別解説

装着6年7ヵ月後の評価（図3-42a〜f）

装着6年7ヵ月後の評価（図3-42a〜f）

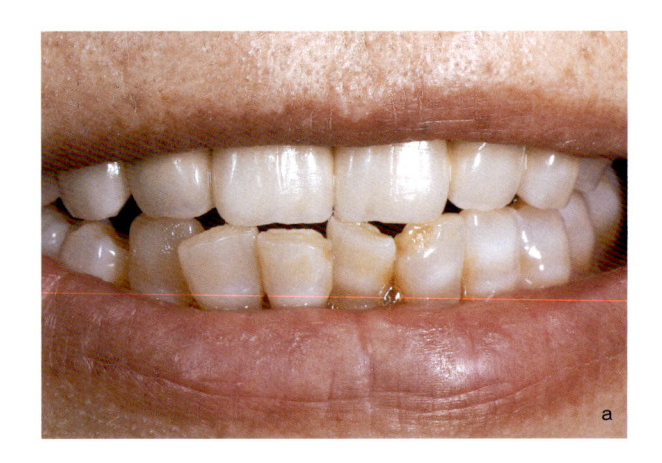

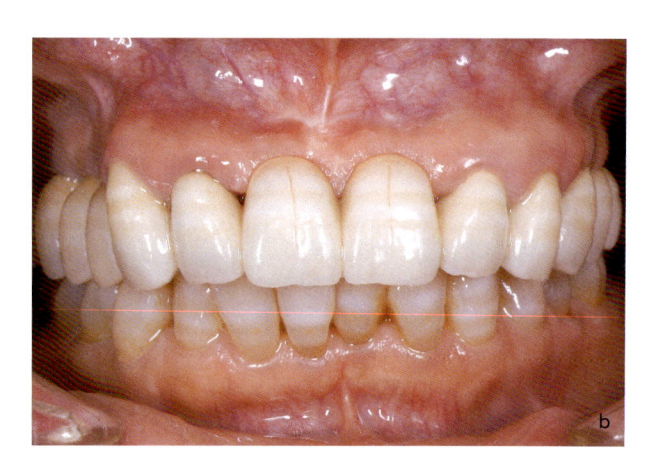

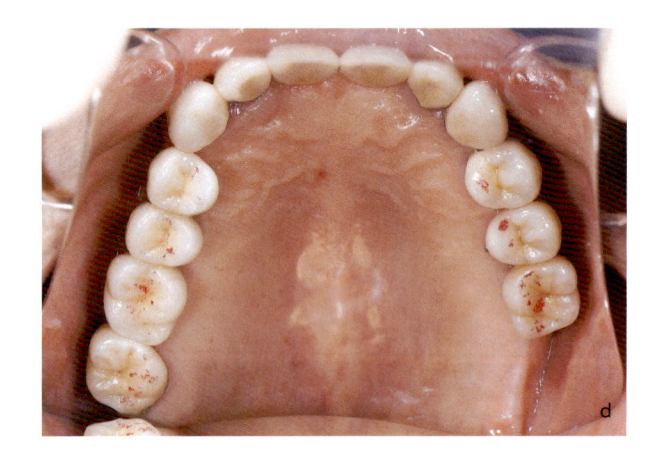

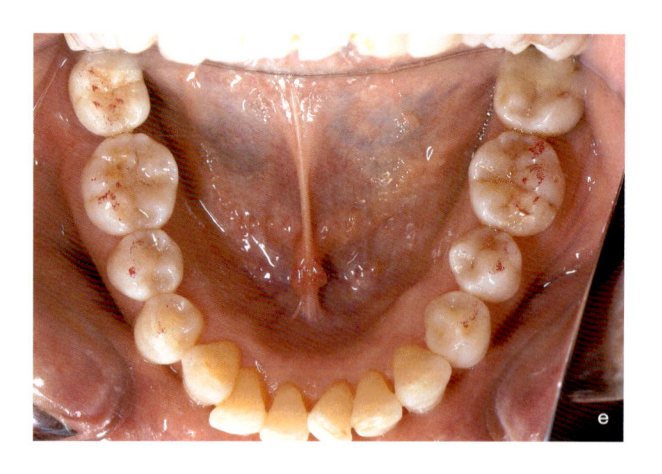

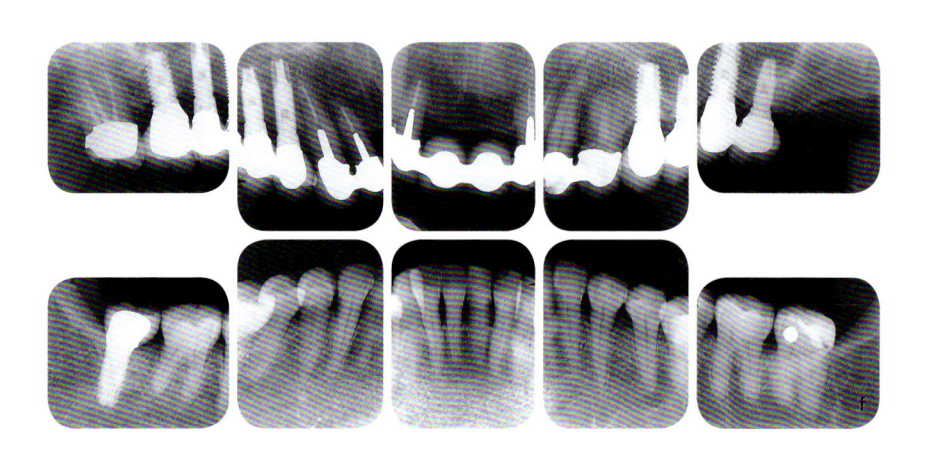

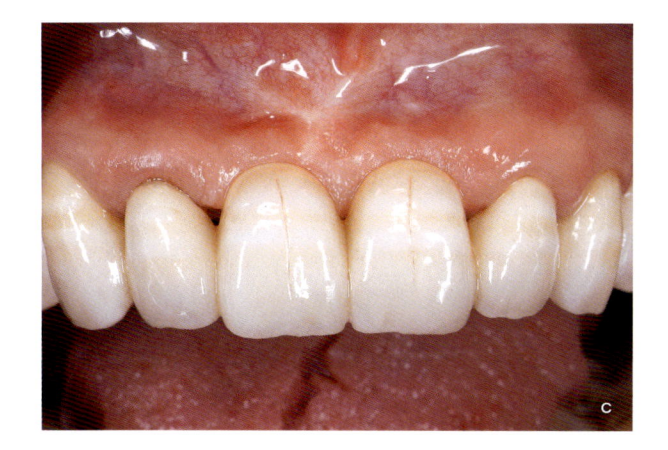

図3-42a〜f

a〜e：右側側切歯部近心の歯間乳頭および唇側歯肉の退縮を認めるが、他の部位は審美性は良好で、機能的な問題もない。

f：装着6年7ヵ月後のデンタルエックス線写真。

271

第3章　複雑な症例の治療段階別解説

> 症例5　治療咬合の確立と適切な修復物の選択によりスマイル・ラインを改善した症例
> （図3-43～55）。

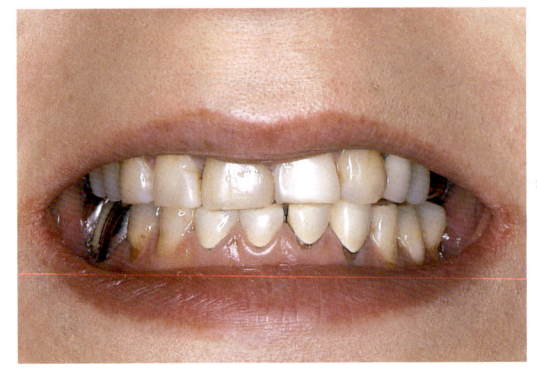

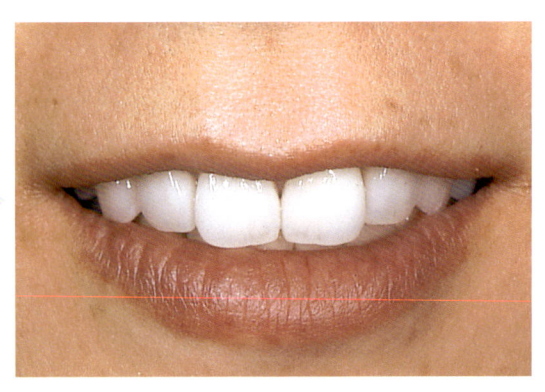

術前　　　　　　　　　　　　　　　術後

●難易度鑑別診断。

	症例の難易度　低い ← → 高い	
1．顔貌-口唇-歯の関係		
①歯列の正中	Normal	Problem
②切縁線の位置	Normal	Problem
③スマイル・ライン	Normal	Problem
④スマイル・ライン時の歯肉レベル	Normal	Problem
⑤咬合高径，アンテリア・ガイダンス	Normal	Problem
2．色調		
①修復部位の対称性	Yes	No
②修復物の選択	Same	Different
③特徴のない色調	No	Yes
④複雑なカラー・バリエーション	No	Yes
3．歯冠の形態		
①歯冠幅径のバランス	Normal	Problem
②歯の位置	Normal	Problem
③歯肉レベル	No	Problem
④色調とキャラクターの応用	No	Need
4．支台歯および周囲組織		
①歯肉のBiotype		
Thickness	Thick	Thin
Form	Flat	Scallop
Color	Normal	Bright
② Dentogingival Complex	Normal	Problem
③ディスカラレーション	No	Yes
④歯根の近接度合い	No	Yes

初診時(図3-43a〜e)

主訴：審美性の回復。　初診日：2004年2月2日。　年齢、性別：31歳、女性。

本症例のKey Point

①適正顎位決定後の咬合再構成。
②患者の要望である透明感のある白い歯、そして薄く・明るい歯肉に対するオール・セラミックスの応用。
　ブリッジが装着される下顎前歯部にはProcera Zirconia、その他の部位は酸化Procera Aluminaを選択。

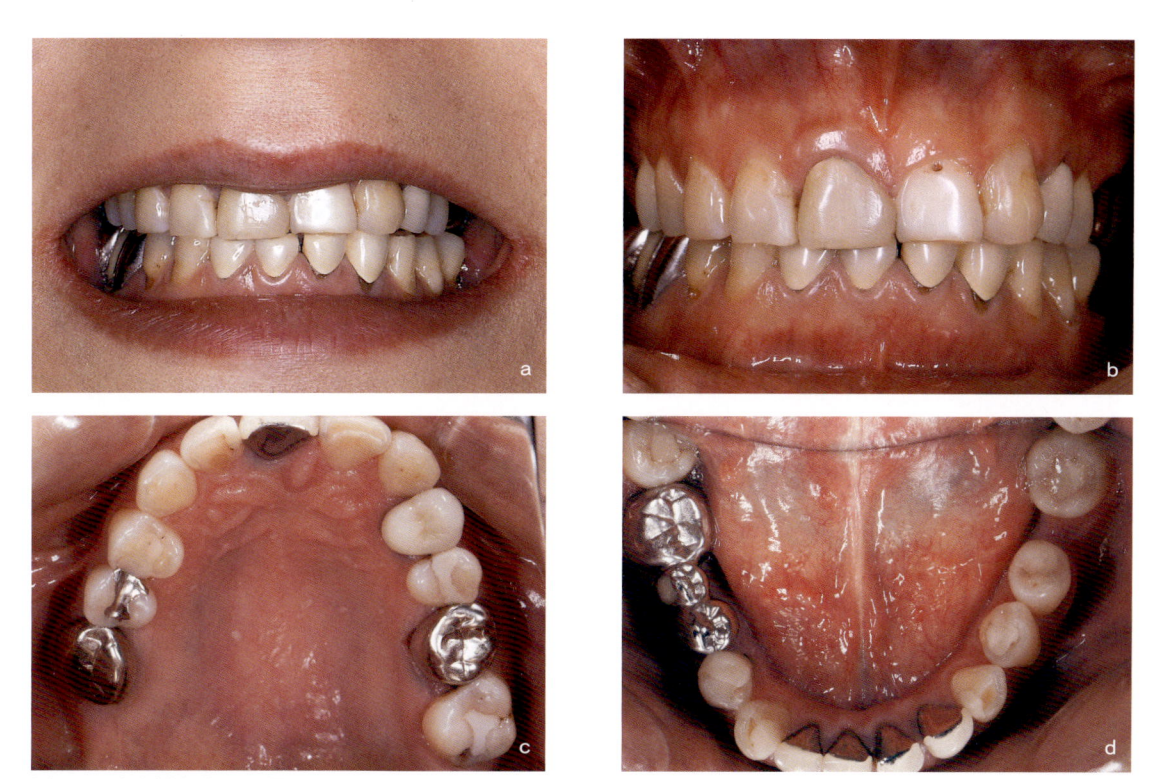

a〜d：咬耗と不適合補綴物の影響によって咬合高径が低く、口唇-歯の関係はアンバランスで若々しさに欠ける。また、切縁線と咬合平面の不一致も認める。右側中切歯の幅径は左側に比べて大きく、歯列の正中も左側にズレている。左側側切歯は先天欠如であり、その位置には犬歯が存在するため歯肉レベルは高位である。

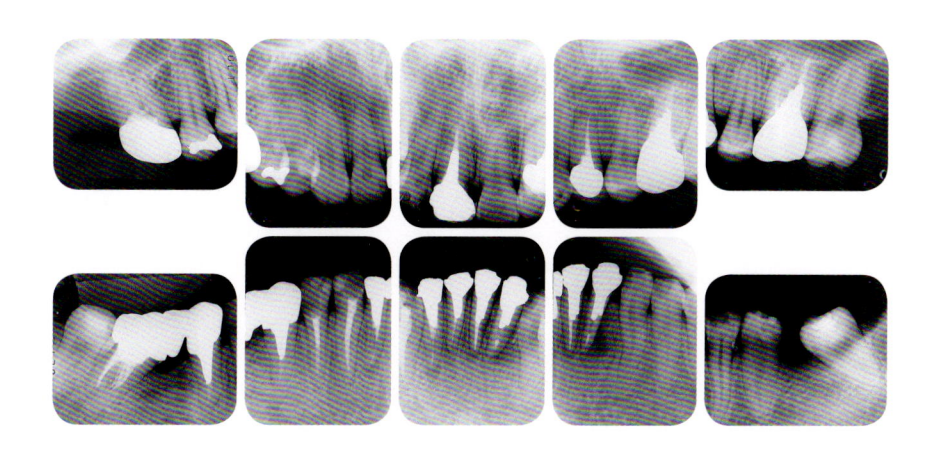

e：デンタルエックス線。

第3章 複雑な症例の治療段階別解説

中心位の採得と診断用ワックス・アップ（図3-44a〜c）

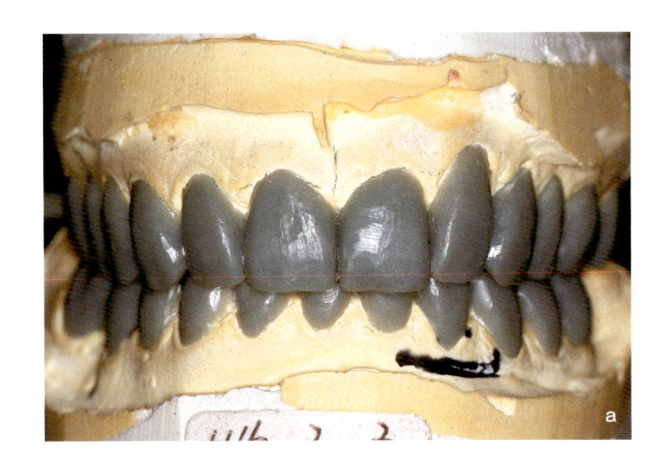

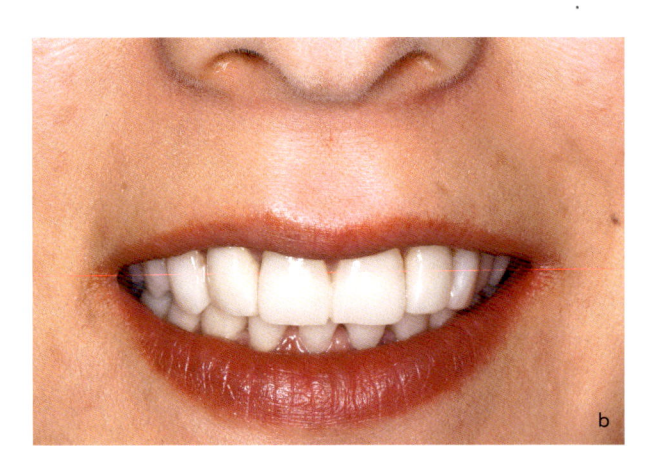

審美的ガイドラインを基準にしたプロビジョナル・レストレーションの装着（図3-45a〜c）

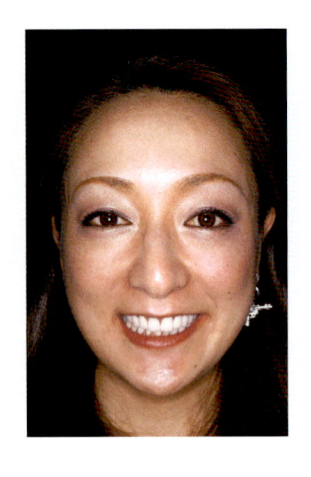

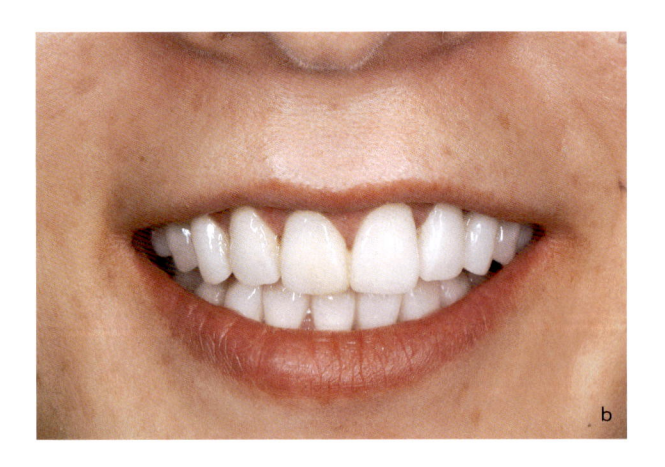

歯槽堤の造成（図3-46a〜c）

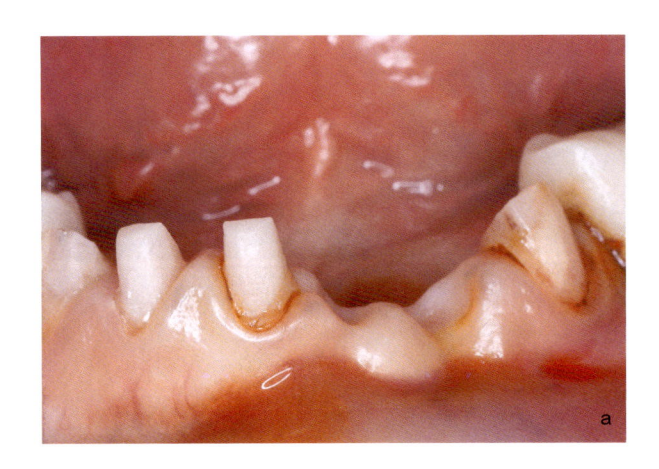

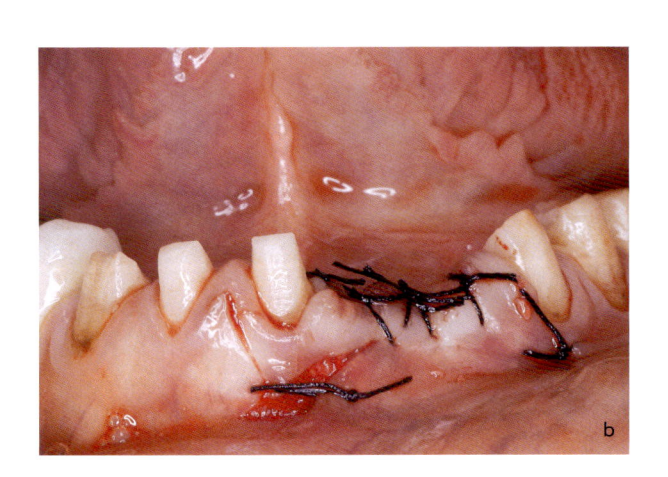

274

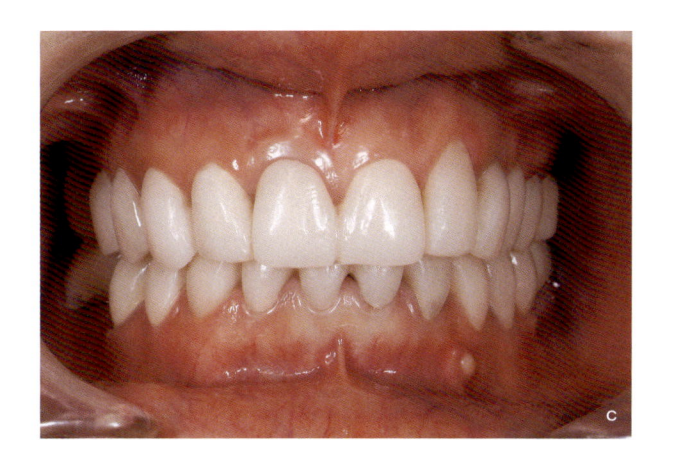

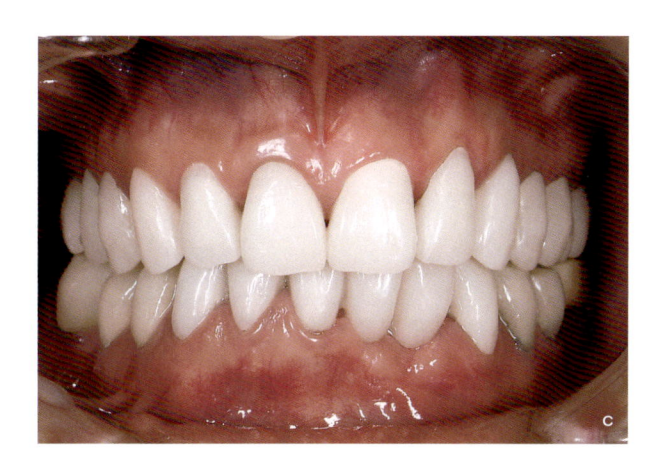

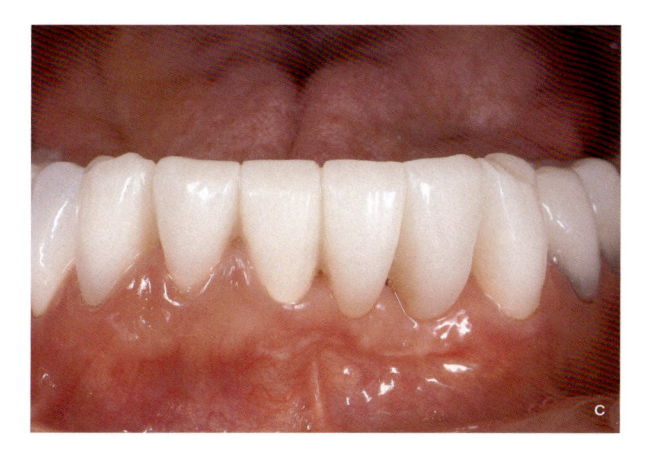

図3-44a～c

a：中心位採得後の診断用ワックス・アップ。機能回復を優先する。

b、c：1回目のプロビジョナル・レストレーション。不適合補綴物除去と同時に咬合高径を2mm挙上して装着されたプロビジョナル・レストレーション。咬合の安定を図るとともに初期治療としてカリエス治療、根管治療、抜歯を行う。

図3-45a～c

a～c：審美的ガイドラインを基準に顔貌-口唇-歯の関係を十分に考慮して装着された2回目のプロビジョナル・レストレーション。顔貌および口唇に対する調和は良好であり、切縁線～咬合平面のバランスも良好であるが、左側犬歯の歯頸線は長く、下顎ポンティックの歯軸は他の部位と不ぞろいである。

図3-46a～c

a：垂直的欠損を伴う歯槽堤。

b：口蓋から採取した結合組織移植を併用して歯槽堤の垂直造成を行う。

c：プレ・インプレッション・テクニックを応用して装着されたプロビジョナル・レストレーション。

第3章　複雑な症例の治療段階別解説

プロビジョナル・レストレーションの調整と支台歯形成（図3-47a〜c）

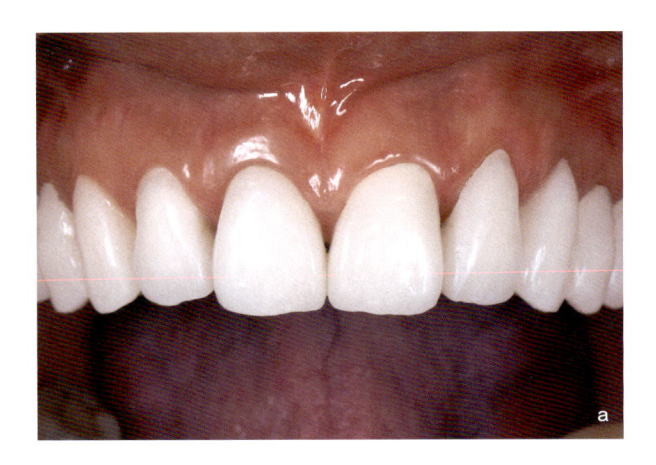

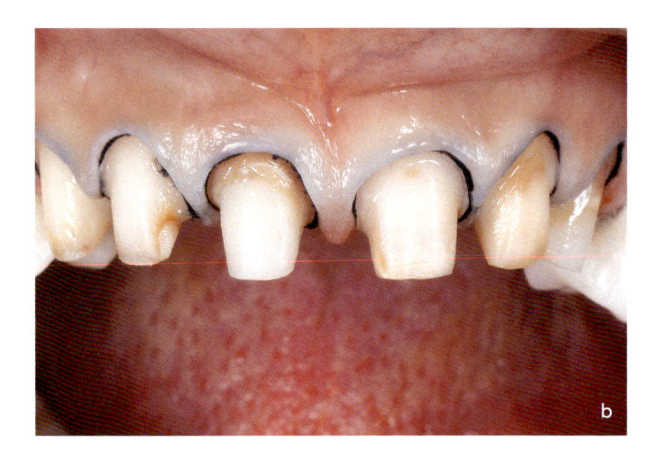

試適（図3-48a〜c）

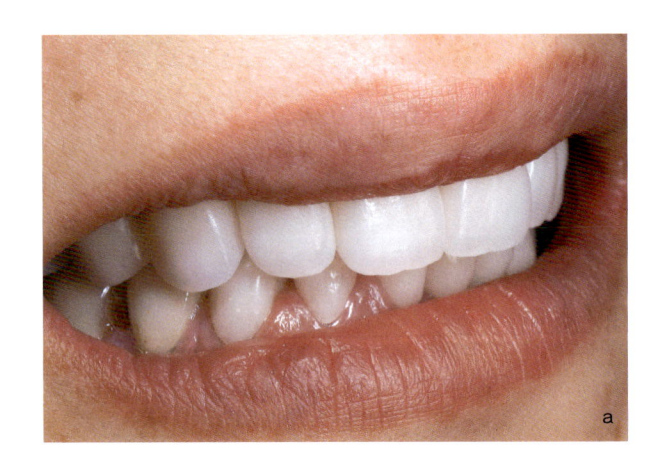

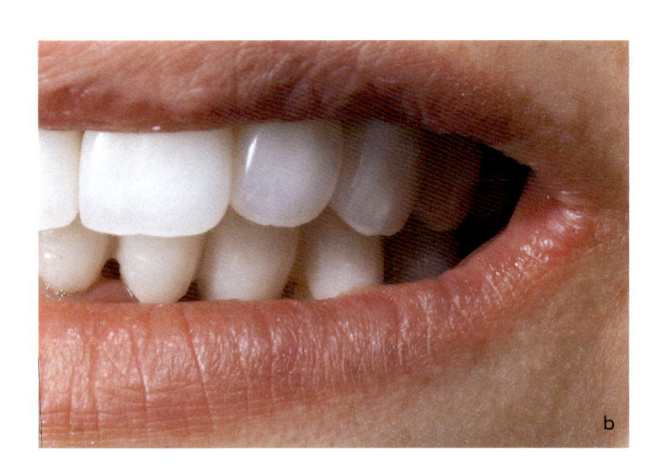

仮着（図3-49a〜c）

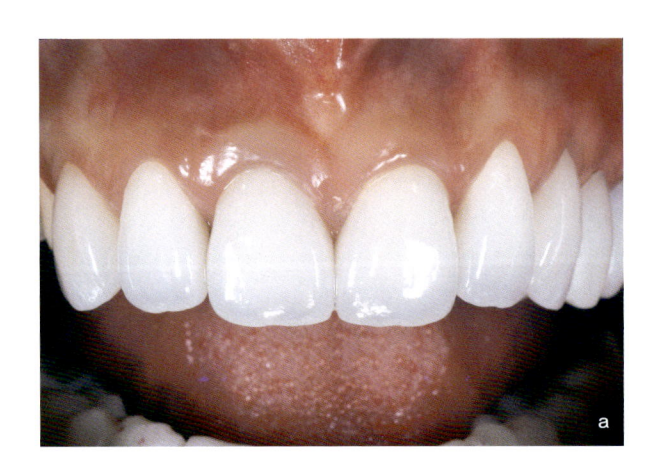

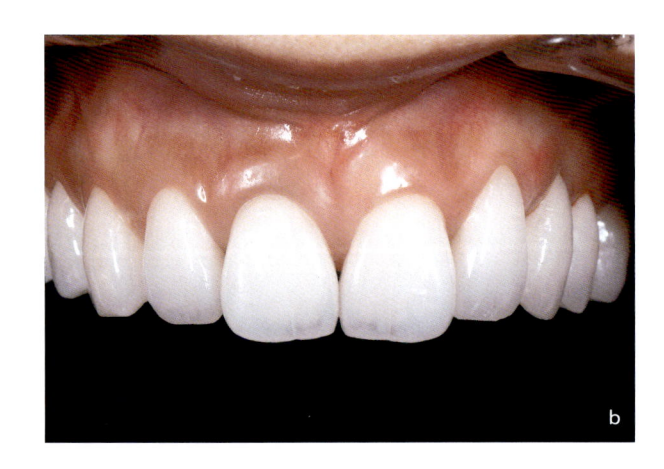

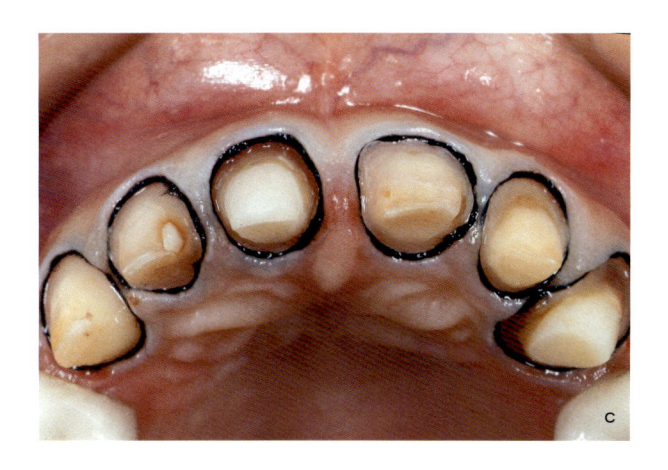

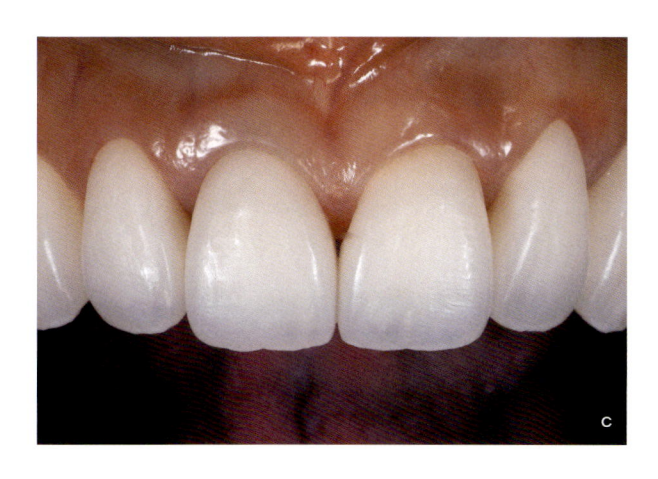

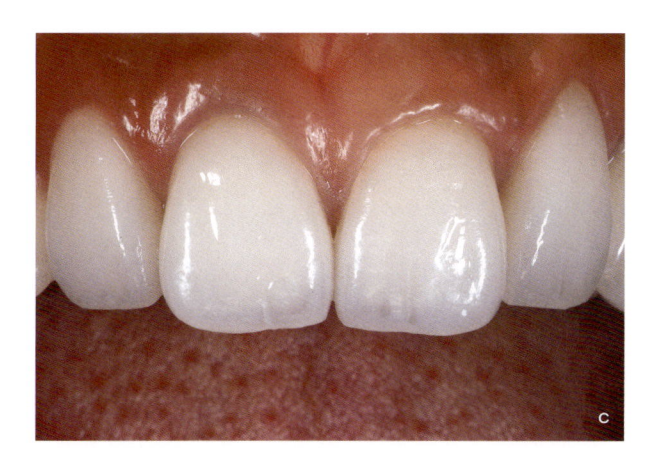

図3-47a～c

a：歯肉は非常に薄く、抵抗性が乏しいため支台歯形成後のマージンの適合、カントゥアの付与には最大限の注意が必要である。

b、c：最終支台歯形成。

図3-48a～c

a、b：口唇に対して切縁が長い。

c：カントゥア、エマージェンス・プロファイルの付与は良好で、コンタクト・エリアの設定も問題ない。

図3-49a～c

a：1回目の仮着。やや明度が高く、自然観に欠ける。また、歯冠長が短くみえ、立体的でない。

b：患者と相談のうえ、中切歯をわずかに近心方向に捻転させ、立体感を創出するとともに歯冠を長くみせるように形態修整した。

c：仮着時。患者の満足度は非常に高い。

第3章 複雑な症例の治療段階別解説

メタル・フリー・ブリッジの製作（図3-50a～c）

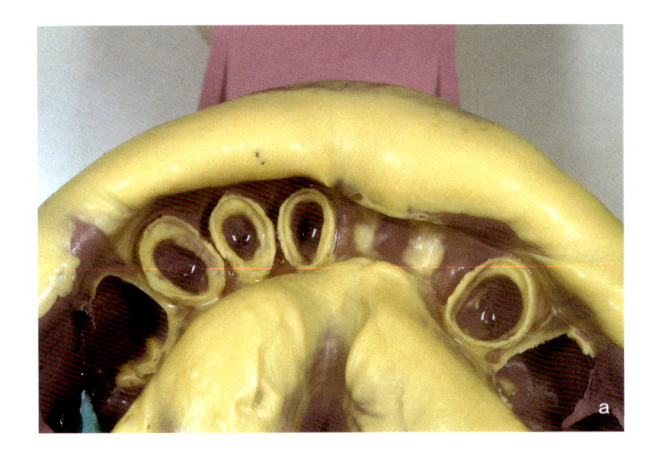

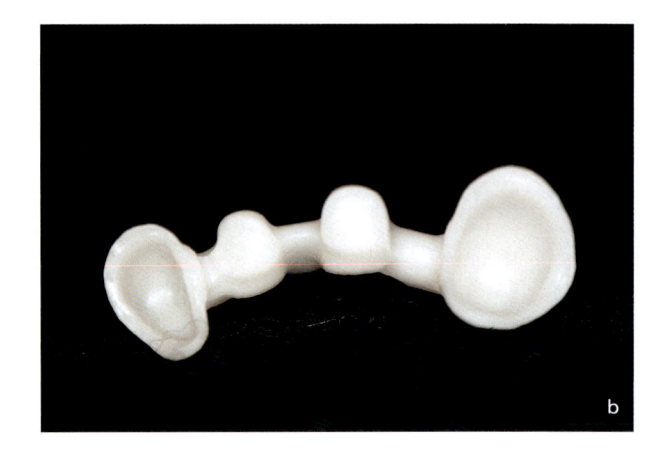

試適、仮着（図3-51a～c）

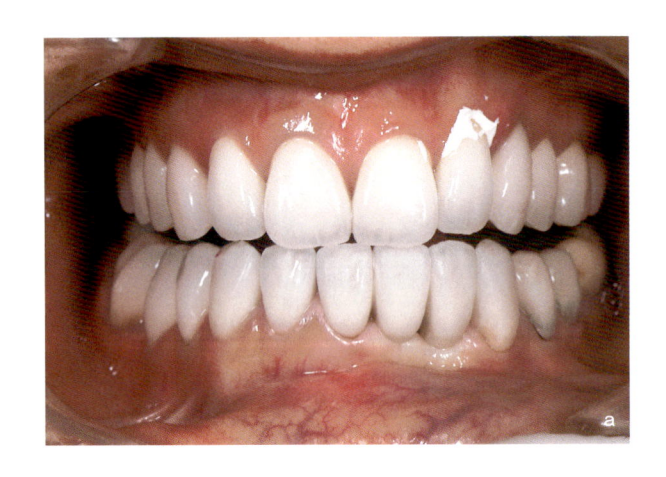

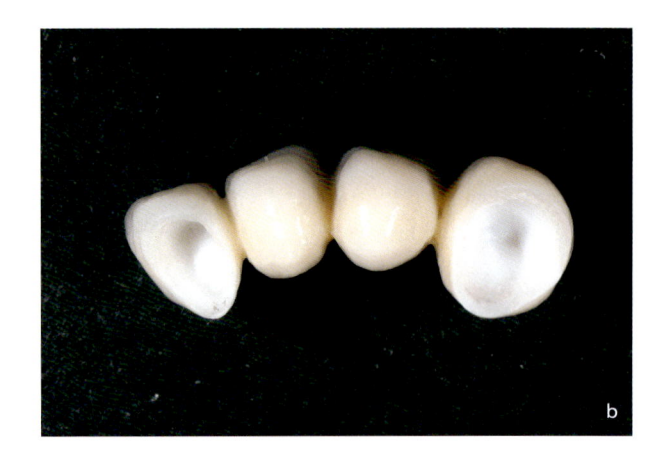

装着①（2005年10月）（図3-52a～d）

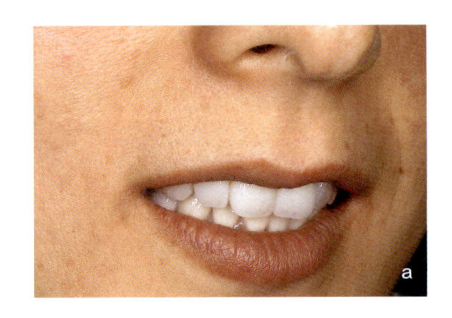

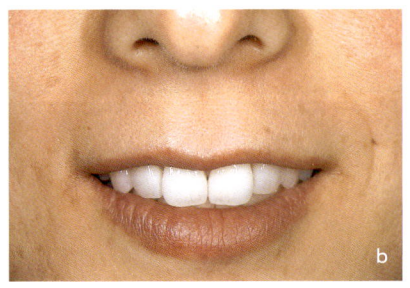

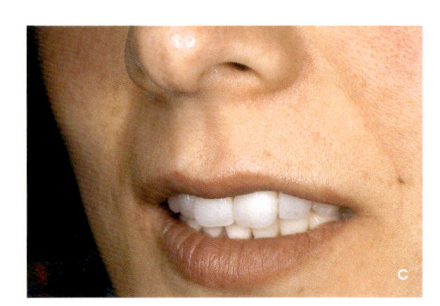

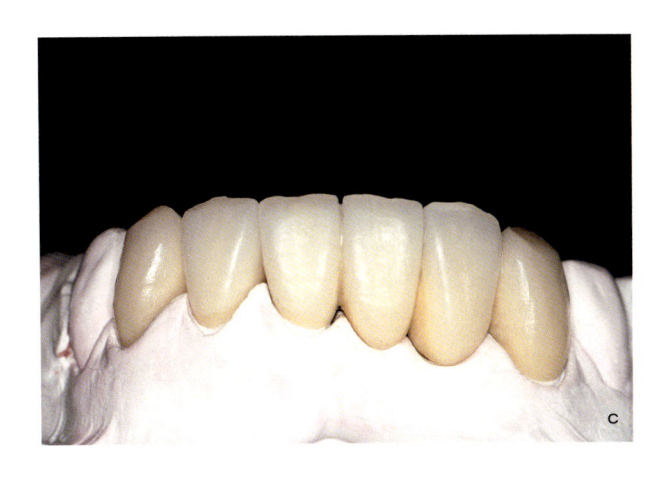

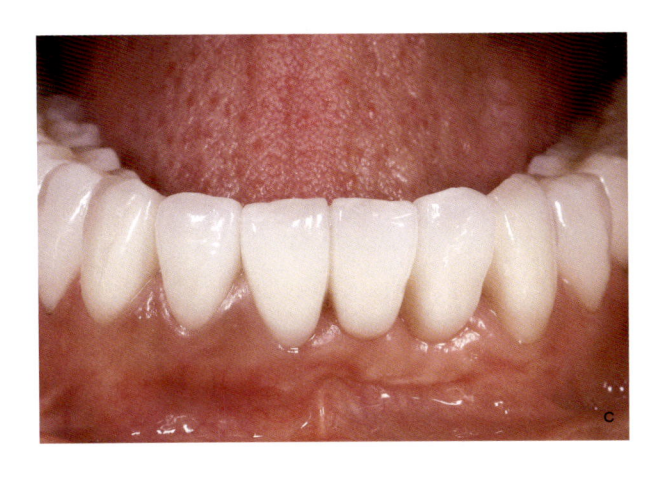

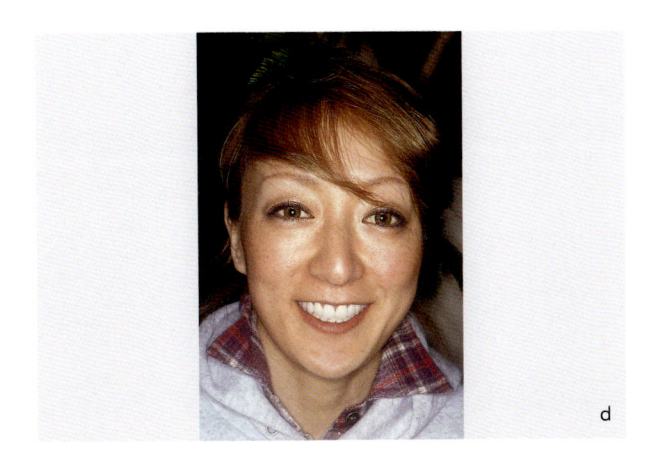

図3-50a〜c

a：最終印象採得。歯根面までの鮮明な印象が採得されている。

b：完成したジルコニア製コーピング（ノーベルバイオケア）。

c：透明感のある歯冠を再現するため、コーピングを薄く、マージン部はカットバックしてマージン・ポーセレンにする。

図3-51a〜c

a：ポンティック基底面のチェック。

b：完成したメタル・フリー・ブリッジ。オベイト・ポンティックの付与。

c：仮着。

図3-52a〜d

a〜d：顔貌および口唇と調和したスマイル・デザインの回復。

第3章 複雑な症例の治療段階別解説

装着②（図3-53a～c）

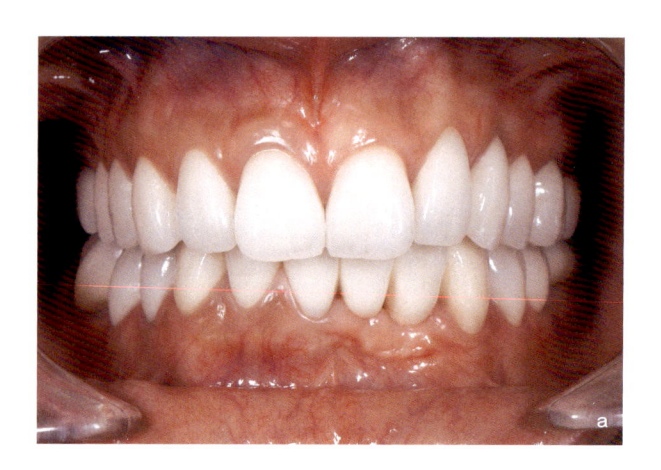

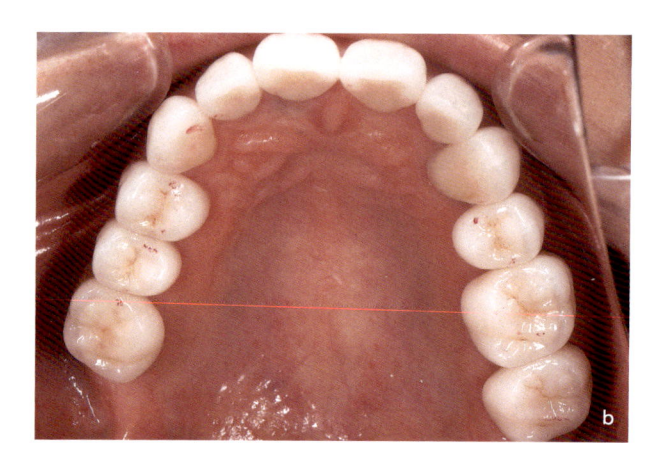

装着6ヵ月後（2006年4月）（図3-54a～d）

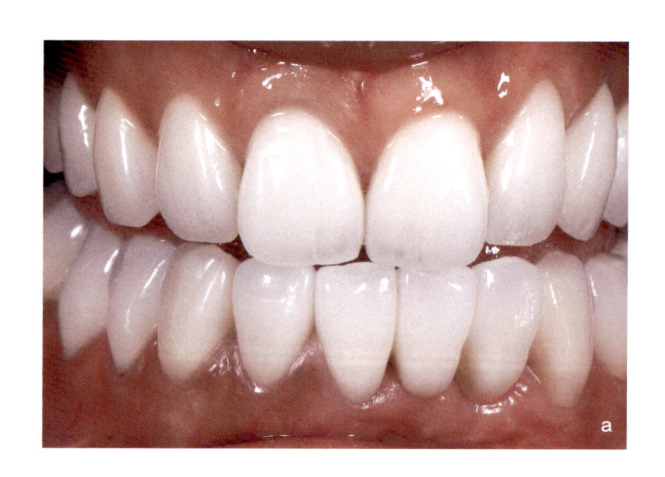

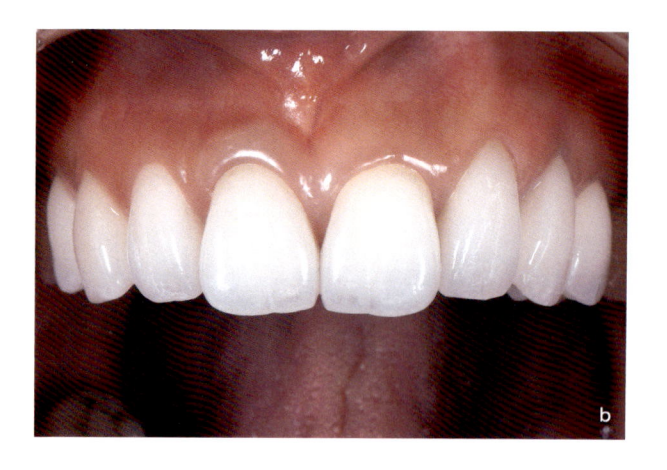

装着1年6ヵ月（図3-55a～d）

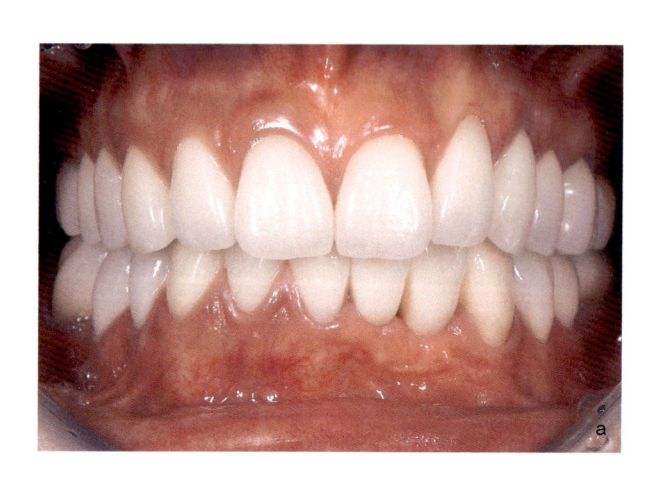

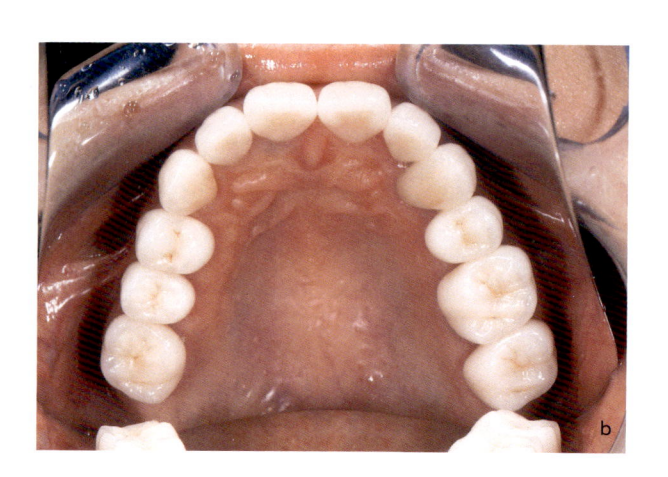

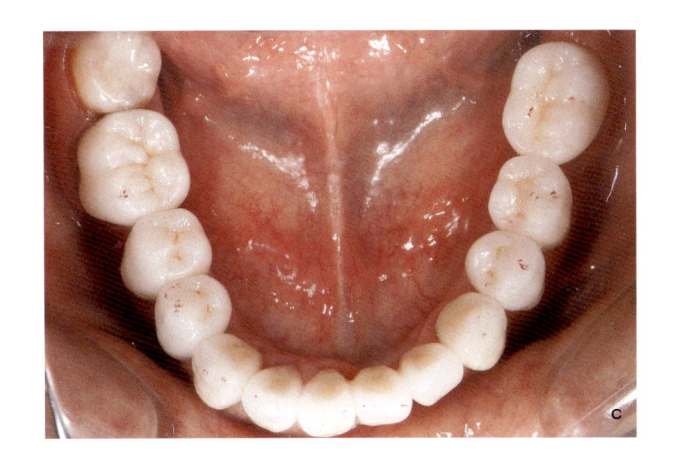

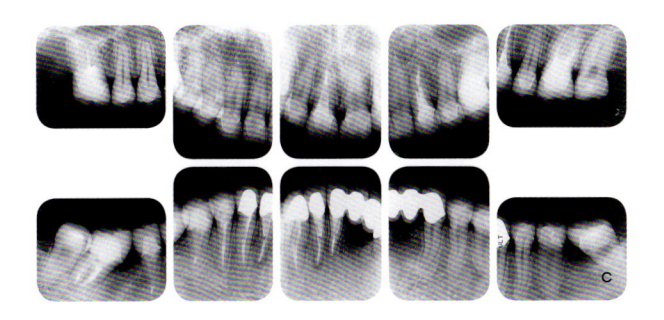

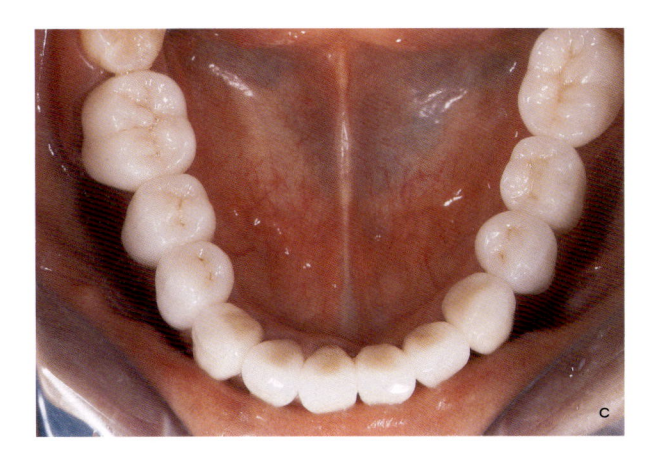

図3-53a〜c

a〜c：上顎は酸化アルミニウム、下顎は酸化ジルコニウム・コーピングを利用したオール・セラミックス・クラウン&ブリッジ。すべての修復物は、コジェットサンド（3M ESPE）で前処理後接着性レジン・セメント（Variolink II（白水貿易））で接着。機能的な咬合面形態が付与され、支台歯周囲組織は良好である。メタル・フリー修復物は、薄く明るい歯肉に対してもシャドウの問題を引き起こさない

図3-54a〜c

a：オール・セラミックス応用による天然歯の透明感、半透明感の回復。支台歯周囲組織の状態は、ポンティックも含めて良好である。

b：中切歯は多少近心に捻転させ、幅径を狭くみせるように排列してある。

c：術後のデンタルエックス線。

図3-55a〜c

a〜c：支台歯周囲組織の状態も良好で、機能的にも問題ない。

第3章　複雑な症例の治療段階別解説

まとめ

　審美修復治療の成否を左右するポイントは、各症例の難易度を鑑別するために明確な指針となるコンセプトを理解した診断能力と治療過程における治療方法の選択であると考えている。接着システムを含めたメタル・フリー修復物の臨床的予知性がまだ確立されていなかった1990年代後半から2000年代初期に比べれば、現在はその審美性、生体力学的および生物学的特性に関する予知性の高さが実証されている。より確実・簡便に審美修復を達成するためには、各種マテリアルの特徴を十分に理解したうえで各症例に応じた選択が必要不可欠であり、メタル・フリー修復物を積極的に応用すべきであると考えている。

索 引

あ

AZ プライマー	43
HF	41
In-Ceram Alumina	23, 46
In-Ceram Ar-Zr	46
In-Ceram Spinell	23, 46
In-Ceram Zirconia	23
IPS Empress II	23, 46
MI	1
アルミナサンド・ブラスティング	16, 40
アルミナス・ポーセレン	23
アンテリア・ガイダンス	67
イリュージョン効果	118
印象採得	64, 133, 161
インターディシプリナリー	63, 68
ウェット・ボンディング法	16
ウォッシュ＆プレッシャー・テクニック	195
エステティック・マウント	76
エッチングによる清掃	16
エマージェンス・プロファイル・コンタクト・エリア	133
エマージェント・サイト	198
炎症	191
オーバー・カントゥア	187
オール・セラミックス	1
オトガイの最下点	70
オベイト・ポンティック	191

か

CAD/CAM システム	23
外耳孔線	70
ガイドライン	115, 133
潰瘍	191
化学的侵襲	164
顎位	76
仮想基準線	70
ガラス浸潤セラミックス	25
仮着	23
鑑別診断	63, 133
顔貌 - 口唇 - 歯の関係	64
強度	1, 23, 25
屈曲強度	15
クラック・ライン	93
クリア	43
グリセルモノ・メタクリエートを用いた方法	16
グロス・プレパレーション	173
蛍光性	27
形態	113
形態的因子	68
形態的調和	190
結合組織移植	198
欠損部歯槽堤	190
口角線	70
咬合関係	64, 68
咬合高径	68, 70, 76
咬合再構成	68
口唇 - 歯 - 歯肉	68
構造力学的要件	140, 142
硬組織形成面	163
合着セメントの溶解	12
合着用	16
コーピング	1
骨移植	198
根管内象牙質	12

さ

GBR 法	198
Seibert の分類	197
彩度	4, 99
参考模型	82
散乱	2

索 引

シェード・タブ	99
シェード・テイキング	93, 99
歯冠形態	115
歯冠形態の不調和	65
歯冠剛性	20
歯冠長	76
歯間乳頭部の発赤・腫脹	138
歯間乳頭部の保存	193
歯冠幅径の改善	195
色相	99
色調	113
色調の不備	65
歯頸線の非対称	134
歯頸線の連続性	190
自己接着性レジン・セメント	43
歯根近接	138, 141
歯根破折	12
歯根変色	12
歯周形成外科	68
歯周組織のコントロール	162
歯周組織の炎症抑制	162
歯槽骨の吸収	191
歯槽堤の増大	195
支台歯形成	64, 133, 142, 153
支台歯形成バー	150
歯肉圧排下	161
歯肉圧排法	164
歯肉移植	198
歯肉縁下カントゥア	133
歯肉縁下へのフィニッシュ・ライン	133
歯肉炎症	65
歯肉組織のコントロール	162
歯肉退縮	65, 134
歯肉のBiotype	3
歯肉の炎症	133
歯肉の形態と性状	64
歯肉の変化	161
歯肉レベル	68, 76, 115
シャドウ	2, 65, 133
ジャンピング・マージン	150
修復物の試適時	133
修復物の選択	64
修復物の破折	12
従来型ポーセレン・マージン	6
樹脂含浸層	16

腫脹	65
上顎前歯切縁線の位置	68, 76
情報伝達	82
シランカップリング処理	41
シリカコーティング	41
ジルコニウム・ポスト	15
歯列弓の保全	67
歯列の正中	68, 76
シングルコード	164, 167
診査	63
親水性シリコン印象材	164
唇側辺縁歯肉の発赤・腫脹	138
診断用ワックス・アップ	63, 113
垂直吸収	198
水平的吸収	198
スマイル・ライン	67, 68
スメア層	16
スロープド・ショルダー	9
生活歯	146
静的因子	68
生物学的許容範囲	146
生物学的背景	133
生理的な機能圧	193
生理的範囲内	164
切縁線	70
接着	12, 40
接着性レジン・セメント	13, 43
セメント合着	12
セラミック・プライマー	16
造影現像	2
象牙質	15
象牙質接着システム	16
総合診断	63, 76
装着感	190
咀嚼	190

た

Dentogingival Complex	64, 135
Thick Type	3, 134, 137
Thin Type	3
Tissue Supporting Contour	187
退縮	133
多結晶セラミックス	25
脱離	12

弾性係数	15
弾性率	13
チタン・ポスト	15
中心位	76
中心咬合位	76
長石系陶材	41
ディスアピアリング・マージン	3
ディスカラレーション	1, 64
適合精度	23, 25
デジタル・カメラ	99
デュアルキュア	16
デンティン・ボンディング	1, 13
透過光撮影	29
瞳孔線	70
動的因子	68
透明層	93
トライアルペースト	43
トランスペアレント	43

な

二次カリエス	12
2重圧排法	164, 167

は

PMTC	190
Procera Alumina	23, 46
Procera Zirconia	46
High Crest	138, 141
バーティカル・ストップ	67
ハーフ・ポンティック	187
廃用萎縮	191
排列	113
破折強度	13, 15, 26
発音	190
発赤	65
バット・ジョイント	8, 21, 144
反射	2
半透明層	93
鼻下点	70
光透過性	1, 23, 25, 27
ファイバー・コア・ポスト	14
ファイバー・ポスト・コア	15
フィニッシュ・ライン下の歯根面	163
フィニッシュ・ライン形態	163
フェイス・ボウ・トランスファー	70
フェルール	12
幅径	76
フッ化酸素	41
不透明層	93
部分的2重圧排法	164, 167
プライマー	43
ブラック・トライアングル	65, 133, 187
ブラック・マージン	2, 134
プレ・インプレッション・テクニック	195
プレスタイプのコーピング	23
プロビジョナル・レストレーション	63, 113
分散ガラス・セラミックス	25
ヘアライン	70
ヘモデント溶液	164
変色歯	21
ポーセレン・ラミネート・ベニア	1, 46
ポステリア・バイト・コラプス	66
ポスト&コア	1
ポスト&コア・システム	1, 13
ポスト・インプレッション・テクニック	195
ポンティック	190, 191
ポンティック・デザイン	65, 133
ポンティック基底面	191
ボンディング材	16

ま

マスキング効果	23, 25
マテリアル選択	63
マメロン	93
マルテンサイト変態	36
無機セメント	16
明度	2, 25, 27, 99
メインテナンス	113, 193
メタル・セラミックス	1
メタル・ダウエル・コア	1, 12
メタル・フリー修復物	1, 13
メタルタトゥ	12
綿糸	164
メントン	70
モディフィケーション・マージン	3, 6

索 引

ら

Lava Frame	23, 46
Low Crest	141
ライン・アングル	144
リバーサル・フィルム	99
リューサイト	23
隣接面歯肉縁下カントゥア	113
レジン・セメント	16
ロング・コンタクト	187

著者略歴　小濱 忠一（おばま ただかず）

1981年　日本大学松戸歯学部卒業
1981年　日本大学歯内療法学教室入局
1984年　原宿デンタルオフィス勤務
1986年　小濱歯科医院開業
2011年　医療法人社団翔悠会 小濱歯科医院設立

［所属学会・団体］
日本補綴歯科学会会員
日本歯周病学会会員
米国歯周病学会会員
SJCD インターナショナル理事
ノーベルバイオケアジャパンインストラクター

QUINTESSENCE PUBLISHING 日本

前歯部審美修復　天然歯編
─難易度鑑別診断とその治療戦略

2007年7月10日　第1版第1刷発行
2017年2月1日　第1版第3刷発行

著　　者　　小濱 忠一（おばま ただかず）

発 行 人　　北峯康充

発 行 所　　クインテッセンス出版株式会社
　　　　　　東京都文京区本郷3丁目2番6号　〒113-0033
　　　　　　クイントハウスビル　電話(03)5842-2270(代表)
　　　　　　　　　　　　　　　　(03)5842-2272(営業部)
　　　　　　　　　　　　　　　　(03)5842-2279(書籍編集部)
　　　　　　web page address　http://www.quint-j.co.jp/

印刷・製本　　サン美術印刷株式会社

©2007　クインテッセンス出版株式会社　　禁無断転載・複写
Printed in Japan　　　　　　　　　　　落丁本・乱丁本はお取り替えします
ISBN978-4-87417-965-9　C3047　　　　定価はカバーに表示してあります